Operatieve zorg en technieken

L. Bruggink-Gerrits, Lochem, Nederland *Serieredacteur*
M. van de Fliert, Rotterdam, Nederland *Serieredacteur*
I. Larmené, Culemborg, Nederland *Serieredacteur*
J. Stuart, Nieuwegein, Nederland *Serieredacteur*

Dit boek *Keel-, neus- en oorchirurgie* is onderdeel van de reeks 'Operatieve zorg en technieken' voor de hbo-opleidingen voor operatieassistenten en anesthesiemedewerkers.

Reeks Operatieve zorg en technieken

De boeken in de serie 'Operatieve zorg en technieken' bieden kennis voor de opleidingen op hbo-niveau voor operatieassistenten en anesthesiemedewerkers. Bij een aantal uitgaven zijn online aanvullende materialen beschikbaar, zoals video's en toetsen.

Bestellen

De boeken zijn te bestellen via de boekhandel of rechtstreeks via de webwinkel van uitgeverij Bohn Stafleu van Loghum: ► www.bsl.nl.

Redactie

De redactie van de serie 'Operatieve zorg en technieken' bestaat uit Linda Bruggink-Gerrits, Martijn van de Fliert, Ingrid Larmené en Jeanine Stuart, die ieder de uitgaven van een van de opleidingen coördineren.

Linda Bruggink-Gerrits is onderwijs- en zorgprofessional, freelance opleidingsadviseur, e-learning-ontwikkelaar en tekstschrijver.

Martijn van de Fliert is coördinator Unit Medisch Assisterend Erasmus MC Zorgacademie en operatieassistent in het Erasmus MC te Rotterdam.

Ingrid Larmené is onderwijs- en TTO-coördinator vmbo aan het Koningin Wilhelmina College te Culemborg.

Jeanine Stuart is operatieassistent en voorzitter van de Commissie Onderwijs Landelijke Vereniging van Operatieassistenten (LVO).

Hanneke Mulder

Eefke Albers

Keel-, neus- en oorchirurgie

Vierde, herziene druk

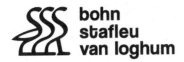

bohn
stafleu
van loghum

Houten 2020

Hanneke Mulder
Leids Universitair Medisch Centrum
Leiden, Nederland

Eefke Albers
Radboudumc
Nijmegen, Nederland

ISSN 2520-1972   ISSN 2520-1980   (electronic)
Operatieve zorg en technieken
ISBN 978-90-368-2296-1   ISBN 978-90-368-2297-8   (eBook)
https://doi.org/10.1007/978-90-368-2297-8

Eerste druk, Elsevier gezondheidszorg, Maarssen 2005
Tweede (ongewijzigde) druk, Bohn Stafleu van Loghum, Houten 2014
Derde (ongewijzigde) druk, Bohn Stafleu van Lochem, Houten 2016
Vierde druk, Bohn Stafleu van Lochem, Houten 2020

NUR 870
Basisontwerp omslag: Studio Bassa, Culemborg
Automatische opmaak: Scientific Publishing Services (P) Ltd., Chennai, India
Illustraties: John Rabou, 's-Hertogenbosch

Bohn Stafleu van Loghum
Walmolen 1
Postbus 246
3990 GA Houten

▶ www.bsl.nl

Voorwoord redactie

De makers van de boekenreeks 'Operatieve Zorg en Technieken' zijn, sinds de oprichting in 1992, uitgegroeid tot een enthousiast, actief schrijverscollectief dat bestaat uit vele vakinhoudelijke deskundigen. In de tussenliggende jaren heeft het schrijverscollectief getoond te kunnen voorzien in een groot deel van de informatiebehoefte binnen het vak operatieve zorg en technieken. De missie, de visie en de doelen van de boekenreeks zijn geformuleerd – en worden bewaakt – door een vierkoppige redactie.

Missie

Het schrijverscollectief en zijn redactie stellen zich tot taak een bijdrage te leveren aan de kwaliteit van de opleiding tot operatieassistent.

Visie

De redactie is van mening dat:
- kennis de basis moet vormen van handelen;
- kennis van operatieve therapie en het faciliteren hiervan de operatieassistent in staat moet stellen eigen observaties op de juiste wijze om te zetten in beroepsmatig handelen, interventies en evaluaties;
- de operatieassistent een niet met andere disciplines uitwisselbare rol vervult binnen het operatieteam.

Doelstellingen

De boekenreeks 'Operatieve zorg en technieken' kan (aankomend) operatieassistenten en anesthesiemedewerkers:
- de essentiële vakinformatie aanbieden ten behoeve van observatie, planning, uitvoering en evaluatie van hun beroepstaken;
- behulpzaam zijn bij het leggen van verbanden tussen hun observaties en de organisatie van hun werkzaamheden;
- aansporen hun beroepsmatig handelen te onderbouwen aan de hand van de achtergronden en theoretische kaders van hun specifieke beroepsinhoud.

Het eerste deel van de reeks is het basisboek. Dit is een algemeen oriënterend boek waarin de lezer kennismaakt met enkele grondbeginselen die later in de opleiding tot operatieassistent kunnen worden geïntegreerd.

De structuur van het basisboek wijkt af van die van de overige delen uit de boekenreeks, omdat de leerling de verworven basiskennis (en -vaardigheden) gaat toepassen bij de diverse deelspecialismen. De overige delen uit de boekenreeks zullen derhalve enkele basisprincipes niet meer uitwerken omdat ze als bekend worden verondersteld.

De auteurs die het schrijven van het boek voor hun rekening hebben genomen, zijn bij hun activiteiten begeleid door een redactielid en een bureauredacteur.

De redactie van het schrijverscollectief verzoekt de lezer dringend onjuistheden en/of verbeteringen bekend te maken bij de uitgever en/of auteur(s), zodat de serie blijft aansluiten bij de praktijk.

De redactie
Voorjaar 2020

Voorwoord auteurs

Uit het voorwoord bij de eerste druk

Veel dank ben ik verschuldigd aan allen die – dwars door hun eigen werkzaamheden heen – bereid waren met mij samen te werken. Het gemeenschappelijk doel was het tot stand brengen van een studieboek voor de keel-, neus- en oorchirurgie in de reeks 'Operatieve Zorg en Technieken' (OZT) ten behoeve van de (leerling-)operatieassistent. In de samenwerking hebben zij geheel onbaatzuchtig hun tijd, kennis en ervaring ter beschikking gesteld om informatie te leveren en teksten inhoudelijk kritisch te lezen, te corrigeren en te becommentariëren. Mede dankzij hun actieve betrokkenheid en ondersteuning is de eerste druk van dit studieboek voor de KNO in september 2005 tot stand gekomen.

Als auteur heb ik getracht een zo duidelijk en compleet mogelijk beeld te geven van de verrichtingen en achtergronden die zich binnen het specialisme van de keel-, neus- en oorchirurgie op een operatieafdeling voordoen, dit binnen het kader van het raamwerk van de serie 'Operatieve Zorg en Technieken' en met de doelgroep van de (leerling-)operatieassistent voor ogen. Geenszins mag de indruk worden gewekt dat het specialisme van de keel-, neus- en oorchirurgie zich in al zijn facetten niet verder uitstrekt dan hetgeen in dit boek is beschreven.

Iedereen die (hopelijk) door dit boek enthousiast raakt voor de KNO, raad ik dan ook van harte aan zich verder in dit boeiende specialisme te verdiepen.

Hanneke Mulder
Najaar 2005

Voorwoord van de auteurs bij de vierde druk

Voor u ligt de vierde herziene druk van het boek *Keel-, neus- en oorchirurgie*. Eerdere voorstellen tot herziening leidden niet tot publicatie omdat de serieredactie nog geen nieuwe uitgever had. Op het moment dat de boekenreeks bij een nieuwe uitgever verder kon, waren de eigen omstandigheden zo veranderd dat samenwerking met een tweede auteur wenselijk was. Door de deskundige bijdrage van en heel plezierige samenwerking met Eefke Albers bij de totstandkoming van de eerste druk was het logisch haar daarvoor te vragen.

Deze versie is dan ook het resultaat van een gezamenlijke inspanning waarin de eerdere voorstellen tot herziening zijn opgenomen en ontwikkelingen en innovaties zijn doorgevoerd. Er is een aantal verouderde onderwerpen verwijderd en er zijn nieuwe onderwerpen toegevoegd. De lay-out is aangepast en door tekst in kaders te plaatsen is geprobeerd het boek makkelijker leesbaar te maken.

Het herzien van dit boek was niet mogelijk geweest zonder de medewerking van een aantal personen. Collega-operatieassistenten van Eefke hebben meegedacht over de inhoud en KNO-artsen uit het Radboudmc hebben tekstpassages aangevuld en gecorrigeerd. Begeleidend redacteur Jeanine Stuart heeft geholpen door de teksten te lezen en corrigeren en door ons te bemoedigen door te gaan. Aan hen allen onze hartelijke dank.

Wij hopen dat de herziene versie van dit boek een bijdrage levert aan de kennis van operatieassistenten met betrekking tot de KNO.

Hanneke Mulder
Eefke Albers
Voorjaar 2020

Inleiding

De keel-, neus- en oorchirurgie (KNO) is een specialisme dat zich voornamelijk bezighoudt met het diagnosticeren en behandelen van aandoeningen van de keel, de neus, de oren en de neusbijholten. Het vakgebied houdt zich ook bezig met de behandeling van tumoren in het hoofd-halsgebied (met uitzondering van hersentumoren, schildkliertumoren en tumoren van het oog). Deze uitbreiding van het werkterrein heeft ertoe geleid dat de in 1893 in Utrecht opgerichte Keel-, Neus- en Oorheelkundige Vereeniging, in 1976 werd omgezet in de Vereniging voor Keel-, Neus- en Oorheelkunde en Heelkunde van het Hoofd-Halsgebied.

Het bestuderen, diagnosticeren en behandelen van aandoeningen die binnen dit specialisme voorkomen, gebeurt door een keel-, neus- en oorarts (KNO-arts). De meeste KNO-artsen zijn daarvoor als lid van een maatschap KNO aan de afdeling Keel-, neus- en oorchirurgie van een ziekenhuis verbonden. Afhankelijk van het ziekenhuis (perifeer dan wel academisch) kan de afdeling KNO bestaan uit een aantal subafdelingen, zoals otologie, rinologie, audiologie, allergologie, foniatrie, kinder-KNO, laryngologie, hoofd-halsheelkunde en oncologie. Naast het houden van spreekuren besteedt de KNO-arts ongeveer een kwart van zijn tijd aan operatieve ingrepen die zich binnen het vakgebied voordoen.

Dit boek in de reeks 'Operatieve Zorg en Technieken' (OZT) beschrijft de meest voorkomende operatieve behandelingsmethoden binnen het specialisme van de keel-, neus- en oorchirurgie. Evenals in de andere delen uit de OZT-serie zijn de beschrijvingen toegespitst op de instrumentele taken van de operatieassistent.

In de opleiding tot operatieassistent komt het specialisme van de keel-, neus- en oorchirurgie veelal aan het begin van het tweede leerjaar aan de orde. In die fase van de opleiding beschikt de leerling over een zekere basis van algemeen chirurgische kennis en vaardigheden. De algemene functie-eisen, de instrumenteel-technische functie-eisen en de sociaal-communicatieve functie-eisen worden in die fase van de opleiding als bekend verondersteld. In de meeste beschrijvingen in dit boek wordt ervan uitgegaan dat de leerling-operatieassistent beschikt over voldoende basiskennis en basisvaardigheden. Een peroperatieve handeling, zoals het ligeren, coaguleren of het achterlaten van een wonddrain, wordt als praktische handeling niet nader beschreven maar als bekend verondersteld. Dit geldt ook voor bepaalde medische terminologie (zoals de richtingaanduiding) en basale anatomische kennis. Tegelijkertijd is er voor de leesbaarheid en het algemeen begrip gekozen voor een vorm van beschrijven die het mogelijk maakt het boek ook zonder enige vorm van basiskennis te raadplegen.

Daar waar het voor een beter begrip nodig wordt geacht, wordt voorafgaand aan een operatieve beschrijving eerst een beschrijving gegeven van relevante anatomische structuren.

Op deze wijze wordt beoogd dat de operatieassistent, na bestudering van de in dit boek beschreven operatieve behandelingsmethoden en met de opgedane praktische ervaring, sterker staat in kennis en begrip met betrekking tot de keel-, neus- en oorchirurgie.

Om een specialisme als de KNO goed te leren doorgronden, is een verdieping in het betreffende vakgebied (lees: kennis) nodig, die bovendien het enthousiasme en de motivatie voor de praktische uitoefening verhoogt. Uiteindelijk levert dit zowel in persoonlijk als in operatietechnisch opzicht een positief resultaat op, met een professionele benadering van de patiënt en een professionele ondersteuning van het operatieteam.

Dit deel van de OZT-serie beoogt tevens een aanvulling te zijn op het bestaande lesmateriaal van en een bijdrage te leveren aan de opleiding tot operatieassistent.

De in dit boek beschreven chirurgische behandelingsmethoden omvatten de meest voorkomende operatieve ingrepen. Deel 1 behandelt de algemene aspecten van de KNO-chirurgie. Deel 2 tot en met 4 bespreken de specifieke aspecten, namelijk de operaties aan:
- het oor;
- de neus;
- de neusbijholten;
- de mond-keelholte;
- de speekselklieren en de hals.

Ook de oncologische operaties en de endoscopische verrichtingen komen aan bod, respectievelijk de laryngectomie, de halsklierdissectie en de commandoresectie in deel 5 en de (micro)laryngoscopie, de bronchoscopie, de oesofagoscopie en de slaapendoscopie in deel 6.

De algemene richtlijnen die zeer specifiek gelden voor uitsluitend operaties aan het oor, de neus en neusbijholten, de mond-keelholte, oncologische operaties en endoscopieën, komen in ieder van de delen 2 tot en met 6 uitgebreid aan de orde.

In die richtlijnen wordt onder meer aandacht besteed aan:
- de voorbereiding van de operatie;
- de specifieke benodigdheden;
- het specifiek instrumentarium;
- het hechtmateriaal;
- de ontvangst van de patiënt;
- het positioneren van de patiënt;
- het desinfecteren en het afdekken;
- de opstelling van het team;
- het per- en postoperatief verloop van de patiënt.

Hoewel niet alle KNO-artsen oncologische operaties in het hoofd-halsgebied uitvoeren (en dus niet alle operatieassistenten hiermee direct in aanraking zullen komen), verdienen deze operaties in dit leerboek toch ruime aandacht, alleen al omdat de betekenis van de uitbreiding van het werkterrein van de KNO-arts doorklinkt in de verenigings-naam (Vereniging voor Keel-, Neus- en Oorheelkunde en Heelkunde van het Hoofd-Halsgebied) en het ook iets zegt over de omvang van het specialisme.

Het is belangrijk dat iedere operatieassistent (ook al is het alleen in theorie) ook bij de oncologische hoofd-halsoperaties binnen het specialisme van de KNO een goed besef heeft van de totstandkoming van een behandelplan, het omvangrijke pre-, per- en postoperatieve verloop en de impact die de operatie op de patiënt heeft. Ook is het van belang dat de operatieassistent een goede kennis ontwikkelt van de anatomie van het hoofd-halsgebied. Dit alles draagt er (nu of in de toekomst) toe bij dat de vereiste ondersteuning en betrokkenheid van de operatieassistent binnen het specialisme van de KNO in al hun facetten optimaal kunnen zijn.

Bij het benoemen van de specifieke benodigdheden voor een operatie zijn benodigd-heden zoals afdekmateriaal, jassen, operatiehandschoenen en gazen bewust achterwege gelaten, omdat zij bij elke operatie tot de standaardbenodigdheden behoren.

De aanduidingen van het hechtmateriaal worden in de tekst voorafgegaan door de afkorting USP (United States Pharmacopoea). De USP-indeling is gebruikt omdat men in de praktijk hechtingen vraagt volgens deze indeling in plaats van de metrische dia-meterindeling.

In het laatste hoofdstuk van dit boek wordt een overzicht gegeven van veelvoorkomend specifiek KNO-instrumentarium en enkele KNO-instrumentennetten.

Inhoud

III Operaties aan de neus en neusbijholten

IV   Operaties in de mond- en keelholte en aan de hals

Medewerkers

Auteurs

Hanneke Mulder
Operatieassistent, van 1994 tot 2017
verbonden aan de vakgroep KNO op de
operatieafdeling van het Diaconessenhuis
Leiden (het huidige Alrijne Ziekenhuis,
locatie Leiden). Sinds 2017 werkzaam op de
operatieafdeling van het Leids Universitair
Medisch Centrum (LUMC).

Eefke Albers
Operatieassistent en verbonden aan de
vakgroep KNO op de operatieafdeling van het
Radboudumc Nijmegen.

Redactie van de boekenreeks Operatieve Zorg en Technieken

Linda Bruggink-Gerrits
Onderwijs- en zorgprofessional, freelance
opleidingsadviseur, e-learningontwikkelaar en
tekstschrijver.

Martijn van de Fliert
Coördinator Unit Medisch Assisterend Erasmus
MC Zorgacademie en operatieassistent
Erasmus MC, Rotterdam.

Ingrid Larmené
Onderwijs- en TTO-coördinator vmbo, Koningin
Wilhelmina College, Culemborg.

Jeanine Stuart
Operatieassistent en voorzitter Commissie
Onderwijs Landelijke Vereniging van
Operatieassistenten (LVO).

Algemene richtlijnen keel-, neus- en oorchirurgie

Inhoud

Algemene richtlijnen

© Bohn Stafleu van Loghum is een imprint van Springer Media B.V., onderdeel van Springer Nature 2020
H. Mulder en E. Albers, *Keel-, neus- en oorchirurgie*, Operatieve zorg en technieken,
https://doi.org/10.1007/978-90-368-2297-8_1

De operatieassistent die het vakgebied van de keel-, neus- en oorchirurgie wil leren ondersteunen, zal zich moeten verdiepen in de algemene en specifieke aspecten van het specialisme en gaandeweg specifieke vaardigheden moeten ontwikkelen. Dit hoofdstuk heeft tot doel de operatieassistent met deze aspecten te laten kennismaken.

1.1 Functie-eisen

Veel operaties binnen het specialisme van de keel, neus- en oorchirurgie vragen naast een KNO-arts maar één assistent.

Dit betekent dat van de operatieassistent, naast het beheersen van de specifieke KNO-omloopwerkzaamheden en het adequaat kunnen anticiperen op het operatieverloop, ook verwacht wordt dat zowel het instrumenteren als het gelijktijdig assisteren wordt beheerst. Dit wil niet zeggen dat de operatieassistent alleen maar over goede praktische vaardigheden moet beschikken.

Voor een goed begrip en inzicht bij deze combinatie van taken speelt de bestudering van het operatieverloop, het specifiek instrumentarium, de specifieke apparatuur en de diverse specifieke benodigdheden eveneens een belangrijke rol.

Na de bestudering van al deze aspecten zal de operatieassistent in de praktijk in staat moeten zijn om een relatie te leggen tussen de opgedane kennis en de praktische toepasbaarheid ervan, om hiernaar vervolgens met voldoende inzicht en vaardigheid te kunnen handelen.

Daarnaast is een goede (basis)kennis van de anatomische structuren in het hoofd-halsgebied onontbeerlijk voor een goede peroperatieve oriëntatie en assistentie bij de KNO.

Uiteindelijk zal de operatieassistent met de opgedane kennis en ervaring in staat moeten zijn om op professionele wijze de patiënt te begeleiden, de operatie in grote mate zelfstandig te ondersteunen en adequaat te anticiperen op het operatieverloop (al dan niet gecombineerd met een gewijzigd verloop en/of een peroperatieve complicatie).

1.2 Algemene aandachtspunten

De in deze paragraaf genoemde aandachtspunten geven slechts een enkele algemene richtlijn die in zeer algemene zin binnen het gehele specialisme van de KNO van toepassing is.

De aandachtspunten die zeer specifiek gelden voor bijvoorbeeld uitsluitend operaties aan het oor, de neus- en neusbijholten, de mond-keelholte, oncologische operaties en endoscopieën komen in de delen 2 tot en met 6 uitgebreid aan de orde.

1.2.1 Het hoofd van de patiënt

De operaties die binnen het specialisme van de KNO worden verricht, vinden plaats aan het hoofd-halsgebied. Dit betekent dat het hoofd van de patiënt vrijwel altijd peroperatief voor een groot deel is afgedekt en daarmee ook deels aan het zicht wordt onttrokken.

Doordat de controles hierdoor veelal beperkt zijn, dient eenieder zich bewust te blijven van de consequentie die een peroperatieve handeling mogelijk kan hebben voor het aangezicht (met name voor de ogen, de neus, de lippen, de tanden, de oren, de hals, de nek en de beademingstube). Het hoofd van de KNO-patiënt vraagt dus extra aandacht.

Tijdens het assisteren is het dan ook van belang zich te realiseren dat het afsteunen op het aangezicht van de patiënt niet gewenst is. Ook het laten rusten van een deel van de hand of de onderarm op het aangezicht dient vermeden te worden. Dit kan al gebeuren als de aandacht een moment niet op de patiënt is gevestigd.

Mocht een kort moment van afsteunen toch nodig zijn, dan is het aan te raden om daarvoor slechts een enkele vinger te gebruiken (bijvoorbeeld een pink). Afhankelijk van de locatie waar de ingreep plaatsvindt en alleen wanneer men de plaats met zekerheid weet te vinden, kan bijvoorbeeld een kort moment licht afgesteund worden op de kin, een kaakrand, een jukbeen, de benige neusrug of het voorhoofd.

Bij patiënten die onder algehele anesthesie worden geopereerd, dient men er vóór het afdekken van het hoofd van overtuigd te zijn dat alle voorzorgsmaatregelen zijn getroffen om complicaties te voorkomen:

- de oogleden zijn afgeplakt en/of er is oogzalf in gedaan (tegen het uitdrogen van de cornea);
- het hoofd ligt stabiel in een siliconen ringkussen of een kleine hoofdsteun en de nek krijgt voldoende steun;
- de beademingstube is ter voorkoming van algehele of gedeeltelijke extubatie goed gefixeerd (bij een nasale intubatie met pleisters op het voorhoofd en bij orale intubatie op de kin);
- een beademingstube is zodanig over het voorhoofd of de kin afgeleid en met enkele gaasjes ondersteund dat zich geen drukplekken op het aangezicht kunnen vormen;
- de lippen, de tong, de tanden, de ogen, de neus en de oorschelp(en) liggen vrij (ter voorkoming van drukplekken, een verwonding of beschadiging);
- een keeltampon (indien gewenst) is geplaatst bij patiënten die onder algehele anesthesie een neus- of neusbijholteoperatie ondergaan.

1.2.2 Veiligheidsbril

Bij operaties waarbij geboord en gekoeld wordt, dient vanuit het oogpunt van infectiepreventie een veiligheidsbril of een mondmasker met spatscherm te worden gedragen. Daarmee beschermt de operatieassistent de ogen tegen opspattende koelvloeistof, bloed en aerosol (in de atmosfeer zwevende minuscule deeltjes die bij het gebruik van bijvoorbeeld sneldraaiend instrumentarium – zoals een boortje – met hoge snelheid in druppelkernen worden verneveld en verspreid).

Een mondmasker met een aangehecht spatscherm of bijvoorbeeld een kunststof beugeltje als montuur met een disposable spatscherm is bestemd voor eenmalig gebruik (dus altijd schoon en persoonsgebonden). Daardoor is het hygiënischer dan de niet-disposable veiligheidsbril, die in principe door iedereen kan worden gedragen maar misschien niet door iedereen even grondig wordt gereinigd (en dus na gebruik als gecontamineerd moet worden beschouwd). De keuze voor disposable of niet-disposable is per instelling verschillend.

Brildragende operatieassistenten kunnen in overweging nemen of hun eigen montuur evenveel dan wel voldoende bescherming voor de ogen biedt als de veiligheidsbril of het mondmasker met spatscherm. Vanuit het oogpunt van hygiëne en contaminatie dient deze operatieassistent dan wel de discipline te hebben de eigen bril direct postoperatief grondig te reinigen.

1.3 Specifieke materialen

Bij oor, neus- en neusbijholteoperaties worden materialen gebruikt die vrij specifiek binnen het specialisme van KNO hun toepassing vinden. Deze veelal disposable materialen worden in de betreffende hoofdstukken genoemd.

Daarbij wordt, in de vorm van zogenoemde productinformatie, kort ingegaan op de eigenschap(pen) en/of de samenstelling van het materiaal. De keuze uit de diverse materialen is per operatieafdeling verschillend en is veelal gebaseerd op onder andere de persoonlijke voorkeur van de operateur en de kostprijs van het materiaal.

Operaties aan het oor

Inhoud

Inleiding

© Bohn Stafleu van Loghum is een imprint van Springer Media B.V., onderdeel van Springer Nature 2020
H. Mulder en E. Albers, *Keel-, neus- en oorchirurgie*, Operatieve zorg en technieken,
https://doi.org/10.1007/978-90-368-2297-8_2

Operaties aan het oor worden onderverdeeld naar de wijze waarop het oor is opge-bouwd. Hierbij wordt onderscheid gemaakt tussen het uitwendig oor (zie ▶ H. 3), het middenoor en het binnenoor. Van de operaties aan het middenoor wordt zowel de chirurgische benadering van het trommelvlies beschreven, alsook de sanerende en gehoor-verbeterende middenooroperaties in ▶ H. 4.

De operatieve benadering van het binnenoor staat in ▶ H. 5. Hier komt het plaatsen van hoorsystemen aan de orde.

Het uitwendig oor is het geluidopvangend deel, het middenoor het geluidgeleidend deel en het binnenoor het echte zintuigorgaan. Met elkaar vormen zij het gehoorzintuig voor het ontvangen en verwerken van geluid.

Aandoeningen aan het middenoor (die vaak de oorzaak zijn van ontstekingen, slecht-horendheid, oorsuizen of evenwichtsstoornissen) kunnen afhankelijk van de aard en de lokalisatie veelal operatief worden behandeld. Na de ontwikkeling van de operatiemicro-scoop in 1953 en de daaraan gerelateerde ontwikkeling van micro-instrumentarium is de microchirurgische benadering van het middenoor en het binnenoor mogelijk geworden en niet meer weg te denken binnen het specialisme van de KNO.

Dit hoofdstuk geeft een beschrijving van specifieke aandachtspunten bij ooroperaties en het gebruik van een operatiemicroscoop, een boor en micro-instrumentarium. Deze specifieke aandachtspunten hebben betrekking op alle sanerende en gehoorverbeterende ooroperaties. In de ▶ H. 3, 4 en 5 staan deze operaties beschreven.

Daarbij wordt aandacht besteed aan:
- de voorbereiding van de operatie;
- de specifieke benodigdheden;
- het specifiek instrumentarium.

Deze aandachtspunten geven slechts een opsomming en een algemene richtlijn van wat er zoal gebruikt kan gaan worden bij de sanerende en/of gehoorverbeterende operaties.

Alleen bij die ooroperaties waar een specifieke richtlijn geldt, wordt deze bij de des-betreffende paragraaf vermeld en beschreven.

Een nadere toelichting van de diverse randapparatuur is in de betreffende hoofdstuk-ken terug te vinden.

Een richtlijn voor de inhoud van de instrumentennetten die vermeld worden onder de noemer 'specifiek instrumentarium' wordt weergegeven in ▶ Bijlage 18.2.

Daarnaast geeft ▶ par. 2.1.1 samen met ▶ par. 2.1.2 en ▶ par. 2.1.3 een beschrijving van het pre-, per- en postoperatief verloop van de patiënt die voor een ooroperatie in aanmerking komt. Daarbij wordt aandacht besteed aan:
- de ontvangst van de patiënt;
- het positioneren van de patiënt;
- het toedienen van infiltratieanesthesie;
- het steriel afdekken van de operatiemicroscoop;
- het desinfecteren en afdekken;
- de opstelling van het team;
- de chirurgische benadering van het middenoor en het trommelvlies;
- wondverzorging;
- korte- en langetermijncomplicaties.

Ook hier geldt dat alleen bij die operaties waarbij een specifieke richtlijn geldt de afwij-kende richtlijn bij de desbetreffende paragraaf wordt vermeld en beschreven.

2.1 Algemene richtlijnen voor operaties aan het oor

Naast het bij ooroperaties beheersen van de specifieke omloopwerkzaamheden en het adequaat kunnen anticiperen op het operatieverloop, wordt van de operatieassistent als instrumenterende ook verwacht dat de afdekprocedures zelfstandig kunnen worden uitgevoerd en dat zowel het instrumenteren als het gelijktijdig assisteren wordt beheerst.

Om als operatieassistent een ooroperatie in al zijn facetten met kennis en inzicht vlot te kunnen uitvoeren, worden in deze paragraaf enkele praktische specifieke aandachtspunten genoemd die het gehele verloop van een ooroperatie gunstig kunnen beïnvloeden.

- **Specifieke aandachtspunten bij ooroperaties**
- Houd vóór de komst van de patiënt op de operatieafdeling rekening met de te opereren zijde. Dit is van belang in verband met de opstelling van de operatietafel, de randapparatuur en het team.
- Om op een operatieprogramma aan te geven dat een ooroperatie aan een linker- of een rechteroor moet worden uitgevoerd, wordt de omschrijving van de ingreep gevolgd door de afkorting AS of AD. De afkorting AS staat daarbij voor auris sinistra (het linkeroor) en AD staat voor auris dextra (het rechteroor).
- Zorg ervoor dat de benodigde randapparatuur vóór de komst van de patiënt op de operatiekamer aanwezig is en op werking is gecontroleerd. Zet de randapparatuur zodanig op de kamer dat de definitieve opstelling ervan rond het steriele team na het afdekken ongehinderd en met behoud van de steriliteit kan plaatsvinden.
- Zorg ervoor dat er vóór de komst van de patiënt een zogenaamd 'verdovingstafeltje' voor de operateur klaarstaat waarop zich de benodigdheden bevinden voor het per injectie toedienen van een lokaal anestheticum in de gehoorgang en/of het gebied direct achter het oor.
- Om de steriliteit te waarborgen, kan het nodig zijn om de stoel van de operateur (veelal met rug- en armleuningen) steriel af te dekken, bijvoorbeeld met speciale armhoezen of een stoelhoes, een goedkope operatiejas of losse doekjes.
- Om praktisch gezien aan de functie-eis te kunnen voldoen van het gelijktijdig instrumenteren en assisteren, is het raadzaam om (bijvoorbeeld bij middenooroperaties) een vaste indeling van zowel de overzettafel als de instrumententafel aan te houden (bijvoorbeeld klaargelegd in volgorde van gebruik en/of met onderscheid van micro-instrumentarium). Zorg er ook voor dat alle steriele benodigdheden bij aanvang van de operatie in het bezit van de instrumenterende zijn en in logische volgorde binnen handbereik liggen zodat het assisteren niet hoeft te worden onderbroken.
- Bloedinkjes kunnen bij middenooroperaties worden gestelpt met een haemostaticum in de vorm van kleine stukjes van een gelatinesponsje zoals Curaspon®, Gelfoam®, Willospon®, Spongostan® of Gelitaspon ® of sprotjes (kleine in de lengte opgerolde hydrofiele gaasjes) en stukjes Merocel Wipe®. Beide kunnen worden gecombineerd met enkele druppeltjes Adrenaline® (epinefrine) 0,1 % voor de vasoconstrictie. Zorg er bij de sprotjes en Merocel Wipe® voor dat ze geteld worden en dat de aantallen voor en na gebruik met elkaar kloppen.

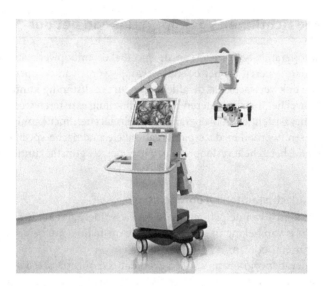

◘ Figuur 2.1   Operatiemicroscoop

Operatiemicroscoop

Na de oprichting van een fabriek voor optisch instrumentarium door de Duitse opticus Carl Zeiss in 1846 heeft de deelname van de Duitse wis- en natuurkundige Ernst Karl Abbe een waardevolle bijdrage geleverd aan de verbetering van de aldaar in ontwikkeling zijnde bouw van lenzen en prisma's. Uiteindelijk is het de fabrikant Zeiss geweest die omstreeks de Tweede Wereldoorlog de operatiemicroscoop tot ontwikkeling heeft gebracht. De komst van de operatiemicroscoop heeft vanaf het midden van de jaren veertig in de KNO-heelkunde de ontwikkeling van de oorchirurgie weten te versnellen. Met de operatiemicroscoop als visueel hulpmiddel werd het namelijk mogelijk om kleine structuren in een operatiegebied in de gewenste vergroting, driedimensionaal en met voldoende waarneming van diepte te kunnen bekijken. Daardoor konden binnen de oorchirurgie operatietechnieken zoals de tympanoplastiek, de stapeschirurgie, de trommelvliessluiting, de ketenreconstructie en het plaatsen van trommelvliesbuisjes worden ontwikkeld en verbeterd. Deze ontwikkeling van de micro-oorchirurgie bracht tegelijkertijd ook de ontwikkeling van micro-oorinstrumentarium met zich mee.

De vergroting van het operatiegebied met een operatiemicroscoop ligt tussen de twee en veertig maal. Het instellen van de gewenste vergroting is, afhankelijk van de uitvoering van de operatiemicroscoop (analoog dan wel digitaal), respectievelijk mechanisch dan wel elektronisch regelbaar. De gewenste vergroting wordt mede bepaald door de mate van verfijning van de structuren in het operatiegebied en het daarbij gebruikte instrumentarium. Een operatiemicroscoop (◘ fig. 2.1) is, in ieder geval voor de operateur en soms ook voor de assistent, uitgerust met twee naast elkaar geplaatste oculairen (een binoculair). Een oculair is de voorste, naar het oog gerichte lens van de operatiemicroscoop. De onderste, naar het operatieterrein gerichte lens is het objectief. Het objectief, een 200 mm of een 400 mm lens, bepaalt de brandpuntsafstand tot het operatiegebied. Bij de oorchirurgie is dit 200 mm, bij de microlarynxchirurgie 400 mm (het operatiegebied ligt immers op grotere afstand van het objectief).

Moderne operatiemicroscopen zijn voorzien van een objectief met variabele focus. Zonder lenzen te hoeven verwisselen kan de brandpuntsafstand hiermee elektrisch en traploos worden ingesteld van 200 mm tot 500 mm.

Een operatiemicroscoop (bijvoorbeeld Leica M525 F50® of OPMI® VARIO 700 ZEISS) kan voor de operateur en de assistent naar wens op verschillende manieren worden uitgerust, bijvoorbeeld met één binoculaire kijker voor de operateur en één monoculaire meekijker, met twee binoculaire kijkers en bij een analoge operatiemicroscoop eventueel in combinatie met een koppelstuk op de operatiemicroscoop voor de aansluiting van een camerasysteem dat het operatiegebied op een monitor kan overbrengen. Camerasystemen op een analoge operatiemicroscoop (bestaande uit een camerakop, een camera-unit en een beeldscherm) beschikken over een goede beeldkwaliteit en kleurechtheid. Hetzelfde systeem kan, indien gewenst, worden gecombineerd met beeldverwerkende apparatuur zoals een videorecorder, een fotoprinter en digitale opnameapparatuur. Een voordeel van een aan de operatiemicroscoop gekoppeld camerasysteem is het feit dat het operatieverloop hiermee niet alleen door de instrumenterende maar ook door de rest van het operatieteam goed kan worden gevolgd, hetgeen het onderwijs, de belangstelling en de participatie ten goede komt.

Een operatiemicroscoop heeft een eigen ingebouwde (met een ventilator gekoelde) xenon- of halogeenlamp als lichtbron. Met behulp van een glasvezelkabel wordt het licht naar het objectief getransporteerd. Deze bevindt zich bij sommige microscopen in de arm.

De nieuwste operatiemicroscopen hebben een ingebouwd digitaal camerasysteem met hoge resolutie met een rechtstreekse verbinding naar de monitor en opnameapparatuur. Hierdoor kunnen beelden rechtstreeks via een centraal systeem (bijvoorbeeld Clinical Assistant®) in het EPD van de patiënt opgeslagen worden. Nieuwe innovaties zijn de 3D-camera op de microscoop en het 3D-beeldscherm. Deze bieden ook aan operatieassistenten 3D-beeld en geven extra opleidingsmogelijkheden. Hiervoor moeten wel 3D-brillen worden gedragen.

- **Specifieke aandachtspunten bij het gebruik van een operatiemicroscoop**
- De lenzen van de operatiemicroscoop (de oculairen en het objectief) dienen stofvrij en schoon te zijn. Om lensbeschadiging te voorkomen, mag een vuile lens uitsluitend met speciaal lenspapier worden gereinigd.
- Vóór het steriel afdekken van een analoge operatiemicroscoop dient gecontroleerd te worden of voor het objectief de juiste lens op de operatiemicroscoop geplaatst is (gerelateerd aan de vereiste werkafstand tussen het objectief en het operatiegebied), dan wel (automatisch) is ingesteld bij een digitale operatiemicroscoop. Het objectief van een operatiemicroscoop is de onderste, naar het operatieterrein gerichte lens.
- De oculairen dienen door de operateur en de instrumenterende te worden gecontroleerd op de juiste instelling en zo nodig te worden bijgesteld.

— Vóór het steriel afdekken van de operatiemicroscoop dient een eventueel apart aan te brengen camerakop (indien aanwezig en gewenst) op een daarvoor geschikt koppelstuk te worden geplaatst voor een weergave van de operatie op een beeldscherm (zoals een camerakop op een optiek wordt geplaatst). Deze handeling is niet nodig wanneer een camera permanent aan de operatiemicroscoop is bevestigd of in de operatiemicroscoop is ingebouwd.

— Om een operatiemicroscoop bij oorchirurgie peroperatief te kunnen gebruiken, dient deze met een steriele disposable microscoophoes ingepakt te worden.

Voor het steriel afdekken van de operatiemicroscoop zijn steriele disposable microscoophoezen in de handel. Deze hoezen zijn gemaakt van soepel, doorzichtig plastic, met een helder lenskapje voor over het objectief en speciale uitsparingen voor over een binoculaire kijker en een mono- of binoculaire meekijker. Het te gebruiken model van de hoes kan afgestemd worden op het aantal en het soort oculairen dat de operatiemicroscoop heeft.

De wijze waarop de instrumenterende deels samen met de omloop een steriele hoes om de operatiemicroscoop aanbrengt, is te vergelijken met de wijze waarop door hen samen een sloop over een overzettafel wordt aangebracht (zie ◘ fig. 2.2). Doordat de instrumenterende beide handen onder de overslag van de zoom plaatst en deze voor de operatiemicroscoop houdt, kan de omloop de microscoophoes aan de omslag van de zoom over de operatiemicroscoop naar zich toe trekken tot de hoes zich volledig heeft ontvouwd (let er daarbij op dat het ventilatierooster van de door een ventilator gekoelde halogeenlamp vrij blijft). Door vervolgens de instrumenterende als eerste het lenskapje op het objectief te laten fixeren, krijgen de overige onderdelen van de hoes de juiste positie ten opzichte van de oculairen. Dit vergemakkelijkt het verdere afdekken van de operatiemicroscoop door de instrumenterende. Het gedeelte van de steriele hoes dat over de oculairen valt, wordt met smalle klittenbandjes rondom de oculairen gefixeerd. Halverwege de hoes aangebrachte plastic linten, die circulair rond de arm van de operatiemicroscoop worden aangebracht, voorkomen dat de hoes te veel afhangt en hindert. Bij sommige digitaal uitgevoerde operatiemicroscopen kan dit afhangen nog extra worden ondervangen door de hoes vacuüm te trekken met de optie 'drape'. Wanneer de operatiemicroscoop naar wens is afgedekt kan de

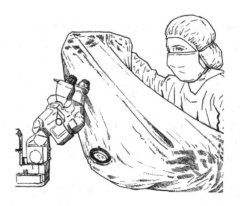

◘ **Figuur 2.2**   Het aanbrengen van een steriele hoes om de operatiemicroscoop

instrumenterende het plastic van de hoes dat nog voor de lenzen van de oculairen zit, voorzichtig langs de perforatielijn verwijderen. Op deze wijze kan ongehinderd door de oculairen worden gekeken.

- Het beeld dat de operateur via de operatiemicroscoop op het operatiegebied heeft, mag niet verstoord worden door een plotselinge beweging. In verband met het werken in diverse vergrotingen geeft een licht stootje tegen de patiënt, de operatietafel of de operatiemicroscoop een behoorlijke en plotselinge beeldverschuiving. Daarom is het zeker ook bij het gebruik van een operatiemicroscoop voor eenieder van belang niet tegen de operatietafel of de operatiemicroscoop te stoten of om als instrumenterende niet op de operatietafel te leunen om bijvoorbeeld steun te vinden.
- Er moet voor worden gezorgd dat het zicht op het operatiegebied (in het gebied tussen het objectief van de operatiemicroscoop en het wondgebied) tijdens het assisteren niet verstoord wordt door de tussenkomst van instrumentarium en/of een deel van een hand. Het overhandigen en aannemen van instrumentarium mag daarom alleen buiten de lichtcirkel van de operatiemicroscoop plaatsvinden.
- Het is voor de KNO-arts van belang dat het instrumentarium voelbaar en in één keer correct door de instrumenterende wordt overhandigd en aangenomen. Zodoende kan de operateur zijn blik door de operatiemicroscoop onafgebroken op het operatiegebied blijven richten zonder iedere keer te moeten accommoderen om een scherp beeld te kunnen zien.

Boorapparatuur

In de oorchirurgie heeft boorapparatuur het gebruik van beitels, scherpe lepels en curetten sterk teruggedrongen. Met name bij sanerende ooroperaties zoals een mastoïdectomie is de boor, ook wel een mastoïdboor genoemd, een belangrijk hulpmiddel geworden. Een boor dient tijdens het gebruik handzaam te zijn, geen hoge warmteontwikkeling te geven en krachtig en betrouwbaar te zijn in precisie en controle. Boorapparatuur bestaat uit een boorunit, een pedaal, een boormotor, een boorhandstuk (◘ fig. 2.3 en 2.4) en diverse boortjes (◘ fig. 2.5).

De boortjes (disposable en/of reusable) en het boorhandstuk worden in een instrumentennet steriel aangeleverd, evenals de boormotoren.

De boorunit van het boorsysteem dient voornamelijk voor de traploze aansturing van de boormotor en is uitgevoerd met een toerenbegrenzer die vanaf 600 rotaties per minuut (rpm) (bijvoorbeeld voor de stapesboor = microboor, Osseostap® van Bienair en Skeeter® van Medtronic) tot een maximum van 40.000 rpm op verschillende snelheden kan worden ingesteld en begrensd. Met de diverse schakelaars op de boorunit kan niet alleen de gekozen begrenzing worden ingesteld, maar kunnen ook de draairichting van de boor (voor- of achterwaarts) en de automatische irrigatieoptie worden ingesteld. De meeste boorsystemen zijn tevens als shaver en stapesboor te gebruiken.

Het irrigatiesysteem bestaat uit een peristaltische pomp die voor de bediening ervan op de boorunit van het boorsysteem wordt aangesloten. Een steriel disposable irrigatieslangetje wordt vanaf een speciaal boorhandstuk met een geïntegreerd irrigatiesysteem via de peristaltische pomp naar de spoelvloeistof geleid. Dit irrigatiesysteem vervangt het handmatig spoelen door de instrumenterende/assisterende.

Een boorhandstuk kan recht of 15° gebogen zijn (voor een optimaal zicht op het operatiegebied) en met of zonder geïntegreerd irrigatiesysteem uitgerust zijn. De keuze voor een boorhandstuk is afhankelijk van de voorkeur van de KNO-arts. Een

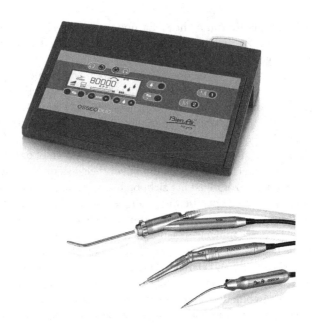

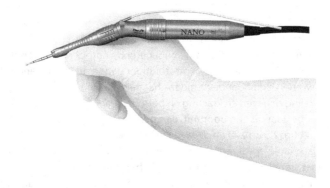

◘ Figuur 2.3   Boorapparatuur met een geïntegreerd spoelsysteem. (Bron: Atos Medical)

◘ Figuur 2.4   Boormotor met handstuk. (Bron: Atos Medical)

boorhandstuk wordt met een eenvoudig kliksysteem op de boormotor aangebracht. Wanneer een boortje op een boorhandstuk is geplaatst, het boorhandstuk op de boormotor en de boormotor op de boorunit en deze (zo nodig via een transformator) op de netspanning is aangesloten, dan is het boorsysteem na controle gereed voor gebruik. Boortjes zijn er in diverse soorten en maten en worden met gemiddeld 12 stuks per soort met een oplopende maat van de boorkop in een boorstandaard steriel aangeleverd. De doorsnede van een boorkop begint bij 0,5 mm en loopt trapsgewijs op tot 7 mm. Boortjes ten behoeve van de KNO hebben een smalle schacht met een diameter van 2,35 mm. De meest gebruikte lengtemaat van een boortje is 70–80 mm, soms 95 mm (afhankelijk van de voorkeur van de KNO-arts).

Voor de oorchirurgie zijn voornamelijk de snijdende en polijstende boortjes van belang (◘ fig. 2.5).

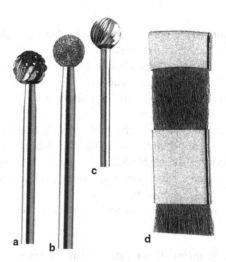

◘ Figuur 2.5 Verschillende boortjes: **(a)** OMNI-E; **(b)** polijstend; **(c)** snijdend; **(d)** boorborsteltje. (Bron: Catalogus Entermed 2001, Gyrus Medical GmbH, Tuttlingen)

Snijdende boortjes met een ronde boorkop van roestvrij staal of hard metaal in de vorm van een kogelfrees (type Rosen) zijn met hun speciaal gevormde doorlopende snijvlakken en tussenliggende groeven zeer geschikt voor het uitruimen van botweefsel zoals het mastoïd.

Polijstende diamantboortjes (met een ronde boorkop zonder groeves) worden meer gebruikt voor het glad afwerken van bot en zijn met name in het middenoor in de buurt van belangrijke structuren, zoals de dura en de nervus facialis, veiliger in gebruik.

Om het wisselen van een snijdend naar een polijstend boortje achterwege te kunnen laten, kan worden gekozen voor het gebruik van OMNI-E boortjes, met eveneens oplopende maten van de boorkop. Deze ronde hardmetalen boorkopjes in de vorm van een kogelfrees hebben speciaal gevormde snijvlakken die verspringend zijn geplaatst, waardoor snijdende en polijstende eigenschappen in één boortje samenvallen. Het gebruik van deze boortjes is afhankelijk van de voorkeur van de KNO-arts.

Om een overmatige belasting van de boormotor te voorkomen (en dus de levensduur van zowel de boortjes als de boormotor te verlengen), dienen de snijvlakken van snijdende boortjes scherp te zijn en te beschikken over snijvlakken met een speciaal verloop en dienen de groeves vrij te zijn van beenmeel. Zo hoeft slechts met een minimale druk geboord te worden. Doordat de schacht van een boortje door de fabrikant goed is uitgebalanceerd, wordt het vibreren van een boortje voorkomen. Een bot of niet goed uitgebalanceerd boortje dient te worden vervangen.

De irrigatie moet zo worden ingesteld dat deze juist op het boorkopje valt. Hierdoor is minder sprake van hittevorming en is sprake van een beter boorresultaat en minder belasting van de boorapparatuur zelf.

Voor het peroperatief reinigen van de boortjes bestaan er steriele stalen boorborsteltjes. Om het verwijderen van het beenmeel te vergemakkelijken, kan het boortje even in een duidelijk gemarkeerd kommetje met bijvoorbeeld steriel gedestilleerd water in de week worden gelegd.

Naast een mastoïdboor kan (op dezelfde wijze) gebruik worden gemaakt van een microboor of stapesboor met boortjes met een diameter van bijvoorbeeld 0,5 mm. Het gebruik van een microboor is essentieel bij delicate stapeschirurgie en andere otologische ingrepen in het middenoor. Voor een goede bestuurbaarheid en precisie dient het microboorhandvat door de fabrikant zodanig te worden ontwikkeld dat het uitgebalanceerd is en licht van gewicht.

De recente ontwikkelingen in de medische technologie hebben geleid tot hogere hygiënenormen. Nieuw is daardoor het gebruiken van disposable boortjes. Hierbij is door de DSMH (Deskundige Steriele Medische Hulpmiddelen) aangegeven dat vooral diamantboren niet goed gereinigd kunnen worden en daardoor nog patiëntmateriaal kunnen bevatten van de vorige operatie.

Het gebruik van disposable boren is duurder in gebruik dan reusable boren.

- **Specifieke aandachtspunten bij het gebruik van een boor**
- Er dient tijdens het boren gekoeld te worden door te spoelen met fysiologisch zout (NaCl 0,9 %) door middel van een irrigatiesysteem of door de instrumenterende met de hand met een 10 of 20 ml spuit met op het mondstuk een (disposable) microzuig-buisje als spoelnaald, gevolgd door directe en continue afzuiging door de operateur. Daartoe beschikt de operateur aan de zuigslang over een (disposable) microzuig-buisje, al dan niet met een connectietussenstuk voor een juiste aansluiting op de zuigslang. Door tijdens het boren zowel over de boorkop als over het bot te spoelen, wordt voorkomen dat de temperatuur van beide te hoog oploopt en dat botnecrose ontstaat. Door met de spoelvloeistof goed op de boorkop te richten, wordt het beenmeel direct weggespoeld en wordt voorkomen dat het zich in de groeven van de boorkop vastzet en de boorkop ineffectief wordt. Evenals botte boortjes zullen ook met beenmeel dichtgeslibde boortjes langer moeten worden gebruikt voordat het gewenste effect in het operatiegebied bereikt is. Dit kan een snel oplopende hitteont-wikkeling en meer risico op botnecrose tot gevolg hebben.
- De mate van spoelen (druppelsgewijs of met een continue straal) is per operatie ver-schillend. Bij een mastoïdectomie, waarbij bij het uitgebreid uitboren van het mastoïd al snel veel warmteontwikkeling kan ontstaan en veel beenmeel vrijkomt, dient met een continue straal gespoeld te worden (door met twee spuiten te werken kan de wis-sel zonder onderbreking van het spoelen continu doorgaan). Bij het gebruik van een boortje in bijvoorbeeld het middenoor wordt op verzoek van de operateur druppels-gewijs gespoeld.
- Om te voorkomen dat er bijvoorbeeld bij het uitboren van het mastoïd boormeel in de gehoorgang spoelt, kan de gehoorgang tijdelijk worden afgesloten met een klein vochtig deppertje, vochtig stukje lintgaas of vochtig stukje Merocel Wipe® op maat geknipt door de instrumenterende, omdat dit geen partikels kan achterlaten in het oor. Dit dient meegenomen te worden in de gazen- en materialentelling die is afge-sproken volgens protocol.
- Er dient een veiligheidsbril of een mondmasker met spatscherm te worden gedragen. Daarmee beschermt de operatieassistent de ogen tegen opspattende koelvloeistof en bloed.

■ **Specifieke aandachtspunten bij het gebruik van micro-instrumentarium**

– De instrumenterende kan voor het overzicht op de overzettafel een onderscheid maken tussen basis-oorinstrumentarium en micro-instrumentarium. Voor het gemak kan het instrumentarium daarbij in volgorde van gebruik worden klaargelegd.

– Gebruikt micro-instrumentarium dient na ontvangst van de operateur direct door de instrumenterende met steriel gedestilleerd water en een doekje dat geen partikels kan achterlaten op het instrumentarium, bijvoorbeeld Merocel Wipe®, te worden schoongemaakt. Dit voorkomt dat bloed de tijd krijgt om op en tussen het tere micro-instrumentarium in te drogen, hetgeen verkleving en daardoor een geforceerd gebruik van bijvoorbeeld het scharnierend deel van een micropaktangetje en een microschaartje met zich meebrengt.

– Voorkomen dient te worden dat de zuigbuisjes peroperatief verstopt raken. Dit kan door het lumen regelmatig door te spoelen met fysiologisch zout (vanuit een kommetje of met een 10 ml spuit).

– De diameter van een microzuigbuisje dient te worden aangepast aan het werkveld; hoe dieper in het oor, hoe dunner het microzuigbuisje.

2.1.1 Preoperatieve aandachtspunten

■ **Voorbereiding van de operatie**

Temperatuur: ongeveer 18 °C.

Licht: tl-verlichting op normale sterkte of gedimd (bijvoorbeeld tijdens het gebruik van de operatiemicroscoop). Een nieuwe ontwikkeling is het gebruik van groen licht in de operatiekamer. De chirurg heeft dan geen last van schitteringen in de ruimte en kan zich zo beter concentreren op het beeld.

De operatielamp bij gebruik over een schouder van de operateur richten en de lichtbundel op het te opereren oor centreren.

Randapparatuur: diathermie, zuigunit, operatiemicroscoop, boorunit, zenuwmonitor, meekijkapparatuur.

Operatietafel: standaardoperatietafel.

■ **Specifieke benodigdheden**

– steriele hoes voor de operatiemicroscoop

– subdermale elektroden (bij het gebruik van een zenuwmonitor)

– steriele monopolaire stimulatieprobe (bij het gebruik van een zenuwmonitor)

– gelatinesponsje (Gelfoam®, Curaspon®, Willospon®, Spongostan® of Gelitaspon®)

– een autogeen of allogeen transplantaat, afhankelijk van de voorkeur van de arts

– Gelfilm®

– silastic sheet

– middenoorprotheses

– siliconen bandje voor knoopsgatincisie, bijvoorbeeld Medasil ribbon drain®

– warme spoelvloeistof (NaCl 0,9 %)

– 2 injectiespuiten van 10 of 20 ml voor het spoelen, of een disposable spoelsysteem

– zuigslang

- poetsdoekje, bijvoorbeeld Merocel Wipe®
- linttampon van 1 cm breed
- antibiotica/corticosteroïdzalf (voor het impregneren van de linttampon)
- lokaal anestheticum, bijvoorbeeld carpules lidocaïne (Xylocaïne®) 1 % of 2 % met respectievelijk Adrenaline® 1:100.000 of 1:80.000
- carpulenaald
- oorverband
- rekbaar synthetisch netverband (ter fixatie van het oorverband)

- **Specifiek instrumentarium**
- basis-oorinstrumentarium
- micro-oorinstrumentarium
- set met interpositienaalden
- boortjesset
- verdovingsset

- **Toestand van de patiënt bij ontvangst**

Operatieve ingrepen aan het oor kunnen zich uitstrekken van een paracentese bij (zeer) jonge kinderen tot uitgebreide middenooroperaties bij kinderen en (jong)volwassenen.

Afhankelijk van de leeftijd kan de patiënt vergezeld worden door een ouder/verzorger en/of een begeleider van de verpleegafdeling. Bij de aanwezigheid van een begeleider zorgt de operatieassistent voor de ontvangst op de operatiekamer en is vervolgens op de achtergrond aanwezig. De verdere begeleiding van het kind wordt dan aan de ouder/verzorger en/of de begeleider overgelaten. In de situatie dat de ouder/verzorger alleen met het kind naar de operatieafdeling komt, is het gewenst dat de operatieassistent in goede samenwerking met de anesthesiemedewerker de begeleiding op zich neemt. Die begeleiding strekt zich uit vanaf de aankomst in het sluizencomplex tot en met het terugbrengen van de ouder/verzorger naar het sluizencomplex als het kind onder anesthesie is. Door aandacht te schenken aan het kind en de ouder/verzorger en rustig uit te leggen wat er staat te gebeuren, dient te worden bereikt dat beiden zich door zorg omringd voelen en de ouder/verzorger het kind in vertrouwen kan achterlaten.

In het algemeen zijn de patiënten die voor een ooroperatie komen gezond. Het kan wel zo zijn dat het gehoor in meer of mindere mate is aangetast. Toch is het van belang de patiënt in eerste instantie met een normaal stemniveau te benaderen. Luider praten of duidelijker articuleren in het zicht van de patiënt kan altijd nog.

Duidelijke gehoorvermindering bij de patiënt mag geen belemmering zijn om de informatieverstrekking op de operatiekamer achterwege te laten.

Patiëntveiligheid

In verband met de patiëntveiligheid vindt tegenwoordig voor de operatie een 'time-out'-moment plaats waarbij alle disciplines aanwezig zijn en controle plaatsvindt samen met de patiënt.

De volgende items, die per ziekenhuis kunnen verschillen, worden daarbij genoemd:

- identificatie van de juiste patiënt (naam, geboortedatum en patiëntennummer);
- juiste ingreep;
- juiste zijde die gemarkeerd wordt;
- allergieën;
- stollingstatus;
- medicatie gecontroleerd;
- antibiotica nodig;
- ligging van de patiënt;
- comorbiditeit besproken;
- materialen en implantaten aanwezig;
- apparatuur werkend;
- de laatste vragen van de patiënt beantwoord.

Na de operatie vindt een 'sign-out' plaats, waarbij het volgende besproken wordt:

- verloop van de operatie en anesthesie inclusief alle bijzonderheden;
- eindcontrole compleetheid operatiematerialen;
- postoperatief beleid vastgelegd in EPD;
- medicatieafspraken afgestemd en vastgelegd in EPD;
- patiëntenmateriaal juist gelabeld en geordend;
- registratie van drains, lijnen e.d. in EPD;
- implantaatregistratie heeft plaatsgevonden.

■ **Ligging van de patiënt**

Patiënten die voor een ooroperatie in aanmerking komen, worden met de daarvoor geldende aandachtspunten in rugligging gepositioneerd.

Het hoofd wordt zodanig naar opzij gedraaid dat de te opereren zijde voldoende vrij ligt. Let er daarbij goed op dat de oorschelp van het niet te opereren oor in de natuurlijke stand staat en nergens wordt afgeknikt of knel ligt. Voor de fixatie kan het hoofd in een kleine hoofdsteun of een siliconen ringkussen worden gelegd. Daarbij dient de nek van de patiënt speciale aandacht te krijgen. Deze mag niet zweven en dient dus goed ondersteund te worden.

Om ruimte te bieden aan de operateur ligt de arm van de patiënt aan de te opereren zijde met een zijsteun langs het lichaam. De andere arm ligt uitgezwaaid op een armsteun, zodat het handinfuus voor de anesthesiemedewerker peroperatief bereikbaar blijft voor het toedienen van anesthetica.

Bij middenooroperaties wordt voor het 'rechten' van de hoek in de gehoorgang (tussen het kraakbenig en het benig deel) de operatietafel in laterale positie ongeveer 20° van de operateur afgedraaid en circa 10° in anti-Trendelenburg gebracht. Op deze wijze komt het middenoor peroperatief beter in zicht. De anti-Trendelenburg-positie voorkomt tevens stuwing van het hoofd-halsgebied, hetgeen de kans op bloedingen vermindert.

- **Tussen positioneren en desinfecteren**

Tussen het positioneren en het desinfecteren in worden voor operaties aan het oor de haren samen met de operatiemuts zodanig uit het operatiegebied weggestreken en met brede papieren pleisters gefixeerd dat de haren peroperatief uit het operatiegebied blijven (tot ongeveer 1,5–2 cm rond de aanhechting van de oorschelp bij middenoor-operaties). Het gebruik van zeep of haarspeldjes is daarbij af te raden in verband met het risico van respectievelijk huidirritatie en beschadiging van de huid. Het scheren van het operatiegebied is meestal niet nodig, omdat de natuurlijke haargrens voor de meeste ooroperaties en bij de meeste patiënten ver genoeg van het operatiegebied ver-wijderd is. Een uitzondering op deze begrenzing vormt de retroauriculaire desinfec-tiezone bij het implanteren van de CI en de BCD. Die desinfectiezones strekken zich achter het oor respectievelijk uit tot ongeveer 12 en 8 cm, waardoor het scheren van het operatiegebied wel degelijk noodzakelijk is.

- **Het plaatsen van subdermale naaldelektroden voor het bewaken van de nervus facialis**

Ter voorbereiding van het gebruik van een zenuwmonitor bij een ooroperatie die-nen aan de te opereren zijde de subdermale naaldelektroden bij de patiënt te worden geplaatst.

Zenuwmonitor

Bij de KNO wordt een zenuwmonitor gebruikt bij al die operaties van het hoofd-halsgebied waarbij een risico aanwezig is op een beschadiging van een in het operatiegebied betrokken motorische zenuw als de nervus facialis (bijvoorbeeld bij een parotidectomie, een mastoïdectomie of tumorchirurgie in het hoofd-halsgebied). Door de n. facialis peroperatief vroegtijdig met de zenuwmonitor te lokaliseren en het verloop vast te stellen, kan het risico van een beschadiging en een mogelijk daaruit voortkomende aangezichtsverlamming tot een minimum worden beperkt.

Een zenuwmonitor (◘ fig. 2.6) is een elektrisch apparaat dat bestaat uit:
- een monitor;
- een interface;
- een muting detector;
- steriel verpakte subdermale naaldelektroden;
- een monopolaire stimulatiepobe.

Interface

Een interface is een registratie-unit voor het aansluiten van de subdermale naaldelektroden en vormt de verbinding tussen de patiënt en de zenuwmonitor. Een muting detector bespeurt en dempt stoorsignalen afkomstig van randapparatuur, zoals een diathermietoestel.

Een zenuwmonitor heeft als doel zenuwletsel te voorkomen en zorgt gedurende de gehele peroperatieve fase voor de vroegtijdige lokalisatie van de

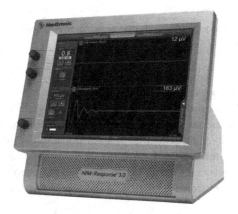

◘ Figuur 2.6 Een zenuwmonitor. (Bron: Medtronic, Eindhoven)

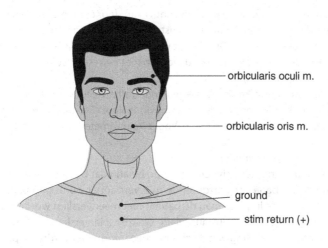

orbicularis oculi m.

orbicularis oris m.

ground

stim return (+)

◘ Figuur 2.7 Plaatsen subdermale naaldelektroden (twee-kanaals)

betrokken motorische zenuw aan de hand van de registratie van spieractiviteit (elektromyografie). Zodra een motorische zenuw namelijk door manipulatie geprikkeld wordt, zal de betrokken spier samentrekken en treden in die spier potentiaalverschillen op. Deze potentiaalverschillen worden met een curve, een elektromyogram (EMG), op de monitor zichtbaar en met een geluidssignaal hoorbaar gemaakt.

Om spieractiviteit te kunnen registreren, worden preoperatief steriele subdermale naaldelektroden bij de patiënt geplaatst (◘ fig. 2.7). Dit gebeurt aan de te opereren zijde op de plaats van de spier die door een te sparen motorische zenuw wordt geïnnerveerd. Door de naaldelektroden met incisiefolie op de huid te fixeren en met het andere uiteinde op de interface aan te sluiten, staat de patiënt in contact met de zenuwmonitor. Het plaatsen van de subdermale naaldelektroden mag zowel door de KNO-arts worden uitgevoerd als door de omloop (mits bevoegd en bekwaam en mits de KNO-arts de plaatsing preoperatief controleert).

Twee- en vierkanaals subdermale elektroden
Bij ooroperaties kan er, gezien het verloop van de n. facialis, gebruik worden gemaakt van een tweekanaals elektrode. Door zowel bij de musculus orbicularis oculi als bij de m. orbicularis oris een subdermale naaldelektrode te plaatsen, kan bij prikkeling van de n. facialis spieractiviteit van de genoemde spieren vroegtijdig worden gelokaliseerd. Bij bijvoorbeeld een parotidectomie wordt, gezien het verloop van de n. facialis, het gebruik van een vierkanaals elektrode aanbevolen met plaatsing van de subdermale naaldelektroden bij de m. frontalis, de m. orbicularis oculi, de m. orbicularis oris en de m. mentalis.

Stimulatieprobe
Het vermoeden van het verloop van een zenuw kan door de operateur bevestigd worden door de zenuw peroperatief bewust met een steriele monopolaire stimulatieprobe te stimuleren. Om de afstand tussen de stimulatieprobe en een zenuw te bepalen, kan de zenuw gestimuleerd worden met een elektrische stroomsterkte van 0,1 tot 3,0 milliampère (mA).
De mate waarin stroomsterkte wordt toegediend, is afhankelijk van het soort weefsel dat zich tussen de stimulatieprobe en de zenuw bevindt. Voor elke millimeter bot boven een zenuw is 1,0 mA aan stroomsterkte nodig. Voor elke millimeter zacht weefsel is dit 0,8 mA.

Geen langdurige spierverslapping
Voor de registratie van spieractiviteit is het van belang dat bij de inleiding ten behoeve van de intubatie een kortdurende spierverslapper wordt gebruikt. Tijdens het verdere verloop van de ingreep mag de patiënt niet meer verslapt worden. Immers, indien een eindplaatje (een neuromusculaire synaps) spierverslapping bevat, dan zal er bij een eventuele prikkeling van de zenuw geen informatieoverdracht plaatsvinden en zal de betrokken spier niet samentrekken. Er treden in die spier dus geen potentiaalverschillen op en de zenuwmonitor zal bij zenuwprikkeling niet reageren.

- ■ **Het toedienen van infiltratieanesthesie**

Vervolgens krijgen de gehoorgang en/of het gebied direct achter het oor per injectie een lokaal anestheticum toegediend. Voor deze infiltratieanesthesie kan gebruik worden gemaakt van carpules lidocaïne (Xylocaïne® 2 %) met Adrenaline®1:80.000. Het voordeel van deze combinaties is dat de vaatvernauwing voor een minder snelle vasculaire absorptie zorgt, waardoor de lidocaïne beter op de plaats blijft waar het is toegediend en de prikkelgeleiding ter plekke intensiever en langduriger wordt geblokkeerd. De plaatselijk gecreëerde vaatvernauwing zorgt er eveneens voor dat bloedingen worden beperkt.

Afhankelijk van de voorkeur kan de operateur deze infiltratieanesthesie ook als eerste handeling na het afdekken toepassen, dus vlak voor het plaatsen van de incisie.

Specifieke benodigdheden voor de infiltratieanesthesie zijn:
- carpulehouder;
- carpulenaald;

- carpules lidocaïne (Xylocaïne®) van bijvoorbeeld 1 % of 2 % met Adrenaline®, respectievelijk 1:100.000 of 1:80.000;
- oortrechter (voor de toediening van het lokaal anestheticum in de gehoorgang).

■ Het desinfecteren van het operatieterrein

In relatie tot het desinfecteren bij ooroperaties wordt er in principe van uitgegaan dat elke patiënt een trommelvliesperforatie heeft. Om die reden zal vóór de desinfectie van de oorschelp de toegang tot de gehoorgang worden afgesloten met een klein deppertje of gaasje om te voorkomen dat door inloop van desinfectans het bestanddeel alcohol schade in het middenoor kan veroorzaken. Voor de desinfectie wordt namelijk bij voorkeur gebruikgemaakt van een desinfectans met een breedspectrumwerking en een krachtige inwerking, zoals jodium 1 % in alcohol 70 %. Bij een gebleken jodiumallergie kan gebruik worden gemaakt van een chloorhexidinetinctuur, bijvoorbeeld chloorhexidine 0,5 % in alcohol 70 %.

Betadine®-oplossing 100 mg/ml povidonjood kan ook gebruikt worden voor huiddesinfectie preoperatief.

Omdat de Betadine®-oplossing geen alcohol bevat, is deze ook geschikt om de gehoorgang mee te spoelen bij een middenoorinspectie met ketenreconstructie.

Ongeacht de chirurgische benadering van het oor strekt de desinfectiezone zich bij ooroperaties uit tot ongeveer 3 tot 4 cm rondom het oor. Een uitzondering op deze richtlijn vormen de retroauriculaire desinfectiezones bij het implanteren van de CI en de BCD. Deze desinfectiezones strekken zich retroauriculair ongeveer uit tot respectievelijk 12 en 8 cm.

De eerste desinfectiestreek bij ooroperaties met een retroauriculaire benadering wordt achter de aanhechting van de oorschelp aangebracht, daar waar de incisie wordt gemaakt. Vervolgens wordt rondom het oor gedesinfecteerd en als laatste wordt de oorschelp gedesinfecteerd. Om bij het desinfecteren alle plekjes in de groeves van de oorschelp goed te kunnen bereiken, kan gebruik worden gemaakt van een depperklem met één of twee van de kleinste deppertjes die op de afdeling in gebruik zijn.

■ Tussen desinfecteren en afdekken

De tijd die het desinfectans nodig heeft om aan de lucht te drogen alvorens de patiënt steriel af te dekken, kan worden benut met het steriel afdekken van de operatiemicroscoop (indien deze wordt gebruikt). Zorg er daarbij voor dat de operatiemicroscoop zodanig vrij staat opgesteld dat de steriliteit tijdens het afdekken gegarandeerd blijft.

■ Het afdekken van het operatieterrein

Voor het afdekken bij ooroperaties kan er naast de keuze voor divers los verpakt afdekmateriaal naar eigen voorkeur en inzicht ook een speciaal samengesteld KNO-afdeksysteem worden gebruikt. Een dergelijk afdeksysteem (inclusief jassen, gazen, kommetjes en losse disposables) is in overleg met een firma samengesteld en tot één steriel pakket verenigd (een Custom Pack Tray – CPT). Ongeacht de keuze is het van belang dat er rondom het operatieterrein een ruim steriel veld wordt gecreëerd. Voor het afdekken van één oor kan er gebruik worden gemaakt van een splitlaken of een gatlaken met een decentraal geplaatste kleine ovaalvormige opening van ongeveer 5 bij 3 cm.

Bij het gebruik van een splitlaken gaat er, in verband met de veelal beperkte lengte van het splitlaken, eerst een groot afdeklaken over het lichaam van de patiënt. Vervolgens wordt de basis van de U-vorm van het splitlaken (dat deels over het afdeklaken komt te liggen) tegen de onderkant van het oor geplaatst. De flap van het U-laken die zich voor het oor bevindt, wordt richting het hoofdeinde gebracht. Afhankelijk van de chirurgische benadering wordt de andere flap van het U-laken, op voldoende afstand van de incisie en de aanhechting van het oor, achterlangs het oor geplakt en eveneens richting het hoofdeinde gebracht. Vervolgens wordt er een plakdoekje met een geringe marge tegen de bovenaanhechting van het oor over het hoofd aangebracht. Een alternatief voor deze afdekmethode is het gebruik van een groot afdeklaken voor over het lichaam en een gatlaken voor over het oor. Er zijn ook gatlakens die zodanig van omvang zijn dat de patiënt in één keer voldoende ruim kan worden afgedekt. Een dekenboog kan ervoor zorgen dat het gezicht van de patiënt vrij blijft voor controles door de anesthesiemedewerker.

Indien gewenst kan er voor het afdekken van de oorschelp en eventueel voor de plaats van de incisie gebruik worden gemaakt van incisiefolie (Tegaderm®/Steridrape®). Door eerst de incisiefolie aan te brengen en vervolgens het afdekmateriaal, wordt voorkomen dat de randjes van het folie omkrullen en aan de mouw van de operateur blijven plakken.

Een middenooroperatie wordt zittend uitgevoerd. Om de steriliteit te waarborgen, dienen ook de stoelen (krukken) steriel te worden afgedekt. Daarbij kan gebruik worden gemaakt van speciale stoel- of armhoezen of bijvoorbeeld van een goedkope operatiejas of een overzetsloop.

▪ Opstelling van het team

Bij ooroperaties neemt de operateur aan de te opereren zijde van de patiënt plaats. De instrumenterende zit daarbij aan het hoofdeinde en afhankelijk van de te opereren zijde een kwartslag naar links of naar rechts gedraaid met voor zich de overzettafel (en de eventueel beschikbare monitor) en naast zich de instrumententafel. De anesthesieapparatuur zal, zo nodig samen met de operatiemicroscoop, aan de niet te opereren zijde van de patiënt worden geplaatst (zie ❍ fig. 2.8). Randapparatuur zoals de zuigunit en de diathermie kunnen afhankelijk van de wens en de beschikbare ruimte aan de niet te opereren zijde worden geplaatst of aan het voeteneinde.

Een andere mogelijkheid is dat de instrumenterende aan de niet te opereren zijde staat met de overzettafel over de benen van de patiënt en de instrumententafel naast zich ter hoogte van het voeteneinde.

Realiseer je voor de komst van de patiënt of het linker- dan wel het rechteroor geopereerd gaat worden. Door de operatietafel een halve slag te draaien, kan de positie van het hoofdeinde worden verwisseld met die van het voeteneinde, hetgeen een links-rechtswissel van de patiënt met zich meebrengt. Op deze wijze kan de operateur zonder in het gedrang te komen met alle apparatuur aan dezelfde kant van de operatietafel blijven en toch een ander oor opereren. Het voordeel van deze manier van wisselen is ook dat de anesthesieapparatuur niet tot nauwelijks hoeft te worden verplaatst.

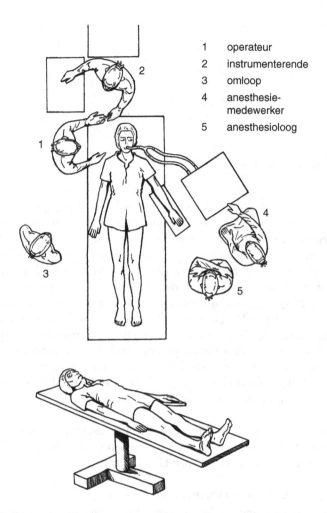

1	operateur
2	instrumenterende
3	omloop
4	anesthesie-medewerker
5	anesthesioloog

☐ **Figuur 2.8**   De ligging van de patiënt en de opstelling van het team bij ooroperaties

2.1.2 **Peroperatieve aandachtspunten**

- **Verschillende chirurgische benaderingen van het middenoor**

Om aandoeningen in het middenoor operatief te behandelen, zijn verschillende chirurgische benaderingen van het middenoor mogelijk:

- transmeataal: bij deze benadering wordt de incisie uitgevoerd na de plaatsing van een oortrechter type Hartmann in de uitwendige gehoorgang. Afhankelijk van de lokalisatie van de pathologie wordt de incisie via de oortrechter meestal posterieur geplaatst. Daarbij wordt mediale gehoorgangshuid met een rondsnedemesje type Rosen tot op ongeveer 3 mm van de verdikte bindweefselrand van het trommelvlies geïncideerd (de annulus fibrosus). De huid wordt vervolgens met een dubbelelevatorium type Freer of raspatorium type Duckbill van de benige achterwand tot aan de annulus afgeschoven, waarna de annulus deels uit de sulcus kan worden losgemaakt en naar anterieur kan worden omgeklapt. Er is nu een goede toegang ontstaan tot de achterste middenoorhelft en het hypotympanum;

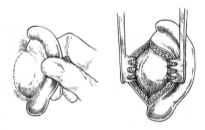

◘ Figuur 2.9   Een retroauriculaire incisie

— endauraal: de (verwijdings/ontspannings-)incisie komt in de ingang (de introïtus)
van de gehoorgang. Deze incisie kan worden gebruikt als een transmeatale incisie bij
meer uitgebreide chirurgie van bijvoorbeeld het trommelvlies, de gehoorbeentjes of
het antrum met betrekking tot het zicht niet toereikend is;

— retroauriculair: door de oorschelp naar voren toe vast te houden, kan enkele millimeters achter de aanhechting van de oorschelp een boogvormige incisie worden
geplaatst (zie ◘ fig. 2.9). Daarbij worden de huid, de subcutis en het periost tot op
het mastoïd geïncideerd. Het periost wordt met een raspatorium type Faraboeuf of
Williger naar voren toe afgeschoven tot voorbij de spina suprameatica (spina van
Henle), een botrichel die de achterbovenzijde van de mediale gehoorgang markeert.
De gehoorgang kan worden benaderd na het inciseren en afschuiven van de posterieure meatushuid. Door twee wondspreiders te plaatsen, wordt de oorschelp met de
laterale gehoorgangsmanchet naar anterieur gehouden.

De keuze van de incisie is afhankelijk van de aard en lokalisatie van de pathologie en
de voorkeur van de operateur. Sommige KNO-artsen werken uitsluitend retroauriculair, ook wanneer het mastoïd niet geopend hoeft te worden.

■ **De chirurgische benadering van het trommelvlies**

Een chirurgische benadering van het trommelvlies is een trommelvliessnede, ook wel
een paracentese, tympanotomie of myringotomie genoemd.

Om de juiste plaats van de trommelvliessnede te kunnen bepalen, wordt de pars
tensa van het trommelvlies denkbeeldig in vier kwadranten verdeeld (zie ◘ fig. 2.10).
De verdeling bestaat uit een lijn door het laterale uitsteeksel van de hamersteel (de
processus brevis mallei) en het midden van het trommelvlies – de navel (umbo) – en
een andere lijn daar loodrecht op door de umbo. De vier trommelvlieskwadranten die
op deze wijze ontstaan, zijn het achterboven-, het voorboven-, het achteronder- en het
vooronderkwadrant. Een indicatie tot een paracentese is een ontsteking van het slijmvlies van het middenoor met ophoping van vocht.

■ **Het verkrijgen van kraakbeentransplantaat**

Een KNO-arts kan er bij een ketenreconstructie met implantaat voor kiezen om een
heel dun stukje kraakbeen te plaatsen tussen de hoofdplaat van de middenoorprothese en het trommelvlies. De overweging om dit wel of niet te doen, is afhankelijk van
de grootte van de hoofdplaat van de middenoorprothese en/of de stevigheid van het

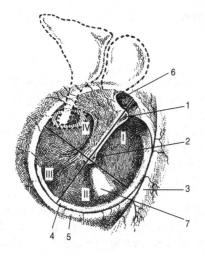

1   het laterale uitsteeksel van de hamersteel

2   umbo

3   een welving van de benige gehoorgang

4   annulus fibrocartilagineus

5   sulcus tympanicus

6   pars flaccida – membraan van Schrapnell

7   de lichtreflex bij otoscopie van een gezond trommelvlies

I tot en met IV

    de vier kwadranten respectievelijk voorboven, vooronder, achteronder, achterboven

◘ Figuur 2.10   Het rechter trommelvlies met de annulus, de sulcus en de denkbeeldige verdeling in kwadranten

trommelvlies en het daarmee samenhangende risico van een postoperatieve trommelvliesperforatie. Door met een kraakbeentransplantaat het oppervlak van de hoofdplaat te vergroten en het trommelvlies over een groter oppervlak te ondersteunen, wordt het risico van een trommelvliesperforatie kleiner. Een klein kraakbeentransplantaat kan eenvoudig worden verkregen uit de tragus, het kraakbeenplaatje aan de voorkant van de uitwendige gehoorgang (◘ fig. 3.1).

Door de huid en de subcutis aan de mediane zijde van de tragus met een mesje 15 te incideren, wordt het onderliggende perichondrium met het kraakbeen bereikt. Na plaatsing in de wondrand van bijvoorbeeld een tweetandshaakje type Freer wordt er overzicht gecreëerd voor het vrijprepareren en het verkrijgen van de juiste afmeting van het kraakbeentransplantaat. Met een kort (puntig) schaartje, een raspatorium type Duckbill en/of een rondsnedemesje type Rosen wordt de subcutane laag samen met het perichondrium gescheiden van het kraakbeen. Met een mesje 15 en een fijn chirurgisch pincet type Gillies of een chirurgisch pincet Adson Brown atraumatisch wordt het gewenste stukje kraakbeen uitgenomen. Het zo verkregen kraakbeentransplantaat kan met een speciale kraakbeensnijder (◘ fig. 4.16) in de gewenste dikte worden gesneden (0,1–0,7 mm). Zo nodig kan het kraakbeentransplantaat met een mesje 15 nog naar wens worden gemodelleerd. De incisie in de tragus wordt gesloten met een oplosbare USP 4-0 atraumatisch.

Daarnaast kan binnen het vakgebied van de KNO een kraakbeentransplantaat gewenst zijn bij een reconstructie van bijvoorbeeld de neuspunt, de neusvleugels, de columella en/of het kraakbenige deel van de neusrug. Kraakbeen uit bijvoorbeeld de concha auricula of de helix is door zijn natuurlijke rondingen en stevigheid zeer geschikt als transplantaat bij neuscorrecties. Afhankelijk van de wens van de operateur kan de concha vanaf anterieur worden benaderd dan wel retroauriculair. Het vrijprepareren en uitnemen van het gewenste kraakbeentransplantaat verloopt op gelijke wijze als eerder beschreven bij de tragus.

2.1.3 Postoperatieve aandachtspunten

- ▪ **Wondverzorging**

In een laatste fase van een sanerende of gehoorverbeterende ooroperatie wordt de gehoorgang door de operateur peroperatief getamponneerd met een met antibiotica/corticosteroïdzalf geïmpregneerd lintgaas van 1 cm breed. Door de gehoorgang te tamponneren, wordt de huid die peroperatief van de benige posterieure gehoorgangwand is afgeschoven met lichte druk op zijn plaats gehouden.

Afhankelijk van de gekozen benadering zal de patiënt na het reinigen en drogen van het oor direct postoperatief, dus nog op de operatiekamer, ook een oorverband krijgen.

Bij een endaurale incisie wordt dit oorverband in de vorm van een pleisterverband aangebracht. Dat pleisterverband bestaat uit een ingeknipt gaas waar de oorschelp doorheen wordt gehaald, zodat het gaas deels achter het oor komt te liggen en deels de oorschelp bedekt. Dit gaas achter de oorschelp dient om broeien van de operatiewond te voorkomen. Vervolgens worden er nog enkele kleine gaasjes op de oorschelp gelegd die met pleister worden gefixeerd (◘ fig. 2.11).

Patiënten met een retroauriculaire incisie krijgen over dit pleisterverband nog een circulair drukverband om het hoofd (◘ fig. 2.12). Het circulair drukverband dient ter voorkoming van hematoomvorming. Afhankelijk van de voorkeur van de KNO-arts kan worden gekozen voor een kant-en-klaar oorverband van een firma of een zelf aan te leggen oorverband. Om een goede dieptewerking te verkrijgen, wordt voor een zelf aan te leggen oorverband gebruikgemaakt van veerkrachtige synthetische watten en elastische zwachtels. Pleisters langs de randen van het drukverband zorgen voor de fixatie. Bij kinderen kan daarvoor een rekbaar synthetisch netverband worden gebruikt (TG-fix® netverband), dat met een zelf geknipte opening voor het aangezicht als een soort bivakmuts over het hoofd wordt aangebracht.

Na ooroperaties met een transmeatale benadering zijn een geïmpregneerd lintgaas in de gehoorgang en een kleine wondpleister die de gehoorgang afdekt voldoende.

- ▪ **Kortetermijncomplicaties**

In het algemeen geldt dat iedere peroperatieve manipulatie aan de gehoorbeenketen tijdens het boren en het gebruik van een zuigbuis kan leiden tot gehoorverlies, met name hogetonenverlies.

Na een ooroperatie met een retroauriculaire incisie kan er mogelijk een infectie, hematoomvorming of een nabloeding van het wondgebied ontstaan. Een te strak aangelegd oorverband kan drukplekken veroorzaken.

Complicaties die met name bij ooroperaties zoals een mastoïdectomie, een attico-antrotomie en een Combined Approach Tympanoplastiek (CAT) peroperatief kunnen ontstaan, zijn:

- ⚊ een beschadiging/paralyse van de nervus facialis;
- ⚊ een bloeding uit de sinus sigmoideus;
- ⚊ een duradefect met lekkage van liquor;
- ⚊ een luxatie of extractie van de incus;
- ⚊ op de lange termijn een stenose van de gehoorgang en een ketenfixatie met als gevolg gehoorverlies.

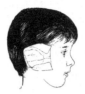

◘ Figuur 2.11 Een pleisterverband

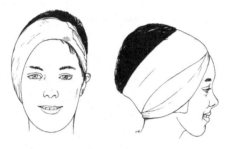

◘ Figuur 2.12 Een circulair drukverband

Als gevolg van prikkeling van het evenwichtsorgaan bij middenooroperaties bestaat de kans op postoperatieve duizeligheid met eventueel misselijkheid en braken.

Evenals hoesten, niezen, persen, zwaar tillen, bukken en de neus snuiten geeft braken een drukverhoging in het oor (via de buis van Eustachius), die met name ongewenst is na een ketenreconstructie of een trommelvliesplastiek. Vandaar ook dat een patiënt voor een middenooroperatie niet verkouden mag zijn en geen last mag hebben van obstipatie. Het niezen moet in verband met het risico van drukverhoging in de eerste week met de mond open gebeuren. Het snuiten of flink ophalen van de neus is niet toegestaan.

■ **Langetermijncomplicaties**

Langetermijncomplicaties na een middenooroperatie, zoals een mastoïdectomie, een attico-antrotomie en een Combined Approach Tympanoplastiek (CAT), kunnen een stenose van de gehoorgang en/of een ketenfixatie met als gevolg gehoorverlies zijn.

Na een middenooroperatie waarbij cholesteatoom of ontstekingsweefsel is verwijderd, is het optreden van recidief cholesteatoom na enige tijd niet uitgesloten. Aangezien bij een sanerende ooroperatie met een gesloten techniek een poliklinische controle niet afdoende is om een residu of recidief cholesteatoom te kunnen uitsluiten, zal de patiënt na ongeveer een jaar een operatieve herinspectie moeten ondergaan. Hierbij vindt een controle van het operatieresultaat plaats met zo nodig een hersanering of een gehoorverbeterende ingreep. Echter, de nieuwste ontwikkeling is om na minimaal een jaar een MRI DWI te maken waarop het residu van het cholesteatoom als een wit bolletje is te zien in de afgesloten holte. Voor de zekerheid wordt dit herhaald na drie en vijf jaar. Daarnaast vindt poliklinische controle van het trommelvlies met een otoscoop plaats. Indien MRI-onderzoek of de otoscopie aantoont dat het cholesteatoom terug is, dan is een heroperatie geïndiceerd.

Operaties aan het uitwendige oor

© Bohn Stafleu van Loghum is een imprint van Springer Media B.V., onderdeel van Springer Nature 2020
H. Mulder en E. Albers, *Keel-, neus- en oorchirurgie*, Operatieve zorg en technieken,
https://doi.org/10.1007/978-90-368-2297-8_3

Van de operaties aan het uitwendig oor worden de 'M'-meatusplastiek en de pre-auriculaire fistel beschreven. De correctie van afstaande oorschelpen (een standdeviatie) is reeds beschreven in het deel *Plastische en reconstructieve chirurgie* van deze OZT-serie.

De beschrijvingen van de twee operaties van het uitwendig oor worden voorafgegaan door een korte uiteenzetting van relevante anatomische structuren.

De beschrijvingen van deze anatomische structuren worden omwille van de relevantie beknopt en toegespitst gehouden. Soms wordt hierop bij de beschrijvingen van de ooroperaties zelf nog apart ingegaan.

3.1 Anatomie van het uitwendig oor

Het uitwendig oor (auris externa, ◘ fig. 3.1) is als volgt gevormd:

- de oorschelp (concha auricula), die bestaat uit elastisch kraakbeen dat is omgeven door een bindweefselvlies (het perichondrium) en huid: de holte van de oorschelp (het cavum conchae), die direct voor de uitwendige gehoorgangopening ligt, wordt onder andere begrensd door de tragus, de helix, de anthelix en de antitragus. Het aanhangsel van de oorschelp, de oorlel (lobulus), bestaat alleen uit vet en huid;

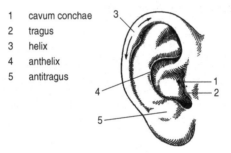

1	cavum conchae
2	tragus
3	helix
4	anthelix
5	antitragus

◘ **Figuur 3.1** De oorschelp

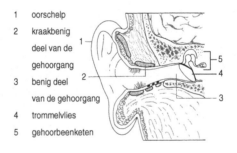

1	oorschelp
2	kraakbenig deel van de gehoorgang
3	benig deel van de gehoorgang
4	trommelvlies
5	gehoorbeenketen

◘ **Figuur 3.2** De uitwendige gehoorgang

— de uitwendige gehoorgang (meatus acusticus externus, ■ fig. 3.2): deze ongeveer 3 cm lange met huid beklede uitwendige gehoorgang bevindt zich tussen de oorschelp en het trommelvlies. Het laterale een derde deel van de gehoorgang is kraakbenig en is het deel van de gehoorgang dat tevens subcutis bevat, cerumen producerende klieren, talgklieren en haartjes. Het mediale twee derde en uiterst gevoelige deel van de gehoorgang is benig en bestaat alleen uit een zeer dunne huid met vele haarvaatjes met direct daaronder periost met veel gevoelszenuwen.

3.2 'M'-meatusplastiek van de uitwendige gehoorgang

Soms kan het kuipvormige deel van de oorschelp (cavum conchae) zo ver naar voren liggen (een anteropositie hebben) dat het tot de ventrale gehoorgang ter plekke van de tragus reikt. Het gevolg is een grotendeels geblokkeerde ingang van de uitwendige gehoorgang (een nauwe introïtus) met een verhoogde kans op ophoping van oorsmeer (cerumen), een inadequate beluchting van de gehoorgang en mogelijk een chronische ontsteking van de uitwendige gehoorgang (een chronische otitis externa) doordat bacteriën zich makkelijk in zo'n omgeving kunnen vermenigvuldigen. Door de nauwe introïtus is de gehoorgang lastig te bereiken voor een doeltreffende behandeling. Om een behandeling met een eindeloze reeks recepten van oordruppels te vermijden en herhaaldelijk microscopisch oortoilet door de KNO-arts te voorkomen, is de 'M'-meatusplastiek een chirurgische oplossing voor deze groep patiënten. De ingreep kan onder plaatselijke verdoving worden verricht.

- **Operatie-indicatie**
Een grotendeels geblokkeerde uitwendige gehoorgang door een anteropositie van de concha auricula.

- **Doel van de operatie**
Het creëren van een ruime introïtus voor een goede beluchting van de gehoorgang.

3.2.1 Preoperatieve fase

- **Voorbereiding van de operatie**
Randapparatuur: diathermie, operatiemicroscoop (of een loepbril in combinatie met de operatielamp of een voorhoofdslamp, afhankelijk van de voorkeur van de operateur).

- **Specifieke benodigdheden**
— een steriele microscoophoes (bij het gebruik van een operatiemicroscoop)
— linttampon van 1 cm breed
— antibiotica/corticosteroïdzalf (bijvoorbeeld Terra-Cortril® of Sofradex®)
— lokaal anestheticum, bijvoorbeeld carpules lidocaïne (Xylocaïne®) 1 % of 2 % met respectievelijk Adrenaline® 1:100.000 of 1:80.000
— carpulenaald

- **Specifiek instrumentarium**
— verdovingsset
— klein chirurgisch of plastisch basisinstrumentarium
— kleine naaldvoerder type Troutman

- **Hechtmateriaal**
— trekhechting voor de tragus: resorbeerbaar USP 3-0, atraumatisch
— trekhechting voor de huidlapjes: resorbeerbaar USP 5-0, atraumatisch
— voor het sluiten van alle incisies: (niet-)resorbeerbaar USP 6-0, atraumatisch

- **Toestand van de patiënt bij ontvangst**

Een patiënt die voor een 'M'-meatusplastiek in aanmerking komt, staat gepland in het reguliere operatieprogramma. Aangezien de operatie gemakkelijk onder lokale anesthesie kan worden verricht, zal de patiënt op de dag van de ingreep in dagbehandeling worden opgenomen en worden voorbereid volgens de algemene regels van de preoperatieve zorg. Afhankelijk van het beleid dat gehanteerd wordt, kan het zijn dat de patiënt (ondanks de lokale anesthesie) de opdracht krijgt minimaal acht uur voor aanvang van de operatie niets meer te eten en te drinken. Op deze wijze kan de operatie indien gewenst of noodzakelijk alsnog onder algehele anesthesie plaatsvinden.

Bij lokale anesthesie zal de operateur vóór het desinfecteren en afdekken het mediale deel van de tragus infiltreren, evenals het gebied van de oorschelpaanhechting met vervolgens een hydrodissectie van het conchaperichondrium (zowel mediaal als lateraal van het conchakraakbeen). Daarvoor kan gebruik worden gemaakt van carpules lidocaïne (Xylocaïne®) 1 % of 2 % met respectievelijk Adrenaline® 1:100.000 of 1:80.000.

3.2.2 Peroperatieve fase

Bij een 'M'-meatusplastiek van de uitwendige gehoorgang kan de patiënt worden afgedekt met een groot gatlaken. Denk er bij lokale anesthesie aan dat het gezicht van de patiënt bij het afdekken bijvoorbeeld met een dekenboog wordt vrijgehouden.

Voor het creëren van een goed overzicht op het operatiegebied kan de operateur beginnen met het plaatsen van een trekhechting door de tragus met een resorbeerbare USP 3-0, atraumatisch. Door een mosquito aan het uiteinde van de hechting te plaatsen en als een gewichtje af te laten hangen, wordt de tragus naar ventraal gebracht (⬛ fig. 3.3a(a)). Een andere manier om het operatiegebied te tonen, is door de tragus met een tweetandshaakje type Freer naar ventraal te brengen.

Met een naar voren gekantelde 'K'-vormige incisie met een mesje 15 in de concha auricula ontstaan de contouren van drie driehoekige huidlapjes (a, b, c ⬛ fig. 3.3a(a)). Voor een goede doorbloeding van huidlapje a is het raadzaam om de punt van dit huidlapje opzettelijk wat breed te maken.

Elk van de drie huidlapjes wordt in het subperichondrale vlak met behulp van een puntig gebogen schaartje en een pincet type Adson-Brown vrijgeprepareerd en uiteindelijk opzijgehouden met een eentandshaakje type Gillies. Door op elk huidlapje met een kleine naaldvoerder type Troutman een trekhechting te plaatsen van een resorbeerbaar

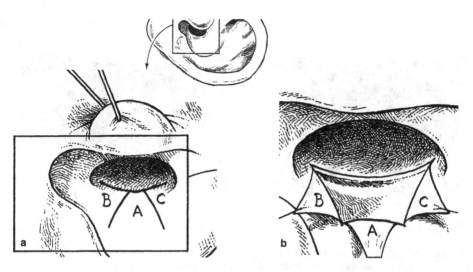

■ **Figuur 3.3a** (a) De trekhechting door de tragus, de naar voren gekantelde K-vormige incisie en de contouren van de huidlapjes a, b en c. (b) De vrijgeprepareerde huidlapjes a, b en c

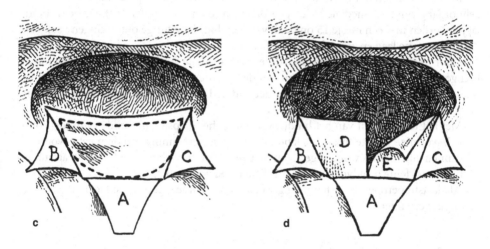

■ **Figuur 3.3b** (c) Het exciberen van een 'maantje' conchakraakbeen. (d) De huidlapjes d en e

USP 5-0 atraumatisch en een mosquitoklemmetje worden de huidlapjes opzijgehouden (■ fig. 3.3a(b)). Afhankelijk van de voorkeur van de operateur kan er ook voor worden gekozen om alleen huidlapje a te teugelen en de huidlapjes b en c direct in dit stadium van de ingreep te exciberen in plaats van, zoals verderop beschreven, in een latere fase van de operatie.

Om de huid van de kraakbenige gehoorgang (mediaal van het conchakraakbeen) in het zicht te krijgen en die huid vervolgens tot op de benige gehoorgang te kunnen inciferen, wordt met een mesje 15 eerst een 'maantje' conchakraakbeen geëxcibeerd van minimaal 1 cm (■ fig. 3.3b(c)).

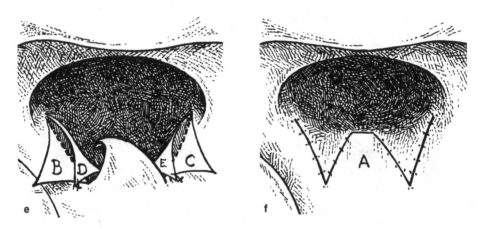

�‍◘ Figuur 3.3c   (e) De situatie waarin de huidlapjes d en e respectievelijk de plaats innemen van de huidlapjes b en c. (f) huidlapje a is tussen de huidlapjes b en c geplaatst

Met het incideren van de huid van de kraakbenige gehoorgang tot op de benige gehoorgang zijn twee mediale huidlapjes ontstaan (d en e, ◘ fig. 3.3b(d)). De beide huidlapjes worden met een mesje 15 ontdaan van een door langdurige ontstekingen vaak verdikte subcutane laag en zo nodig gecoaguleerd.

Door vervolgens de puntjes van deze twee mediale huidlapjes naar buiten toe te brengen kunnen ze de plaats innemen van de al eerder gemaakte driehoekige huidlapjes b en c, die vervolgens kunnen worden geëxcideerd, tenzij die excisie al in een eerdere fase is voltrokken (◘ fig. 3.3c(e)).

Met het terugleggen van het huidlapje a tot op het diepste punt in de inmiddels ontstane V-vormige ruimte tussen de lapjes d en e is de verruiming van de meatus voltooid en kunnen alle incisies worden gesloten met een (niet-)resorbeerbare USP 6-0, atraumatisch op een kleine naaldvoerder type Troutman (◘ fig. 3.3c(f)).

Als laatste peroperatieve handeling wordt een eventueel geplaatste trekhechting van de tragus verwijderd.

3.2.3 Postoperatieve fase

■ **Verbinden**

In de uitwendige gehoorgang wordt een 1 cm breed linttampon met antibiotica/corticoïdzalf achtergelaten. De oorschelp kan worden afgedekt met een pleisterverband (zie ◘ fig. 2.11).

■ **Toestand van de patiënt bij vertrek**

Als de ingreep onder lokale anesthesie heeft plaatsgevonden, kan de patiënt direct terug naar de dagbehandeling en bij welbevinden na ongeveer een uurtje huiswaarts. Totdat het verband wordt verwijderd, dient de wond droog te worden gehouden. Na ongeveer één week kunnen het verband, de linttampon en de hechtingen op de poli-KNO worden verwijderd en vindt een controle van de introïtus en de gehoorgang plaats door de KNO-arts.

3.3 Pre-auriculaire fistel

Een vaak onschuldige, vrij veelvoorkomende congenitale afwijking in de omgeving van de gehoorgang is de pre-auriculaire fistel of sinus. Deze subcutaan gelegen buisvormige structuur (met eventuele vertakkingen) berust op een rest van niet volledig gefuseerde oorspronkelijke knobbeltjes van de gehoorgangaanleg, vermoedelijk een aanlegstoornis van de eerste kieuwboog. Een zorgvuldige inspectie van de gehoorgang en het trommelvlies is, evenals gehooronderzoek, altijd noodzakelijk. Soms is een pre-auriculaire fistel, in combinatie met een laterale halsfistel en een abnormale ontwikkeling van het middenoor en de nieren, een onderdeel van het erfelijk BOR-syndroom (het branchio-oto-renale syndroom).

Een pre-auriculaire fistel is vóór het oor en boven de tragus van buitenaf zichtbaar als een klein putje of een verhevenheid en komt vaak eenzijdig voor. De fistel, die zeer diep door kan lopen, eindigt blind (een sinus) en staat niet in verbinding met de gehoorgang of het middenoor.

- **Operatie-indicatie**

Een ontsteking van de fistel, die gepaard gaat met regelmatige afscheiding of recidiverende abcesjes.

- **Doel van de operatie**

Het in zijn totaliteit verwijderen van de fistel (fistulectomie) ter voorkoming van recidieven.

3.3.1 Preoperatieve fase

- **Voorbereiding van de operatie**

Randapparatuur: diathermie, operatiemicroscoop.

- **Specifieke benodigdheden**
- steriele microscoophoes (bij het gebruik van een operatiemicroscoop)
- Steristrips®
- methyleenblauw
- een 10 ml-spuit
- een stompe naald

- **Specifiek instrumentarium**
- klein chirurgisch/plastisch basisinstrumentarium
- setje met diverse maten knopsondes

- **Hechtmateriaal**
- onderbinden van de fistelgang: oplosbaar USP 3-0
- huid: niet-oplosbaar USP 4-0/5-0, atraumatisch

- **Toestand van de patiënt bij ontvangst**

Het verwijderen van een pre-auriculaire fistel valt onder de geplande ingrepen en wordt als zodanig ingeroosterd in het reguliere operatieprogramma. De veelal (jong) volwassen en gezonde patiënt wordt meestal op de dag van de operatie nuchter opgenomen en voorbereid volgens de algemene regels van de preoperatieve zorg. De ingreep wordt onder algehele anesthesie uitgevoerd.

3.3.2 Peroperatieve fase

Voorafgaand aan het excideren van de fistel kan de operateur het verloop van de fistel zichtbaar willen maken. Daartoe wordt met een injectiespuit met een stompe naald de kleurstof methyleenblauw in de fistelgang gebracht of wordt een fijne knopsonde opgevoerd. Vervolgens kan de huid met de opening van de fistel met een mesje 15 ellipsvormig worden omsneden en kan de fistel in zijn verloop worden vervolgd. Indien gewenst kan voor het goed vervolgen van het verloop van de fistelgang gebruik worden gemaakt van de operatiemicroscoop.

Het vrijprepareren van de fistelgang en het omliggende weefsel kan worden verricht met een arterieklemmetje type Mosquito of een prepareerschaartje type Metzenbaum en een atraumatisch pincet type Debakey. De huid wordt met twee eentandshaakjes type Gillies opzijgehouden. Om de fistelgang goed te kunnen vervolgen, wordt de huidincisie zo nodig met het mesje 15 verlengd. Met het spreiden van het subcutane weefsel kan voldoende zicht op de fistelgang ontstaan.

De pre-auriculaire fistel is veelal verbonden met een knobbeltje (de spina helicis anterior) dat zich aan de voorzijde van de omgebogen rand van de oorschelp (de helix) bevindt. De spina helicis wordt uiteindelijk samen met de fistel verder vrijgeprepareerd en na te zijn onderbonden met een oplosbaar USP 3-0 in zijn geheel verwijderd.

Wanneer er pre-auriculair een huiddefect bestaat als gevolg van recidiverende abcesjes, dan kan de operateur een wondtoilet verrichten en de huid met een mesje 15 rondom aviveren. Afhankelijk van de grootte van het huiddefect zal de wond na hemostase primair met een niet-oplosbaar USP 4-0, atraumatisch worden gesloten, dan wel met behulp van een huidtranspositie.

3.3.3 Postoperatieve fase

- **Verbinden**

Om de hechtingen enige ondersteuning te bieden, kan de wond worden afgeplakt met smalle zelfklevende stripjes (Steristrips®). Het wondgebied wordt afgedekt met een steriele wondpleister.

- **Toestand van de patiënt bij vertrek**

De patiënt zal voor de algemene postoperatieve zorg met een waakinfuus naar de verkoeverkamer worden gebracht. Terug op de verpleegafdeling kan de patiënt na controle door de KNO-arts veelal op dezelfde dag weer naar huis. Voor een goede wondgenezing dient de wond droog te blijven. Na ongeveer een week worden de hechtingen poliklinisch verwijderd.

Operaties aan het middenoor

© Bohn Stafleu van Loghum is een imprint van Springer Media B.V., onderdeel van Springer Nature 2020
H. Mulder en E. Albers, *Keel-, neus- en oorchirurgie*, Operatieve zorg en technieken,
https://doi.org/10.1007/978-90-368-2297-8_4

Om de peroperatieve beschrijvingen van de operaties aan het middenoor te verduidelijken, volgt eerst een korte beschrijving van:

- de anatomie van het middenoor;
- de meest voorkomende aandoeningen van het middenoor;
- het ontstaan van een middenoorontsteking.

4.1 Anatomie van het middenoor

Het middenoor (auris media, zie ◼ fig. 4.1) is gelegen in het slaapbeen van de schedel (het os temporale) en bestaat uit:

- het trommelvlies;
- de trommelholte;
- de buis van Eustachius (de tuba auditiva).

4.1.1 Het trommelvlies

Het trommelvlies (membrana tympani of myrinx) vormt zowel de afsluiting van de uitwendige gehoorgang als de laterale wand van de trommelholte met de zich daarin bevindende gehoorbeenketen (zie ◼ fig. 4.1). Het trommelvlies staat in een hoek van 55° ten opzichte van de gehoorgang. De ware grootte van het trommelvlies is bij volwassenen ongeveer 11 bij 9 mm.

Het trommelvlies bestaat uit twee delen.

- Het grootste deel van het trommelvlies wordt gevormd door het stugge pars tensa en vormt de laterale begrenzing van het mesotympanum (zie ◼ fig. 4.2). Door de verankering van de hamersteel met de bindweefselvezels van de pars tensa wordt het trommelvlies zodanig opgespannen dat het conisch gevormd en naar mediaal ingetrokken is.

1   oorschelp
2   uitwendige gehoorgang
3   trommelvlies
4   trommelholte
5   de uitmonding van de buis van Eustachius
     in de trommelholte
6   binnenoor met het slakkenhuis en de drie
     halfcirkelvormige kanalen

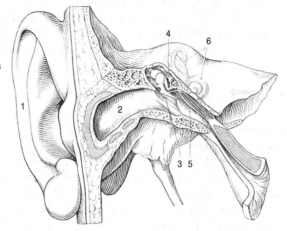

◼ **Figuur 4.1**   Het middenoor

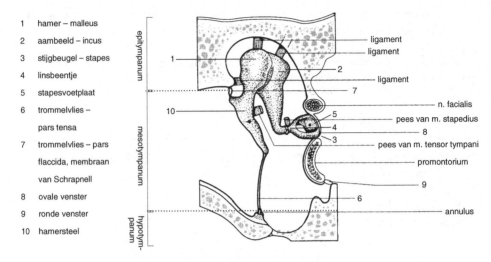

1   hamer – malleus
2   aambeeld – incus
3   stijgbeugel – stapes
4   linsbeentje
5   stapesvoetplaat
6   trommelvlies –
    pars tensa
7   trommelvlies – pars
    flaccida, membraan
    van Schrapnell
8   ovale venster
9   ronde venster
10 hamersteel

epitympanum
mesotympanum
hypotympanum

ligament
ligament
ligament
n. facialis
pees van m. stapedius
pees van m. tensor tympani
promontorium
annulus

◘ Figuur 4.2   De trommelholte met de gehoorbeenketen

- Een kleiner deel wordt gevormd door het slappere pars flaccida (het membraan van Shrapnell). Het pars flaccida bevindt zich boven het laterale uitsteeksel van de hamersteel (de processus brevis mallei) en vormt een deel van de laterale begrenzing van het epitympanum (zie ◘ fig. 2.10 en 4.2).

De pars tensa van het trommelvlies bestaat uit drie lagen.
- De laterale laag is opperhuid (epidermis) die doorgaat in de huid van de gehoorgang.
- De middelste laag (lamina propria) bestaat uit elastische vezels, bindweefselvezels en bloedvaatjes. De bindweefselvezels lopen door tot in een verdikte bindweefselring (de annulus fibrosus) waarin het trommelvlies als het ware is uitgespannen. Met de annulus zit het trommelvlies vast in een richeltje in de benige gehoorgang, de sulcus tympanicus (◘ fig. 2.10). De bindweefsellaag, de annulus en de sulcus ontbreken bij de pars flaccida, waardoor deze slapper is en bij onderdruk in het middenoor makkelijker kan intrekken. Van de gehoorbeenketen die zich mediaal van het trommelvlies bevindt, is het de hamersteel die verankerd is met de bindweefselvezels van het trommelvlies. Door deze verankering krijgt het trommelvlies een ondiepe en naar mediaal ingetrokken trechtervorm.
- De mediale laag is mucosa en zet zich voort in het middenoorslijmvlies.

4.1.2 De trommelholte

De trommelholte (cavum tympani, zie ◘ fig. 4.2) is een smalle, hoge ruimte met een inhoud van ongeveer 1 ml. Deze lucht houdende, met slijmvlies beklede holte omvat onder andere de gehoorbeenketen. Deze uit drie gehoorbeentjes bestaande keten wordt gevormd door de hamer, het aambeeld en de stijgbeugel, respectievelijk de malleus, de incus en de stapes.

Met elkaar vormen deze gehoorbeentjes een beweeglijke verbinding van het trommelvlies naar het ovale venster, dus van het uitwendig oor naar het binnenoor. Daarbij is de hamersteel gefixeerd aan het trommelvlies en staat de kop van de hamer met een

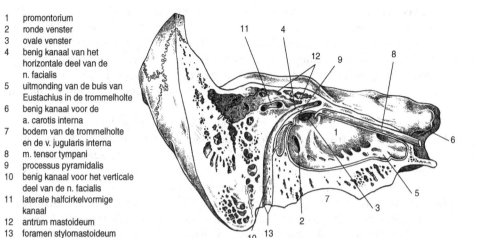

1 promontorium
2 ronde venster
3 ovale venster
4 benig kanaal van het horizontale deel van de n. facialis
5 uitmonding van de buis van Eustachius in de trommelholte
6 benig kanaal voor de a. carotis interna
7 bodem van de trommelholte en de v. jugularis interna
8 m. tensor tympani
9 processus pyramidalis
10 benig kanaal voor het verticale deel van de n. facialis
11 laterale halfcirkelvormige kanaal
12 antrum mastoideum
13 foramen stylomastoideum

● **Figuur 4.3**   Het rechter rotsbeen met de mediale wand van de trommelholte (van lateraal gezien)

gewrichtsvlakje in verbinding met het lichaam van de incus. Een klein beenstukje aan het eind van het lange been van de incus, het linsbeentje (processus lenticularis), draagt het gewrichtsvlak voor de verbinding met de kop van de stapes. De voetplaat van de stapes bedekt het ovale venster en vormt als een soort ijsschots met een bindweefselringetje een beweeglijke verbinding met de benige wand van het ovale venster.

De trommelholte (zie ● fig. 4.2) wordt verdeeld in drie delen:

Diverse ligamentjes verbinden de gehoorbeentjes met de wand van de trommelholte, waardoor de gehoorbeentjes op hun plaats blijven. Dit geleidingssysteem van trommelvlies, gehoorbeenketen en ovale venster vormt het apparaat voor de geleiding van geluid. Een stoornis in dit geleidingssysteem heeft een geleidingsslechthorendheid tot gevolg.

- het epitympanum: de koepel van de trommelholte. Deze bevindt zich boven het niveau van de ring die het trommelvlies omvat (de annulus tympanicus) en bevat het grootste deel van de hamer en het aambeeld (respectievelijk caput mallei en corpus incudis). De koepelholte staat via de aditus ad antrum (een kort benig kanaal) in verbinding met het antrum mastoideum, de grootste van de cellen van het mastoïd;
- het mesotympanum: dit is (mediaal van het trommelvlies) het middelste gedeelte van de trommelholte en bevat de hamersteel, het lange been van de incus, de stapes en de peesjes van twee middenoorspiertjes (de m. tensor tympani en de m. stapedius);
- het hypotympanum: dit onderste deel van de trommelholte bevat geen structuren, maar wel de ingang van de buis van Eustachius. Het is het deel van de trommelholte dat zich onder het niveau van de bodem van de gehoorgang bevindt.

De trommelholte wordt begrensd door het volgende;

- het trommelvlies, als laterale begrenzing;
- de wand tussen het middenoor en het binnenoor (● fig. 4.3): deze mediale begrenzing van de trommelholte, de mediale wand, heeft in het middengedeelte direct onder het ovale venster een uitstulping, het promontorium. Dit is de laterale zijde van de basale winding van het slakkenhuis (de cochlea). Aan de achter-onderzijde van de mediale wand bevindt zich het ronde venster en aan de achter-bovenzijde het

ovale venster. Het ronde venster wordt afgesloten met een membraan, het ovale venster met de voetplaat van de stapes. Direct boven het ovale venster loopt het horizontale deel van de n. facialis in een dun en soms afwezig botkanaal, hetgeen de zenuw kwetsbaar maakt voor ziekteprocessen in de trommelholte en tijdens middenoooperaties (facialisparese). De mediale wand van de trommelholte die zich ter hoogte van de buis van Eustachius bevindt, vormt de scheidingswand tussen de trommelholte en het kanaal voor de a. carotis interna;

- de dunne benige bodem van de trommelholte, die iets lager ligt dan de onderste begrenzing van het trommelvlies: deze bodem vormt een scheiding met het verwijde deel van de opening tussen het achterhoofdsbeen en het rotsbeen waardoorheen onder andere de v. jugularis interna loopt. Een ontstekingsproces dat vanuit de trommelholte door de bodem breekt, kan een jugularistrombose veroorzaken;
- het dak van de trommelholte, dat wordt gevormd door de dunne benige bodem van de middelste schedelgroeve: het dak kan zo dun zijn dat een voortschrijdende middenoorontsteking door de begrenzing breekt en het buitenste harde hersenvlies aantast met mogelijk een hersenvliesontsteking, een epi- of subduraal abces of trombose van de sinus sigmoideus als gevolg (een bloedstolsel in een stijve bloedbaan van het harde hersenvlies, gelegen tegen de achterwand van het mastoïd);
- de voorwand, die naar ventraal overgaat in een dubbelkanaal (canalis musculotubarius): in het bovenste deel van het dubbelkanaal bevindt zich een van de twee middenoorspiertjes, de m. tensor tympani. Vlak boven het ovale venster buigt het peesje van die spier via een opening af in de trommelholte en hecht zich aan de hamersteel. In het onderste deel van het dubbelkanaal bevindt zich de buis van Eustachius (de tuba auditiva), die de trommelholte verbindt met de neuskeelholte (de nasopharynx);
- de achterwand: met een opening in een benig uitsteeksel van de achterwand (de processus pyramidalis) verschijnt de pees van het tweede middenoorspiertje, de m. stapedius, in de trommelholte en hecht zich aan de stapes. Meer naar lateraal in de achterwand, net onder de stapes, bevindt zich de opening waardoorheen de chorda tympani (een 'smaak'zenuw en een aftakking van de n. facialis) de trommelholte binnenkomt. De chorda loopt vervolgens over de incus en onder de malleus door de trommelholte. Wanneer de chorda als bundel parasympathische smaakvezels peroperatief beschadigd raakt of niet gespaard kan worden, dan zal de smaakzin van het voorste twee derde deel van de tong veranderen of uitvallen. Twee uitstulpingen in de achterwand worden gevormd door het door vast bot omgeven verticale deel van de n. facialis en het laterale halfcirkelvormige kanaal van het binnenoor. Doordat de achterwand van de trommelholte bovenin via een kort benig kanaal (de aditus ad antrum) in verbinding staat met het antrum mastoideum (de grootste van de cellen van het mastoïd) kan een middenoorontsteking zich uitbreiden naar het mastoïd.

4.2   Meest voorkomende aandoeningen van het middenoor

De meest voorkomende aandoeningen van het middenoor zijn een slechte functie van de tuba auditiva, otosclerose en een middenoorontsteking (otitis media) Zoals hierboven beschreven, is een uitbreiding van ontstekingsprocessen vanuit de trommelholte via de veelal dunwandige begrenzing niet zonder risico op complicaties.

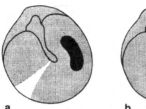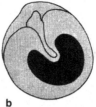

a   b

◘ Figuur 4.4   Voorbeelden van een centraal geplaatste trommelvliesperforatie in een linkertrommelvlies: niervormig (**a**) en hartvormig (**b**)

Het slijmvlies dat de trommelholte, de gehoorbeentjes, de ligamenten en de chorda tympani bekleedt, vormt verschillende plooien en slijmvlieszakjes, waardoor min of meer geïsoleerde ruimten ontstaan. Met name de door plooivorming ontstane ruimte van Prussak, tussen de pars flaccida van het trommelvlies en de hals van de hamer gelegen, is daardoor van betekenis bij infecties.

Van een chronische ontsteking van het middenoor (een chronische otitis media) is sprake als de middenoorontsteking langer dan drie weken duurt of neigt tot recidieven en geen tekenen van genezing vertoont. Bij een chronische otitis media wordt onderscheid gemaakt tussen:

— een chronische otitis media zonder vorming van cholesteatoom;
— een chronische otitis media met de vorming van cholesteatoom.

Dit *cholesteatoom* of hoornbolletje of 'parelgezwel' (vanwege de parelmoerachtige kleur) is een vormeloze hoeveelheid van plaveiselepitheel afkomstig afval (debris) dat zich in het middenoor kan ophopen (zie ook verderop in de tekst). Het debris bestaat voornamelijk uit afgestoten huidschilfers, hoorncellen en cholesterolkristallen. Gezien de samenstelling van het debris zou de benaming dermoïdcyste in plaats van cholesteatoom vanuit pathologisch oogpunt beter zijn, maar de benaming dermoïdcyste weet de uit 1838 stammende en foutief ingesleten benaming cholesteatoom niet te verdringen.

Een chronische otitis media zonder vorming van cholesteatoom uit zich als een zich zelden spontaan herstellende trommelvliesperforatie met oorvloed (otorrhoea). De veelal centraal geplaatste trommelvliesperforatie laat meestal nog een rand trommelvlies bij de annulus fibrosus staan (◘ fig. 4.4).

Een chronische otitis media met de vorming van cholesteatoom kan als gevolg van ontstekingen en de negatieve druk achter het trommelvlies gepaard gaan met het ontstaan van kuilvormige intrekkingen van het trommelvlies, de zogenoemde retractiepockets. De retractiepockets ontstaan veelal in het achterbovenkwadrant van het trommelvlies of in het membraan van Shrapnell. Doordat de binnenkant van een retractiepocket uit een laag epitheel van de buitenste trommelvlieslaag bestaat, zal die laag ook in het middenoor doorgaan met het afstoten van afgestorven epitheel en zich als een steeds groter wordend hoornbolletje, het zogenoemde cholesteatoom, in de retractiepocket ophopen. Zonder behandeling kan het uitbreidende cholesteatoom een toenemende druk op de directe omgeving veroorzaken en de gehele middenoor- en mastoïdholte opvullen en aantasten. Een over de rand van een trommelvliesperforatie naar binnen groeiende epitheellaag heeft dezelfde uitwerking.

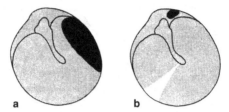

◘ Figuur 4.5　Een randstandige trommelvliesperforatie (**a**) en een perforatie in het membraan van Shrapnell (**b**) in een linkertrommelvlies

Een *trommelvliesperforatie* bij een chronische otitis media met vorming van cholesteatoom is veelal randstandig, dus zonder nog een rand trommelvlies bij de annulus (◘ fig. 4.5).

Beide vormen van chronische otitis media kennen operatieve behandelingen, waarbij onderscheid wordt gemaakt tussen:

- sanerende middenooringrepen (met een gesloten en een open techniek);
- gehoorverbeterende middenooringrepen.

4.3　Ontstaan van een middenoorontsteking

Bij het optreden van ontstekingsvocht in het middenoor spreekt men van otitis media met effusie (OME), die acuut dan wel chronisch kan optreden. Gebaseerd op de aard van het vocht (sereus vocht, mucus, pus) kent men vele synoniemen (otitis media serosa, otitis media mucosa, otitis media catharralis). De meest gebruikte en tevens meest neutrale omschrijving is OME.

OME is het gevolg van tubotympanitis (een chronische ontsteking van de buis van Eustachius en de trommelholte) en ontstekingsprocessen in de hogere luchtwegen. Bij kinderen gaat het dan meestal om een vergroot adenoïd, bij volwassenen om een chronische rhinitis of sinusitis. Door de slijmvlieszwelling in de neus-keelholte kan een afsluiting van de buis van Eustachius ontstaan (deze vormt een verbinding tussen de neus-keelholte en het middenoor). Een luchtdrukvereffening tussen het middenoor en de buitenwereld, waar de buis van Eustachius tijdens het slikken voor zorgt door even open te gaan en wat lucht door te laten, is dan door de slijmvlieszwelling niet meer mogelijk. Het middenoorslijmvlies resorbeert de nog aanwezige lucht en er ontstaat een onderdruk in het middenoor. Het gevolg is een intrekking van het trommelvlies, die gepaard gaat met een drukgevoel en soms wat pijn in het oor. Ook nemen de beweeglijkheid van het trommelvlies en de gehoorbeentjesketen en dus het gehoor af.

Door de onderdruk in de trommelholte zal aanvankelijk sereus vocht uit de vaten van de mucosa lekken. Later, door indikking, ontstaat een slijmige, draden trekkende en moeilijk te verwijderen taaie substantie, de zogenoemde 'glue'.

Om de oorzaak van chronische tubotympanitis bij kinderen aan te pakken, gaat men in het geval van een adenoïdhypertrofie over tot een adenotomie. Om de druk aan beide kanten van het trommelvlies te normaliseren, wordt vaak ook een paracentese verricht. Door de opening die daarmee is ontstaan in het trommelvlies kan men het vocht uit het middenoor wegzuigen. Het plaatsen van een dubbelgeflenst ventilatiebuisje zorgt voor een permanente beluchting en herstel.

4.4 Paracentese (tympanotomie/myringotomie)

- **Operatie-indicatie**

Chronische tubotympanitis en otitis media met effusie.

- **Doel van de operatie**

Het verwijderen van vocht uit het middenoor en het normaliseren van de druk in het middenoor.

4.4.1 Preoperatieve fase

- **Voorbereiding van de operatie**

Randapparatuur: operatiemicroscoop, zuigunit.

- **Specifiek instrumentarium**
- Paracentesesetje

- **Specifieke benodigdheden**
- Zuigslang

- **Toestand van de patiënt bij ontvangst**

De patiënten die voor een paracentese in aanmerking komen, zijn meestal (zeer) jonge kinderen, die door een ouder/verzorger en/of een begeleider van de verpleeg-afdeling worden vergezeld. De kinderen komen nuchter naar het ziekenhuis en wor-den in dagbehandeling geholpen. Ondanks de vaak uitgebreide voorlichting via de poli KNO of de poli-anesthesie is ondersteuning van de begeleiding op de operatieafdeling gewenst. De ingreep vindt plaats onder algehele anesthesie, waarbij het dampvormig anestheticum met een anesthesiemasker via de luchtwegen wordt toegediend (inhala-tieanesthesie).

- **Ligging van de patiënt**

Bij een inhalatieanesthesie kan de patiënt naar keuze zittend of liggend op de opera-tietafel of zittend op schoot bij de ouder/verzorger onder anesthesie worden gebracht. Zodra de patiënt slaapt volgt een positionering in rugligging met beide armen langs het lichaam en met het hoofd afgewend van de te opereren zijde.

- **Opstelling van het team**

De operateur neemt aan de te behandelen zijde plaats en de ingreep wordt zittend uit-gevoerd (◘ fig. 4.6). De instrumenterende kan zich met de instrumententafel naast dan wel tegenover de operateur opstellen. De anesthesie bevindt zich aan het hoofdeinde. De operatiemicroscoop kan ter hoogte van het midden van de tafel worden geplaatst. Afhankelijk van de beschikbare ruimte wordt de zuigunit naar het voeten- dan wel het hoofdeinde afgeleid. Bij een beiderzijdse paracentese zal de operateur gezien de opstelling via het voeteneinde omlopen om van te behandelen zijde te wisselen. Voor het gemak is het daarbij prettig om aan beide zijden van de operatietafel een kruk te hebben staan.

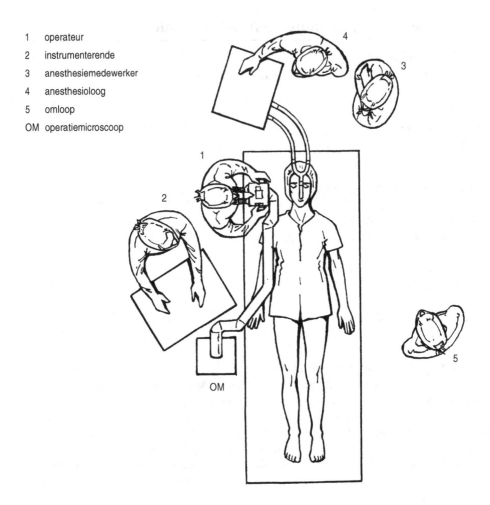

1   operateur
2   instrumenterende
3   anesthesiemedewerker
4   anesthesioloog
5   omloop
OM   operatiemicroscoop

◘ Figuur 4.6   De opstelling van het team bij een paracentese

- **Het desinfecteren en afdekken van het operatieterrein**

Het desinfecteren en afdekken is, evenals het dragen van een steriele jas en steriele handschoenen, bij deze ingreep niet gebruikelijk omdat er gewerkt wordt in een per definitie gecontamineerd gebied. Bovendien wordt het wondgebied niet gesloten. In het streven zo schoon mogelijk te werken, wordt er wel aseptisch gewerkt met gesteriliseerd instrumentarium en steriele disposables.

4.4.2 Peroperatieve fase

Voor een endomeatale benadering wordt een oortrechter type Hartmann op de uitwendige gehoorgang geplaatst (◘ fig. 4.7). Onder zicht van de operatiemicroscoop wordt daar voor een goede benadering van het trommelvlies zo nodig met een lisje type Billeau cerumen verwijderd. Het aanraken van de huid van met name het gevoelige benige deel van de uitwendige gehoorgang moet vermeden worden. Een bloedinkje treedt al snel op

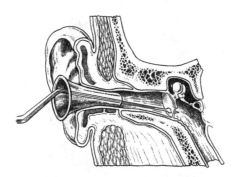

Figuur 4.7   Het maken van een paracentese

en belemmert een goed zicht op het trommelvlies. Vervolgens wordt met een disposable paracentesenaald, een puntig snijdend mesje, een incisie van onder naar boven in het achter-onderkwadrant van het trommelvlies gemaakt. Bij de KNO-arts die de klassieke methode hanteert, wordt de paracentese in het voor-onderkwadrant gemaakt op de plaats van de lichtreflex. Voor beide methoden geldt dat een beschadiging van de achter het trommelvlies gelegen gehoorbeenketen vrijwel uitgesloten is. Na de paracentese kan het vocht uit het middenoor worden afgezogen met een (disposable) zuigbuisje type Frazier Ch 6. Bij een 'glue-ear', waarbij taaie, dikke vloeistof uit het middenoor komt, wordt de zuigbuis verwisseld voor een Ch 8.

4.4.3 Postoperatieve fase

- **Toestand van de patiënt bij vertrek**

Direct na de ingreep wordt het kind in een bedje van de dagbehandeling naar de uitslaapkamer gebracht. Als het kind zich goed voelt, mag het vaak binnen een kwartier tot een halfuur met de ouder/verzorger mee naar huis. Tenzij er eerder klachten zijn, vindt ongeveer drie maanden na het verrichten van de ingreep een poliklinische controle van het trommelvlies plaats.

- **Specifieke kortetermijncomplicaties**

Ondanks de paracentese kan als gevolg van de relatief korte en horizontaal geplaatste tuba auditiva (die vaak slecht functioneert door het nabijgelegen en meestal ontstoken adenoïd) een recidiverende acute middenoorontsteking met otorrhoea optreden (een loopoor). De chirurgische benadering bestaat dan uit het plaatsen van een trommelvliesbuisje en het verrichten van een adenotomie.

4.5 Trommelvliesbuisjes

Trommelvliesbuisje

Een trommelvliesbuisje, ook wel ventilatiebuisje genoemd, is een trommelvliesimplantaat dat is ontwikkeld voor een middellange of langetermijnbeluchting van het middenoor. De voorwaarden die aan een trommelvliesbuisje gesteld worden, zijn:

- het lumen van het buisje bevordert de beluchting van het middenoor;

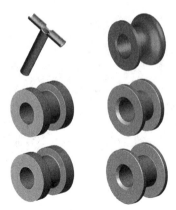

◘ **Figuur 4.8**   Voorbeelden van trommelvliesbuisjes. (Bron: Catalogus Entermed 2001 – Gyrus Medical GmbH, Tuttlingen)

- de beluchting is ten tijde van de aanwezigheid van het buisje permanent;
- het plaatsen en eventueel verwijderen van het buisje verloopt vlot en zonder specifiek instrumentarium;
- het materiaal wordt verdragen (geeft geen afweerreacties) en is licht en glad en bestand tegen corrosie.

Trommelvliesbuisjes zijn dubbel geflensd verkrijgbaar in diverse ontwerpen, zoals trechter- of knoopvormig, maar ook recht of in een T-vorm voor een langetermijnbeluchting (◘ fig. 4.8). De maat van de binnendiameter van het lumen van een trommelvliesbuisje kan variëren van ongeveer 0,9 mm–1,5 mm; de buitendiameter van het lumen varieert van ongeveer 2,3–4,3 mm.

De meest gebruikte materialen voor de vervaardiging van trommelvliesbuisjes zijn fluoroplastic en silicone. Daarnaast zijn er trommelvliesbuisjes van titanium, roestvrij staal (rvs) en verguld zilver.

De diverse vormen en materialen leveren in de praktijk geen opzienbarende verschillen op in effectiviteit, vandaar dat de keuze van het type buisje gebaseerd wordt op de beluchtingstermijn, de persoonlijke voorkeur van de operateur en de kostprijs van het implantaat. Bij steeds terugkerende klachten zou een T-buisje voor langetermijnbeluchting overwogen kunnen worden. Een nadeel hiervan is de grotere kans op granulatie, cholesteatoom en een blijvende perforatie.

Trommelvliesbuisjes zijn per stuk steriel verpakt in speciale containertjes.

Om contaminatie te voorkomen, mag het trommelvliesbuisje uitsluitend met instrumentarium uit het containertje worden gehaald (bijvoorbeeld met een micropaktangetje type Hartmann of een interpositienaald).

Een trommelvliesbuisje wordt na vier tot twaalf maanden spontaan uitgestoten door epitheelmigratie vanuit de middelste laag van het trommelvlies.

- **Operatie-indicatie**

Recidiverende acute otitis media met otorrhoea.
Chronische otitis media met effusie.

■ **Doel van de operatie**
Permanent beluchten van het middenoor met functieherstel.

4.5.1 Preoperatieve fase

■ **Voorbereiding van de operatie**
Randapparatuur: operatiemicroscoop, zuigunit.

■ **Specifiek instrumentarium**
— paracentesesetje

■ **Specifieke benodigdheden**
— zuigslang
— trommelvliesbuisje

4.5.2 Peroperatieve fase

Zodra de paracentese is voltooid en het vocht uit het middenoor is afgezogen, wordt onder het zicht van de operatiemicroscoop via de oortrechter type Hartmann een gecanuleerd ventilatiebuisje in de opening van het trommelvlies geplaatst. Bij het aangeven en het plaatsen kan er, afhankelijk van de voorkeur van de operateur, gebruik worden gemaakt van een micropaktangetje type Hartmann en/of een interpositienaald.

Bij het gebruik van het paktangetje wordt het ventilatiebuisje aan die rand gepakt die lateraal van het trommelvlies komt te liggen, waardoor plaatsing vrijwel direct mogelijk is.

Voor het aangeven van een ventilatiebuisje met een interpositienaald wordt de naald door het lumen van het buisje geplaatst. Het buisje wordt eerst door de KNO-arts in de oortrechter van de naald geschoven en vervolgens met de interpositienaald in het trommelvlies geplaatst.

Bloed of vocht dat het zicht op het trommelvlies tijdens het plaatsen van het buisje belemmert, dient tussentijds te worden afgezogen met een (disposable) zuigbuisje type Frazier Ch 6.

4.5.3 Postoperatieve fase

■ **Toestand van de patiënt bij vertrek**
Ten tijde van de aanwezigheid van het ventilatiebuisje wordt gezorgd voor een permanente beluchting van het middenoor, waardoor de functie van het middenoor zich kan herstellen. Binnen een periode die kan variëren van vier tot twaalf maanden vindt vanuit de middelste laag van het trommelvlies (lamina propria) een regeneratie van het trommelvlies plaats. Door de epitheelmigratie die daarbij plaatsvindt, groeit het buisje als het ware uit het trommelvlies richting de gehoorgang, waardoor het buisje spontaan wordt uitgestoten en het gaatje in het trommelvlies zich vanzelf sluit.

■ **Specifieke kortetermijncomplicaties**

Na het plaatsen van een beluchtingsbuisje kan otorrhoea ontstaan. Zo kan zeepwater een enkele keer via het buisje otorrhoea veroorzaken. Vandaar dat de gehoorgang tijdens het haren wassen bijvoorbeeld met de vingers dient te worden afgesloten. Zwemmen is zonder extra maatregelen toegestaan, aangezien het zelden aanleiding geeft tot een infectie via het buisje. Desondanks kunnen uit vrees voor een oorontstekingstraditie oordoppen worden aangemeten. Alleen duiken en langdurig onder water zwemmen lijken niet verstandig.

4.6 Sanerende ooroperaties

Het begrip 'sanerende ooroperaties' omvat diverse operatieve ingrepen waarbij de radicaliteit, het in zijn geheel verwijderen van ontstekingsweefsel en cholesteatoom, vooropstaat. Het onzorgvuldig verwijderen van ontstekingsweefsel en cholesteatoom leidt onherroepelijk tot een recidief met mogelijke uitbreiding en aantasting van de gehoorbeenketen, het facialiskanaal, het evenwichtsorgaan en het binnenoor. Ook kan uitbreiding plaatsvinden naar de middelste en achterste schedelgroeve met kans op encefalitis, een epi- of subduraal abces of trombose van de sinus sigmoideus (een bloedstolsel in een stijve bloedbaan van het harde hersenvlies, gelegen tegen de achterwand van het mastoïd).

Soms zal om een goede sanering te verkrijgen de functie van het middenoor moeten worden opgegeven en zal de normale anatomie van het middenoor en het mastoïd nog verder moeten worden aangetast dan al door het cholesteatoom was gedaan. Een slechthorend en veilig/droog oor (dus zonder residu of recidief cholesteatoom en een goede beluchting) is beter dan een goedhorend onveilig oor.

De keuze voor een meer of minder uitgebreide sanering is afhankelijk van de uitgebreidheid van de ontsteking en/of het cholesteatoom. Aan de hand van een operatieve middenoorinspectie (MOI) met retroauriculaire benadering zal de KNO-arts een operatieplan opstellen.

■ **Operatie-indicatie**

Een voortschrijdende chronische otitis media met of zonder cholesteatoom.

■ **Doel van de operatie**

Het zo radicaal mogelijk verwijderen van ontstekingsweefsel en/of cholesteatoom.

4.6.1 Chirurgische benaderingen van het middenoor

Sanerende ooroperaties zijn te verdelen in *gesloten* en *open* technieken.

Tot de *gesloten* techniek behoren ingrepen als:
- een *mastoïdectomie*: voor het saneren/uitboren van het mastoïdcellencomplex en het antrum mastoideum;

- een *attico-antrotomie* (ook wel AAT of epitympanotomie): dit is een mastoïdectomie waarbij vanuit het antrum mastoideum de additus ad antrum samen met de koepel-holte (het epitympanum of atticus) wijd wordt uitgeboord;
- een *combined approach tympanoplasty* (CAT of posterieure tympanotomie): deze sanerende ooroperatie omvat zowel de mastoïdectomie als de attico-antrotomie, waarbij het middenoor van twee kanten wordt benaderd.

Bij al deze sanerende ooroperaties met een gesloten techniek wordt de benige posteri-eure gehoorgangwand intact gelaten of worden mogelijke defecten in de posterieure gehoorgangwand gereconstrueerd. Aan het eind van de CAT wordt het trommelvlies weer teruggeplaatst. Een gesloten techniek wordt veelal toegepast bij een goede beluch-ting en een beperkt, goed te verwijderen cholesteatoom.

Tot de *open* techniek behoren de radicale operatie, de conservatief radicale operatie en de subtotale petrosectomie.

- De radicale operatie, waarbij onder andere de benige posterieure gehoorgangwand wordt verwijderd, wordt alleen uitgevoerd als bij een beperkte beluchting en een uitgebreid cholesteatoom de radicaliteit van de sanering in gevaar komt.
- Bij de conservatief radicale operatie blijven peroperatief de keten van gehoorbeentjes (voor zover nog aanwezig) en de benige annulus intact.

In het geval van een sanerende ingreep met een gesloten techniek waarbij cholesteatoom of ontstekingsweefsel is verwijderd, is het optreden van recidief cholesteatoom na enige tijd niet uitgesloten. Aangezien een poliklinische controle niet afdoende is om een residu of recidief cholesteatoom te kunnen uitsluiten, zal de patiënt na ongeveer een jaar een operatieve herinspectie moeten ondergaan. Hierbij vindt een controle van het operatie-resultaat plaats met zo nodig een hersanering of een gehoorverbeterende ingreep.

Echter, de nieuwste ontwikkeling is om na minimaal een jaar een MRI DWI te maken, waarop het residu van het cholesteatoom als een wit bolletje is te zien in de afge-sloten holte (voor de zekerheid herhalen na drie en vijf jaar). Daarnaast vindt poliklini-sche controle van het trommelvlies met een otoscoop plaats. Indien MRI-onderzoek of de otoscopie aantoont dat het cholesteatoom terug is, is een operatie in de vorm van een herinspectie geïndiceerd.

Bij deze herinspectie wordt het middenoor opnieuw geopend. Bij de constatering van cholesteatoom gaat men over tot een hersanering. Een gehoorverbeterende opera-tie (ketenreconstructie) kan zowel na een radicale operatie als na een gesloten techniek verricht worden. In een radicaalholte is echter meestal een kleiner middenoor, en is een reconstructie minder goed mogelijk.

Bij sanerende ingrepen kan een mastoïdectomie als eerste stap gelden voor een attico-antrotomie, een epitympanotomie, een combined approach tympanoplasty (CAT) of een (conservatief) radicale operatie.

In alle gevallen is de indicatie een chronische otitis met of zonder cholesteatoom.

Subtotale petrosectomie

Subtotale petrosectomie (STP) is de ultieme sanerende ooroperatie: na mastoïdectomie-attico antrotomie-radicaal met of zonder obliteratie resteert alleen nog de STP als sanerende oplossing.

In ernstige of steeds terugkerende gevallen van ontsteking van het rotsbeen (petrositis), verspreiding van huidcellen van de middenoorholte (cholesteatoom) of een tumor kan een operatieve ingreep noodzakelijk zijn om het os petrosum verder uit te boren.

De bedoeling van de subtotale petrosectomie is het verwijderen van alle luchthoudende cellen in het rotsbeen.

Het binnenoor blijft indien mogelijk intact en functioneel. Bij tumoren kunnen deze structuren echter worden opgeofferd.

De buis van Eustachius wordt afgesloten met periost en de holte wordt opgevuld met buikvet vermengd met fibrinelijm.

4.7 Mastoïdectomie

Een mastoïdectomie is het uitruimen van het cellencomplex van het tepelvormig uitsteeksel van het slaapbeen (de processus mastoideus van het os temporale) en het antrum mastoideum (de grootste van de cellen van het mastoïd, zie ◘ fig. 4.3 en 4.9). Een mastoïdectomie wordt verricht in het geval van een ontsteking van het cellencomplex (mastoïditis). Een mastoïditis wordt gezien als een complicatie van een otitis media, daar de ontsteking van het middenoor zich via een kort benig kanaal (de aditus ad antrum) kan uitbreiden naar de cellen van het mastoïd. De koepel van de trommelholte (het epitympanum) staat immers via de aditus in verbinding met het antrum. Zo kan een infectie ontstaan van het slijmvlies van de mastoïdcellen en aantasting van onderliggend bot met mogelijk een hersenvliesontsteking en een hersenabces als gevolg. Als door slijmvlieszwelling de toegang tot het antrum (deels) afgesloten raakt, is de drainage van ontstekingsproducten van het mastoïd naar het middenoor onvoldoende of onmogelijk.

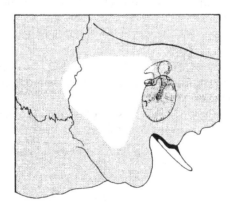

◘ **Figuur 4.9**   De situatie bij een mastoïdectomie: het mastoïd en het antrum worden uitgeboord

In het geval van een acute mastoïditis (ongeveer tien dagen tot drie à vier weken na het begin van een otitis), met retroauraal oedeem en abcesvorming, kan het middenoor door een antrotomie en een paracentese van twee kanten worden gedraineerd. Bij de antrotomie wordt ter bevordering van de drainage alleen het antrum mastoideum geopend.

Door de goede medische zorg en een tijdig en juist antibioticumbeleid komt een acute mastoïditis als complicatie van een otitis media in ons land nog maar weinig voor.

Van een (latente) chronische mastoïditis is sprake als een otorrhoea vier tot zes weken blijft bestaan zonder dat er klinisch een mastoïditis bestaat. Men neemt aan dat de ontsteking via het antrum de mastoïdcellen bereikt en dat de otitis van daaruit onderhouden wordt. Een oorzaak van deze gemaskeerde mastoïditis kan een onjuist gebruik van antibioticum zijn. Het gevaar van deze latente vorm is een uitbreiding van de ontsteking met aantasting van de gehoorbeenketen. De behandeling bestaat uit een mastoïdectomie, een middenoordrainage en een goed antibioticumbeleid.

- **Operatie-indicatie**

Acute of chronische mastoïditis.

- **Doel van de operatie**

Het verwijderen van ontstoken cellen van het mastoïd, aangetast slijmvlies en eventueel aanwezig cholesteatoom.

Het creëren van een passage van het mastoïd naar het middenoor.

4.7.1 Preoperatieve fase

- **Voorbereiding van de operatie**

Randapparatuur: diathermie, zuigunit, boorunit, zenuwmonitor.

- **Specifieke benodigdheden**
- subdermale naaldelektroden (bij gebruik van de zenuwmonitor)
- steriele monopolaire stimulatieprobe (bij gebruik van de zenuwmonitor)
- warme spoelvloeistof (NaCl 0,9 %)
- twee injectiespuiten van 10 of 20 ml voor het spoelen, of een disposable irrigatiesysteem (afhankelijk van het gebruikte boorsysteem)
- zuigslang
- eventueel siliconen Penrose-drain
- linttampon van 1 cm breed
- antibiotica/corticosteroïdzalf (bijvoorbeeld Terra-Cortril® of Sofradex®)
- lokaal anestheticum, bijvoorbeeld carpules lidocaïne (Xylocaïne®) 1 % of 2 % met respectievelijk Adrenaline® 1:100.000 of 1:80.000
- carpulenaald

- **Specifiek instrumentarium**
- basis-oorinstrumentarium
- boorset
- verdovingsset

- **Hechtmateriaal**
- ▬ subcutis: oplosbaar USP 3-0 atraumatisch
- ▬ huid: oplosbaar USP 4-0 rapide, atraumatisch
- ▬ huid (kind): oplosbaar USP 5-0 rapide, atraumatisch

- **Toestand van de patiënt bij ontvangst**

Afhankelijk van de vraag of sprake is van een chronische of een acute vorm van mastoïditis valt een mastoïdectomie al dan niet onder de geplande ingrepen. Bij een geplande ingreep wordt de patiënt veelal op de dag van de ingreep nuchter opgenomen en gelden de algemene preoperatieve voorbereidingen. Afhankelijk van de leeftijd kan de patiënt bij aankomst op de operatieafdeling vergezeld worden door een ouder/verzorger en/of een begeleider van de verpleegafdeling. De ingreep wordt onder algehele anesthesie uitgevoerd.

Behalve als er sprake is van een abces zal op de operatiekamer (afhankelijk van de voorkeur van de operateur) een pre- of peroperatieve infiltratie plaatsvinden van de oorschelpaanhechting en de meatus met carpules lidocaïne (Xylocaïne®) 1 % of 2 % met respectievelijk Adrenaline® 1:100.000 of 1:80.000.

Preoperatief worden aan de te opereren zijde steriele subdermale naaldelektroden van de zenuwmonitor bij de patiënt geplaatst ter bewaking van de n. facialis.

4.7.2 Peroperatieve fase

Terwijl de oorschelp naar voren toe wordt vastgehouden, wordt enkele millimeters achter de aanhechting van de oorschelp met een mesje 15 een boogvormige incisie door de huid, de subcutis en het periost gemaakt (een retroauriculaire benadering). Eventuele bloedinkjes worden gecoaguleerd met een fijn chirurgisch pincet type Gillies of met een bipolair pincet. Het periost van het mastoïd wordt met een dubbelelevatorium type Freer of Williger naar voren toe afgeschoven tot voorbij de spina suprameatica (spina van Henle), een botrichel die de achterbovenzijde van de mediale gehoorgang markeert. Door de wondspreiders type Wullstein (gebogen) en Weitlaner (recht) loodrecht ten opzichte van elkaar in het wondgebied te plaatsen, kan de ingreep onder goed zicht worden voortgezet.

Even posterieur van de spina suprameatica wordt het mastoïd met een grote maat snijdende boor geopend (⬛ fig. 4.10). Het mastoïd wordt op geleide van een aantal 'landmarks' uitgeboord (zoals de duraplaat, de sinus sigmoideus, het horizontale evenwichtskanaal en de benige gehoorgang).

Daarvoor worden steeds kleinere op maat aangepaste snijdende dan wel polijstende boortjes gebruikt.

Om te voorkomen dat het boormeel tijdens het boren in de gehoorgang spoelt, kan de gehoorgang tijdelijk worden afgesloten met een klein vochtig deppertje, een vochtig stukje lintgaas of een vochtig stukje Merocel Wipe® op maat geknipt door de instrumenterende, omdat dit geen partikels kan achterlaten in het oor. Dit dient meegenomen te worden in de gazen en materiaaltelling die is afgesproken volgens protocol.

Het uitboren van het mastoïd moet altijd gepaard gaan met voortdurend spoelen op de boorkop met behulp van een spoelsysteem op de boor of door de instrumenterende/assistent met spoelvloeistof (NaCl 0,9 %) in een spuit met een microzuigbuis als

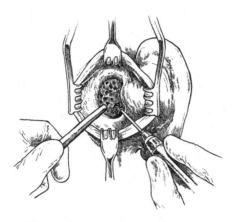

□ Figuur 4.10   Het uitboren van het mastoïd

spoelnaald, gevolgd door directe en continue afzuiging door de operateur. Op deze wijze worden het bot en het boorkopje gekoeld en worden de gleufjes in de boorkop vrijgehouden van boormeel.

Bij een volwassen patiënt kan op ongeveer 1,5 cm diepte het antrum mastoideum worden gelokaliseerd (zo nodig met een antrumhaakje). Het antrum wordt aan de superieure zijde begrensd door de middelste schedelgroeve, aan de posterieure en inferieure zijde door de sinus sigmoideus en aan mediale zijde door de halfcirkelvormige kanalen, de n. facialis en de chorda tympani. Het antrum wordt met een op maat aangepast polijstend boortje wijd uitgeboord.

De mastoïdectomie is voltooid als de contouren van de 'landmarks' duidelijk zijn en de duraplaat glad is.

Na het uitspoelen van het uitgeboorde mastoïd en het afspoelen van de wondranden kan een siliconen Penrose-drain in de holte worden geplaatst.

Na het verwijderen van de twee wondspreiders en het lintgaas, het deppertje of het stukje Merocel Wipe® met een bajonetpincet type Lucae wordt de retroauriculaire incisie in lagen gesloten met oplosbaar USP 3-0 atraumatisch voor de subcutis en oplosbaar USP 4-0/5-0 rapide atraumatisch voor de huid.

De gehoorgang wordt met behulp van een bajonetpincet type Lucae door de operateur peroperatief getamponneerd met een met antibiotica/corticosteroïdzalf geïmpregneerd lintgaas van 1 cm breed. Afhankelijk van de voorkeur van de operateur kan er ook eerst worden gesloten en dan getamponneerd.

4.7.3 Postoperatieve fase

Subdermale naaldelektroden verwijderen.

Hoofdverband aanbrengen.

■ **Toestand van de patiënt bij vertrek**

De patiënt zal voor de algemene postoperatieve zorg met een waakinfuus naar de verkoeverkamer worden gebracht. Terug op de verpleegafdeling zal de algemene postoperatieve zorg worden voortgezet, waarbij de patiënt tot op de eerste postoperatieve

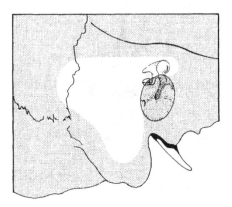

◘ Figuur 4.11   De situatie bij een attico-antrotomie

dag bedrust krijgt opgelegd. Een lichte oorpijn is een normaal verschijnsel. Het drukverband wordt na één tot twee dagen door de KNO-arts verwijderd, waarna de patiënt veelal naar huis mag.

Na ongeveer een week worden het pleisterverband, de linttampon en de hechtingen poliklinisch verwijderd. Tot die tijd dient de wond droog te worden gehouden.

Voor kortetermijncomplicaties en langetermijncomplicaties zie ► H. 2.

4.8 Attico-antrotomie

Als er sprake is van een chronische middenoorontsteking en een mogelijke aantasting van de gehoorbeenketen, waarbij meestal ook het mastoïd betrokken is, dan kan worden besloten tot een attico-antrotomie (ook wel AAT of epitympanotomie genoemd). De chronische middenoorontsteking is vaak het gevolg van een onvoldoende of afgesloten beluchting van het mastoïdcellencomplex.

Het uitgangspunt voor een attico-antrotomie is een mastoïdectomie waarbij vervolgens de aditus ad antrum en het epitympanum ruim worden open geboord en gesaneerd. Het saneren van het epitympanum betekent het verwijderen van ontstoken slijmvlies en adhesies rond de kop van de hamer en een groot deel van de incus (◘ fig. 4.11).

Bij de benadering van het epitympanum met een attico-antrotomie wordt het betrokken trommelvliesgedeelte niet uit de sulcus tympani gelicht (de circulaire groeve waarin het trommelvlies is bevestigd) en in tegenstelling tot bij een CAT, intact gelaten.

- **Operatie-indicatie**
Een voortschrijdende chronische otitis media met of zonder cholesteatoom.

- **Doel van de operatie**
Het zo radicaal mogelijk verwijderen van ontstekingsweefsel en/of cholesteatoom.

Het vergroten van de aditus ad antrum ter bevordering van de drainage en beluchting van het mastoïd.

4.8.1 Preoperatieve fase

■ **Voorbereiding van de operatie**

Randapparatuur: diathermie, zuigunit, zenuwmonitor, operatiemicroscoop, boorunit, meekijkapparatuur.

■ **Specifieke benodigdheden**
- steriele hoes voor de operatiemicroscoop
- subdermale naaldelektroden (bij gebruik van de zenuwmonitor)
- steriele monopolaire stimulatieprobe (bij gebruik van de zenuwmonitor)
- siliconen bandje voor knoopsgatincisie, bijvoorbeeld Medasil ribbon drain®
- warme spoelvloeistof (NaCl 0,9 %)
- twee injectiespuiten van 10 of 20 ml voor het spoelen of een disposable irrigatiesysteem (afhankelijk van het gebruikte boorsysteem)
- zuigslang
- linttampon van 1 cm breed
- antibiotica/corticosteroïdzalf (bijvoorbeeld Terra-Cortril® of Sofradex®)
- lokaal anestheticum, bijvoorbeeld carpules lidocaïne (Xylocaïne®) 1 % of 2 % met respectievelijk Adrenaline® 1:100.000 of 1:80.000
- carpulenaald

■ **Specifiek instrumentarium**
- basis-oorinstrumentarium
- micro-oorinstrumentarium
- set met interpositienaalden
- boorset
- verdovingsset

■ **Hechtmateriaal**
- subcutis: oplosbaar USP 3-0, atraumatisch
- huid: oplosbaar USP 4-0 rapide, atraumatisch
- huid (kind): oplosbaar USP 5-0 rapide, atraumatisch

■ **Toestand van de patiënt bij ontvangst**

Een attico-antrotomie valt onder de geplande ingrepen en wordt als zodanig ingeroosterd in het reguliere operatieprogramma. De patiënt wordt veelal op de dag van de ingreep nuchter opgenomen, waarbij de algemene preoperatieve voorbereidingen gelden. Afhankelijk van de leeftijd kan de patiënt bij aankomst op de operatieafdeling vergezeld worden door een ouder/verzorger en/of begeleider van de verpleegafdeling. De ingreep wordt onder algehele anesthesie uitgevoerd.

Voor een relatieve bloedleegte zal op de operatiekamer (afhankelijk van de voorkeur van de operateur) een pre- of peroperatieve infiltratie van de oorschelpaanhechting en de meatus plaatsvinden met carpules lidocaïne (Xylocaïne®) 1 % of 2 % met respectievelijk Adrenaline® 1:100.000 of 1:80.000.

Preoperatief worden aan de te opereren zijde steriele subdermale naaldelektroden van de zenuwmonitor bij de patiënt geplaatst ter bewaking van de n. facialis.

4.8.2 Peroperatieve fase

Na de mastoïdectomie en het lokaliseren van de aditus ad antrum wordt de ingreep voortgezet met de operatiemicroscoop, micro-instrumentarium en een (disposable) microzuigbuisje voor op de zuigslang (al dan niet met een connectietussenstuk voor een juiste aansluiting).

Bij een geconstateerde uitbreiding van ontstekingsweefsel/cholesteatoom wordt vanuit de aditus met kleine diamantboortjes een gleufvormige opening tussen de duraplaat en de benige gehoorgang geboord. Daardoor wordt als het ware via het dak de koepelholte opengelegd. Op deze manier wordt vanuit het antrum mastoideum een verbinding gemaakt naar het epitympanum (een posterieure tympanotomie).

In het epitympanum is de kop van de hamer en een groot deel van de incus te overzien. Een inspectie met sanering is nu mogelijk met micro-instrumentarium zoals raspatoria type Wullstein of Duckbill, het rondsnedemesje type Rosen en diverse interpositienaalden. Er wordt zo veel mogelijk ontstoken weefsel/cholesteatoom rond het korte incusbeen en incuslichaam evenals rond de hamerkop verwijderd om een goede doorgang (en dus drainage en ventilatie) te verkrijgen naar het middenoor en de buis van Eustachius. Na de voltooiing van de sanering en het verwijderen van de wondspreiders wordt de retroauriculaire incisie in lagen gesloten met oplosbaar USP 3-0 atraumatisch voor de subcutis en oplosbaar USP 4-0/5-0 rapide atraumatisch voor de huid.

De gehoorgang wordt met behulp van een bajonetpincet type Lucae door de operateur peroperatief getamponneerd met een met antibiotica/corticosteroïdzalf geïmpregneerd lintgaas van 1 cm breed. Afhankelijk van de voorkeur van de operateur kan er ook eerst worden gesloten en dan getamponneerd.

4.8.3 Postoperatieve fase

Subdermale naaldelektroden verwijderen.
Hoofdverband aanbrengen.

- **Specifieke kortetermijncomplicatie**
Beschadiging van de halfcirkelvormige kanalen (het evenwichtssysteem).

4.9 Epitympanectomie

Om zo veel mogelijk ontstekingsweefsel te verwijderen en een optimale beluchting en drainage van het mastoïd te waarborgen, worden in aansluiting op een mastoïdectomie met attico-antrotomie, de hamerkop en een groot deel van de incus uitgenomen. Deze epitympanectomie wordt uitsluitend in ernstigere gevallen van een chronische otitis met cholesteatoom uitgevoerd. De gehoorbeenketen wordt immers onderbroken, met een postoperatief slecht gehoor als gevolg. De radicaliteit van de sanering zal echter voorop staan, ook al gaat dat ten koste van de kwaliteit van het gehoor.

Het pre-, per- en postoperatief verloop is identiek aan dat bij een attico-antrotomie. Voor het verwijderen van de hamerkop kan gebruik worden gemaakt van de microhamerkopstans en een micropaktangetje type Hartmann.

4.10 Combined approach tympanoplasty (CAT)

Een combined approach tympanoplasty bestaat uit alle vormen van sanerende oöroperaties met een gesloten techniek zoals de mastoïdectomie en de attico-antrotomie. Bij een CAT wordt het middenoor na een retro auriculaire incisie van twee kanten geopend: enerzijds door met een attico-antrotomie het epitympanum te benaderen door een gleufvormige opening te boren tussen de duraplaat en de benige gehoorgang (een posterieure tympanotomie; anderzijds door de gehoorganghuid van de benige achterwand af te schuiven en de annulus tympanicus uit de sulcus te lichten (zie ❏ fig. 2.10). Het betrokken trommelvliesgedeelte kan nu worden opgeklapt.

Het middenoor kan dan zowel via de gehoorgang als via het mastoïd gecombineerd worden geïnspecteerd en gesaneerd. Zonder deze gecombineerde benadering kan cholesteatoom rond het ovale venster en de stijgbeugel wel eens gemist worden. Doordat met de methode van de gesloten techniek de benige posterieure gehoorgangwand blijft staan, zijn er betere mogelijkheden voor een eventuele reconstructie van de gehoorbeenketen.

Het feit dat de benige posterieure gehoorgangwand intact blijft en het trommelvlies aan het eind van de ingreep weer in de sulcus wordt teruggelegd, heeft bij de poliklinische postoperatieve controles als nadeel dat residu of recidief cholesteatoom aan het zicht wordt onttrokken. Vandaar dat het voor de controle op cholesteatoom noodzakelijk is om na minimaal een jaar een MRI DWI te maken, waarop het residu van het cholesteatoom als een wit bolletje is te zien in de afgesloten holte (voor de zekerheid herhalen na drie en vijf jaar). Daarnaast vindt poliklinische controle van het trommelvlies met een otoscoop plaats. Indien MRI-onderzoek of de otoscopie aantoont dat het cholesteatoom terug is, is een heroperatie geïndiceerd.

Gelatine en siliconen sheets

Daar waar binnen de middenoorchirurgie postoperatieve verklevingen ongewenst zijn, kan een in water onoplosbaar lapje van gelatine als scheidingswand worden gebruikt (bijvoorbeeld Gelfilm®). Gelfilm® behoort evenals de gelatinesponsjes tot de hemostatica. De in gedroogde vorm geleverde velletjes Gelfilm® zijn hard, doorzichtig en nog geen millimeter dun en worden door de fabrikant (Pfizer®) steriel geleverd. Stukjes Gelfilm® dienen door de instrumenterende in de gewenste afmetingen te worden geknipt. Wanneer het stugge gelatinelapje in het middenoor is geplaatst, wordt het vrijwel direct soepel en beter te hanteren. Indien gewenst, kan het harde stukje gelatine ook voorafgaand aan de plaatsing in het middenoor soepel worden gemaakt door het even in een kommetje met fysiologisch zout te leggen. Gelfilm® mag niet worden gebruikt bij patiënten met een bewezen allergie voor producten afkomstig van varkens.

Als alternatief voor het lapje gelatine kan gebruik worden gemaakt van een soepel lapje silastic (silastic sheet) als scheidingswand om verklevingen in het middenoor te voorkomen. Silastic sheets zijn eveneens doorzichtig en kunnen naar de wens van de afdeling al dan niet steriel door de fabrikant worden geleverd, variërend in dikte van 0,125–0,127 mm. Een silastic sheet met een afmeting van 15 × 20 cm kan door de afdeling zelf in de gewenste afmetingen worden geknipt en vervolgens gesteriliseerd. Voor direct gebruik zijn er steriel te leveren strips met een afmeting van 40 × 6 mm, met aan één kant een afgerond uiteinde (type Miltheis). Deze zijn blauw van kleur.

4.10.1 Peroperatieve fase

Voor de peroperatieve uitvoering van een CAT wordt de ingreep na de attico-antrotomie voortgezet. Daartoe wordt de huid van de posterieure gehoorgangwand met een raspatorium type Duckbill tot aan de annulus tympanicus afgeschoven. Met een mesje 15 of een sikkelmesje type Tabb of Wullstein kan de nu losliggende huid van de posterieure gehoorgangwand aan de achterkant worden geïncideerd. Deze zogenoemde knoopsgatincisie ligt enkele millimeters posterieur van en evenwijdig aan de annulus tympanicus. Om de knoopsgatincisie zo goed mogelijk open te houden, kan de wondspreider type Weitlaner opnieuw worden geplaatst. Ook kan een stukje linttampon of een siliconen bandje met een mosquito als een soort teugel door de gehoorgang en de knoopsgatincisie worden gehaald en voorlangs de oorschelp met de mosquito worden gefixeerd. De ingreep wordt voortgezet met de operatiemicroscoop, micro-instrumentarium en een (disposable) microzuigbuisje voor op de zuigslang (al dan niet met een connectietussenstuk voor een juiste aansluiting).

Met een raspatorium type Duckbill kan nu van het betrokken trommelvliesgedeelte de annulus uit de sulcus worden gelicht en naar anterieur worden omgeklapt. Om te voorkomen dat het trommelvlies bij het terugplaatsen in de sulcus te ver naar lateraal komt en de scherpe hoek van het trommelvlies en de gehoorgang wordt opgeheven, dient de annulus tympanicus aan de anterieure zijde (van 2–4 uur) in de sulcus te blijven staan.

Met het gecreëerde ruime overzicht in het middenoor vinden vervolgens een keteninspectie en een sanering plaats met micro-instrumentarium zoals raspatoria type Wullstein of Duckbill, het rondsnedemesje type Rosen en diverse interpositienaalden. Daarbij kan het, met behoud van de stapes, voor de radicaliteit nodig zijn delen van de gehoorbeenketen te verwijderen die door het cholesteatoom zijn aangetast en om de chorda tympani door te nemen.

Als de sanering voltooid is en de gehoorbeenketen geïnspecteerd is, wordt het middenoor gevuld met gelatinebrokjes (Gelfoam®/Willospon®). De gelatinebrokjes dienen ter ondersteuning van het trommelvlies, dat uiteindelijk in de sulcus wordt teruggelegd met behulp van bijvoorbeeld een stompe interpositienaald en/of een raspatorium type Duckbill.

Na de voltooiing van de sanering en het verwijderen van de wondspreiders wordt de retroauriculaire incisie in lagen gesloten met oplosbaar USP 3-0 atraumatisch voor de subcutis en oplosbaar USP 4-0/5-0 rapide atraumatisch voor de huid.

De gehoorgang wordt met behulp van een bajonetpincet type Lucae door de operateur peroperatief getamponeerd met een met antibiotica/corticosteroïdzalf geïmpregneerd lintgaas van 1 cm breed. Afhankelijk van de voorkeur van de operateur kan er ook eerst worden gesloten en dan getamponeerd.

4.10.2 Postoperatieve fase

Subdermale naaldelektroden verwijderen.
Hoofdverband aanbrengen.

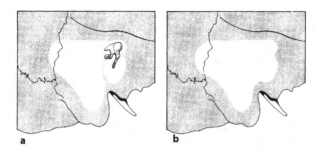

a   b

▣ **Figuur 4.12**   De situatie bij een conservatief radicale operatie (**a**) en een radicale operatie (**b**)

■ **Specifieke kortetermijncomplicaties**

Laesie van de chorda tympani, beschadiging van de halfcirkelvormige kanalen (het evenwichtssysteem) en ketenluxatie zo die al niet door cholesteatoom is beschadigd.

4.11 Radicale operatie

Als peroperatief blijkt dat door een sterk beperkte beluchting of zeer uitgebreid cholesteatoom een herstel van de middenoorfunctie niet verwacht kan worden (mede door een verwoestend effect op de gehoorbeenketen en het trommelvlies), dan kan men besluiten tot radicaliseren.

Het principe van deze operatie is dat er één uitgeboorde holte wordt gevormd van de gehoorgang, het middenoor, het mastoïd, het antrum en het epitympanum: de zogenoemde radicale holte.

Bij een radicalisatie wordt onderscheid gemaakt tussen een radicale en een conservatief-radicale operatie.

— Bij de *radicale operatie* (▣ fig. 4.12) wordt de benige achterbovenwand van de gehoorgang weggeboord om zo een goed zicht te krijgen in de middenoorregio en het epitympanum. Daarbij wordt tevens het trommelvlies verwijderd. Om herinfecties te voorkomen, wordt de buis van Eustachius met bindweefsel uit het retroauriculair wondgebied afgesloten. Hiervoor kan fibrineweefsellijm gebruikt worden.

— Blijven peroperatief de keten van gehoorbeentjes (voor zover nog aanwezig) en de benige annulus intact, dan spreekt men van een *conservatief radicale operatie* (▣ fig. 4.12). Vaak zal men proberen om het trommelvlies over het restant gehoorbeenketen te leggen, in veel gevallen over de stapes (de zogenoemde tympanoplastiek type III). De buis van Eustachius blijft open. Met deze methode kan toch nog een deel van de middenoorfunctie worden behouden.

In beide gevallen kan men postoperatief via de gehoorgang het mastoïd en het epitympanum inspecteren. De holte zal vanuit de gehoorgang met huid overgroeien (epitheliseren). Een nadeel hiervan is dat door de ophoping van cerumen en epitheelresten en een gebrek aan zelfreinigend vermogen de holte gedurende de rest van het leven regelmatig (een- tot tweemaal per jaar) door de KNO-arts moet worden geïnspecteerd en gereinigd.

Een recente operatietechniek is de benige obliteratie. Daarbij worden de koepelholte van het middenoor en het mastoïd volledig met bot gevuld, geoblitereerd. Wat daarna nog overblijft, is een kleiner belucht middenoor maar wel veilig en functioneel. Het oor moet droog, zelfreinigend en waterbestendig worden, waardoor de patiënt kan zwemmen, douchen en naar de kapper gaan zonder steeds te moeten vrezen voor ontsteking en loopoor. Deze operatie wordt gevolgd door een MRI-scan ongeveer een jaar na de operatie om een residu uit te sluiten.

Zowel de radicale als de conservatief radicale operatie behoort tot de sanerende ooroperaties met de 'open' techniek.

- **Operatie-indicatie**

Zeer uitgebreide woekering van cholesteatoom en aantasting van de gehoorbeenketen, waarbij herstel van de middenoorfunctie niet meer verwacht kan worden.

- **Doel van de operatie**

Het tot één holte verenigen van mastoïd, antrum, middenoor en gehoorgang om zo een veilig en goed te reinigen oor te verkrijgen.

4.11.1 Preoperatieve fase

- **Voorbereiding van de operatie**

Randapparatuur: diathermie, zuigunit, zenuwmonitor, operatiemicroscoop, boorunit, meekijkapparatuur.

- **Specifieke benodigdheden**
- steriele hoes voor de operatiemicroscoop
- subdermale naaldelektroden (bij gebruik van de zenuwmonitor)
- steriele monopolaire stimulatieprobe (bij gebruik van de zenuwmonitor)
- warme spoelvloeistof (NaCl 0,9 %)
- twee injectiespuiten van 10 of 20 ml voor het spoelen of een disposable irrigatiesysteem (afhankelijk van het gebruikte boorsysteem)
- zuigslang
- linttampon van 1 cm breed
- fibrineweefsellijn (indien nodig)
- antibiotica/corticosteroïdzalf (bijvoorbeeld Terra-Cortril® of Sofradex®)
- lokaal anestheticum, bijvoorbeeld carpules lidocaïne (Xylocaïne®) 1 % of 2 % met respectievelijk Adrenaline® 1:100.000 of 1:80.000
- carpulenaald

- **Specifiek instrumentarium**
- basis-oorinstrumentarium
- micro-oorinstrumentarium
- set met interpositienaalden
- boorset
- verdovingsset

- **Hechtmateriaal**
- voor de gehoorgangplastiek: oplosbaar USP 3-0 atraumatisch
- subcutis: oplosbaar USP 3-0 atraumatisch
- huid: oplosbaar USP 4-0 rapide, atraumatisch
- huid kind: oplosbaar USP 5-0 rapide, atraumatisch

- **Toestand van de patiënt bij ontvangst**

Een radicalisatie valt onder de geplande ingrepen en wordt als zodanig ingeroosterd in het reguliere operatieprogramma. De patiënt wordt veelal op de dag van de ingreep nuchter opgenomen, waarbij de algemene preoperatieve voorbereidingen gelden. De ingreep wordt onder algehele anesthesie uitgevoerd.

Voor een relatieve bloedleegte zal op de operatiekamer (afhankelijk van de voorkeur van de operateur) een pre- of peroperatieve infiltratie van de oorschelpaanhechting en de meatus plaatsvinden met carpules lidocaïne (Xylocaïne®) 1 % of 2 % met respectievelijk Adrenaline® 1:100.000 of 1:80.000.

Preoperatief worden aan de te opereren zijde steriele subdermale naaldelektroden van de zenuwmonitor bij de patiënt geplaatst ter bewaking van de n. facialis.

4.11.2 Peroperatieve fase

Na het uitboren van het mastoïd wordt de ingreep voor het uitboren van het antrum en het epitympanum voortgezet met de operatiemicroscoop en micro-instrumentarium.

Door de huid van de benige posterieure gehoorgangwand af te schuiven, kan (het restant) trommelvlies uit de sulcus worden gelicht en naar anterieur worden omgeklapt. Het middenoor kan nu zowel via de gehoorgang als via het uitgeboorde mastoïd gecombineerd worden geïnspecteerd en gesaneerd.

Met het zo gecreëerde ruime overzicht wordt de sanering in de vorm van een radicalisatie voortgezet. Daarbij worden de achterste benige gehoorgangwand en de laterale wand van de trommelholte met op maat aangepaste snijdende dan wel polijstende boortjes verwijderd, waarbij het verticale fascialisspoor tot op de zenuw wordt afgevlakt. Aangetast slijmvlies, cholesteatoom, het aangetaste trommelvlies en restanten van de gehoorbeenketen worden zo nauwkeurig mogelijk verwijderd (met behoud van de stapes om schade aan het binnenoor te voorkomen).

De buis van Eustachius wordt met bindweefsel uit het retroauriculair wondgebied afgesloten. Hiervoor kan fibrineweefsellijm gebruikt worden.

Bij de sanering zijn een raspatorium type Duckbill, een rondsnedemesje type Rosen, microzuigbuisjes, interpositienaalden, micropaktangetjes type Hartmann en curettes type House de meest gebruikte instrumenten.

Nadat de radicalisatie is voltooid, worden de twee wondspreiders type Wullstein en Weitlaner uit het retroauriculaire wondgebied gehaald. Doordat de oorschelp hiermee weer terug op zijn plaats valt, kan de ingang (de introïtus) van de uitwendige gehoorgang worden benaderd voor het vervaardigen van een ruime gehoorgangplastiek. Daartoe wordt met een mesje 15 en een circulaire incisie, een raspatorium type Duckbill en een rondsnedemesje type Rosen in de achterwand van de gehoorgang een huidlapje gecreeerd dat naar achter in de radicaalholte wordt gelegd. Een voldoende groot huidlapje kan met enkele hechtingen (oplosbaar USP 3-0, atraumatisch) aan retroauriculair weefsel worden gefixeerd.

Het creëren van een ruime gehoorgangplastiek bij een te nauwe introïtus is essentieel voor een goede postoperatieve beluchting en een regelmatige inspectie en reiniging van de radicaalholte.

Indien een benige obliteratie plaatsvindt, zijn er in het begin van de operatie beenstof en stukjes bot gewonnen en bewaard in een bakje. Bij het winnen van beenstof wordt niet tot weinig gespoeld bij het boren en wordt het ontstane beenstof met een Freer opgeschept en droog bewaard in een bakje. Met een beitel en hamer kunnen stukjes bot gewonnen worden, die worden bewaard in een bakje met NaCl 0,9 %. Dit wordt gebruikt om de middenoorbijholten (mastoïd- en koepelholte) volledig met bot te vullen, zodat alleen een belucht middenoor overblijft, dat wel nog goed kan functioneren. Ook het trommelvlies wordt dan met dun gesneden kraakbeen hersteld. Hierbij wordt fibrine-weefsellijm gebruikt.

Na het tamponneren met een met antibiotica/corticosteroïdzalf geïmpregneerde linttampon van 1 cm breed en met behulp van een bajonetpincet type Lucae wordt de retroauriculaire incisie in lagen gesloten met oplosbaar USP 3-0 atraumatisch voor de subcutis en oplosbaar USP 4-0/5-0 rapide atraumatisch voor de huid.

4.11.3 Postoperatieve fase

Subdermale naaldelektroden verwijderen.
Hoofdverband aanbrengen.

- **Toestand van de patiënt bij vertrek**

De patiënt zal voor de algemene postoperatieve zorg met een waakinfuus naar de verkoeverkamer worden gebracht. Terug op de verpleegafdeling zal de algemene postoperatieve zorg worden voortgezet, waarbij de patiënt tot op de eerste postoperatieve dag bedrust krijgt opgelegd. Een lichte oorpijn is een normaal verschijnsel na een radicalisatie. Het drukverband wordt na één tot twee dagen door de KNO-arts verwijderd, waarna de patiënt veelal naar huis mag. Na ongeveer een week worden het pleisterverband, de linttampon en de hechtingen poliklinisch verwijderd. Tot die tijd dient de wond droog te worden gehouden en mag er geen verhoogde druk in het middenoor optreden.

- **Specifieke kortetermijncomplicaties**

Geleidingsverlies en een beschadiging van de halfcirkelvormige kanalen (het evenwichtssysteem).

- **Specifieke langetermijncomplicaties**

Bij een niet voorspoedig verlopende epithelisatie van de radicaalholte kan de patiënt postoperatief last blijven houden van otorrhoea. De patiënt moet zich ervan bewust zijn dat deze teleurstellende complicatie niet opweegt tegen het nut van de ingreep, dat wil zeggen het creëren van een veilig oor waarbij het gevaar van mogelijke complicaties zoals een encefalitis, een hersenabces, een n. facialisparese of een trombose van de sinus sigmoideus wordt weggenomen.

Een andere complicatie die op den duur kan optreden, is littekenretractie.

4.12 Gehoorverbeterende operaties (tympanoplastiek)

Gehoorverbeterende operaties worden uitgevoerd bij een onderbreking in het geleidingssysteem van het middenoor (trommelvlies, gehoorbeenketen, ovale venster). Die onderbreking (bijvoorbeeld een perforatie in het trommelvlies en/of een onderbreking in de gehoorbeenketen) is meestal het gevolg van een chronische middenoorontsteking en heeft een gedeeltelijk gehoorverlies tot gevolg (geleidingsslechthorendheid). Door de onderbreking is het geleidingssysteem van het middenoor immers niet meer in staat de luchttrillingen naar het binnenoor en de gehoorzenuw over te brengen.

De in deze paragraaf beschreven operaties hebben betrekking op het operatief herstel van dit geleidingssysteem met een functieherstel van het middenoor als doel. Daarbij dient de buis van Eustachius goed te functioneren en dient het middenoor veilig en droog te zijn (dus zonder cholesteatoom en ontstekingsweefsel).

- **Operatie-indicatie**

Aandoeningen en defecten van het trommelvlies en/of de gehoorbeenketen.

- **Doel van de operatie**

Streven naar een zo goed mogelijke reconstructie van het trommelvlies en/of de gehoorbeenketen en een zo goed mogelijk functioneel herstel van het middenoor (= het doorgeven van de geluidstrillingen van de buitenwereld naar het ovale venster).

4.12.1 Onderverdeling van gehoorverbeterende operaties

Oorspronkelijk werden de gehoorverbeterende operaties (tympanoplastieken) onderverdeeld in een vijftal varianten die afhankelijk van de ernst van de aangedane structuren kunnen worden toegepast als gehoorherstellende of gehoorverbeterende operaties. De nummering (type I tot en met V) dateert uit de periode voor de ketenreconstructie ingang vond en volgt de klassieke indeling van Wullstein en Zöllner. In 1952 publiceerden Wullstein en Zöllner een diagnostisch systeem van pathologische veranderingen in het geleidingssysteem en de daarbij passende individueel verschillende operatietechnieken. Deze indeling was gebaseerd op de ervaring die was opgedaan door hun voorloper Rosen. Met fijn instrumentarium en een aangepaste vergroting met de operatiemicroscoop bewees Rosen dat succesvol operatief ingrijpen in het middenoor mogelijk was.

De klassieke indeling van tympanoplastieken volgens Wullstein is als volgt (◘ fig. 4.13):

- type I (myringoplastiek): er is een trommelvliesdefect bij een intact zijnde gehoorbeenketen. De behandeling bestaat uit het sluiten van het trommelvliesdefect met een (auto- of allogeen) transplantaat. Het herstel van de gehoorfunctie kan volledig zijn;
- type II: naast een defect in het trommelvlies is ook een deel van de malleus geresorbeerd. De behandeling bestaat uit het leggen van het transplantaat op de hamerrest en onder het trommelvliesdefect;
- type III: een verdere destructie van de gehoorbeenketen heeft de malleus en de incus voor een groot deel aangetast. De stapes is intact. Door een transplantaat en een trommelvliesrest op de stapes te leggen, ontstaat een verkleinde trommelholte;

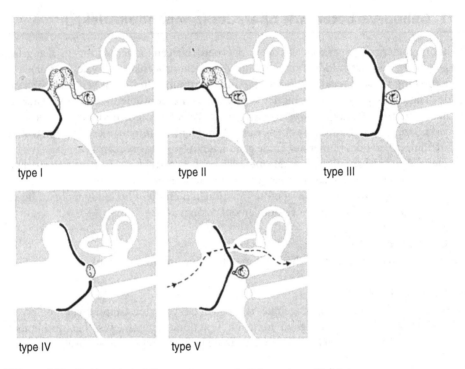

Figuur 4.13   De klassieke indeling van tympanoplastieken volgens Wullstein

— type IV: de gehoorbeenketen is afwezig. Door het ronde venster te bedekken met een transplantaat tracht men de selectieve geluidsoverdracht op het ovale venster te versterken;

— type V (fenestratieoperatie volgens Rosen): de gehoorbeenketen ontbreekt, waarbij de stapesvoetplaat door otospongiose gefixeerd is. Door een opening in het horizontale kanaal van het slakkenhuis te maken, ontstaat een nieuwe toegang tot het binnenoor. Het nieuwgevormde venster wordt afgedekt met een transplantaat.

Door de ontwikkeling in de oorchirurgie is men vandaag de dag geneigd de gehoorverbeterende ooroperaties te verdelen in:

— een myringoplastiek (ook wel trommelvliessluiting; oude term: tympanoplastiek type I);

— een ketenreconstructie.

4.13 Myringoplastiek

Een myringoplastiek is het sluiten van een perforatie in het trommelvlies, waarbij een transplantaat (een weefsellapje) onder het trommelvliesdefect wordt geplaatst voor een goede epitheelingroei (de underlay-techniek).

Een andere vorm van het sluiten van een trommelvliesperforatie is het plaatsen van een dun schijfje van hyaluronzuur (Epidisc^Æ). Dit wordt óver de perforatie gelegd (de overlay-techniek).

Een transplantaat kan autogene fascia temporalis, kraakbeen of perichondrium uit de tragus of concha auricula zijn (van de patiënt zelf) of allogene fascia temporalis, dura of pericard (van een donor).

Transplantaat

Een transplantaat is weefsel of een orgaan dat voor transplantatiedoeleinden wordt gebruikt. Bij de middenoorchirurgie wordt dit benut voor het sluiten van een perforatie in het trommelvlies. Daarbij kan gebruik worden gemaakt van een autogeen of een allogeen transplantaat.

Een autogeen transplantaat wordt peroperatief van de patiënt zelf afgenomen. Voorbeelden zijn perichondrium of kraakbeen uit de tragus en een stukje fascie van de fascia temporalis.

Een allogeen transplantaat (een allograft of bio-implantaat) is afkomstig van een ander individu van dezelfde soort (een donor). Voorbeelden zijn pericard, dura en fascia temporalis. Het gebruik van donormateriaal is de laatste jaren ter discussie komen te staan. Om het risico van overdracht van aids en CJD (ziekte van Creutzfeldt-Jakob) volledig te elimineren, dienen voor deze vorm van reconstructieve oorchirurgie behalve stringente criteria voor donorselectie ook afdoende en betrouwbare weefselconserveringsmethoden gehanteerd te worden. Kan aan de gestelde eisen niet voldaan worden, dan dienen autogene weefsels of biomaterialen gebruikt te worden.

Diabolo-techniek

Er zijn verschillende methoden ontwikkeld voor het sluiten van een trommelvliesperforatie.

Via deze link is de diabolo-techniek te zien, waarbij uit kraakbeen een diabolovormpje wordt gesneden en in de (kleine) perforatie wordt geplaatst: ► https://tinyurl.com/Diabolo-Myringoplasty.

De belangrijkste voorwaarde van een transplantaat is dat het bindweefsel bevat. Om ervoor te zorgen dat het transplantaat goed aanslaat, worden de randen van de trommelvliesperforatie voorafgaand aan het plaatsen van het transplantaat geaviveerd (levensvatbaar gemaakt) (zie ◘ fig. 4.18), dat wil zeggen ontdaan van het epitheel dat over de rand van de trommelvliesperforatie heen is gegroeid. De ingroei van bloedvaten en lichaamseigen bindweefsel zorgt geleidelijk aan voor de inlijving van het transplantaat bij het lichaam.

Sommige myringoplastieken zijn transmeataal goed te doen zonder enige vorm van inciseren. Dit is het geval als de trommelvliesperforatie goed te overzien is en er uitsluitend een myringoplastiek hoeft te worden uitgevoerd (bijvoorbeeld bij kleine centraal gelegen perforaties, zie ◘ fig. 4.4). De combinatie van een transmeatale benadering met een endaurale incisie in de ingang (de introïtus) van de gehoorgang kan worden gebruikt als het zicht op het trommelvlies niet toereikend is. Een andere benadering van het middenoor voor een myringoplastiek is retroauriculair. De keuze van de benadering (transmeataal of retroauriculair) is afhankelijk van de afmeting en de lokalisatie van de trommelvliesperforatie (centraal of randstandig) en/of de voorkeur van de operateur. Sommige KNO-artsen werken uitsluitend retroauriculair.

- **Operatie-indicatie**

Een trommelvliesdefect waarbij de gehoorbeenketen intact is.

- **Doel van de operatie**

Het opheffen van het trommelvliesdefect ter verbetering van het gehoor en ter voorkoming van infecties van buitenaf.

4.13.1   Preoperatieve fase

- **Voorbereiding van de operatie**

Randapparatuur: diathermie, zuigunit, zenuwmonitor, operatiemicroscoop, meekijk-apparatuur.

- **Specifieke benodigdheden**
- steriele hoes voor de operatiemicroscoop
- subdermale naaldelektroden (bij gebruik van de zenuwmonitor)
- steriele monopolaire stimulatieprobe (bij gebruik van de zenuwmonitor)
- zuigslang
- gelatinesponsje (Gelfoam®, Curaspon®, Willospon®, Spongostan® of Gelitaspon®)
- indien gewenst een allogeen transplantaat (pericard of dura)
- linttampon van 1 cm breed
- fibrineweefsellijn (indien nodig)
- antibiotica/corticosteroïdzalf (bijvoorbeeld Terra-Cortril® of Sofradex®)
- lokaal anestheticum, bijvoorbeeld carpules lidocaïne (Xylocaïne®) 1 % of 2 % met respectievelijk Adrenaline® 1:100.000 of 1:80.000
- carpulenaald

Gelatinesponsjes

Een gelatinesponsje zoals Curaspon®, Gelfoam®, Willospon®, Spongostan® of Gelitaspon® is een in water onoplosbaar, gedroogd gelatineschuim in sponsachtige vorm (◘ fig. 4.14). Gelatinesponsjes zijn eigenlijk wond afsluitende materialen die tot de hemostatica behoren, middelen die het proces van de bloedstolling bevorderen. De bloedplaatjes die zich in de talrijke poriën van het sponsje hechten, worden daar afgebroken. De tromboplastine die daarbij uit de bloedplaatjes vrijkomt, zorgt uiteindelijk voor de bloedstolling.

Door de vele poriën is het sponsje echter ook zacht en meegaand, waardoor het zich makkelijk aanpast aan bijvoorbeeld de contouren van een anatomische structuur. Door deze eigenschappen wordt het gelatinesponsje bij de KNO voornamelijk gebruikt bij de middenoorchirurgie voor bijvoorbeeld het op de plaats houden

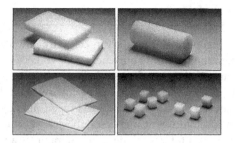

◘ Figuur 4.14 Gelatinesponsjes

(immobiliseren) van een gereconstrueerde gehoorbeenketen en het ondersteunen van een trommelvlieslapje. Achtergelaten in het lichaam worden de sponsdeeltjes binnen ongeveer één tot drie weken volledig geresorbeerd zonder merkbare littekenvorming. De sponsjes zijn door de fabrikant als gedroogd schuim in diverse maten en vormen uitgesneden en worden als zodanig steriel geleverd. Peroperatief zijn de sponsjes zowel droog als vochtig bruikbaar. Door in het sponsje te knippen kan iedere gewenste afmeting worden gebruikt, tot zelfs een enkele millimeter.

- **Specifiek instrumentarium**
- basis-oorinstrumentarium
- micro-oorinstrumentarium
- set met interpositienaalden
- verdovingsset

- **Hechtmateriaal**
- subcutis: oplosbaar USP 3-0, atraumatisch
- huid: oplosbaar USP 4-0 rapide, atraumatisch
- huid kind: oplosbaar USP 5-0 rapide, atraumatisch

- **Toestand van de patiënt bij ontvangst**

Een myringoplastiek valt onder de geplande ingrepen en wordt als zodanig ingeroosterd in het reguliere operatieprogramma. De patiënt wordt op de dag van de ingreep nuchter opgenomen, waarbij de algemene preoperatieve voorbereidingen gelden. Afhankelijk van de leeftijd kan de patiënt bij aankomst op de operatieafdeling vergezeld worden door een ouder/verzorger en/of een begeleider van de verpleegafdeling. De ingreep wordt onder algehele anesthesie uitgevoerd.

Voor een relatieve bloedleegte zal op de operatiekamer (afhankelijk van de voorkeur van de operateur) een pre- of peroperatieve infiltratie van de oorschelpaanhechting en de meatus plaatsvinden met carpules lidocaïne (Xylocaïne®) 1 % of 2 % met respectievelijk Adrenaline® 1:100.000 of 1:80.000.

Preoperatief worden aan de te opereren zijde steriele subdermale naaldelektroden van de zenuwmonitor bij de patiënt geplaatst ter bewaking van de n. facialis.

4.13.2 Peroperatieve fase

De hier beschreven myringoplastiek gaat uit van een retroauriculaire benadering. Voor de retroauriculaire benadering wordt de oorschelp naar voren toe vastgehouden. Enkele millimeters achter de aanhechting van de oorschelp wordt met een mesje 15 een boog-vormige incisie door de huid, de subcutis en het periost gemaakt. Eventuele bloedinkjes worden gecoaguleerd met een fijn chirurgisch pincet type Gillies of met een bipolair pin-cet. Het periost van het mastoïd wordt met een dubbelelevatorium type Freer of Willi-ger naar voren toe afgeschoven tot voorbij de spina suprameatica (spina van Henle), een botrichel die de achterbovenzijde van de mediale gehoorgang markeert. Voor het afslui-ten van de trommelvliesperforatie kan gebruikgemaakt worden van een fascielapje of een kraakbeentransplantaat van de patiënt zelf (een autogeen transplantaat). Dit kan in deze fase van de operatie gewonnen worden.

Een fascielapje wordt uit de fascie van de musculus temporalis vrijgeprepareerd. Daartoe wordt met het scherpe haakje van het wondhaakje type Senn-Miller de retro-auriculaire wondrand in de craniale hoek opgetild. De fascie van de m. temporalis wordt met een klein prepareerschaartje type Metzenbaum vrijgeprepareerd van de huid en de subcutis en met een mesje 15 dwars geïncideerd. Met een dubbelelevatorium type Freer wordt via de dwarse incisie een scheiding gemaakt tussen de fascie en de spier. Met een prepareerschaartje of een mesje 15 en een fijn chirurgisch pincet type Gillies kan een voldoende groot stuk fascie worden vrijgemaakt en uitgenomen. Bij een transmeatale benadering wordt het lapje via een aparte pre- of retroauriculaire incisie verkregen. Afhankelijk van de voorkeur van de operateur kan het fascielapje tot aan het gebruik op verschillende manieren worden bewaard:

- pletten in een weefselpers (zie ◘ fig. 4.15) en droog bewaren op een gladde en niet-absorberende ondergrond (een siliconen of marmeren blokje);
- opspannen met spelden op een siliconen blokje (vochtig of droog);
- uitstrijken en laten drogen op een gladde en niet-absorberende ondergrond;
- bewaren in een fysiologische zoutoplossing.

Een *kraakbeentransplantaat* kan uit de tragus, de concha auricula of de helix retroau-riculair (zie ◘ fig. 3.1) gewonnen worden en met een speciale kraakbeensnijder (zie ◘ fig. 4.16) in de gewenste dikte worden gesneden (0,1–0,7 mm). Zo nodig kan het kraakbeentransplantaat met een mesje 15 nog naar wens worden gemodelleerd.

Na het verkrijgen van het fascielapje of kraakbeentransplantaat worden de wondspreiders type Wullstein (gebogen) en Weitlaner (recht) loodrecht ten opzichte van elkaar in het retroauriculaire wondgebied geplaatst.

De huid van de posterieure gehoorgangwand wordt nu met een raspatorium type Duckbill tot aan de annulus tympanicus afgeschoven. Met een mesje 15 of een sikkel-mesje type Tabb of Wullstein kan de nu losliggende huid van de posterieure gehoor-gangwand ongeveer halverwege de gehoorgang aan de achterkant worden geïncideerd. Deze zogenoemde knoopsgatincisie ligt enkele millimeters posterieur van en evenwijdig aan de annulus tympanicus. Om de knoopsgatincisie zo goed mogelijk open te houden, kan de wondspreider type Weitlaner opnieuw worden geplaatst. Ook kan met hetzelfde doel een stukje linttampon of een siliconen bandje met een mosquito als een soort teu-gel door de knoopsgatincisie worden gehaald en worden gefixeerd. De ingreep wordt

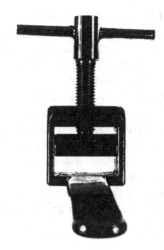

◘ Figuur 4.15 Een weefselpers

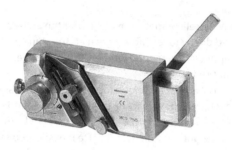

◘ Figuur 4.16 Voorbeeld van een kraakbeensnijder

voortgezet met de operatiemicroscoop, micro-instrumentarium en een (disposable) microzuigbuisje voor op de zuigslang (al dan niet met een connectietussenstuk- een adaptor- voor een juiste aansluiting).

Bij een perforatie van het trommelvlies wordt de rand van de perforatie eerst geaviveerd (◘ fig. 4.18). Daarvoor kan gebruik worden gemaakt van een scherpe interpositie-naald (voor het kort op elkaar plaatsen van een aantal gaatjes op een rij), een sikkelmesje (om de perforaties met elkaar te verbinden) en een paktangetje type Hartmann (om het losgeraakte randje mee te verwijderen).

Met een raspatorium type Duckbill en/of een rondsnedemesje type Rosen kan vervolgens de annulus van het betrokken trommelvliesgedeelte uit de sulcus worden gelicht en naar anterieur worden omgeklapt. Om te voorkomen dat het trommelvlies bij het terugplaatsen in de sulcus te ver naar lateraal komt en de scherpe hoek van het trommelvlies en de gehoorgang wordt opgeheven, dient de annulus tympanicus aan de anterieure zijde (van 2–4 uur) in de sulcus te blijven staan.

Na het omklappen van het trommelvlies (en indien gewenst een inspectie van het middenoor) worden kleine stukjes van het resorbeerbare gelatinesponsje geknipt en met een paktangetje type Hartmann of een interpositienaaldje (een 'puntje') in de trommelholte gebracht ter ondersteuning van het later aan te brengen transplantaat.

Na het op maat knippen kan het transplantaat (gesteund door de gelatinesponsjes) aansluitend met het paktangetje of een stompe interpositienaald tegen de binnenzijde van het trommelvlies worden geschoven en óp de hamersteel. De tympano-meatale lap (het trommelvlies en de huid van de posterieure gehoorgangwand) wordt vervolgens met een stompe interpositienaald of het raspatorium type Duckbill zodanig over het transplantaat teruggelegd dat het transplantaat de perforatie in het trommelvlies afsluit. Ter fixatie van de tympano-meatale lap worden kleine stukjes van het resorbeerbare gelatinesponsje met een paktangetje type Hartmann of een interpositienaald tegen de buitenkant van het trommelvlies gelegd tot aan de gehoorgang. Fibrineweefsellijm kan gebruikt worden om het transplantaat te fixeren.

Fibrineweefsellijm

Fibrineweefsellijm bestaat uit twee componenten. Voorbeelden zijn TISSEEL® en TISSUCOL®.

TISSEEL® is een fibrineweefsellijm met twee componenten en bevat twee van de proteïnen die het bloed doen stollen: fibrinogeen en trombine. Wanneer deze proteïnen tijdens de applicatie gemengd worden, vormen ze een stolsel op de plaats waar de chirurg die aanbrengt.

TISSEEL® wordt bereid uit twee oplossingen (oplossing van adhesieproteïnen en trombineoplossing) die tijdens de applicatie met elkaar gemengd worden.

TISSEEL® wordt bewaard en getransporteerd bij $\leq -20\,°C$ (in de vriezer). De ontdooide oplossing moet binnen 72 uur gebruikt worden. De meest gebruikte hoeveelheid binnen de KNO is 2 ml.

De componenten van TISSEEL® zijn afgevuld in twee aparte spuiten. De oplossing van adhesieproteïnen is afgevuld in een spuit met blauwe schaalverdeling en de trombineoplossing is afgevuld in een spuit met zwarte schaalverdeling. De twee voorgevulde spuiten zijn vastgeklemd in een DUPLOJECT Two-Syringe Clip. Beide componenten zijn kleurloos.

In de KNO kan TISSEEL® gebruikt worden om weefsel vast te lijmen, bijvoorbeeld bij het afsluiten van de buis van Eustachius met een weefselpropje, bij een trommelvlies- en ketenreconstructie en om beenmeel te plakken bij een CI.

Na het verwijderen van de spreiders en/of de teugel en het tamponneren van de gehoorgang met een met antibiotica/corticosteroïdzalf geïmpregneerde linttampon van 1 cm breed (met een bajonetpincet type Lucae) wordt de retroauriculaire incisie in lagen gesloten met oplosbaar USP 3-0 atraumatisch voor de subcutis en oplosbaar USP 4-0/5-0 rapide atraumatisch voor de huid.

Afhankelijk van de voorkeur van de operateur kan er ook eerst worden gesloten en dan getamponneerd.

4.13.3 Postoperatieve fase

Subdermale naaldelektroden verwijderen.
Hoofdverband aanbrengen.

■ **Toestand van de patiënt bij vertrek**

De patiënt zal voor de algemene postoperatieve zorg met een waakinfuus naar de verkoeverkamer worden gebracht. Na een tympanoplastiek kan de patiënt soms misselijk zijn en last hebben van een lichte oorpijn.

Meestal worden de patiënten opgenomen in dagbehandeling. Het drukverband wordt na één tot twee dagen verwijderd door de patiënt zelf. Na ongeveer een week worden het pleisterverband, de linttampon en de hechtingen poliklinisch verwijderd. Tot die tijd dient de wond droog te worden gehouden en mag er geen verhoogde druk in het middenoor optreden.

■ **Specifieke kortetermijncomplicaties**

Beschadiging (laesie) van de chorda tympani, ketenluxatie en hogetonenverlies door manipulatie van de keten met behulp van de zuigbuis.

■ **Specifieke langetermijncomplicaties**

Retractie van het trommelvlies met iatrogeen cholesteatoom en stenose van de gehoorgang.

4.14 Ketenreconstructie

Een ketenreconstructie is elke gehoorverbeterende handeling in het middenoor, dat wil zeggen een herstel van de verbinding tussen het trommelvlies en het ovale venster van het slakkenhuis door middel van een operatieve ingreep. Een onderbreking van de gehoorbeenketen is veelal het gevolg van een chronische middenoorontsteking, onderdruk in het middenoor en de aanwezigheid van cholesteatoom met de daarbij gepaard gaande destructieve werking. Door de destructieve werking is het mogelijk dat bijvoorbeeld een deel van het lange been van de incus, het lange been van de incus met de kop van de stapes of de malleus en de incus samen met de stapesopbouw verloren gaat.

Voor de reconstructie van de gehoorbeenketen kan afhankelijk van het verloren gegane deel gebruik worden gemaakt van de eigen incus die geremodelleerd wordt, een autogeen stukje bot (uit het mastoïd) of een middenoorprothese van het materiaal teflon of het tegenwoordig veelgebruikte hydroxylapatiet (gehydroxyleerd calciumfosfaat) of titanium.

Een ketenreconstructie wordt meestal direct gecombineerd met een trommelvliesplastiek. Ook de combinatie van een sanering met een ketenreconstructie en een trommelvliesplastiek in één tempo komen voor.

Het al of niet direct uitvoeren van een ketenreconstructie is afhankelijk van het inmiddels bereikte resultaat van de sanering. Een absolute voorwaarde is dat het cholesteatoom radicaal verwijderd is. Daarnaast dient de buis van Eustachius goed te functioneren en dient het middenoor droog te zijn, dus geen ontstekingsweefsel te bevatten. Saneringen waarbij de benige gehoorachterwand is blijven staan, bieden meer mogelijkheden voor de reconstructie van de gehoorbeenketen dan saneringen waarbij een groot deel van de benige gehoorachterwand is weggeboord.

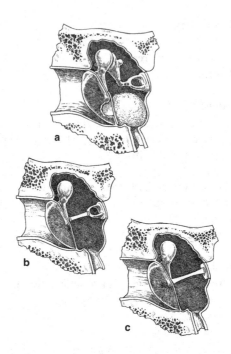

◻ Figuur 4.17   Huidige methoden voor een trommelvlies- en ketenreconstructie: trommelvliessluiting bij een intacte gehoorbeenketen (**a**); hamersteel-stapeskopoverbrugging (**b**); hamersteel- c.q. trommel-vlies-stapesvoetplaatoverbrugging (**c**)

In de jaren zeventig van de vorige eeuw publiceerde Austin een indeling van keten-reconstructies gebaseerd op datgene wat er nog na sanering van de gehoorbeenketen resteerde. Zijn indeling is echter nooit algemeen in gebruik genomen. Aangezien de gekozen methode van de reconstructie afhankelijk is van de aard van het defect, zijn vele variaties mogelijk.

De meest moderne vormen van reconstructie zijn:

— trommelvliessluiting (myringoplastiek, de oude term is tympanoplastiek type I) (zie ◻ fig. 4.17a);

— hamersteel-stapeskopoverbrugging (bij het ontbreken van het lange incusbeen met een intacte stapes) (zie ◻ fig. 4.17b): de prothese wordt tussen de stapesbovenbouw en de hamer en/of het trommelvlies geplaatst (partial ossicular replacement prothesis – PORP);

— hamersteel- c.q. trommelvlies-stapesvoetplaatoverbrugging (bij het ontbreken van de incus en de stapesbovenbouw) (zie ◻ fig. 4.17c): de prothese wordt tussen de stapes-voetplaat en de hamer of het trommelvlies geplaatst (TORP; total ossicular replace-ment prothesis).

■ **Operatie-indicatie**

Geleidingsslechthorendheid, veelal als gevolg van een chronische otitis media met of zonder cholesteatoom.

- **Doel van de operatie**

Herstel van het geleidingssysteem ter herstel of verbetering van het gehoor.

4.14.1 Preoperatieve fase

- **Voorbereiding van de operatie**

Randapparatuur: diathermie, zuigunit, zenuwmonitor, operatiemicroscoop, meekijk-apparatuur.

- **Specifieke benodigdheden**
- steriele hoes voor de operatiemicroscoop
- subdermale naaldelektroden (bij gebruik van de zenuwmonitor)
- steriele monopolaire stimulatieprobe (bij gebruik van de zenuwmonitor)
- zuigslang
- gelatinesponsje (Gelfoam®, Curaspon®, Willospon®, Spongostan® of Gelitaspon®)
- middenoorprothese (indien gewenst)
- linttampon van 1 cm breed
- antibiotica/corticosteroïdzalf (bijvoorbeeld Terra-Cortril® of Sofradex®)
- lokaal anestheticum, bijvoorbeeld carpules lidocaïne (Xylocaïne®) 1 % of 2 % met respectievelijk Adrenaline® 1:100.000 of 1:80.000
- carpulenaald

- **Specifiek instrumentarium**
- basis-oorinstrumentarium
- micro-oorinstrumentarium
- set met interpositienaalden
- verdovingsset

- **Hechtmateriaal**
- subcutis: oplosbaar USP 3-0 atraumatisch
- huid: oplosbaar USP 4-0 rapide, atraumatisch
- huid kind: oplosbaar USP 5-0 rapide, atraumatisch

- **Toestand van de patiënt bij ontvangst**

Een ketenreconstructie valt onder de geplande ingrepen en wordt als zodanig inge-roosterd in het reguliere operatieprogramma. De patiënt wordt op de dag van de ingreep nuchter opgenomen, waarbij de algemene preoperatieve voorbereidingen gel-den. De ingreep wordt onder algehele anesthesie uitgevoerd.

Voor een relatieve bloedleegte zal op de operatiekamer (afhankelijk van de voor-keur van de operateur) een pre- of peroperatieve infiltratie van de oorschelpaanhech-ting en de meatus plaatsvinden met carpules lidocaïne (Xylocaïne®) 1 % of 2 % met respectievelijk Adrenaline® 1:100.000 of 1:80.000.

Preoperatief worden aan de te opereren zijde steriele subdermale naaldelektroden van de zenuwmonitor bij de patiënt geplaatst ter bewaking van de n. facialis.

4.14.2 Peroperatieve fase

Voor een retroauriculaire benadering wordt de oorschelp naar voren toe vastgehouden. Enkele millimeters achter de aanhechting van de oorschelp wordt met een mesje 15 een boogvormige incisie door de huid, de subcutis en het periost gemaakt. Eventuele bloedinkjes worden gecoaguleerd met een fijn chirurgisch pincet type Gillies of met een bipolair pincet. Het periost van het mastoïd wordt met een dubbelelevatorium type Freer of Williger naar voren toe afgeschoven tot voorbij de spina suprameatica (spina van Henle), een botrichel die de achterbovenzijde van de mediale gehoorgang markeert.

Voor het afsluiten van de trommelvliesperforatie kan gebruikgemaakt worden van een fascielapje of een kraakbeentransplantaat van de patiënt zelf (een autogeen transplantaat). Dit kan in deze fase van de operatie gewonnen worden.

Na het verkrijgen van het fascielapje of kraakbeentransplantaat worden de wondspreiders type Wullstein (gebogen) en Weitlaner (recht) loodrecht ten opzichte van elkaar in het retroauriculaire wondgebied geplaatst. De huid van de posterieure gehoorgangwand wordt nu met een raspatorium type Duckbill tot aan de annulus tympanicus afgeschoven. Met een mesje 15 of een sikkelmesje type Tabb of Wullstein kan de nu losliggende huid van de posterieure gehoorgangwand ongeveer halverwege de gehoorgang aan de achterkant worden geïncideerd. Deze zogenoemde knoopsgatincisie ligt enkele millimeters posterieur van en evenwijdig aan de annulus tympanicus. Om de knoopsgatincisie zo goed mogelijk open te houden, kan de wondspreider type Weitlaner opnieuw worden geplaatst. Ook kan een stukje linttampon of een siliconen bandje met een mosquito als een soort teugel door de gehoorgang en de knoopsgatincisie worden gehaald en voorlangs de oorschelp met de mosquito worden gefixeerd. De ingreep wordt voortgezet met de operatiemicroscoop, micro-instrumentarium en een (disposable) microzuigbuisje voor op de zuigslang (al dan niet met een connectietussenstuk voor een juiste aansluiting).

Bij een perforatie van het trommelvlies wordt de rand van de perforatie eerst geaviveerd (zie ◘ fig. 4.18). Daarvoor kan gebruik worden gemaakt van een scherpe interpositienaald (voor het kort op elkaar plaatsen van een aantal gaatjes op een rij), een sikkelmesje (om de perforaties met elkaar te verbinden) en een paktangetje type Hartmann (om het losgeraakte randje mee te verwijderen).

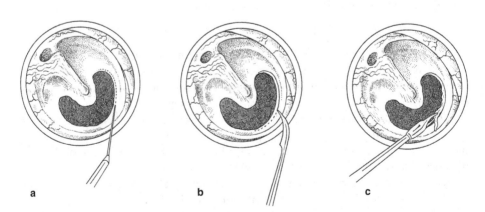

a   b   c

◘ **Figuur 4.18**   Het aviveren van de rand van een trommelvlies met een interpositienaald (a); een sikkelmesje (b); en een paktangetje type Hartmann (c)

Met een raspatorium type Duckbill en/of een rondsnedemesje type Rosen kan vervolgens de annulus van het betrokken trommelvliesgedeelte uit de sulcus worden gelicht en naar anterieur worden omgeklapt.

Op deze wijze is het mogelijk om de gehoorbeenketen te inspecteren en zo mogelijk te reconstrueren. Voor de inspectie kan gebruik worden gemaakt van micro-instrumentarium zoals diverse interpositienaalden, raspatoria type Wullstein of Duckbill, een paktangetje type Hartmann, een schaartje type Belluci en een rondsnedemesje type Rosen. Voor de reconstructie van de gehoorbeenketen kan afhankelijk van het verloren gegane deel gebruik worden gemaakt van een middenoorprothese die met een paktangetje type Hartmann en een interpositienaald kan worden geplaatst.

Middenoorprotheses

Middenoorprotheses worden gebruikt voor de reconstructie van de gehoorbeenketen met als doel een functioneel herstel van het middenoor. Sinds de jaren vijftig van de twintigste eeuw is in de ontwikkeling van de middenoorprotheses een grote verscheidenheid aan kunststoffen en vormen aangewend. Afstoting, resorptie en nieuwe complicaties, zoals vastgroeien of verplaatsing door tractie van het trommelvlies, bleven om aanpassing van het materiaal vragen. Uiteindelijk bleken hydroxy-apatiet, teflon, polyethyleen, roestvrij staal en titanium betrouwbare reconstructiematerialen te zijn met een hoge biocompatibiliteit, wat wil zeggen dat ze goed door het lichaam worden verdragen en geen afweerreacties geven. Een middenoorprothese kan tegenwoordig bestaan uit bijvoorbeeld uitsluitend hydroxy-apatiet of titanium of, zoals bij stapesprotheses, uit een combinatie van bijvoorbeeld polyethyleen en hydroxy-apatiet, roestvrij staal en titanium of nitinol en titanium voor respectievelijk de lus en de schacht van de prothese.

Hydroxy-apatiet is een keramisch materiaal van gehydroxyleerd calciumfosfaat dat, in tegenstelling tot eerder gebruikt keramisch materiaal van aluminiumoxide en glaskeramiek, een grote overeenkomst vertoont met hydroxy-apatietkristallen (een vorm van calciumfosfaat), een natuurlijk bestanddeel van bot. Dit maakt dat een middenoorprothese van hydroxy-apatiet de mechanische eigenschappen van botweefsel benadert en zich nagenoeg als bot gedraagt. Hydroxy-apatiet kan in meerdere samenstellingen worden gebruikt, bijvoorbeeld met 40 % hydroxy-apatiet (keramiek) en 60 % polyethyleen (kunststof). Dit maakt de prothese minder hard en daardoor bijvoorbeeld geschikt om met een mesje in te korten of met een klein polijstend boortje naar wens te modificeren.

Een middenoorprothese van titanium, een op tin gelijkend metaal, is licht van gewicht (2–3 mg) en heeft net als een prothese van hydroxy-apatiet een hoge biocompatibiliteit. Ook titanium kan in meerdere samenstellingen worden gebruikt, zoals bij een teflon-nitinol prothese. Daarbij is nitinol een legering van nikkel en titanium. Een oppervlak van titaniumoxide voorkomt de afgifte van nikkel aan de omgeving.

Met een grote variëteit aan toepassingen, vormen en maten zijn de middenoorprotheses te verdelen in groepen (modellen):

- de incusprothese;
- de incus-stapesprothese;
- de malleus-incusprothese (de PORP®, partiel ossicular replacement prothesis);
- de malleus-incus-stapesprothese (de TORP®, total ossicular replacement prothesis);
- de stapesprothese.

Veelal draagt de prothese de naam van diegene die deze heeft ontwikkeld dan wel gemodificeerd, zoals middenoorprotheses type Kurz®, Wehrs®, Richards®, House®, McGee®, Schuknecht® en Fisch® (zie ◘ fig. 4.19). Een middenoorprothese moet goed verankeren, een hoge biocompatibiliteit hebben en optimale mechanische en akoestische eigenschappen bezitten.

Om een middenoorprothese zo veel mogelijk te kunnen aanpassen aan de specifieke anatomische omstandigheden in het middenoor, zijn er naast diverse vormen en maten protheses (vast en instelbaar) ook protheses met een buigbare verbinding tussen de kop en de schacht en met een holle of buigbare schacht. Voor het inkorten van de teflon schacht van bijvoorbeeld een Fisch-stapesprothese van 7 mm naar 3,5 mm kan een speciaal ontwikkeld snijblokje worden toegepast (zie ◘ fig. 4.21). Het plaatsen van de prothese moet bij voorkeur zonder specifiek instrumentarium verlopen, waarbij de prothese het zicht op het middenoor zo min mogelijk mag verstoren. De keuze voor een bepaalde middenoorprothese is met name gerelateerd aan het te reconstrueren deel van de gehoorbeenketen, maar ook aan de persoonlijke voorkeur van de operateur en de kostprijs van het implantaat.

Een middenoorprothese kan het risico van een trommelvliesperforatie met zich meebrengen. Dit risico is het kleinst wanneer het oppervlak van het implantaat dat tegen het trommelvlies komt te liggen relatief groot en vlak is. Om een trommelvliesperforatie te voorkomen, kan het daarom (afhankelijk van de uitvoering van de middenoorprothese) noodzakelijk zijn om een dun kraakbeentransplantaat tussen de hoofdplaat van het implantaat en het trommelvlies aan te brengen. Het kleine stukje kraakbeen kan bij een retroauriculaire benadering met een mesje uit de achterkant van de oorschelp worden gehaald. Bij een transmeatale benadering is een stukje kraakbeen uit de tragus een optie. Om de gewenste dikte te verkrijgen (van 0,1–0,7 mm), zijn er speciale kraakbeensnijders op de markt (zie ◘ fig. 4.16).

Middenoorprotheses zijn per stuk en steriel verpakt in speciale containertjes. De bijbehorende stickers met daarop onder andere de naam en het serienummer van de prothese zijn bestemd voor de patiëntenstatus/invoer in EPD en voor de eigen administratie en die van de operateur.

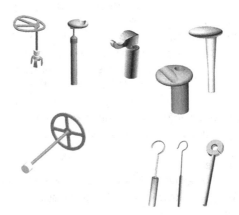

◘ **Figuur 4.19**   Voorbeelden van middenoorprotheses. (Bron: Medtronic Xomed, Heerlen)

Na de reconstructie worden kleine stukjes van het resorbeerbare gelatinesponsje geknipt en met een paktangetje type Hartmann of een interpositienaaldje (een 'puntje') in de trommelholte gebracht voor de stabiliteit van de gehoorbeenketen en ter ondersteuning van het vervolgens aan te brengen trommelvliestransplantaat.

Na het op maat knippen kan het transplantaat (gesteund door de gelatinesponsjes) aansluitend met het paktangetje of een stompe interpositienaald tegen de binnenzijde van het trommelvlies worden geschoven en óp de hamersteel. Fibrineweefsellijm kan gebruikt worden om het transplantaat te fixeren.

De tympano-meatale lap (het trommelvlies en de huid van de posterieure gehoor-gangwand) wordt vervolgens met de stompe interpositienaald of het raspatorium type Duckbill zodanig over het transplantaat teruggelegd dat het transplantaat de perforatie in het trommelvlies afsluit. Ter fixatie van de tympano-meatale lap worden kleine stukjes van het resorbeerbare gelatinesponsje met een paktangetje type Hartmann of een inter-positienaald tegen de buitenkant van het trommelvlies gelegd tot aan de gehoorgang. Na het verwijderen van de spreiders en/of de teugel en het tamponneren van de gehoorgang met een met antibiotica/corticosteroïdzalf geïmpregneerde linttampon van 1 cm breed (met een bajonetpincet type Lucae) wordt de retroauriculaire incisie in lagen gesloten met oplosbaar USP 3-0 atraumatisch voor de subcutis en oplosbaar USP 4-0/5-0 rapide atraumatisch voor de huid. Afhankelijk van de voorkeur van de operateur kan er ook eerst worden gesloten en dan getamponneerd.

4.14.3 Postoperatieve fase

Subdermale naaldelektroden verwijderen.
Hoofdverband indien nodig.

■ **Toestand van de patiënt bij vertrek**
De patiënt zal voor de algemene postoperatieve zorg met een waakinfuus naar de ver-koeverkamer worden gebracht. Tegenwoordig worden deze patiënten vaak behandeld in dagbehandeling en ontslagen als er geen complicaties zijn. Het drukverband wordt na één tot twee dagen door de patiënt zelf verwijderd. Na ongeveer een week worden het pleisterverband, de linttampon en de hechtingen poliklinisch verwijderd. Tot die tijd dient de wond droog te worden gehouden en mag er geen verhoogde druk in het middenoor optreden.

■ **Specifieke kortetermijncomplicaties**
Beschadiging (laesie) van de chorda tympani, hogetonenverlies als gevolg van mani-pulatie van de keten, stapesluxatie met het bij vergissing openen van het binnenoor en trommelvliesperforatie.

■ **Specifieke langetermijncomplicaties**
Uitpuiling (protrusie) van de prothese door het trommelvlies, afglijden van de pro-these en stenose van de gehoorgang.

4.15 Stapedotomie

Een stapedotomie is een vorm van stapeschirurgie die wordt verricht bij otosclerose. Otosclerose is een aandoening van het binnenoor omgevend benig labyrintkapsel waarbij in de aanmaak en de afbraak van het bot een stoornis optreedt. Eigenlijk is de benaming otosclerose (daterend uit 1844) niet juist. Deze suggereert namelijk een verharding van het benig kapsel, terwijl haarden van het pathologisch bot veel poreuzer zijn dan het normale benige labyrintkapsel. De naam otospongiose zou om deze reden beter zijn geweest.

In het algemeen wordt aangenomen dat otospongiose een toevallige uitbreiding is van een primaire lokale aandoening van het labyrintkapsel die niet gekoppeld hoeft te zijn aan een andere ziekte.

Er zijn twee vormen van otospongiose:

- cochleaire vorm: hierbij wordt door de uitbreiding van een otospongiotische haard in de wand van de cochlea het eigenlijke zintuig beschadigd, wat leidt tot een perceptief gehoorverlies;
- vorm waarbij een otospongiotische haard de rand van het ovale venster aantast en leidt tot verstarring van de stapesvoetplaat (stapesankylose): als gevolg van deze verminderde beweeglijkheid ontstaat een gehoorverlies van het geleidingstype. De voorkeursplaats van het pathologisch bot is de ventrale rand van het ovale venster.

Beide vormen kunnen tegelijkertijd aanwezig zijn, waardoor er behalve een perceptief gehoorverlies ook een geleidingsverlies optreedt. Otospongiotische haarden, met name in de wand van de cochlea, kunnen door aantasting van het nabijgelegen evenwichtsorgaan in het binnenoor aanleiding geven tot lichte duizeligheid en oorsuizen (tinnitus).

Afhankelijk van de aard van het gehoorverlies kan men overgaan tot een operatieve behandeling. Ondanks preoperatief onderzoek (audiometrie) kan de definitieve diagnose van een verstarde voetplaat pas peroperatief worden vastgesteld.

Met een laser (diode/KTP-laser, eventueel CO_2-laser), boor of naald wordt de stijgbeugel losgemaakt en vervangen door een prothese.

Laser
Laser staat voor *Light Amplification by Stimulated Emission of Radiation*, ofwel lichtversterking door gestimuleerde uitzending van straling. Een laser is een zeer intense lichtbron van éénkleurig licht, die een zeer smalle bundel van elektromagnetische straling produceert en afgeeft. Op een bepaalde plaats gericht wekt de bundel daar grote hitte op. Van de vele soorten lasers die sinds 1960 zijn ontwikkeld, worden binnen het vakgebied van de KNO zowel de CO_2-laser als de KTP-laser voor behandeling ingezet

CO_2-laser
Door toepassing van koolstofdioxidelasers wordt weefsel door de absorptie van energie verdampt (vaporiseren). Daardoor vallen cellen uit elkaar. Wordt er in een rechte lijn gelaserd, dan snijdt men als het ware door het weefsel. Schade aan omliggend weefsel (carbonisatie) blijft beperkt doordat de zeer hoge energie in een extreem korte tijd wordt toegediend.

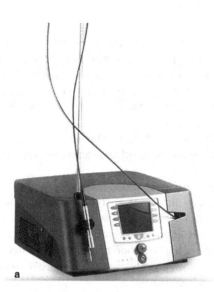

◘ Figuur 4.20a   Voorbeeld van een KTP Idas-laser

Een CO_2-laser (zie ◘ fig. 4.20b) wordt onder andere toegepast bij microchirurgie van de larynx/pharynx, bij een Zenker's divertikel, bij leukoplakie in de mondholte en op de huid bij bijvoorbeeld oppervlakkerige littekens, naevi en bij rhinophyma (een huidzwelling van het onderste deel van de neus).

Diodelaser/KTP-laser
Ook diodelasers (groen licht, geel licht en infrarood licht) zorgen voor verdamping van weefsel door de absorptie van energie door het weefsel of water in het weefsel (zie ◘ fig. 4.20a).
De mate van absorptie is niet in alle weefsels gelijk. Door de juiste laserkleur (golflengte) zorgvuldig af te stemmen op de mate van absorptie van het weefsel kan de aandoening selectief behandeld worden.
Een KTP of eventueel een CO_2-laser, elk met hun eigen golflengte, kan bij een stapedotomie ingezet worden voor het losmaken van de stapesopbouw en/of het maken van een opening in de stapesvoetplaat waarin een prothese kan worden geplaatst.
Een diode/KTP-laser kan bij de KNO bijvoorbeeld ook worden toegepast bij de coagulatie van de locus Kieselbachii in het geval van telkens terugkerende neusbloedingen bij patiënten met het syndroom van Rendu-Osler-Weber.
Bij aanschaf van een laser dient het personeel getraind te worden in de werking en mogelijkheden daarvan. Heel belangrijk hierbij is de laserveiligheid. Voor de diverse soorten lasers met verschillende laserclassificaties gelden verschillende laserveiligheid maatregelen ter bescherming van de gebruiker en de patiënt. Te nemen maatregelen zijn bijvoorbeeld een natte donkere doek over het aangezicht en de ogen van de patiënt en het gebruik van een speciale endotracheale tube geschikt voor het gebruik bij laser.

Iedereen die met een laser werkt, dus ook ondersteunend personeel, wordt geacht de cursus laserveiligheid met goed gevolg te hebben afgerond. Het gebruik van laser is namelijk niet zonder gevaar. Vanwege de hoge vermogensdichtheid kunnen de laserbundel en reflecties daarvan de ogen en de huid beschadigen. Naast risico's door de hoge lichtintensiteit bestaat er het risico van verspreiding van HPV-virusdeeltjes in laserrook.
Verder kan door een laserbundel, bij voldoende hoge vermogensdichtheid, zelfs brand veroorzaakt worden, bijvoorbeeld in de luchtweg tijdens een microlaryngoscopie met laser.

Noodprotocol luchtwegbrand bij gebruik van een CO_2-laser
Worden laserbehandelingen uitgevoerd in of nabij de luchtwegen in combinatie met toediening van zuurstof of anesthesiegassen, dan wordt in verband met het belangrijke risico van luchtwegbrand sterk aanbevolen om een noodprotocol afgesproken te hebben voor het onverhoopte geval dat een dergelijke brand optreedt ondanks de te nemen preventieve maatregelen. Te overwegen is in dit noodprotocol het volgende op te nemen:

- laseractie direct stoppen met de noodstopknop;
- toevoer zuurstof en anesthesiegassen stoppen;
- beademingstube onmiddellijk verwijderen;
- brand blussen met fysiologische zoutoplossing;
- beademen met anesthesiemasker;
- opnieuw intuberen met (siliconen) beademingstube, als dit niet mogelijk blijkt dan een starre bronchoscoop inbrengen;
- in het uiterste geval een noodtracheotomie uitvoeren;
- als de toestand stabiel is een starre bronchoscopie uitvoeren om de schade vast te stellen en aanwezig debris te verwijderen. Bij veel schade een tracheostoma aanleggen;
- de patiënt zo snel mogelijk weer beademen;
- medicamenteuze ondersteuning met antibiotica en steroïden.

Meer over laser, laserlicht en met name laserveiligheid staat beschreven in het *Basisboek operatieve zorg en technieken*.

Er zijn twee operatieve methoden:
- stapedectomie: het vervangen van de gehele stapes, dus inclusief de voetplaat. Voor de reconstructie wordt een prothese geplaatst tussen het lange incusbeen en het ovale venster. Een stukje venewand, fascie of kraakbeen dat de voetplaat vervangt, zorgt voor de afsluiting van het ovale venster;
- stapedotomie: bij deze tegenwoordig meest gebruikte techniek wordt uitsluitend de stapesbovenbouw verwijderd (de stapeskop en het voorste en achterste stapesbeen) en blijft de voetplaat in situ. Door een kleine opening in de verstarde voetplaat te maken, kan een prothese vanaf het lange incusbeen tot in deze opening naar het vestibulum van het slakkenhuis worden geplaatst.

■ **Operatie-indicatie**
Geleidingsslechthorendheid bij otosclerose (otospongiose).

A

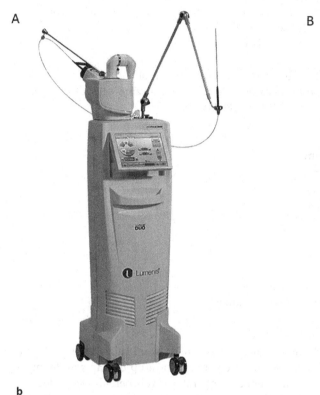

B

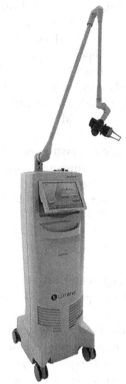

b

○ **Figuur 4.20b**   Voorbeeld van een CO_2-laser

■ **Doel van de operatie**

Het herstellen van de beweeglijke verbinding tussen de gehoorbeentjes en het binnenoor die veroorzaakt is door stapesfixatie.

4.15.1 Preoperatieve fase

■ **Voorbereiding van de operatie**

Randapparatuur: diathermie, zuigunit, zenuwmonitor, operatiemicroscoop, boorunit
voor een polijstend boortje, boorunit voor de stapesboor, laser (KTP of CO_2, zie
○ fig. 4.20a en b), meekijkapparatuur.

■ **Specifieke benodigdheden**
— steriele hoes voor de operatiemicroscoop
— subdermale naaldelektroden (bij gebruik van de zenuwmonitor)
— steriele monopolaire stimulatieprobe (bij gebruik van de zenuwmonitor)
— zuigslang

- gelatinesponsje (Gelfoam®, Curaspon®, Willospon®, Spongostan® of Gelitaspon®)
- stapesprothese bv Kurz®, BIG EASY®, en Fisch
- fiber voor KTP laser/handstuk CO_2-laser
- linttampon van 1 cm breed
- antibiotica/corticosteroïdzalf (bijvoorbeeld Terra-Cortril® of Sofradex®)
- lokaal anestheticum, bijvoorbeeld carpules lidocaïne (Xylocaïne®) 1 % of 2 % met respectievelijk Adrenaline® 1:100.000 of 1:80.000
- carpulenaald

- **Specifiek instrumentarium**
- basis-oorinstrumentarium
- micro-oorinstrumentarium
- set met interpositienaalden
- stapedotomieset
- stapesboorset
- verdovingsset

- **Hechtmateriaal**
- huid: oplosbaar USP 4-0/5-0 rapide, atraumatisch

- **Toestand van de patiënt bij ontvangst**

Een stapedotomie valt onder de geplande ingrepen en wordt als zodanig ingeroosterd in het reguliere operatieprogramma. De patiënt wordt op de dag van de ingreep nuchter opgenomen, waarbij de algemene preoperatieve voorbereidingen gelden. De ingreep kan zowel onder lokale anesthesie als onder algehele anesthesie worden uitgevoerd.

Voor de lokale anesthesie en/of een relatieve bloedleegte zal op de operatiekamer (afhankelijk van de voorkeur van de operateur) een pre- of peroperatieve infiltratie van de meatus plaatsvinden met carpules lidocaïne (Xylocaïne®) 1 % of 2 % met respectievelijk Adrenaline® 1:100.000 of 1:80.000.

Preoperatief worden aan de te opereren zijde steriele subdermale naaldelektroden van de zenuwmonitor bij de patiënt geplaatst ter bewaking van de n. facialis.

4.15.2 Peroperatieve fase

Om een goede toegang te verkrijgen tot de mediale wand van de trommelholte, waar zich aan de achter-bovenzijde het ovale venster met de stapesvoetplaat bevindt (zie ◘ fig. 4.2 en 4.3), is de chirurgische benadering doorgaans transmeataal, waarbij het oorspeculum via een houder en steun (bijvoorbeeld Yasargil®) aan de operatietafel bevestigd kan worden, of via een endaurale verwijdingsplastiek met een mesje 15. Door een endauraalspreider type Plester in de introïtus te plaatsen, wordt de tragus opzijgehouden. De huid van de posterieure gehoorgangwand kan nu met een raspatorium type Duckbill tot aan de annulus tympanicus worden afgeschoven, waarna de endauraalspreider zo nodig opnieuw wordt geplaatst. De ingreep wordt voortgezet met de operatiemicroscoop, micro-instrumentarium en (disposable) microzuigbuisjes voor op de zuigslang (al dan niet met een connectietussenstuk – een adaptor – voor een juiste aansluiting).

Met een raspatorium type Duckbill en/of een rondsnedemesje type Rosen kan vervolgens de annulus van het betrokken trommelvliesgedeelte uit de sulcus worden gelicht en kan de tympano-meatale lap (het betrokken trommelvlies en het stukje huid van de posterieure gehoorgangwand) naar anterieur worden omgeklapt. De achterste helft van het middenoor (het mesotympanum posterior) is nu zichtbaar, met aan de onderzijde het ronde venster en aan de bovenzijde de hals van de hamer (de malleus).

Met een interpositienaald kan de gelokaliseerde chorda tympani worden vrijgelegd van het slijmvlies en eventueel van het trommelvlies en het aambeeld (de incus).

Om het incus-stapesgewricht, de pees van de m. stapedius, het ovale venster, de stapesvoetplaat en de n. fascialis in hun geheel te kunnen overzien, is het in de meeste gevallen noodzakelijk om de benige achterbovenwand van de gehoorgang met een klein polijstend boortje, een Heermann-beiteltje of een scherp lepeltje type House af te vlakken.

Het middenoor wordt vervolgens geïnspecteerd op anatomische variaties en eventuele verdere pathologie. Met een interpositienaald wordt de verstarring van de stapesvoetplaat gecontroleerd en bevestigd. Met de bedoeling de stapesopbouw in een latere fase te verwijderen, wordt allereerst het peesje van de m. stapedius met een microschaartje type Bellucci of de laser doorgenomen. Om een mogelijke verkleving van het peesje met de later te plaatsen prothese te voorkomen, wordt de pees van de m. stapedius zo veel mogelijk aan de kant van de achterwand van de trommelholte doorgenomen, waardoor er zo min mogelijk peesrest achterblijft (zie ◘ fig. 4.22b).

Voor het verwijderen van de stapesopbouw (de kop met de beide benen) wordt het incudo-stapediaalgewricht met een 20° gehoekt incus-stapesmesje doorgenomen en worden het voorste en het achterste stapesbeen met een paktangetje type Hartmann of met de laser van de stapesvoetplaat gefractureerd en uitgenomen. Eventuele bloedinkjes uit de a. cruris anterior en/of posterior (de vaatvoorziening van het voorste en achterste been van de stapes) kunnen zo nodig worden getamponneerd met kleine stukjes gelatinespons (bijvoorbeeld Gelfoam®) met epinefrine.

Met een interpositienaald wordt het slijmvlies van de stapesvoetplaat afgeschoven. Het verloop van de n. fascialis kan daarbij het zicht aan de bovenzijde van het ovale venster enigszins belemmeren.

Met een stapesmetertje (bijvoorbeeld type Schuknecht, Ronis, Richards of Jordan) wordt de afstand gemeten van het lange incusbeen tot aan de stapesvoetplaat. Deze meting bepaalt de lengte van de te plaatsen prothese. De meting moet nauwkeurig worden uitgevoerd; een te lange prothese veroorzaakt duizeligheid en braken, een te korte prothese maakt onvoldoende contact en leidt tot onvoldoende herstel van de geleiding. De lengte van de teflon schacht van de Fisch-prothese kan zo nodig worden ingekort met een mesje 15 op een speciaal stapessnijblokje (zie ◘ fig. 4.21) met een maatverdeling. De Kurz®-piston (diverse soorten) en de BIG EASY®-piston (titanium) moeten per maat aangegeven worden.

Ter verdere voorbereiding van het plaatsen van de prothese wordt met behulp van een handpenetrator type Buckingham (bij een dikke voetplaat) een speciale stapesboor of de laser een centrale opening in de gefixeerde voetplaat gemaakt. Om ervoor te zorgen dat de prothese zich in de perforatie kan bewegen en dus dat de beweeglijke verbinding tussen de gehoorbeentjes en het binnenoor wordt hersteld, dient de diameter van de perforatie groter te zijn dan de diameter van de prothese. Zo zal een prothese met bijvoorbeeld een diameter van 0,4 mm worden geplaatst in een voetplaat met een perforatie van 0,6 mm.

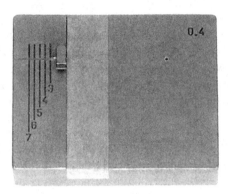

◘ Figuur 4.21   Een snijblokje voor het inkorten van de schacht van een staprothese. (Bron: Gyrus Medical GmbH, Tuttlingen)

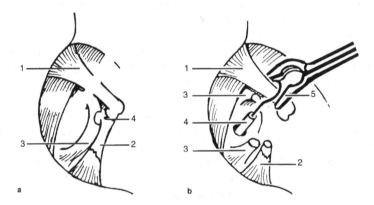

◘ Figuur 4.22   (a) 1. Het lange been van de incus 2. de pees van de m. stapedius 3. de stapes-opbouw 4. het incudo-stapediaalgewricht (b) Overzicht na het doornemen van de pees van de m. stapedius, het verwijderen van de stapesopbouw en de plaatsing van het implantaat: 1. het lange been van de incus 2. het restant van de pees van de m. stapedius 3. het restant van de stapesopbouw 4. de stapesprothese 5. de draadsluittang type McGee

Met een paktangetje type Hartmann kan nu de prothese in de trommelholte worden gebracht. Daarbij wordt het haakje van de stapesprothese met behulp van een interpo-sitienaald om het lange incusbeen geplaatst en wordt het staafje in de voetplaatperfo-ratie geplaatst. Bij een juiste positionering van de prothese – loodrecht op de voetplaat – wordt ter fixatie het haakje van de prothese gesloten met een draadsluittang type McGee (*wire closure forceps*). Een klein flintertje van het oplosbare gelatinesponsje tus-sen het staafje van de prothese en de rand van de perforatie kan er in de eerste dagen voor zorgen dat ook het staafje op zijn plaats blijft (◘ fig. 4.22).

Als er een fractuur in de incus ontstaat of de prothese niet op de plaats blijft omdat het been van de incus te kort is, kan OtoMimix®-hydroxylapatietcement als hulpmiddel worden gebruikt om dit te fixeren. Het plaatsen van een kleine hoeveelheid cement op de fractuur zorgt voor een stabiele reconstructie.

Als het been van de incus te kort is, kan dit verlengd worden met OtoMimix®hydroxylapatietcement. Op deze manier kan de lus van de stapesprothese correct en stevig rond de incus worden bevestigd.

OtoMimix®-hydroxylapatietcement

Otomimix® hydroxylapatietcement is een stabiel, biocompatibel cement bestemd voor middenoorchirurgie. Het is eenvoudig te prepareren en hardt snel uit. Het verkort de duur van de ingreep en vermindert de noodzaak tot latere revisies.

De chemische samenstelling van OtoMimix® lijkt op die van echt bot, waardoor de onvoorwaardelijke biocompatibiliteit en tolerabiliteit worden gewaarborgd.

OtoMimix®-hydroxylapatietcement wordt geleverd in een verpakking die twee componenten bevat: poeder en vloeistof. De poeder wordt in een plastic bakje gedaan, daarna wordt de vloeistof toegevoegd (hierbij de digitale stopwatch gebruiken en de omloop de tijd laten noemen). In totaal 30 tot 45 seconden doorroeren tot een homogene massa is gevormd. Wacht tot een deegachtige massa is ontstaan (controleren door er met een interpositienaald in te prikken). Na 2 tot 4 minuten OtoMimix®-cement met een interpositienaald aanbrengen op de plek waarvoor het bestemd is.

De tijden in de gebruikershandleiding zijn richttijden. Wanneer de poeder en vloeistof samengevoegd worden, ontstaat er een pasta met een glans. Wanneer deze glans verdwijnt en de pasta dof van kleur wordt, is het cement klaar om aan te brengen. OtoMimix®-cement heeft een uithardingstijd van 5 tot 7 minuten. Controleer de hardheid van het cement met behulp van het restje in het bakje.

Maak de instrumenten die met OtoMimix® in aanraking zijn geweest steeds goed schoon.

Met een interpositienaald wordt het slijmvlies rond de voetplaat teruggeplaatst. Voor de stabiliteit van de gehoorbeenketen en ter ondersteuning van de later terug te plaatsen tympano-meatale lap wordt met een interpositienaaldje of een paktangetje type Hartmann de trommelholte opgevuld met kleine stukjes van het resorbeerbare gelatinesponsje. De tympano-meatale lap wordt met een stompe interpositienaald en een raspatorium type Duckbill teruggelegd en ter verdere fixatie ook aan de laterale zijde getamponneerd met kleine stukjes gelatinespons op een paktangetje type Hartmann of een interpositienaald.

Na het verwijderen van de endauraalspreider type Plester kan de endaurale incisie met oplosbaar USP 4-0/5-0 rapide atraumatisch worden gehecht.

De gehoorgang wordt vervolgens met behulp van een bajonetpincet type Lucae getamponneerd met een met antibiotica/corticosteroïdzalf geïmpregneerde linttampon van 1 cm breed.

4.15.3 Postoperatieve fase

Bij een endaurale incisie kan men voor het afdekken van de gehoorgang volstaan met een klein gaasje en een afdekkende wondpleister.

▪ **Toestand van de patiënt bij vertrek**

De patiënt die onder lokale anesthesie wordt geopereerd, kan na de operatie in principe rechtstreeks van de operatieafdeling terug naar de verpleegafdeling. De patient die onder algehele anesthesie is geopereerd, zal voor de algemene postoperatieve zorg met een waakinfuus naar de verkoeverkamer worden gebracht. Terug op de verpleegafdeling zal de algemene postoperatieve zorg worden voortgezet. De patiënt krijgt ongeveer 24 uur bedrust voorgeschreven, waarbij de geopereerde zijde moet worden ontzien. De tweede helft van die periode mag zittend in bed worden doorgebracht. Indien er geen complicaties zijn, kan de patiënt ontslagen worden. Na ongeveer 3-5 dagen zal de KNO-arts op de polikliniek het linttampon uit de gehoorgang verwijderen. Tot die tijd dient het oor droog te worden gehouden en mag er geen verhoogde druk in het middenoor optreden.

▪ **Specifieke kortetermijncomplicaties**

Beschadiging van de chorda tympani, trommelvliesperforatie, fractuur van de incus, tijdelijke duizeligheid en overvloedige lekkage van perilymfe bij het openen van het vestibulum leidend tot perceptief gehoorverlies.

▪ **Specifieke langetermijncomplicaties**

Dislocatie van de prothese (aan de zijde van de incus of de voetplaat), atrofie van het lange been van de incus met dislocatie van de prothese en aanhoudende duizeligheidklachten, mogelijk veroorzaakt door een te lange prothese of door het ontstaan van een perilymfefistel (een fistel in een halfcirkelvormig kanaal). Opnieuw opereren is dan noodzakelijk.

Operaties aan het binnenoor

© Bohn Stafleu van Loghum is een imprint van Springer Media B.V., onderdeel van Springer Nature 2020
H. Mulder en E. Albers, *Keel-, neus- en oorchirurgie*, Operatieve zorg en technieken,
https://doi.org/10.1007/978-90-368-2297-8_5

De beschrijvingen in dit hoofdstuk hebben betrekking op het implanteren van twee hoorsystemen: een elektrisch binnenoorimplantaat, het cochleair implantaat (CI) (zie ◼ fig. 5.3 en 5.4) en een vlak achter het oor in het schedelbot verankerd beengeleidend hoorsysteem, de Bone Conduction Device (BCD), ook wel bekend als Bot Geleidend Implantaat (BGI) (zie ◼ fig. 5.10). Zowel het CI als de BCD is bedoeld om een niet goed functionerend gehoor te ondersteunen. Beide maken daarbij slechts een deel uit van een zo optimaal mogelijk gehoorherstel. Zo zullen na de plaatsing van een cochleair implantaat gehoortrainingen en eventueel liplezen (spraakafzien) noodzakelijk zijn voor een optimale gehoorrehabilitatie van de CI-drager.

Dat in dit boek van alle gehoor ondersteunende systemen alleen de CI en de BCD worden beschreven, heeft te maken met het feit dat van beide hoorsystemen een onderdeel middels een operatie moet worden geïmplanteerd.

Voor het implanteren van een CI moet sprake zijn van een zeer ernstig cochleair gehoorverlies (gehoorverlies door een verminderde waarneming door de zintuigcellen in het slakkenhuis, de cochlea) of zelfs volledige doofheid. Voor het implanteren van een BCD daarentegen is een goede cochleaire functie juist gunstig.

Om de beschrijvingen van met name het cochleair implantaat te verduidelijken, wordt eerst aandacht besteed aan een relevante anatomische beschrijving van het binnenoor, met in het bijzonder een beschrijving van het slakkenhuis (de cochlea), het eigenlijke gehoororgaan.

Ook het verwerken van geluid (het horen) en de mogelijk relevante problemen daarbij worden in een korte beschrijving verduidelijkt.

5.1 Anatomie van het binnenoor

Het binnenoor (auris interna) omvat twee zintuigorganen:
— het eigenlijke gehoororgaan in de vorm van een slakkenhuis (de cochlea);
— het evenwichtsorgaan, bestaande uit drie halfcirkelvormige kanalen.

Beide zintuigorganen bevinden zich als een vliezig labyrint in een gelijk gevormd benig labyrint in het rotsbeen van het slaapbeen (zie ◼ fig. 4.1).

Met de ligging van het binnenoor (mediaal ten opzichte van het middenoor) vormt de laterale wand van het binnenoor tevens de mediale wand van het middenoor. Het ovale en het ronde venster, die zich beide in die scheidingswand bevinden, corresponderen daardoor aan hun mediale zijde met de cochlea in het binnenoor.

De cochlea krult zich in het binnenoor als een buisvormige wenteltrap (de cochleaire buis of slakkenhuisgang) in twee en een halve winding om een benige kegelvormige as (de modiolus). De modiolus omvat onder andere de gehoorzenuw (de nervus cochlearis, ◼ fig. 5.1).

De cochleaire buis wordt in zijn verloop door twee scheidingsmembranen in drie kanalen verdeeld:
— een bovenste (stijgende) voorhofstrap (de scala vestibuli);
— het middelste driehoekige kanaal, de vliezige slakkenhuisgang (de scala media of ductus cochlearis);
— een onderste (dalende) trommelholtetrap (de scala tympani).

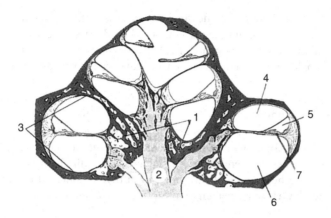

◘ Figuur 5.1 Een doorsnede van het slakkenhuis 1. benige kegelvormige as – modiolus 2. gehoorzenuw 3. slakkenhuisgang 4. scala vestibuli 5. ductus cochlearis 6. scala tympani 7. orgaan van Corti

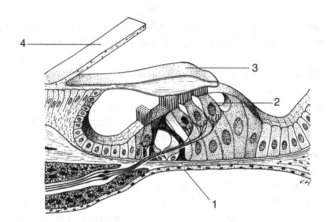

◘ Figuur 5.2 Detail van het orgaan van Corti 1. lamina basilaris 2. de zintuigcellen 3. dakplaat 4. scheidingsmembraan – membraan van Reissner

Door de positie van de scheidingsmembranen correspondeert het ovale venster via de voorhof (het vestibulum) met de scala vestibuli en het ronde venster met de scala tympani. Het ovale venster wordt daarbij afgedekt door de voetplaat van de stapes (een gehoorbeentje in het middenoor) en het ronde venster door een membraan.

De driehoekige ductus cochlearis, die onder de scala vestibuli ligt en boven de scala tympani, wordt aan de boven- en onderzijde begrensd door de beide scheidingsmembranen. Op het onderste membraan (het basilaire membraan of lamina basilaris) bevindt zich over de gehele lengte van de ductus cochlearis het orgaan van Corti met onder andere binnenste haarcellen, de eigenlijke zintuigcellen (zie ◘ fig. 5.2). Deze zintuigcellen (zo'n 3.000) staan op hun beurt weer in verbinding met de vele afferente vezels (circa 30.000) van de n. cochlearis in de modiolus.

Doordat de twee membranen en de ductus cochlearis niet helemaal tot in de top (het helicotrema) van de slakkenhuisgang doorlopen, kan de stijgende scala vestibuli daar overgaan in de dalende scala tympani. Alle drie de kanalen zijn gevuld met een vloeistof: de ductus cochlearis met endolymfe en de scala vestibuli en de scala tympani met perilymfe.

▪ Functie van het binnenoor

Kort gezegd is de functie van het binnenoor luchttrillingen die binnenkomen via de gehoorgang en het lucht houdende middenoor om te zetten in vloeistoftrillingen en vervolgens te verwerken tot een elektrisch signaal. Nadat dit elektrisch signaal via de zintuigcellen en de gehoorzenuw de hersenen heeft bereikt, ontstaat het vermogen om het geluid werkelijk waar te nemen en te interpreteren (te horen).

5.2 Het horen

Horen is het vermogen om luchttrillingen (geluid) waar te nemen. Voor het ontvangen, geleiden en verwerken van luchttrillingen worden het uitwendig oor, het middenoor en het binnenoor samen met enkele delen van de hersenstam en de hersenschors als geheel gezien.

Een luchttrilling zorgt via de uitwendige gehoorgang voor een beweging van het trommelvlies, de gehoorbeenketen en het ovale venster (luchtgeleiding). De beweging van het ovale venster wordt vervolgens omgezet in een beweging van de perilymfe in de cochlea die zich aan de andere kant van het ovale venster bevindt. Tijdens deze vloeistofbeweging, die daarmee het basale membraan in de ductus cochlearis in beweging brengt, verplaatsen de haartjes van de zintuigcellen zich ten opzichte van de dakplaat van het orgaan van Corti. In dit eigenlijke zintuigorgaan veroorzaakt deze mechanische verplaatsing een elektrische prikkel die via afferente zenuwvezels van de n. cochlearis naar enkele delen van de hersenstam en de hersenschors wordt getransporteerd. Daar vindt de werkelijke waarneming plaats, waarbij geluiden worden herkend en spraak wordt verstaan.

▪ Gehoorverlies

Bij een gedeeltelijk verlies van dit hoorvermogen, dat vele oorzaken kent, is er sprake van slechthorendheid. Bij een totaal verlies is er sprake van doofheid.

▪ Gehoorverlies van het geleidingstype

Wanneer gehoorverlies door een stoornis in het geleidingssysteem ontstaat, dus in het traject van de uitwendige gehoorgang, het trommelvlies, de gehoorbeenketen en het ovale venster, dan is dit een gehoorverlies van het geleidingstype (geleidingsslechthorendheid).

▪ Gehoorverlies van het perceptietype

Wanneer gehoorverlies optreedt door een storing in het waarnemend deel van het gehoororgaan (dus in het slakkenhuis en/of de gehoorzenuw of het akoestisch deel van de hersenen), dan is er sprake van een gehoorverlies van het perceptietype (perceptie slechthorendheid of perceptiedoofheid). Daarbij kan er sprake zijn van:

— cochleair gehoorverlies door een verminderde waarneming (perceptie) in het slakkenhuis en/of de gehoorzenuw, of;

— retrocochleair gehoorverlies door een verminderde perceptie in het centraal akoestisch hersengedeelte.

- **Gemengde slechthorendheid**

Een combinatie van geleidings- en perceptieslechthorendheid wordt aangeduid met het begrip gemengde slechthorendheid.

5.3 Het cochleair implantaat (CI)

Afhankelijk van de oorzaak van gehoorverlies kan een niet goed functionerend gehoor mogelijk met een hoortoestel worden ondersteund. De meeste hoortoestellen doen niet meer dan het bewerken en versterken van luchttrillingen (geluid) en zijn niet in staat om luchttrillingen om te zetten in elektrische signalen. Doordat die omzetting essentieel is voor de werkelijke waarneming van geluid zijn deze conventionele hoortoestellen niet toereikend bij gehoorverlies als gevolg van aandoeningen van het slakkenhuis, dus bij een cochleair gehoorverlies. Conventionele hoortoestellen worden wel degelijk toegepast bij perceptieve verliezen, maar als het verlies te groot is, is het niet meer mogelijk voldoende spraakverstaan te bereiken. Dan is een cochleair implantaat een mogelijkheid. Een cochleair implantaat (of CI) is een elektrische binnenoorprothese die aan zeer slechthorenden en doven met een zeer ernstig cochleair gehoorverlies de mogelijkheid biedt weer iets te horen.

Cochleair implantaat (CI)

Een cochleair implantaat zoals Advanced Bionics HiRes 90 K®, Cochlear Nucleus CI512®/CI522®, Oticon Neuro zTi® en MED-EL Concerto®/Synchrony® is een elektrische binnenoorprothese die is ontwikkeld om de functie van beschadigde zintuigcellen in het slakkenhuis van het binnenoor over te nemen. In tegenstelling tot andere hoortoestellen (zoals luchtgeleidingstoestellen en beengeleiders) is een cochleair implantaat in staat om (net als intact zijnde zintuigcellen in het orgaan van Corti) geluid (luchttrillingen) om te zetten in elektrische prikkels en deze rechtstreeks op de nog intact zijnde vezels van de n. cochlearis over te brengen en zo direct actiepotentialen op te wekken. In de overdracht van geluid omzeilt het cochleair implantaat daarbij de gehoorgang, het middenoor en de beschadigde zintuigcellen in het orgaan van Corti. Een van de voorwaarden is dat er nog voldoende zenuwvezels van de n. cochlearis intact zijn om de elektrische signalen voor de interpretatie door te geven aan delen van de hersenstam en de hersenschors.

Een cochleair implantaat bestaat uit een in- en een uitwendig deel.

Het inwendig deel

Het inwendig deel van het cochleair implantaat, het eigenlijke implantaat, bestaat uit een ontvangstspoel met daaraan verbonden een set van achterelkaar geplaatste elektroden (◘ fig. 5.3).

De 3 mm platte, door silicone omgeven ontvangstspoel omvat naast de elektronica van de ontvangstspoel zelf ook een ernaast gelegen magneet. Daardoor lijkt het geheel (met een omvang van 28 bij 56 mm) op twee naast elkaar gelegen munstukken van 2 euro.

De aan de ontvangstspoel verbonden elektroden (een aantal van 16 tot 22, afhankelijk van het model) zijn samengesteld uit een door silicone omgeven platinum-iridium legering. De elektroden worden aangestuurd door de elektronica van de ontvangstspoel. De elektroden en de ontvangstspoel kunnen uitsluitend met behulp van een operatieve ingreep worden geplaatst. De ontvangstspoel komt daarbij onderhuids achter het oor te liggen in een daarvoor uitgeboord botbed in de schedel. De elektroden worden via het middenoor in het slakkenhuis van het binnenoor geïmplanteerd.

Het uitwendig deel
Het uitwendig deel van het cochleair implantaat bestaat uit een zendspoel en een spraakprocessor met een microfoontje (◘ fig. 5.4). Tegenwoordig kan de CI-drager kiezen voor een zendspoel met daarnaast een achter het oor te dragen spraakprocessor met microfoon of een zendspoel met daarnaast een kastspraak-processor met microfoon die bijvoorbeeld aan een ceintuur gedragen wordt. De spraakprocessor en de zendspoel zijn via een kabeltje met elkaar verbonden. De zender wordt met zijn ingebouwde magneet achter de oorschelp gedragen, gekoppeld aan de magneet van de geïmplanteerde ontvangstspoel.

De werking
Het microfoontje in de spraakprocessor zorgt voor het opvangen van geluiden. De spraakprocessor analyseert vervolgens met zijn ingebouwde elektronica het opgevangen geluid en zet dit om in elektrische pulsen. Via een kabeltje worden deze elektrische pulsen doorgegeven aan de zendspoel.
De zendspoel en de ontvangstspoel zijn magnetisch met elkaar verbonden. De zendspoel voorziet de elektronica van de ontvangstspoel via radiogolven van elektrische signalen en energie.
De spraakprocessor is als uitwendig onderdeel een microcomputer met een microfoontje. Afhankelijk van de voorkeur van de CI-drager kan worden gekozen voor een spraakprocessor in de vorm van een klein kasttoestel voor in een borst- of vestzakje of voor een spraakprocessor in de vorm van een oorhanger voor achter het oor. De spraakprocessor stuurt de zendspoel aan door met de microfoon opgevangen geluid te analyseren en om te zetten in een elektrisch signaal. De spraakprocessor bepaalt daarmee met welk signaal de elektrode de nog intact zijnde gehoorzenuwvezels prikkelt. Zonder spraakprocessor kunnen er dus geen geluiden worden waargenomen. Doordat de ingebouwde elektronica van de ontvangstspoel in twee richtingen signalen kan uitzenden, is het voor de audioloog mogelijk om pre-, per- en postoperatief op afstand metingen te verrichten (telemetrie) ter controle van het functioneren van het implantaat.
Het implantaat Synchrony® van MED-EL heeft het hoogste niveau van MRI-veiligheid. Dit komt door het draaibare ontwerp met zelfuitlijnende interne magneet. Bij andere implantaten zal de magneet tijdelijk verwijderd moeten worden of op een speciale manier met een hoofdverband moeten worden afgedekt.
Bron: Emmanuel Mylanus, Radboudumc

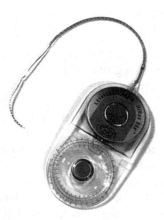

⬛ Figuur 5.3   Het inwendig deel van het cochleair implantaat met de ontvangstspoel, de ernaast gelegen magneet en de aan de ontvangstspoel verbonden elektroden

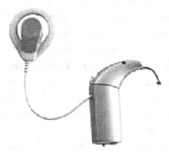

⬛ Figuur 5.4   Het uitwendig deel van het cochleair implantaat met de zendspoel en de spraakprocessor

■ Het principe van de operatie

Voor het plaatsen van een inwendig onderdeel van het cochleair implantaat is een operatie noodzakelijk. Een cochleaire implantatie is een operatie waarbij elektroden van een elektrische binnenoorprothese in het onderste deel van de slakkenhuisgang worden geplaatst (de scala tympani van de cochlea), dicht bij de ronde vensternis en de gehoorzenuw. De toegang tot de cochlea wordt verkregen via een mastoïdectomie, een posterieure tympanotomie en een cochleostomie. Ook is het tegenwoordig mogelijk om de elektrode via een ronde vensterinsertie te plaatsen. De nieuwste innovatietechnieken (o.a. dunnere elektrodes) zijn ontwikkeld om de kwetsbare structuren van de cochlea te beschermen en het eventuele restgehoor te behouden.

Door het inbrengen van het implantaat kunnen de nog bestaande 'hoorresten' verloren gaan door beschadiging van de nog werkende trilhaartjes. Om dit tegen te gaan, wordt van te voren een corticosteroïd (methylprednisolon) toegediend (intraveneus).

Er zijn in dit kader vooralsnog twee typen implantaten: de Sonata flex-elektrode van MED-EL en de Hybrid-L van Cochlear. Hiermee kan de patiënt zowel via de CI horen als via het gewone hoorapparaat.

- **Doelgroep**

Het implanteren van een CI lijkt het meeste profijt op te leveren bij volwassenen die na hun kinderjaren door een zeer ernstig perceptieverlies of een totale en beiderzijdse perceptiedoofheid zijn getroffen (zogenoemd postlinguale doven). Doordat bij deze mensen in de kinderjaren de gehoorzenuw normaal volgroeid is, kan de elektrische stimulatie van het CI mogelijk een optimale hoorsensatie teweegbrengen. Daar komt bij dat hun spraak- en taalontwikkeling normaal is verlopen. Een intensieve revalidatie voor het leren interpreteren van de signalen kan met de ondersteuning van spraak-afzien (liplezen) wellicht zelfs tot enig spraakverstaan leiden. De laatste jaren zijn de resultaten sterk verbeterd. Verreweg de meeste postlinguale dove CI-dragers kunnen bijvoorbeeld redelijk normaal telefoneren, dus spraakverstaan zonder mondbeeld.

Het implanteren van een CI bij kinderen die vóór hun spraak- en taalontwikke-ling doof zijn geworden, heeft het meeste effect voor het tweede levensjaar van het kind, oftewel zo vroeg mogelijk in de fase van het taalleerproces. Als het kind plotse-ling doof is geworden door een hersenvliesontsteking en er sprake is van verbening (botvorming) in de slakkenhuizen, wordt geadviseerd om op korte termijn een CI te plaatsen. De toegankelijkheid van de slakkenhuizen vermindert na verbening namelijk aanzienlijk, waardoor plaatsing van de elektroden moeilijk of onmogelijk wordt. Het kind kan dan met spoed de selectieprocedure doorlopen. Dit geldt overigens ook voor volwassenen die een hersenvliesontsteking hebben doorgemaakt.

Kinderen met een aangeboren of verworven bilaterale (dubbelzijdige) doofheid en kinderen met een progressief gehoorverlies waarbij meerwaarde wordt verwacht van BiCI (tweezijdige CI) ten opzichte van een bimodale aanpassing (een CI en een hoor-toestel) moeten worden geïndiceerd voor BiCI. Dit wordt voor kinderen tot vijf jaar vergoed door de zorgverzekeraar.

De kans op spraakverstaan neemt af naarmate de implantatieleeftijd van het kind hoger is en is boven het zevende levensjaar zeer gering. Tegenover het feit dat het intensieve leerproces vele jaren in beslag neemt, staat dat de ontwikkeling van het kind hiermee zowel op sociaal en emotioneel als cognitief gebied gebaat is.

- **Selectieprocedure en onderzoek**

Dat niet iedereen met een gehoorverlies voor een CI-implantaat in aanmerking kan komen, hangt samen met de verschillende oorzaken en soorten van gehoorverlies. Om vast te stellen of alle voorwaarden aanwezig zijn om een optimaal profijt te heb-ben van een CI, wordt na de aanmelding door een selectiecommissie een uitgebreide selectieprocedure gestart die uiteindelijk een halfjaar in beslag kan nemen. De selec-tiecommissie bij volwassenen bestaat onder andere uit KNO-artsen, audiologen en een maatschappelijk werker. Bij kinderen wordt deze selectiecommissie uitgebreid met logopedisten, een psycholoog en een spraak- en taalpatholoog.

De selectieprocedure omvat naast het over en weer verstrekken van informatie een uitgebreid onderzoek naar het gehoor (een audiologisch onderzoek) en onderzoek om te bepalen of de operatie medisch-technisch uitvoerbaar is. Wat werkelijk aan onder-zoek gedaan wordt, verschilt per instituut. Tot de onderzoeken kunnen behoren:

- een toonaudiometrie, om de mate van gehoorverlies in decibels te bepalen en om te bepalen of er sprake is van geleiding- en/of perceptie slechthorendheid;
- een spraakaudiometrie, om de mate van spraakverstaan te bepalen;
- een tympanometrie, om de conditie van het trommelvlies en middenoor te bepalen;

- registratie van oto-akoestische emissies (OAE), om aan de hand van het waarnemen van door het binnenoor zelf uitgezonden geluid het functioneren van de zintuigcellen te bepalen en daarmee de mate van gehoorverlies in het binnenoor;
- elektro-audiometrie, zoals de elektrocochleografie (ECoG) en de hersenstamaudiometrie (*brainstem evoked response audiometrie* – BERA). Beide onderzoeksmethoden zijn bedoeld voor het meten en registreren van elektrische prikkels in respectievelijk de cochlea en enkele delen van de hersenstam. Met de ECoG kan daardoor de plaats van de stoornis binnen de cochlea worden bepaald, evenals de restfunctie van de cochlea. Met de BERA worden de gemeten elektrische prikkels in enkele delen van de hersenstam gebruikt voor de diagnostiek van retrocochleaire processen;
- een evenwichtsonderzoek, om de werking van de beide evenwichtsorganen te beoordelen. In verband met een mogelijke peroperatieve beschadiging van het evenwichtsorgaan wordt soms gekozen voor implantatie van de elektrode aan de zijde van het minst functionerend evenwichtsorgaan;
- elektrische proefstimulatie (gelijktijdig met het uitvoeren van de ECoG), om te bepalen in hoeverre de n. cochlearis elektrische prikkelingen ontvangt en verwerkt;
- een MRI, om vast te stellen in hoeverre de gehoorzenuw ontwikkeld is en de cochlea doorgankelijk is;
- een CT-scan, om te beoordelen of de cochlea goed is aangelegd en de slakkenhuisgang geen beenvorming (ossificatie) vertoont die het implanteren van de elektrode kan bemoeilijken.

- **Het uiteindelijk advies**

Uiteindelijk geeft de selectiecommissie aan de hand van een vergelijking van de onderzoeksresultaten en de voorwaarden die gesteld worden een advies over het al dan niet implanteren van een CI. Bij een positief advies volgt een plaatsing op de operatielijst. Een negatief advies kan op medische en/of sociale gronden worden uitgegeven.

De kernvraag voor het al dan niet implanteren van een CI is of van het cochleair implantaat meer profijt mag worden verwacht dan van een ander hoortoestel. De van deze kernvraag afgeleide voorwaarden zijn:

- dat sprake is van een beiderzijds ernstig gehoorverlies van meer dan 90 decibel (functioneel doof met nog aanwezige gehoorresten) of totale doofheid, beide na een normale spraak- en taalontwikkeling;
- dat de oorzaak van het gehoorverlies in het eigenlijke zintuigorgaan ligt (cochleair gehoorverlies), waarbij er nog voldoende zenuwvezels van de n. cochlearis intact zijn om de elektrische signalen voor de interpretatie door te geven aan delen van de hersenstam en de hersenschors;
- dat sprake is van een schoon middenoor zonder vocht (OME), om een extra infectierisico te voorkomen (eventueel wordt eerst een trommelvliesbuisje geplaatst;
- dat sprake is van een goede motivatie en doorzettingsvermogen en een grote bereidheid tot het opnieuw leren interpreteren van geluiden gedurende een intensieve revalidatieperiode van ongeveer een jaar, samen met een vaste oefenpartner.

- **Operatie-indicatie**

Bij volwassenen is dit een postlinguale ernstige slechthorendheid of totale doofheid als gevolg van cochleair gehoorverlies. Bij kinderen mag deze ook prelinguaal zijn, mits het kind jonger is dan zeven jaar.

- **Doel van de operatie**

Het rechtstreeks elektrisch stimuleren van intacte gehoorzenuwvezels teneinde een geluidssensatie op te wekken bij ernstige slechthorendheid of totale doofheid als gevolg van cochleair gehoorverlies.

5.3.1 Preoperatieve fase

- **Voorbereiding van de operatie**

Randapparatuur: diathermie (bipolair), zuigunit, operatiemicroscoop, boorunit voor een snijdend/polijstend boortje, zenuwmonitor, ultra-cision (op indicatie), tondeuse, meetapparatuur van de audiologie (indien gewenst).

Tijdens de ingreep wordt gewerkt conform het implantatenprotocol (deurbeleid, antibioticabeleid, handschoenenwissel voor implantatie).

- **Specifieke benodigdheden**
- steriele hoes voor de operatiemicroscoop
- steriele boorhoes voor de zendspoel
- subdermale naaldelektroden zenuwmonitor
- steriele monopolaire stimulatieprobe van de zenuwmonitor (indien gewenst)
- incisiefolie (Tegaderm® of Steridrape®, indien gewenst)
- warme spoelvloeistof (NaCl 0,9 %/Ringerlactaat)
- twee injectiespuiten van 10 of 20 ml voor het spoelen (of een steriel disposable irrigatieslangetje bij het gebruik van een irrigatiesysteem
- zuigslang
- 60 ml-spuit of een steriele kom
- steriele vochtopvangzak
- steriele markeringsstift
- methyleenblauw (indien gewenst)
- fibrineweefsellijm (indien gewenst)
- Healon® of Celoftal® (een dikvloeibare injectievloeistof die bij de oogheelkunde wordt toegepast voor intraoculair gebruik) (dit is niet nodig bij de ronde vensterinsertie)
- cochleair implantaat, bijvoorbeeld Advanced Bionics HiRes 90 K®, Cochlear Nucleus® CI512®/CI522®, Oticon Neuro® of MED-EL Hybrid® EAS (elektrische en akoestische stimulatie)
- BERA-elektrodes (indien gewenst)
- lokaal anestheticum, bijvoorbeeld carpules lidocaïne (Xylocaïne®) 1 % of 2 % met respectievelijk Adrenaline® 1:100.000 of 1:80.000
- carpulenaald
- halfopen gelring of beanbag (indien gewenst)

- **Specifiek instrumentarium**
- basis-oorinstrumentarium
- micro-oorinstrumentarium
- boorset
- cochleaire implantatieset
- specifiek instrumentarium voor betreffende implantaat
- verdovingsset

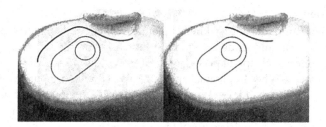

■ Figuur 5.5   De op de huid afgetekende locatie van de incisie en het implantaat

- **Hechtmateriaal**
  - fixatie van een huidlap: oplosbare USP 2-0, atraumatisch
  - fixatiehechting voor het implantaat: onoplosbare USP 2-0, atraumatisch (indien gewenst)
  - periost: oplosbare USP 3-0, atraumatisch
  - subcutis: oplosbare USP 3-0, atraumatisch
  - huid bij volwassenen: oplosbare USP 4-0, atraumatisch
  - huid bij kinderen: oplosbare USP 5-0, atraumatisch

- **Toestand van de patiënt bij ontvangst**

Een CI valt onder de geplande ingrepen en wordt als zodanig ingeroosterd in het reguliere operatieprogramma. De patiënt wordt op de dag van de operatie in het ziekenhuis opgenomen. Meestal gebeurt de ingreep in dagbehandeling. Op de dag van de operatie gelden de algemene preoperatieve voorbereidingen.

Een kind zal bij zijn komst op de operatieafdeling vergezeld worden door een ouder/verzorger en/of begeleider, zodat met behulp van gebarentaal kan worden gecommuniceerd en getolkt. De volwassen patiënt kan voor de communicatie veelal gebruikmaken van het eventueel nog aanwezige restgehoor en het spraakafzien (liplezen).

De operatie wordt onder algehele anesthesie uitgevoerd.

Ter voorbereiding van de operatie zal de KNO-arts met behulp van de omloop:
- subdermale naaldelektroden plaatsen bij de musculus orbicularis oculi en de m. orbicularis oris. De geplaatste naaldelektroden dienen vóór het desinfecteren en afdekken door de KNO-arts op hun werking te worden gecontroleerd;
- het operatiegebied met een tondeuse scheren. Het te scheren gebied kan variëren van een strook van ongeveer 2,5–6 cm schuin achter de oorschelp tot ongeveer 12 cm achter het oor circulair, afhankelijk van het bepaalde beleid. De haren rondom het geschoren gebied worden vervolgens met pleister gefixeerd en op deze manier uit het operatiegebied weggehouden;
- de locatie van het implantaat achter de oorschelp met een markeringsstift en een metalen of kunststof dummy op de huid aftekenen (zie ■ fig. 5.5);
- een relatieve bloedleegte (vasoconstrictie) langs de markeringslijn van de incisie creëren door een preoperatieve infiltratie met lidocaïne (Xylocaïne®) 1 % of 2 % met respectievelijk Adrenaline® 1:100.000 of 1:80.000;
- de toegang tot de gehoorgang afsluiten met een klein deppertje of gaasje. Het deppertje of gaasje wordt direct na de desinfectie van het operatiegebied door de assistent met een bajonetgebogen pincet type Lucae verwijderd en aan de omloop afgegeven.

■ **Het aftekenen**

Bij het aftekenen van de locatie van het implantaat is het van belang dat er tussen het oor en het implantaat voldoende ruimte blijft bestaan voor het eventuele gebruik van een 'achter-het-oormodel'-spraakprocessor (een uitwendig onderdeel van het CI). De afgetekende locatie van het implantaat dient tevens als referentiepunt voor het plaatsen van de incisie. Ook kan steriel met een 1 cc injectie spuitje en een klein naaldje methyleenblauw (methylthioniniumchloride) door de huid als markering aangebracht worden op het bot voor de incisie gemaakt wordt.

Om een postoperatieve infectie of een afstoting van het implantaat te voorkomen, dient de incisie over de gehele lengte bij voorkeur minimaal 1,5 cm van het implantaat geplaatst te worden. Rekening houdend met een goede expositie van het operatiegebied kan de lengte van de retroauriculaire incisie variëren van 4–15 cm. De incisie begint bij de punt van het mastoïd, gaat vervolgens retroauriculair en kan van daaruit eventueel over het slaapbeen (os temporale) naar posterieur worden doorgetrokken. De lengte en het verloop van de incisie kunnen afhankelijk van de voorkeur van de operateur verschillend zijn (zie ◘ fig. 5.5).

■ **Het positioneren**

Om de patiënt peroperatief zo goed mogelijk in de juiste positie te houden, kan indien gewenst een vacuümmatras (een beanbag) of een halfopen gelring voor de gewenste fixatie van het hoofd van de patiënt zorgen. Zijsteunen die aan de rail van de tafel worden bevestigd en dubbele klittenbanden over de patiënt voorkomen dat er een verschuiving plaats kan vinden bij het peroperatief kantelen van de operatietafel.

5.3.2 Peroperatieve fase

In de operatiebeschrijving wordt uitgegaan van het implanteren van de Advanced Bionics HiRes 90 K® bij een volwassen patiënt.

■ **Infectiepreventie**

Om de kans op een infectie (en het mogelijk moeten verwijderen van het implantaat) zo veel mogelijk te verkleinen, krijgt de patiënt al peroperatief antibiotica toegediend.

■ **Het incideren en vrijprepareren**

Voor de retroauriculaire benadering wordt de oorschelp naar voren toe vastgehouden of gefixeerd door de oorschelp met incisiefolie af te dekken (Tegaderm® of Steridrape®). Met een mesje 10 of 15 wordt de huid over de markering geïncideerd. Bij het vrijprepareren wordt de fascie van de m. temporalis met een mesje 15 of een prepareerschaar type Metzenbaum van de huidlap afgeschoven. De dikte van de vrij te prepareren huidlap ligt daarbij tussen de 5 en de 7 mm. Dit is de optimale huiddikte om postoperatief een goed contact te kunnen verkrijgen tussen de uitwendig achter het oor te dragen *headpiece* en de in het schedelbot te plaatsen ontvangstspoel van het implantaat.

Nadat de fascie en de m. temporalis met een prepareerschaar type Metzenbaum zijn gekliefd kan het periost van de schedel (het pericranium) met een raspatorium type Faraboeuf of Freer worden afgeschoven. Voor de expositie van het wondgebied kan gebruik worden gemaakt van twee middelgrote spreiders type Weitlaner en

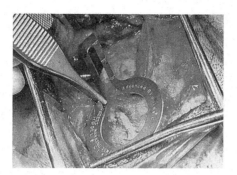

❏ **Figuur 5.6** Het plaatsen van het sjabloon voor het markeren van de juiste locatie van de tunnel en de ontvangstspoel

hechtingen die de huidlap fixeren (oplosbare USP 2-0 of 3-0, atraumatisch). Eventuele bloedinkjes worden gecoaguleerd met een fijn chirurgisch pincet type Gillies.

▪ Het boren van het mastoïd en de gehoorgangachterwand

Nu het mastoïd vrij ligt, wordt met behulp van een snijdend boortje een mastoïdectomie uitgevoerd. Met hetzelfde boortje wordt vervolgens de benige posterieure gehoorgangwand dun geboord. Door slechts druppelsgewijs te koelen met fysiologisch zout dan wel Ringerlactaat kan het beenmeel dat tijdens het boren vrijkomt worden verzameld zonder direct weg te spoelen. Het beenmeel wordt met een dubbelelevatorium type Freer (dienend als spateltje) in een kommetje bewaard en met een vochtig gaasje afgedekt voor eventueel later gebruik. Het verzamelen en bewaren van het beenmeel wordt alleen op verzoek van de operateur gedaan, het is geen standaardprocedure.

Ter voorbereiding van het plaatsen en fixeren van de ontvangstspoel in de cortex van het mastoïd worden de volgende stappen ondernomen:

— *het aftekenen en uitboren*: daarvoor wordt een speciaal sjabloon achter het oor op een vlak deel van de schedel geplaatst. De staart van het sjabloon (die tegen de achterwand van de benige gehoorgang wordt geplaatst) markeert de sleuf of de tunnel waardoor later de elektrode vanaf de ontvangstspoel richting het ronde venster van de cochlea wordt geleid. De ronde uitsparing in het sjabloon markeert de juiste plaats en diameter van een deel van de ontvangstspoel (❏ fig. 5.6). Voor het aftekenen van het sjabloon kan gebruik worden gemaakt van een steriele markeringsstift gevolgd door een klein snijdend boortje of de diathermie.

Na het aftekenen volgt het uitboren van de markeringen. Daartoe wordt met een snijdend boortje tot het niveau van de duraplaat een ongeveer 3 mm diepe cirkelvormige uitsparing in de cortex van het mastoïd geboord. Tijdens het boren wordt gekoeld met fysiologisch zout dan wel Ringerlactaat. De diepte en de diameter kunnen worden gecontroleerd met een pasvorm en een pasprothese (respectievelijk met de *recess gauge* en de *coil gauge*). Vanuit de cirkelvormige uitsparing wordt met een klein diamantboortje een sleuf in de richting van het middenoor geboord. De sleuf is bedoeld voor het later plaatsen van de elektrode (zie ❏ fig. 5.7). Als alternatief voor een sleuf kan met een Lindemannboortje een tunnel worden gemaakt. De tunnel heeft als voordeel dat de later te plaatsen elektrode aan alle kanten door botweefsel wordt omgeven en goed beschermd ligt;

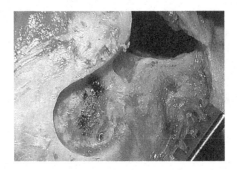

◘ Figuur 5.7 De uitgeboorde cirkelvormige uitsparing met sleuf in de cortex van het mastoïd

— *het plaatsen van fixatiehechtingen* (indien gewenst): voor het kunnen plaatsen van hechtingen voor de latere fixatie van de ontvangstspoel worden met een klein snijdend boortje aan weerszijden van de cirkelvormige uitsparing alvast enkele boorgaatjes gemaakt. De hechtingen (onoplosbare USP 2-0 of 3-0, atraumatisch) worden na het doorvoeren in de boorgaatjes van de naalden ontdaan en met een bekleed arterieklemmetje type Mosquito geteugeld. Het gebruik van fixatiehechtingen is alleen nodig wanneer voor de elektrode van de ontvangstspoel een sleuf wordt geboord in plaats van een tunnel en de operateur dit wil.

■ **De posterieure tympanotomie**

In de hierop volgende operatiefase, het maken van een opening in de scala tympani van de cochlea (de cochleostomie), wordt de operatie voortgezet met de operatiemicroscoop, micro-instrumentarium en (disposable) micro zuigbuisjes voor op de zuigslang (al dan niet met een connectietussenstuk voor een juiste aansluiting).

Om het middenoor en daarmee het ronde venster voor de cochleostomie te kunnen bereiken, dient de eerder uitgevoerde mastoïdectomie te worden voortgezet met een posterieure tympanotomie. Afhankelijk van de voorkeur van de operateur kan de posterieure tympanotomie ook vóór het boren van de sleuf en de ronde uitsparing worden verricht.

Om vervolgens na de posterieure tympanotomie goed zicht te verkrijgen op het ronde venster, dient de driehoekige ruimte in het middenoor die begrensd wordt door de incus, de nervus facialis en de chorda tympani met behoud van die structuren met een klein snijdend boortje of diamantboortje voldoende te worden uitgeboord. Door gelijktijdig druppelsgewijs te spoelen en het beenmeel af te zuigen, ontstaat uiteindelijk goed zicht op structuren als het horizontale kanaal, de incus, de stapes, de processus pyramidalis, de m. stapedius en het ronde venster.

■ **De cochleostomie**

Nu kan de cochleostomie worden uitgevoerd. Daarvoor kan iets anterior en inferior van het ronde venster met een klein diamantboortje een opening in de scala tympani worden geboord. Om ervoor te zorgen dat de cochleostomie in een latere fase voldoende ruimte biedt aan de te plaatsen *introducer* met de elektrode, dient de opening 2–3 mm diep te worden uitgeboord. De juiste diameter en diepte kunnen daarbij worden gecontroleerd met een speciaal ontwikkeld meetinstrument voor de cochleostomie (de *cochleostomy sizing gauge*). Door tijdens de cochleostomie te spoelen met Ringerlactaat, te zuigen en in de cochlea-opening een dikvloeibare injectievloeistof uit de oogheelkunde aan te brengen (bijvoorbeeld Healon® of Celoftal®), wordt voorkomen dat beenmeel zich in de cochlea ophoopt en het later opvoeren van de elektrode bemoeilijkt. Daarnaast geeft beenmeel in de cochlea later het risico van botvorming om de elektrode en daardoor een achteruitgang van het resultaat.

■ **Het cochleair implantaat**
Na het voltooien van de cochleostomie kan de instrumenterende (na controle) de steriel aangeboden binnenverpakking met het cochleair implantaat in ontvangst nemen. De verpakking (een plastic tray) omvat de ontvangstspoel en de elektrode. Voordat de verpakking geopend wordt, wordt afgesproken dat er geen deurbewegingen meer zijn op de operatiekamer. Deze afspraak loopt totdat de subcutis gesloten is. De verpakking kan op twee manieren worden geopend: ondergedompeld in een kom met een fysiologische zoutoplossing of door na het openen van een klein hoekje de tray direct op steriele wijze te vullen met een fysiologische zoutoplossing met een spuit. Op deze wijze wordt, evenals met het natmaken met een fysiologische zoutoplossing van het inbrenginstrumentarium, voorkomen dat er een statische lading wordt opgebouwd die de werking van het elektrisch cochleair implantaat kan verstoren. In plaats van een fysiologische zoutoplossing kan ook Ringerlactaat worden gebruikt, een isotone zoutoplossing van gelijke osmotische druk. De operateur zal nu schone handschoenen aandoen en deze ook natmaken. Met het in een steriele boorhoes aannemen van een magnetische meetelektrode (een zendspoel) kan de werking van de ontvangstspoel vóór het implanteren, dus peroperatief, worden getest door een audioloog die speciaal daarvoor naar de operatiekamer is gekomen. Ook kan de omloop, mits die geïnstrueerd is, de metingen verrichten met de speciaal daarvoor gebrachte meetapparatuur.

Zodra het operatieveld goed is gespoeld en rondom met een vochtig gaas is geschoond (en/of met een klein gatdoekje om het operatieveld opnieuw is afgedekt), kan de geteste ontvangstspoel met de hand in de eerder gemaakte uitsparing in de cortex van het mastoïd worden geplaatst. Bij het gebruik van een sleuf voor de elektrode zorgt het over de ontvangstspoel aanbrengen van de eventueel eerder aangebrachte onoplosbare hechtingen voor de gewenste fixatie. Bij het gebruik van een tunnel voor de elektrode zijn deze fixatiehechtingen niet nodig. Met het voor de HiRes 90 K® speciaal ontwikkelde inbrenginstrumentarium (de elektrode *insertion tool*), die 2–3 mm in de eerder voorbereide opening van de cochleostomie dient te worden geplaatst, wordt nu de elektrode tot ongeveer 25 mm in de cochlea opgevoerd (zie ◘ fig. 5.8). Voor het gewenste postoperatieve effect met betrekking tot het verkrijgen van een gehoorsensatie is het van belang dat de elektroden bij plaatsing in de richting van de as van de cochlea (de modiolus) wijzen.

Na het voorzichtig terughalen van het elektrode inbrenginstrument volgt desgewenst vóór de fixatie van de elektrode een meting van de stapediusreflex. Het toedienen van een stroompje via de (steriel verpakte) zendspoel, de ontvangstspoel en de elektrode kan de m. stapedius meetbaar doen aanspannen en de werking van het implantaat doen bevestigen.

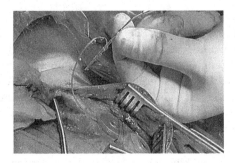

◘ Figuur 5.8   Een geplaatste ontvangstspoel met de nog in te brengen elektrode

▪ Het afsluiten van de cochleostomie

Uiteindelijk volgt het afsluiten van de cochleostomie, waardoor tevens de elektrode wordt gefixeerd en de kans op een infectie in het binnenoor wordt verkleind. Voor het afsluiten kan gebruik worden gemaakt van een stukje spier, fascie of periost uit het operatiegebied, zo mogelijk in combinatie met fibrineweefsellijm (Tissucol® Tisseel®). De draad van de elektrode wordt via de eerder in het mastoïd aangebrachte sleuf of tunnel geplaatst en zo afgeleid. Het eerder bewaarde beenmeel kan zo mogelijk in combinatie met fibrineweefsellijm worden gebruikt om de draad van de elektrode in de sleuf af te dekken en te fixeren of een eventueel ontstaan defect in het dak van de tunnel te dichten. Een dubbelelevatorium type Freer kan bij het aanbrengen van het beenmeel dienstdoen als spateltje.

▪ De meting

Nu de plaatsing en de fixatie van het cochleair implantaat zijn voltooid, volgen een peroperatieve meting en registratie van het implantaat door de audioloog of omloop. Een mogelijkheid daartoe is de steriel verpakte zendspoel op de ontvangstspoel te plaatsen. Gedurende de metingen worden alle elektrodes apart getest op hun afzonderlijke werking, hun afzonderlijk werkingsgebied met betrekking tot de gehoorzenuw en de mate van elektrische stimulatie die nodig is om een gehoorsensatie teweeg te brengen. De BERA-elektrodes registreren daarbij de reacties van de hersenstam. Het operatiegebied wordt gedurende de metingen afgedekt met een vochtig gaas. Veel centra voeren deze tijdrovende metingen, die tot ongeveer twee en een half uur kunnen duren, beperkter uit. Een tegenwoordig in alle centra eveneens uitgevoerde methode is via het implantaat ook de reactie van de gehoorzenuw terug te meten. Bij het HiRes 90 K®-implantaat heet dit NRI (*neural response imaging*), bij de nucleus NRT (*neural response telemetry*).

▪ Het sluiten van het wondgebied

Na afloop van de metingen volgen de fasen van de hemostase (die zo veel mogelijk plaatsvindt voor het plaatsen van de CI) en het sluiten van het wondgebied. Om ervoor te zorgen dat het implantaat door hoogfrequente stroom niet elektrisch ontregeld kan raken dient de hemostase uitsluitend te worden uitgevoerd met bipolaire diathermie of de Ultracision®. Het Ultracision®-systeem zorgt voor het verkrijgen van een hemostatisch effect namelijk door de omzetting van elektrische energie in hoogfrequente mechanische energie. Met een oplosbare USP 3-0 atraumatisch wordt het periost apart meegenomen in de wondsluiting. Na het verwijderen van de wondsprei-ders en de eventueel aangebrachte fixatiehechtingen van de huidlap worden de sub-cutis en de huid gesloten met respectievelijk oplosbare USP 3-0, atraumatisch en oplosbare USP 4-0; kinderen oplosbare USP 5-0, atraumatisch.

- **Extra peroperatieve aandachtspunten**

Voor een stabiele ligging van het implantaat is het van groot belang dat het implantaat peroperatief precies pas komt te liggen en goed gefixeerd wordt:
- een te ruim liggend en/of niet goed gefixeerd implantaat kan gaan verschuiven en bij een te grote trekkracht schade aan de elektrode veroorzaken;
- een te ondiep liggend en/of niet goed gefixeerd implantaat kan gaan migreren. Daar-naast kan een ondiepe ligging een verhoogde druk op de huid uitoefenen, met als gevolg een lokale circulatiestoornis, weefselversterf en het op die plaatsen uittreden van het implantaat.

Ook de juiste diameter van de cochleostomie is van belang:
- een te kleine diameter van de cochleostomie kan er de oorzaak van zijn dat de elek-trode maar moeizaam kan worden ingebracht. De daarbij veroorzaakte druk kan de elektrode schaden en/of leiden tot het maar deels kunnen opvoeren van de elektrode.

Daarnaast is het op de juiste wijze plaatsen van het elektrode inbrengapparaat belangrijk:
- het onvoldoende diep inbrengen van het elektrode-inbrengapparaat in de cochleosto-mie kan bij het opvoeren van de elektrode in de cochlea resulteren in het over zich-zelf omslaan van de elektrode. Bij het verwijderen van het elektrode-inbrengapparaat zal de elektrode daarbij in het middenoor terechtkomen in plaats van in de cochlea.

5.3.3 Postoperatieve fase

- **Verbinden**

Nadat de eventueel geplaatste BERA-elektrodes en de subdermale naaldelektrodes van de zenuwmonitor van het hoofd van de patiënt zijn verwijderd, kan het circulair druk-verband rond het hoofd worden aangelegd.

- **Toestand van de patiënt bij vertrek**

De patiënt zal voor de algemene postoperatieve zorg met een waakinfuus naar de ver-koeverkamer worden gebracht. Terug op de verpleegafdeling zal de algemene posto-peratieve zorg worden voortgezet. Indien geen complicaties optreden, kan de patiënt uit de dagbehandeling ontslagen worden. Een lichte oorpijn is een normaal verschijn-sel. Op de tweede dag na de operatie mag de patiënt het drukverband verwijderen. De positie van de elektrode in de cochlea kan gecontroleerd worden met een CT-scan, maar deze controle gebeurt meestal met een gewone röntgenfoto (dit is technisch makkelijker uitvoerbaar). Om de spanning bij de patiënt rondom het al dan niet wer-ken van het implantaat te verminderen, krijgt de CI-drager na een week een proef-aansluiting van ongeveer dertig minuten waarbij de patiënt voor de eerste keer een geluidservaring zal kunnen opdoen. Na een periode van zeven tot tien dagen worden indien nodig de hechtingen poliklinisch verwijderd. Tot die tijd dient de wond droog te worden gehouden.

Na de periode van de volledige wondgenezing van ongeveer vier weken keert de patiënt terug naar het ziekenhuis voor de plaatsing van de zendspoel en de spraakprocessor, de uitwendige delen van het cochleair implantaat. Op dat moment vinden ook de eerste activering van de elektroden en de afregeling van de spraakprocessor plaats (ook wel fitting genoemd), waarbij de patiënt een geluidservaring zal kunnen opdoen. Behalve op het tijdelijke moment van de proefaansluiting heeft de patiënt door het gemis van de spraakprocessor tussentijds dus nog geen geluidssensaties kunnen waarnemen.

- **Kortetermijncomplicaties**

Kort na de operatie kan als gevolg van de ingreep een wondinfectie of een nabloeding ontstaan. Om de kans op een infectie (en het mogelijk moeten verwijderen van het implantaat) zo veel mogelijk te verkleinen, krijgt de patiënt al peroperatief antibiotica toegediend.

Een veranderende smaakzin als gevolg van een peroperatieve beschadiging van de chorda tympani in het middenoor zal zich vaak na enige tijd weer herstellen.

Een peroperatieve beschadiging van de n. facialis in het middenoor kan een enkelzijdige parese of paralyse van het aangezicht tot gevolg hebben, vandaar dat het peroperatief bewaken met de zenuwmonitor, lokaliseren en sparen van de n. facialis van belang zijn.

Doordat tijdens het uitvoeren van de cochleostomie perilymfe uit de slakkenhuisgang wegvloeit, gaat het restgehoor dat de patiënt voorafgaand aan de operatie mogelijk nog bezat veelal definitief verloren. Om dit zo veel mogelijk tegen te gaan, wordt peroperatief een corticosteroïd (methylprednisolon) toegediend (intraveneus).

In de selectieprocedure moet duidelijk worden of het profijt van een cochleair implantaat ook bij een ernstig slechthorende optimaal zal zijn.

Door de onderlinge samenhang tussen de cochlea en de drie halfcirkelvormige kanalen (het evenwichtsorgaan) kan het weglekken van de perilymfe ook gevolgen hebben voor het functioneren van het evenwichtsorgaan. Daarom wordt bij gelijke audiologische en medische geschiktheid van beide oren voor implantatie gekozen voor de zijde waarbij het evenwichtsorgaan het minst (of al niet meer) functioneert.

- **Revalidatie**

Pas na de plaatsing en de eerste afregeling van de spraakprocessor en het daarmee activeren van de elektrode in het binnenoor (ongeveer vier weken postoperatief) kan de eigenlijke hoorrevalidatie beginnen.

Naast het leren omgaan met de apparatuur en het leren interpreteren van geluiden bestaat de revalidatie uit het steeds beter afregelen van de spraakprocessor door een audioloog. Op deze wijze kunnen geluiden uiteindelijk aangenaam gaan klinken. De gehoorzenuw zal namelijk zeker in de eerste periode van de revalidatie wisselend reageren op de nieuwe vorm van elektrische stimulatie, waardoor geluiden in het begin veelal hard en onaangenaam zijn.

Doordat (omgeving)geluiden met een CI absoluut anders klinken, zal een logopedist de CI-drager moeten helpen bij het opnieuw leren herkennen (interpreteren) ervan, zodat elk geluid aan de juiste bron wordt gekoppeld. Dat geluiden bij CI-geïmplanteerde patiënten altijd anders zullen blijven klinken, heeft te maken met het feit dat de gehoorzenuw niet via de zintuigcellen wordt gestimuleerd maar rechtstreeks. Ook de overdracht van elektrische prikkels via een beperkt aantal elektroden in plaats van via zo'n 3.000 zintuigcellen is hierbij van invloed.

Door klanken en woorden met elkaar te koppelen en te onthouden, is het mogelijk om na een intensieve gehoortraining, en soms nog met spraakafzien (liplezen), uiteindelijk tot spraakverstaan te komen.

Het weer ervaren van een geluidssensatie doorbreekt voor de CI-drager het isolement van de stilte en is na een periode van gehoorverlies een bijzonder emotionele gebeurtenis. Toch kan het resultaat van de hoorrevalidatie ondanks het intensief oefenen niet aan alle hoop en verwachtingen voldoen. Net als alle andere hoortoesteldragers blijft ook een CI-geïmplanteerde problemen ondervinden: niet alleen in het gebruik van een CI, maar ook in de communicatie met de directe omgeving kunnen de resultaten tegenvallen. Naast de technische en audiologische nazorg is het daarom van belang dat de patiënt psychische en maatschappelijke begeleiding en indien nodig nazorg krijgt.

De resultaten van de hoorrevalidatie zijn onder andere afhankelijk van de uitgangssituatie (de aard en de duur van het gehoorverlies, de kwaliteit van de nog intacte gehoorzenuwvezels, het audiologisch geheugen) en de inzet en motivatie van de CI-drager en zijn directe omgeving.

Uiteindelijk is het mogelijk dat iemand met een totaal cochleair gehoorverlies een slechthorende CI drager wordt die communicatief beter uit de voeten kan.

5.4 Bone Conduction Device (BCD)

De Bone Conduction Device BCD is een botverankerd en beengeleidend hoorsysteem, ook bekend onder de afkorting BGI (Bot Geleidend Implantaat).

Slechthorenden met een geleidingsverlies zijn voor de ondersteuning van hun gehoor veelal afhankelijk van een hoortoestel. Dat kan een luchtgeleidend hoortoestel zijn of een beengeleidend hoortoestel. De meest gebruikte hoortoestellen zijn luchtgeleidende hoortoestellen, waarbij voor het versterken van het geluid een oorstukje in de toegang tot de gehoorgang wordt geplaatst. Het versterkte geluid (een luchttrilling) wordt daarbij via de uitwendige gehoorgang en het trommelvlies op de gehoorbeenketen overgebracht en naar het binnenoor geleid.

Voor mensen met een aangeboren onvolledig aanwezige gehoorgang (gehoorgang atresie) zijn deze conventionele luchtgeleidende hoortoestellen daarom niet geschikt. Dat geldt ook voor slechthorenden met een geleidingsverlies of perceptieverlies, eventueel in combinatie met een chronische ontsteking van de uitwendige gehoorgang of het middenoor (het oorstukje sluit immers de gehoorgang af, waardoor een ontsteking verergert). Deze beide groepen slechthorenden zijn daarom voor de ondersteuning van hun gehoor aangewezen op het gebruik van een beengeleidend hoortoestel. Naast een conventioneel beengeleidend hoortoestel bestaat er een botverankerd hoorsysteem (of BCD).

Bij een conventioneel beengeleidend hoortoestel wordt met een uitwendig geplaatste beengeleider achter het oor versterkt geluid rechtstreeks via het mastoïd naar het binnenoor geleid. Bij een beengeleidend hoortoestel worden dus, in tegenstelling tot de luchtgeleidingshoortoestellen, voor het geleiden van geluid de uitwendige gehoorgang, het trommelvlies en de gehoorbeenketen omzeild. De uitwendig geplaatste beengeleider kan bijvoorbeeld met een poot van een brilmontuur of een beugel tegen de huid op zijn plaats worden gehouden.

De in deze paragraaf beschreven Bone Conduction Devices is een beengeleidend systeem dat gebaseerd is op het principe van directe beengeleiding. Dit wil zeggen dat het systeem de luchttrilling direct overbrengt op het bot waarin zich ook de cochlea bevindt. Het systeem wordt daarbij niet zoals bij een conventioneel beengeleidend hoortoestel gehinderd door de tussenkomst van huid, hetgeen de kwaliteit van de overdracht van geluid ten goede komt.

BCD Bone Conduction Device

De fabrikant Cochlear was de eerste fabrikant en 30 jaar lang de enige op de markt met een in het bot verankerd hoortoestel. Baha® is een geregistreerde merknaam (BAHA is de afkorting van 'Bone Anchored Hearing Aid'). Deze merknaam is al die tijd eveneens als soortnaam gebruikt, maar sinds 2009 is er een tweede fabrikant op de markt gekomen met een in het bot verankerd hoortoestel, namelijk Oticon Medical met de Ponto®. Derhalve is er hier voor gekozen om in het algemeen te spreken over *Bone Conduction Devices* (BCD).

Het BCD-implantaat is in 1977 geïntroduceerd als een niet-zelftappend schroefje met een apart te leveren en te plaatsen *abutment*. Daarbij dient de operateur zelf een schroefdraad in het boorgat te maken en het abutment te plaatsen. In het najaar van 2003 is een gemodificeerd BCD-implantaat met een zelftappende schroefdraad en een vooraf geplaatste abutment geïntroduceerd. Na een overgangsperiode zijn inmiddels alle ziekenhuizen in Nederland die een BCD implanteren op het gebruik van een gemodificeerd BCD-implantaat overgegaan. Met dit gemodificeerde implantaat is het aantal peroperatieve handelingen verminderd en vereenvoudigd. De handelingen voor de uitvoering van de operatie kunnen echter per ziekenhuis verschillen.

Er zijn meerdere typen geluidsprocessors, zowel qua sterkte als qua technologie. Een sterker of krachtiger toestel is nodig wanneer naast een niet goed functionerend middenoor ook de functie van het binnenoor achteruitgegaan is. De categorie van zeer krachtige geluidsprocessors bestaat bij beide firma's, de zogenoemde *body-worn* variant is alleen leverbaar bij de firma Cochlear (de Baha® 5SP).

Belangrijk bij de keuze is ook de compatibiliteit tussen de verschillende hoorsystemen. De Baha® en de Ponto® lijken veel op elkaar, maar men kan daar niet elke geluidsprocessor op koppelen. De firma Cochlear heeft op een gegeven moment de implantaten en abutments aangepast om mogelijke huidinfecties te verminderen, waardoor er geen Ponto®-hoortoestel meer op past.

Tot voor kort was de technologie in de geluidsprocessors van de botverankerde toestellen erg eenvoudig in vergelijking met de technologie die terug te vinden is in gewone hoortoestellen. Met de komst van de Baha® 5 van Cochlear en de Ponto® 3 van Oticon Medical heeft men op dit moment de keuze uit twee fabrikanten die programmeerbare digitale geluidsprocessoren leveren.

Tests wijzen uit dat met de huidige toestellen het spraakverstaan in rumoerige situaties ruim 25 % beter is dan met de vorige generatie in het bot verankerde hoortoestellen. De toestellen van beide firma's bieden de mogelijkheid voor aansluiting van FM-apparatuur en koppeling met iPhone en audio-adapters, al dan niet met tussenkomst van een streamer.

Een geheel nieuwe ontwikkeling is de transcutane toepassing van een BCD. Cochlear heeft het transcutane Baha®-attractsysteem. Hierbij wordt de huid intact gelaten en moeten de trillingen door de huid heen voordat ze via een magneet, geplaatst in het schedelbot, naar het binnenoor worden geleid. Een actief transcutaan systeem is de MedEl® Bonebridge. Hierbij geeft een externe geluidsprocessor via RF het signaal door aan een actief implantaat, dat een transducer bevat en trilling direct aan het schedelbot doorgeeft.

Cochlear werkt aan een actieve transcutane oplossing, het Osia®-systeem. Ook Oticon werkt aan een actieve transcutane beengeleidingsoplossing, de Sentio®.

Bron: Myrthe Hol, Radboudumc

Een BCD-systeem heeft daarvoor in plaats van een uitwendig geplaatste beengeleider, een in het bot verankerd implantaat als beengeleider dat middels een operatie zowel bij volwassenen als bij kinderen kan worden geplaatst. De BCD heeft in tegenstelling tot de conventionele beengeleidende hoortoestellen als voordeel dat klachten als het verschuiven van de beengeleider, hinderlijke drukplekken op de huid en hoofdpijn (veroorzaakt door de druk van een uitwendige beengeleider) niet voorkomen.

Om bij de patiënt een indruk te krijgen van de ernst en de aard van de slechthorendheid wordt preoperatief toon- en spraakaudiometrie verricht. De BCD wordt in principe aan de zijde met de beste beengeleiding geïmplanteerd. Bij mensen die bijvoorbeeld als gevolg van een trauma, een virusinfectie of tumorchirurgie plotseling aan één zijde doof zijn geworden (Single Sided Deafness – SSD) geldt dat het implantaat juist aan de dove zijde wordt geplaatst. Met behulp van een BCD wordt het geluid dan van de dove zijde naar het binnenoor van het horende oor geleid via beengeleiding.

In de praktijk blijkt niet iedereen met eenzijdige binnenoordoofheid baat te hebben bij een in het bot verankerd hoorsysteem. Daarom is het belangrijk dat een kandidaat voor deze hooroplossing uitgebreid getest wordt door arts en audioloog en een BCD op een beugel mee naar huis krijgt om deze te proberen. Ook voor de andere toepassingen wordt altijd eerst een proef op een beugel gedaan, zodat de patiënt het geluid kan ervaren van de beschikbare systemen en een geïnformeerde keuze kan maken.

Een voorwaarde voor de toepassing van een beengeleidend hoortoestel is dat de cochleaire functie zo goed als intact is.

Een BCD kan ook al bij baby's worden toegepast en wordt dan door middel van een elastische softband om het hoofd gedragen. Doordat de BCD dan al op heel jonge leeftijd gedragen wordt, loopt de spraak-taalontwikkeling van het kind zo min mogelijk achterstand op.

De BCD bestaat uit verschillende onderdelen:
- een titanium implantaat (een schroefje van 3 of 4 mm);
- een titanium abutment (een opbouw met verschillende maten vanaf 5,5 mm hoogte);
- een geluidsprocessor (◨ fig. 5.9 en 5.10).

Het implantaat van de BCD is een beengeleider in de vorm van een klein titanium schroefje met een schroeflengte van 3 of 4 mm. Het implantaat is geïntroduceerd als een niet-zelftappend schroefje met een apart te leveren en te plaatsen abutment. In het najaar

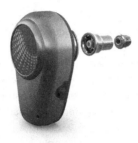

◧ Figuur 5.9   Geluidsprocessor Oticon

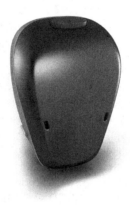

◧ Figuur 5.10   Geluidsprocessor Cochlear

van 2003 is een gemodificeerd BCD-implantaat geïntroduceerd. Vanaf 2009 is er een snelle ontwikkeling geweest in typen/maten van implantaten. Vanaf dat moment bestaat het assortiment implantaten uit:

- een implantaat met een zelftappende schroefdraad met een lengte van 3 of 4 mm en een vooraf geplaatste abutment;
- een implantaat met een zelftappende schroefdraad met een lengte van 3 of 4 mm.

Het implantaat wordt met een operatie in de wand van de schedel achter het oor geplaatst. Het abutment, dat al dan niet al op het implantaat is geschroefd, bevindt zich uitwendig en vormt de percutane verbinding tussen het implantaat en de geluidsprocessor. De geluidsprocessor wordt na een periode van botverankering met een eenvoudig kliksysteem op het abutment aangebracht en op die manier goed op zijn plaats gehouden. Een microfoontje in de geluidsprocessor zorgt voor het opvangen van geluid (een luchttrilling) en geeft de trilling via het implantaat door aan de wand van de schedel en het binnenoor (zie ◧ fig. 5.11).

Het bevestigen van de geluidsprocessor op het abutment mag pas plaatsvinden als het implantaat de tijd heeft gehad om in het bot te verankeren.

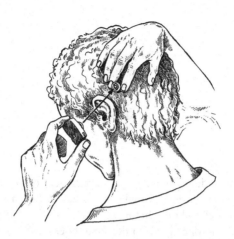

◗ Figuur 5.11 Het achter het oor plaatsen van een geluidsprocessor op het abutment

De geluidsprocessor is een klein rechthoekig kastje dat met een eenvoudig kliksysteem op het abutment wordt geplaatst (zie ◗ fig. 5.10). Een microfoontje in de geluidsprocessor zorgt voor het opvangen van geluid (een luchttrilling), waarna het de trilling via het abutment en de *fixture* doorgeeft aan de wand van de schedel en het binnenoor.

Bij dit proces van botverankering (osseo-integratie) groeien botcellen strak om de fixture heen. Daarbij gaan het implantaat en het omliggende bot een structurele verbinding met elkaar aan. Dit proces van botverankering is waar het bij de BCD om draait. Een goede botverankering is essentieel voor het resultaat van de latere beengeleiding en zorgt ervoor dat het bot de belasting van de geluidsprocessor aankan.

Om het proces van de botverankering (en dus een optimale beengeleiding) positief te beïnvloeden, wordt gebruikgemaakt van een implantaat van titanium. Titanium, een op tin gelijkend metaal, heeft de unieke eigenschap dat botcellen tot op moleculair niveau heel strak tegen het oppervlak van het implantaat aan kunnen groeien.

Op die plaatsen waar het oppervlak van het implantaat met andere moleculen dan titanium gecontamineerd raakt (bijvoorbeeld door aanraking met rvs instrumentarium, een handschoen of afdekmateriaal), zullen botcellen minder strak tegen het implantaat aan groeien. Dit zal de mate van botverankering negatief beïnvloeden. Om contaminatie van het titanium implantaat te voorkomen, dient het implantaat daarom rechtstreeks met speciaal inbrenginstrumentarium vanuit de verpakking geïmplanteerd te worden en/of uitsluitend met instrumentarium van titanium te worden aangeraakt (bijvoorbeeld met een titanium pincet op een titanium tray, een zogenoemde *surgical organizer*).

Daarnaast is het voor het proces van de botverankering van belang dat het botweefsel goed behandeld wordt. Door bij het boren gebruik te maken van scherpe, eenmalig te gebruiken boortjes en tijdens het boren en het plaatsen van het implantaat goed te koelen, worden de botcellen beschermd tegen een snel oplopende hitteontwikkeling.

Een implantaat met een vooraf bevestigd abutment kan alleen gebruikt worden bij volwassen patiënten, bij wie de ingreep bijna altijd in één operatiesessie uitgevoerd wordt. Daarbij is het van belang dat de patiënt over kwalitatief stevig bot beschikt met een cortex van minimaal 3 mm en geen bestraling in het hoofd-halsgebied ondergaat.

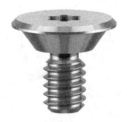

Figuur 5.12   Cover screw

Wanneer echter het harde hersenvlies (de dura mater) of de sinus sigmoideus (een veneuze bloedbaan van het harde hersenvlies) tijdens het boren bloot is komen te liggen of wanneer peroperatief blijkt dat het implantaat door een mindere botkwaliteit niet stevig genoeg in het bot zit, dan wordt in de eerste operatiesessie alleen een implantaat geplaatst. De schroefdraad in het implantaat en de zogenaamde *trilobe abutment connection* (waarmee de abutment gefixeerd wordt) worden dan beschermd met een zogenaamde *cover screw* (zie ■ fig. 5.12). Het plaatsen van het abutment wordt vervolgens uitgesteld tot in een tweede operatiesessie, na een periode van drie tot zes maanden van botverankering.

Bij jonge kinderen, die van nature nog niet over voldoende dik en stevig bot beschikken, wordt het plaatsen van het abutment in verband met een goede botverankering altijd in een latere tweede operatiesessie uitgevoerd.

Patiënten hebben verschillende huiddikten en de evaluatie van de huiddikte is belangrijk bij de ondersteuning van de planning van de chirurgische methode en om te bepalen welke lengte abutment geschikt is. Er moet rekening worden gehouden met zowel de huiddikte van het gebied na de ingreep als verwachte huidverdikking.

Er zijn verschillende methoden voor het meten van de huiddikte: met een naald en een *ruler* (meetinstrument) voor de incisie of met een liniaal na de incisie.

Het implanteren van een BCD wordt in vrijwel alle academische centra uitgevoerd. Ook niet-academische ziekenhuizen die goede contacten onderhouden met een audiologisch centrum of over een eigen audiologische afdeling beschikken, voeren deze operatie uit. De operatie wordt als een kleine ingreep gezien met een tijdsduur van ongeveer dertig minuten en wordt meestal onder plaatselijke verdoving uitgevoerd.

De volgende operatiebeschrijving betreft een Cochlear BCD.

■ **Operatie-indicatie**

Een enkel- of dubbelzijdig geleidingsverlies in combinatie met een chronische ontsteking van de uitwendige gehoorgang en/of het middenoor, een congenitale gehoorgang atresie of SSD (*Single Sided Deafness*, eenzijdige doofheid).

■ **Doel van de operatie**

Het plaatsen van een implantaat met een opbouw (abutment) (percutaan) teneinde een BCD-geluidsprocessor te kunnen plaatsen.

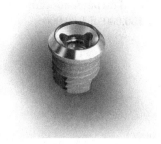

⬧ **Figuur 5.13** Zelftappend BCD-implantaat zonder abutment

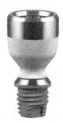

⬧ **Figuur 5.14** Zelftappend BCD-implantaat met abutment

5.4.1 Preoperatieve fase

- **Voorbereidingen van de operatie**

Randapparatuur: diathermie (bipolair), zuigunit, Baha® boorunit, loepbril (indien gewenst), tondeuse.

- **Specifieke benodigdheden**
- markeringsstift en liniaal (beide steriel)
- incisiefolie voor over de oorschelp (Tegaderm® of Steridrape®, indien gewenst)
- steriele boorhoes (bij een niet-autoclaveerbare boormotor)
- spoelvloeistof (NaCl 0,9 %)
- twee injectiespuiten van 10 of 20 ml voor het koelen of een disposable irrigatiesysteem (afhankelijk van het gebruikte boorsysteem)
- zuigslang
- vochtopvangzak
- disposable *guide drill* (diepteboortjes van 3 + 4 mm) (wordt standaard geleverd met disposable spacer)
- disposable *drill countersink* (verzinkboortjes van 3 of 4 mm)
- zelftappende 3 en 4 mm BCD-implantaten (zie ⬧ fig. 5.13 en 5.14)
- cover screw, indien nodig (een dekschroefje voor de interne schroefdraad van het implantaat, zie ⬧ fig. 5.12)
- disposable biopsiepunch (5 mm)
- beschermkapje (ook wel *healing cap* genoemd; deze wordt steriel geleverd)
- linttampon van 1 cm breed (of foamdressing zoals Mepilex® of Allevyn®)
- antibiotica/corticosteroïdzalf (bijvoorbeeld Terra-Cortril® of Sofradex®)

- lokaal anestheticum, bijvoorbeeld carpules lidocaïne (Xylocaïne®) 1 % of 2 % met respectievelijk Adrenaline® 1:100.000 of 1:80.000
- carpulehouder
- carpulenaald

- **Specifiek instrumentarium**
- basisset
- BCD-instrumentenset
- Baha®-boor (of Branemarkboor)

- **Hechtmateriaal**
- huid: al dan niet oplosbare USP 4-0 of 5-0, atraumatisch

Tijdens de ingreep wordt gewerkt conform het implantatenprotocol met deurbeleid, zoals afgesproken.

- **Toestand van de patiënt bij ontvangst**

Een BCD-operatie valt onder de geplande ingrepen en wordt als zodanig ingeroosterd in het reguliere operatieprogramma. Doordat de operatie meestal in dagverpleging plaatsvindt, kan de patiënt zich op de ochtend van de operatie nuchter op de dagverpleging melden. Voor de preoperatieve zorg gelden de algemene preoperatieve voorbereidingen.

Een kind kan bij zijn komst op de operatieafdeling vergezeld worden door een ouder/verzorger en/of begeleider. Kinderen worden altijd onder algehele anesthesie geopereerd. Bij volwassenen kan de operatie zowel onder algehele anesthesie als onder lokale anesthesie worden verricht, afhankelijk van de voorkeur van de patiënt en van de operateur.

- **Voorbereiding van de operatie**

De dag voorafgaande aan de operatie moet gecontroleerd zijn of alle benodigdheden en essentiële BCD-implantaten en disposables in de gewenste maten aanwezig zijn.

De omloop dient te voorkomen dat kostbare disposables onnodig uit hun verpakking worden gehaald. Afhankelijk van een 3 of een 4 mm boorgat wordt immers een 3 of 4 mm drill countersink (zie ◘ fig. 5.16) gebruikt. Daarom wordt in eerste instantie alleen de 3 en de 4 mm guide drill met spacer (zie ◘ fig. 5.15a en b) aan de instrumenterende overhandigd en worden de overige benodigdheden geopend op geleide van de peroperatieve vorderingen. Ook het gewenste implantaat (een 3 of 4 mm implantaat met een vooraf geplaatst abutment) wordt pas op verzoek van de operateur uit de verpakking gehaald.

De KNO-arts zal:
- het operatiegebied met een tondeuse scheren. De haren rondom het geschoren gebied worden vervolgens met pleister gefixeerd en op deze manier uit het operatiegebied weggehouden;
- met een markeringsstift en een bij het instrumentarium geleverde mal (een BCD-indicator) achter het oor de plaats op de huid markeren waar het implantaat in de wand van de schedel komt. De meest geschikte plaats om stevig, corticaal bot te treffen, bevindt zich daar waar vanaf de laterale ooghoek een denkbeeldige rechte lijn tot achter het oor wordt getrokken. Op die hoogte wordt tevens met een

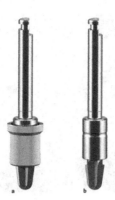

■ **Figuur 5.15** (**a**) Conical guide drill met spacer. (**b**) Conical guide drill zonder spacer

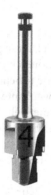

■ **Figuur 5.16** Widening drill (countersink)

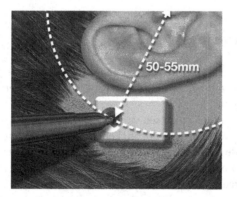

■ **Figuur 5.17** Het markeren van de locatie van het implantaat

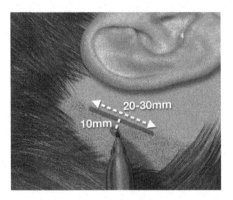

◘ Figuur 5.18   Markeren incisie

liniaal een afstand van ongeveer 50–55 mm ten opzichte van de uitwendige gehoorgang aangehouden (zie ◘ fig. 5.17). Met die afstand ten opzichte van de uitwendige
gehoorgang wordt voorkomen dat een later te plaatsen BCD-hoortoestel tegen de
oorschelp komt en er hinderlijke fluittonen kunnen ontstaan. Tijdens het aftekenen
dient de oorschelp zijn originele positie te behouden. Tevens dient de bovenkant van
de BCD-indicator te lijnen met de bovenkant van de oorschelp (zie ◘ fig. 5.18);
— de hoogte bepalen van het abutment met behulp van een naaldje en een meetlatje;
— voor de lokale anesthesie en/of een relatieve bloedleegte van het te opereren gebied
  een retroauriculaire infiltratie toedienen met carpules lidocaïne (Xylocaïne®) 1 % of
  2 % met respectievelijk Adrenaline® 1:100.000 of 1:80.000.

Afhankelijk van de voorkeur van de operateur kan er ook voor worden gekozen om het
markeren en het infiltreren peroperatief na het afdekken uit te voeren. Vandaar dat de
markeringsstift, de liniaal en de carpulehouder steriel aanwezig dienen te zijn.

5.4.2 **Peroperatieve fase**

Deze operatiebeschrijving gaat uit van het in één operatiesessie plaatsen bij een volwassen patiënt van een zelftappend implantaat met een schroeflengte van 4 mm en een
vooraf geplaatst abutment.

Bij het in één operatiesessie plaatsen van een zelftappend BCD-implantaat bestaat de
peroperatieve operatieprocedure (na het aftekenen en incideren) kort samengevat uit:
— het vrijleggen van de gemarkeerde schedelwand van huid en pericranium;
— het boren van een 3 mm en zo mogelijk een 4 mm boorgat;
— het in diameter verruimen van het boorgat;
— het creëren van een dunne huidlap en het zo nodig perforeren van de huidlap;
— het verwijderen van subcutaan weefsel rondom de huidlap teneinde een juiste overgang te creëren voor het behoud van de huidlap;
— het plaatsen van het implantaat met de vooraf geplaatste opbouw (het abutment);
— het terugplaatsen en sluiten van de huid;
— het plaatsen van een healing cap en een linttampon of foamdressing.

De terug te plaatsen dunne huidlap dient uitsluitend uit opperhuid te bestaan en mag geen onderhuids vetweefsel en haarwortels meer bevatten. Het doel hiervan is te zorgen dat de huid rondom de implantatieplaats en het abutment direct en onbeweeglijk op het periost ligt en haren rondom het implantaat verdwijnen. Met het wegnemen van het onderhuids weefsel verdwijnen immers ook de haarwortels en kan er direct rondom het abutment geen haar meer groeien. Dit vergemakkelijkt het regelmatig reinigen van de huid en het abutment en voorkomt zo infecties en het in de weg zitten van haren bij het plaatsen van het hoortoestel. Ook wordt hiermee voorkomen dat subcutaan weefsel zich op den duur met de huid rond het abutment kan opwerken en het plaatsen van de geluidsprocessor bemoeilijkt. Om een geleidelijk schuin aflopende spanningsvrije wondrand van de huidlap te verkrijgen, is het van belang dat de huid ook in een straal van ongeveer 15 mm rondom de geplaatste markering voldoende van subcutaan weefsel wordt ontdaan.

- **De lineaire incisie met tissue preservation**

Om de ingreep te verkorten, is in het begin van de jaren negentig met succes de lineaire incisie ontwikkeld. Deze retroauriculaire lijnvormige incisie loopt in de lengterichting (longitudinaal) (zie richtlijn BCD; ▶ https://tinyurl.com/BCD-richtlijn).

De operatie wordt begonnen met de incisie ter hoogte van de gemarkeerde huid waar het implantaat moet komen (achter het oor in het temporale bot van de schedel). De huid, de subcutis en het periost worden met een mesje 15 of 10 over een lengte van ongeveer 30–35 mm geïncideerd. Door vervolgens een wondspreider type Weitlaner te plaatsen, ontstaat voldoende ruimte om daar waar geboord moet worden met een raspatorium type Freer of een raspatorium uit de BCD-instrumentenset rondom het boorgat ongeveer 10 mm periost van het temporale bot af te schuiven. Een aantal operateurs geeft er de voorkeur aan om in deze fase al de huid uit te dunnen en het subcutane weefsel te verwijderen, omdat ze dan niet gehinderd worden door een al geplaatste implantaat en abutment.

- **Het maken van het boorgat**

Ter voorbereiding van het boorgat voor de plaatsing van het titanium BCD-implantaat (bestaande uit een schroefdraad van 4 mm lengte en een vooraf geplaatst abutment) wordt met een guide drill van 4 mm lengte eerst een 3 mm boorgat in de wand van de schedel gemaakt. Een over de guide drill aangebrachte spacer maakt daarbij van het 4 mm boortje een 3 mm boortje. Het boorgat wordt in de incisielijn geplaatst of 5–10 mm posterieur hiervan. Om een goede postoperatieve botverankering niet in gevaar te brengen, is het van groot belang dat de instrumenterende/assisterende tijdens het boren goed koelt met een fysiologische zoutoplossing (NaCl 0,9 %) en dat de boorsnelheid wordt ingesteld op 1.500–2.000 rotaties per minuut (rpm). De operateur dient daarbij de boor op en neer en licht circulerend te bewegen, zodat de spoelvloeistof ook werkelijk de boorkop kan bereiken. Bij het type boor met een eigen irrigatie-aspiratiesysteem kan het koelen door de instrumenterende/assisterende achterwege worden gelaten. Tijdens het boren kan de operateur met een kleine knopsonde of een stompe dissector van de BCD-instrumentenset de bodem van het boorkanaal controleren om te voorkomen dat het buitenste harde hersenvlies (de dura mater) of de sinus sigmoideus (een veneuze bloedbaan van het harde hersenvlies) bloot komt te liggen. Voor de positie en oriëntatie van het later te plaatsen hoortoestel is het van

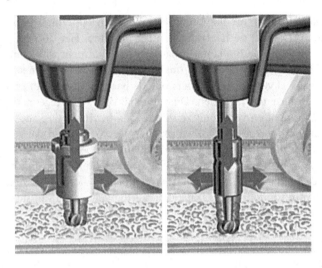

◘ Figuur 5.19   Het maken van het boorgat met een 3 en 4 mm guide drill, met en zonder spacer

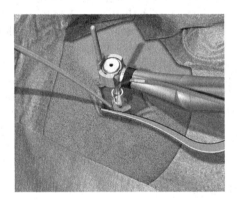

◘ Figuur 5.20   Boren met guide drill met spacer

belang dat het boorgat loodrecht ten opzichte van het botoppervlak wordt geboord. Daarbij kan de drill indicator van de BCD-instrumentenset als hulpmiddel dienen door deze op de boorkop te plaatsen.

Bij voldoende dikte van de schedelwand wordt het 3 mm boorgat met de 4 mm guide drill met dezelfde boorsnelheid van 1.500–2.000 rpm verder verdiept tot 4 mm. Door de eerder aangebrachte spacer van de 4 mm guide drill te verwijderen, kan de volledige lengte van de 4 mm guide drill worden benut. Ook nu moet het boren met een op en neer gaande en licht circulerende beweging worden uitgevoerd, zodat er goed gekoeld kan worden (zie ◘ fig. 5.19 en 5.20). De spacer dient tijdens de operatie bewaard te blijven; de operateur kan immers peroperatief beslissen om nog een tweede boorgat te maken.

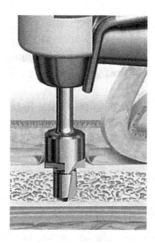

◘ Figuur 5.21 Het verruimen van het boorgat met een verzinkboortje

▪ Het verruimen van het boorgat

Ter verdere voorbereiding van de plaatsing van het BCD-implantaat wordt het boorgat voor de juiste diameter vervolgens verruimd met een 4 mm (op indicatie 3 mm) drill countersink (een verzinkboortje). Deze 4 mm drill countersink wordt bij voorkeur door de omloop pas aan de instrumenterende overhandigd als het 4 mm boorgat naar wens is geplaatst. Evenals de boorsnelheid van 1.500–2.000 rpm zijn de wijze van boren en koelen opnieuw van wezenlijk belang. Voor het aanhouden van de juiste boorrichting kan ook nu weer de drill indicator van de BCD-instrumentenset als hulpmiddel dienen. Door de stompe punt van de drill countersink blijft het risico van een beschadiging van de bodem van het boorgat en dus van het onderliggende hersenvlies beperkt. De drill-countersink verbreedt het boorgat en realiseert een gootje aan de oppervlakte van het bot waar de rand van het implantaat in komt te liggen (zie ◘ fig. 5.21).

▪ Het plaatsen van het implantaat

Vervolgens kan het zelftappende titanium BCD-implantaat, met een schroefdraad van 4 mm lengte en een vooraf geplaatst abutment, van de omloop uit de verpakking worden aangenomen. Het bevindt zich in een kokertje dat rechtstandig in de titanium tray (de *surgical organizer*) wordt geplaatst en vervolgens kan worden geopend.

Om het proces van botverankering niet negatief te beïnvloeden, is het van essentieel belang dat het titanium BCD-implantaat in het kokertje blijft en niet in aanraking komt met bijvoorbeeld de handschoenen, steriel afdekmateriaal of instrumentarium van roestvrij staal.

Een BCD-implantaat mét abutment wordt met een op de boor aangebrachte *abutment inserter* direct vanuit het kokertje met een kliksysteem opgepakt en met het implantaat op het boorgat geplaatst (zie ◘ fig. 5.22).

Om het BCD-implantaat zónder abutment in het boorgat te plaatsen, wordt een op de boor geplaatste *implant inserter* gebruikt (zie ◘ fig. 5.23).

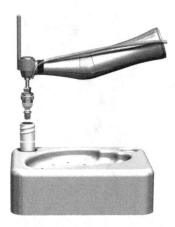

◘ Figuur 5.22   Het plaatsen van het BCD-implantaat met abutment met de abutment inserter

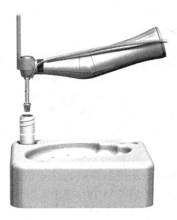

◘ Figuur 5.23   Het plaatsen van het BCD-implantaat zonder abutment met de implant inserter

Bij het plaatsen van het implantaat (en dus het afsluiten van het boorgat) dient het boorgat geen spoelvloeistof te bevatten en wordt niet gespoeld om te voorkomen dat spoelvloeistof onder het implantaat terechtkomt en bij het indraaien van het implantaat vanuit het boorgat door compressie in het bot wordt geperst. Zodra het implantaat met het abutment op het boorgat is geplaatst en het boorgat daarmee is afgesloten, wordt tijdens het indraaien van het implantaat echter wel weer voortdurend gespoeld. Het indraaien van het implantaat op de boor gebeurt bij volwassen patiënten met stevig corticaal bot met een rotatiekracht (een torque) van 32 tot 40 Newton centimeter (Ncm). Deze rotatiekracht kan verhoogd of verlaagd worden, afhankelijk van de hardheid van het bot. Voor het aanhouden van de juiste richting tijdens het indraaien van het BCD-implantaat kan ook nu de drill indicator worden gebruikt. Wanneer het BCD-implantaat naar wens is geplaatst, wordt de abutment inserter met het kliksysteem van het abutment verwijderd (zie ◘ fig. 5.24).

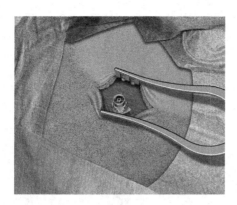

◘ Figuur 5.24   Geplaatst BCD-implantaat en abutment

- **Het verwijderen van subcutaan weefsel**

Alvorens de huid over het implantaat terug te plaatsen, is het van belang dat de huid rondom de implantatieplaats alleen nog uit opperhuid bestaat (zie ook de eerdere beschrijvingen in dit peroperatieve deel).

Voor het creëren van een uiterst dunne opperhuid wordt eerst de wondspreider type Weitlaner uitgenomen. Met een klein prepareerschaartje type Metzenbaum of een mesje 15 of 11 wordt nu al het onderhuids weefsel over een gebied van ongeveer 40 × 60 mm rondom de incisieplaats verwijderd. Twee eentandshaakjes type Gillies in een wondrand en een vinger van de operateur tegen de buitenzijde van de opperhuid spannen de huid zodanig op dat het verwijderen van subcutaan weefsel makkelijker verloopt. Wanneer het verwijderen van subcutaan weefsel volgens een vast aangegeven volgorde verloopt, kunnen er geen plekjes worden overgeslagen en ontstaan met name in de belangrijkste gebieden voldoende ruimte en overzicht om subcutaan weefsel te verwijderen.

Om te voorkomen dat het abutment tijdens het verwijderen van subcutaan weefsel in de weg zit, kan de operateur er ook voor kiezen eerst nauwgezet subcutis te verwijderen om vervolgens het implantaat te plaatsen.

- **Het terugplaatsen van de dunne huidlap**

De opperhuid wordt met twee eentandshaakjes type Gillies, afhankelijk van de plaats van het implantaat, over of rondom het implantaat teruggeplaatst. Valt de opperhuid over het implantaat, dan wordt ook hier een disposable biopsiepunch gebruikt om de huid te perforeren. Wanneer de opperhuid rondom het implantaat komt te liggen, worden de wondranden met een mesje 15 of een klein prepareerschaartje aan de voor- en achterzijde met twee halve maantjes uitgebreid.

De huid wordt met een al dan niet oplosbare USP 4-0 of 5-0 atraumatisch gesloten.

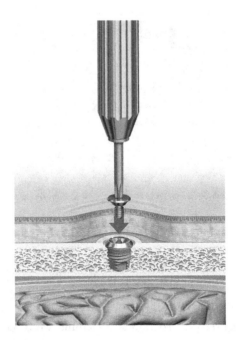

◘ Figuur 5.25   Plaatsen cover screw

▪ Het plaatsen van een afdekdopje

Ter bescherming van het abutment wordt een steriel afdekdopje, een zogenoemde healing cap, over de abutment geplaatst. Door een met Terra-Cortril® geïmpregneerde linttampon onder de healing cap te wikkelen en tevens met gepaste druk om het abutment, wordt enige druk op de huid uitgeoefend om hematoomvorming te voorkomen. Eventueel kan in plaats van het linttampon ook een foamdressing met Terra- Cortril® onder de healing cap geplaatst worden.

▪ Kinderen

Een implantaat van 3 mm wordt alleen nog gebruikt bij kinderen onder de tien jaar, die van nature nog niet over voldoende dik en stevig bot beschikken. Eerst wordt alleen het titanium implantaat met een cover screw (een dekschroefje) geplaatst (zie ◘ fig. 5.25). Het abutment plaatsen wordt in verband met een goede botverankering altijd in een latere tweede operatiesessie uitgevoerd.

Drie maanden later wordt het abutment operatief geplaatst. Bij kinderen onder de tien jaar zijn dus twee operaties nodig onder algehele verdoving. Na de tweede operatie kan de BCD vaak na een week gedragen worden. Bij kinderen met een voldoende dik schedelbot wordt voor een betere botverankering een 4 mm fixture geplaatst.

Ook wordt tijdens de eerste operatie een extra schroef geplaatst, de zogenoemde *sleeper*, zodat bij uitvallen van het eerste implantaat na bijvoorbeeld een trauma snel weer een abutment geplaatst kan worden. Kinderen lopen door hun speelse gedrag en meer kans op stoten tegen de geluidsprocessor uiteindelijk meer risico op een loszittend implantaat. Het voordeel voor het kind is dat bij een loszittend implantaat nog een goed botverankerd reserve implantaat aanwezig is. Het kind hoeft dan na het perforeren van de huid en het plaatsen van een nieuwe abutment uitsluitend de periode van drie weken wondgenezing te overbruggen voordat er weer een hoortoestel mag worden aangesloten en loopt zo geen spraak-taalontwikkelingachterstand op.

- **Volwassen patiënten met een mindere botkwaliteit**

Wanneer de operateur tijdens het maken van het boorgat merkt dat de patiënt niet over voldoende stevig bot beschikt, of eventueel wanneer de dura tijdens het boren bloot is komen te liggen, kan besloten worden om het plaatsen van het abutment uit te stellen tot in een tweede operatiesessie, na een periode van drie tot zes maanden van botverankering.

Om de procedure over twee operatiesessies op juiste wijze te laten verlopen, wordt tijdens de eerste operatie in plaats van een implantaat met een vooraf geplaatste abutment nu alleen een implantaat in het gemaakte boorgat geplaatst met behulp van de implant inserter en afgedekt met een cover screw (zie ❏ fig. 5.25). Het indraaien van de cover screw gebeurt met de *unigrip screwdriver*. Na het terugplaatsen van de opperhuid kan de wond worden gesloten met een oplosbare USP 4-0 of 5-0 atraumatisch.

Na een botverankeringsperiode van drie tot zes maanden kan het plaatsen van de opbouw (het abutment) onder lokale anesthesie en in dagverpleging worden uitgevoerd, mits de huid in de eerste operatiesessie van subcutaan weefsel is ontdaan. Om het abutment te kunnen plaatsen, wordt de opperhuid recht boven het boorgat geperforeerd met een disposable biopsiepunch (5 mm). Na het verwijderen van de cover screw wordt het abutment uit de ampul opgepakt met de counter *torque wrench* en met de unigrip screwdriver op het implantaat gedraaid. Het abutment wordt uiteindelijk met behulp van de countertorque wrench en de torque wrench met 25 Ncm gefixeerd.

Om bij volwassen patiënten met een mindere botkwaliteit de kans op een goed botverankerd implantaat te vergroten, kan de operateur eventueel besluiten om tijdens de eerste operatiesessie een tweede implantaat te plaatsen, een zogenoemde 'sleeper'.

5.4.3 Postoperatieve fase

- **Verbinden**

Ter voorkoming van hematoomvorming wordt het wondgebied afgedekt met een gaas en afhankelijk van de voorkeur van de operateur verbonden met een circulair drukverband.

- **Netverband**

Voor de fixatie van oorverbanden kan gebruik worden gemaakt van een rekbaar synthetisch netverband voor over het hoofd. Het netverband, in de vorm van een kous die aan twee kanten open is, dient zowel in de lengte als in de breedte elastisch te zijn en een fixerend vermogen te hebben. Het netverband kan als een soort bivakmuts tot aan de hals worden aangebracht. Een zelf geknipte opening aan de voorkant zorgt ervoor dat het aangezicht vrij blijft. De opening aan de bovenkant kan met een eenvoudige knoop worden gesloten.

▪ Toestand van de patiënt bij vertrek

De patiënt die onder algehele anesthesie is geopereerd, zal eerst voor de algemene postoperatieve zorg met een waakinfuus naar de verkoeverkamer worden gebracht. Terug op de afdeling van de dagverpleging zal de algemene postoperatieve zorg worden voortgezet. De patiënt die onder lokale anesthesie is geopereerd, kan direct vanaf de operatieafdeling terug naar de dagverpleging. Vlak voor het ontslag wordt het eventueel aangelegde drukverband verwijderd (minimaal vier uur postoperatief) en vervangen door een pleisterverband. Tot aan de plaatsing van het hoortoestel dient het wondgebied dagelijks door de patiënt te worden gereinigd en gecontroleerd op een mogelijke infectie. Tevens volgt een controle na 6 weken bij de KNO-arts.

Wanneer de chirurgische procedure in één operatiesessie heeft plaatsgevonden en de verankering van de fixture door de KNO-arts is goed bevonden, dan kan de geluidsprocessor drie weken na de operatie door de audioloog op de opbouw (het abutment) worden geplaatst en op toon en volume worden afgesteld.

Bij een chirurgische procedure in twee operatiesessies zit voor een goede verankering van het implantaat een periode van ongeveer drie tot vier maanden tussen beide operaties. De geluidsprocessor kan veelal na drie tot vier weken na de tweede operatie worden geplaatst. Op basis van gehoortests kan het resultaat van de plaatsing worden beoordeeld.

Met de instructies van de audioloog is de patiënt uiteindelijk zelf in staat om het BCD-systeem te hanteren en de adviezen rondom het dagelijks gebruik na te leven.

Om een ophoping van huidschilfers en vuil en dus de kans op een infectie te voorkomen, dient de patiënt zelf dagelijks de huid en de opbouw (het abutment) schoon te houden.

Uiteindelijk volgen (half)jaarlijkse controles voor routineonderzoek op de verankering van het implantaat en de resultaten van de gehoorrehabilitatie.

▪ Kortetermijncomplicaties

De kans op een infectie of hematoomvorming vergroot de kans dat de fixture zich niet voldoende in het bot kan verankeren en daardoor losraakt. Ook een peroperatieve hitteontwikkeling van het bot en het daardoor mogelijk optreden van botnecrose kan de kans op een goede botverankering negatief beïnvloeden. Vandaar dat het peroperatief spoelen (koelen) tijdens het boren en het indraaien van het implantaat en het gebruik van scherpe boortjes van wezenlijk belang zijn om hitteontwikkeling te voorkomen en het proces van de botverankering niet in gevaar te brengen.

Met het al dan niet verankeren van de fixture staat of valt de optimale werking van het BCD-systeem.

▪ Langetermijncomplicaties

Slechte hygiëne is de belangrijkste oorzaak van huidreactie. Huidreacties kunnen ervoor zorgen dat de BCD minder goed verdragen wordt en dat de gehoorschroef kan worden afgestoten.

Ook door een direct trauma (bijvoorbeeld een klap) op de titanium schroef kan deze losraken en uitgestoten worden.

Het komt voor dat er chronische pijnklachten blijven bestaan; de patiënt kan dan zelfs vragen het implantaat te verwijderen.

Operaties aan de neus en neusbijholten

Inhoud

Inleiding

© Bohn Stafleu van Loghum is een imprint van Springer Media B.V., onderdeel van Springer Nature 2020
H. Mulder en E. Albers, *Keel-, neus- en oorchirurgie*, Operatieve zorg en technieken,
https://doi.org/10.1007/978-90-368-2297-8_6

Dit deel geeft een overzicht van de meest gangbare ingrepen aan de neus en de neusbij-holten, zoals correcties aan de in- en uitwendige neus en het draineren van een aange-dane neusbijholte.

Daar de pre-, per- en postoperatieve aandachtspunten op alle neusoperaties en alle niet-endoscopische neusbijholteoperaties vrij universeel toepasbaar zijn, worden ze vooraf beschreven in dit hoofdstuk en niet bij iedere beschrijving van een neus- of neus-bijholteoperatie herhaald. Alleen pre-, per- en postoperatieve aandachtspunten voor de endoscopische neusbijholteoperaties worden apart beschreven.

Later in het boek komen de neusbloedingen en neusfracturen aan bod. Deze zullen veelal in eerste instantie op de poli KNO of de eerste hulp door een KNO-arts behan-deld worden en zelden op een operatieafdeling, bijvoorbeeld bij kinderen of in het geval van ernstige, al dan niet open fracturen. Toch vormen zowel neusbloedingen als neus-fracturen een belangrijk onderdeel van de KNO en is een korte uiteenzetting op zijn plaats.

In de beschrijving van de endoscopische neusbijholtechirurgie zal duidelijk worden dat met gedegen onderzoek vanaf de jaren tachtig van de twintigste eeuw nieuwe inzich-ten en technieken zijn verworven in de chirurgische benaderingen van de neusbijholten. Toch blijft kennis van de nog steeds toegepaste traditionele niet-endoscopische neusbij-holtechirurgie van essentieel belang.

Voor het goed kunnen doorgronden van de peroperatieve handelingen aan de neus en de neusbijholten wordt, waar nodig, voorafgaand aan de beschrijving van een ingreep een beschrijving gegeven van de belangrijkste anatomische structuren.

De richtlijnen voor het verdoven en afslinken van het neusslijmvlies (die de basis vormen voor iedere neus- en neusbijholteoperatie) staan hierna vermeld.

6.1 Algemene richtlijnen voor operaties aan de neus en neusbijholten

De in deze paragraaf beschreven pre-, per- en postoperatieve aandachtspunten geven een opsomming en een algemene richtlijn van wat er zoal gebruikt kan worden bij neus-operaties en niet-endoscopische neusbijholteoperaties.

6.1.1 Preoperatieve aandachtspunten

- **Voorbereiding van de operatie**

Randapparatuur: zuigunit, koudlichtbron met voorhoofdslamp, shaver, boorunit, dia-thermie (mono- en bipolair), endoscopictoren, 3D-navigatieapparatuur.

Operatietafel: standaardoperatietafel, indien gewenst met een smalle hoofdsteun.

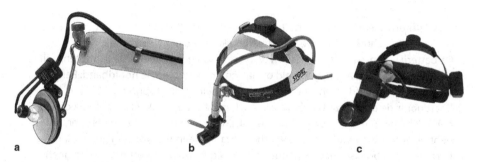

◘ Figuur 6.1 Diverse voorhoofdslampen: type Clarr (**a**), met een lenzensysteem (**b**) en draadloos (**c**)

Voorhoofdslamp

Bij neus, mond- en keeloperaties, waarbij via een beperkte opening in de diepte moet worden gekeken, zal de KNO-arts voor een smalle heldere lichtbundel en direct invallend licht gebruikmaken van een voorhoofdslamp (zie ◘ fig. 6.1).

Een voorhoofdslamp bestaat uit een verstelbare band rond het hoofd met aan de voorkant in het midden een lampje of een lenzensysteem dat vlak voor de neusrug van de operateur wordt geplaatst. Door de lichtbundel die uit het lampje of het lenzensysteem vrijkomt samen te laten vallen met de gezichtsas van de operateur wordt het operatiegebied op de juiste wijze belicht. Doordat een voorhoofdslamp beschikt over een stabiele doch flexibele bevestiging van het lampje of het lenzensysteem kan dit in elke gewenste positie worden geplaatst. De grootte van de lichtbundel is instelbaar en kan daardoor naar wens worden gecentreerd (groter of kleiner worden gemaakt). Om het effect van de belichting te versterken, kan de lichtsterkte-instelling van de lichtbron tot maximaal worden ingesteld en/of de operatiekamer wat worden verduisterd.

De voorhoofdslamp type Clarr met een lichtbron aan de voorkant van de hoofdband heeft al vele jaren plaatsgemaakt voor de voorhoofdslamp met een lenzensysteem aan de voorkant van de hoofdband. Aan het lenzensysteem is een glasfiberlichtkabel gemonteerd met aan het andere uiteinde van de lichtkabel een aansluitingsmogelijkheid op een externe lichtbron (een lichtkastje met een aan-uitschakelaar, een lichtsterkte-instelling en een aansluiting voor de netspanning). Door de lichtkabel van de voorhoofdslamp aan te sluiten op het lichtkastje, wordt het licht via het glasfiber voortgeleid naar het lenzensysteem aan de voorkant van de voorhoofdslamp. Dit heeft als voordeel dat er op de plaats waar de lichtbundel uittreedt geen sprake is van een elektrische spanning en er daar ook geen warmteontwikkeling is. Het lichtkastje waarop de lichtkabel wordt aangesloten, kan voor helder licht zijn uitgerust met een halogeenlamp of een xenonlichtbron. Om te voorkomen dat de glasfiberlichtkabel onherstelbare breuken gaat vertonen met zichtbare zwarte puntjes in de lichtbundel, mag de lichtkabel niet te klein worden opgerold en zeker niet worden geknikt of uitgetrokken.

Een draadloze voorhoofdslamp (dus zonder aansluiting op de netspanning) maakt voor het uittreden van de lichtbundel aan de voorkant van de hoofdband gebruik van een lenzensysteem. Voor de lichtbron is de draadloze voorhoofdslamp direct aangesloten op een lichtgewicht (oplaadbare) batterij (in plaats van met een elektrisch snoer op het lichtnet of met een glasfiberlichtkabel op een lichtkastje). De batterij is een zakbatterij of is aan de hoofdband gemonteerd. De lichtintensiteit wordt vanaf de zakbatterij geregeld of via een draaiknop op de hoofdband. Een draadloze voorhoofdslamp kan een voldoende heldere lichtopbrengst bieden. Daardoor is de draadloze voorhoofdslamp, behalve voor poliklinisch gebruik of het gebruik bij het preoperatief verdoven en afslinken, ook geschikt voor peroperatief gebruik. Afhankelijk van het type voorhoofdslamp heeft een volledig opgeladen batterij een gebruiksduur van 1,5 tot 5,5 uur. Een draadloze voorhoofdslamp geeft de operateur meer bewegingsvrijheid en niet afhankelijk van het lichtnet. Controleer altijd ruim voor aanvang van een operatieprogramma of een oplaadbare batterij voldoende is opgeladen voor de gewenste gebruiksduur en lichtintensiteit.

- **Specifieke benodigdheden**
- hydrofiele watten
- oppervlakteanestheticum (bijvoorbeeld cocaïneoplossing 5 % of 7 %, of oxybuprocaine* 1 %) of een decongestivum (xylomethazoline 0,1 %)
- infiltratie-anestheticum (bijvoorbeeld met een carpule Xylocaïne* 2 % met Adrenaline* 1:80.000)
- carpulenaald
- diathermiepotlood met een conchacaustieklisje of bolletje, of een bipolair diathermiepincet
- zuigslang
- neuskompres (inwendig verband)
- antibioticum/corticosteroïdzalf (bijvoorbeeld Terra-Cortril* of Sofradex*)
- brede Steristrips* en een uitwendige kunststof of aluminium spalk (alleen bij een in- en uitwendige neuscorrectie)
- een 'snorretje'

- **Specifiek instrumentarium**
- basis-neusinstrumentarium
- in- en uitwendig neusinstrumentarium (alleen bij een in- en uitwendige neuscorrectie)
- verdovingsset

- **Hechtmateriaal**
- fixatie caudaal septum: oplosbare USP 3-0 met rechte (transfixie- of matrashechting) naald; soms zelfs een niet-oplosbare USP 3-0
- neusslijmvlies: oplosbare USP 4-0, atraumatisch met een klein gebogen naaldje (J1 naald)

■ **Toestand van de patiënt bij ontvangst**

Neus- en neusbijholteoperaties vallen onder de geplande ingrepen en worden als zodanig ingeroosterd in het reguliere operatieprogramma. De patiënt wordt op de dag van de operatie nuchter op de verpleegafdeling opgenomen, waarbij de algemene preoperatieve voorbereidingen gelden. Een neus- en/of neusbijholteoperatie wordt veelal onder algehele anesthesie uitgevoerd. Bij grote uitzondering kan een correctie van uitsluitend het kraakbenig deel van het neus septum of een kleine neusbijholteoperatie ook onder lokale anesthesie worden uitgevoerd.

Ongeacht een algehele of lokale anesthesie wordt het neusslijmvlies voorafgaand aan iedere neus- en/of neusbijholteoperatie door de KNO-arts met een lokaal anestheticum en een decongestivum respectievelijk verdoofd en afgeslonken.

Lokale anesthetica en decongestiva

Daar het verdoven en het afslinken van het neusslijmvlies de basis vormt van iedere neus- en/of neusbijholteoperatie wordt bij de KNO veel gebruikgemaakt van de combinatie van een lokaal anestheticum en een decongestivum.

Een lokaal anestheticum is een plaatselijk verdovend middel dat tijdelijk de prikkelgeleiding blokkeert van perifeer gelegen zenuwvezels. Op de plaats waar het lokaal anestheticum wordt toegepast, ontstaat daardoor een plaatselijke gevoelloosheid, bijvoorbeeld van het neusslijmvlies. Een lokaal anestheticum kan worden gebruikt voor oppervlakteanesthesie, infiltratieanesthesie en geleidingsanesthesie of voor een combinatie van deze drie lokale anesthesietechnieken. Bij de KNO wordt als lokaal anestheticum voornamelijk gebruikgemaakt van lidocaïne (Xylocaïne® 1 %), oxybuprocaïne® 1 %, cocaïne® (5 % of 7 %-oplossing) of een oplossing van 0,1 % xylomethazoline® (1 mg/ml) met 0,5 % tetracaïne® (5 mg/ml). Een decongestivum is een middel dat zwelling doet verminderen, bijvoorbeeld van gezwollen neusslijmvlies. Een voorbeeld van een decongestivum is xylometazoline® 0,1 %.

Een combinatie van een decongestivum (xylometazoline®) met een verdovend middel (tetracaïne®) zorgt voor vaatvernauwing, ontzwelling en lokale verdoving in de neus. Een door zijn krachtig verdovend effect veel toegepast anestheticum voor oppervlakte- en geleidingsanesthesie is cocaïne® (respectievelijk als oplossing en in poedervorm), in combinatie met de vaatvernauwende Adrenaline® (epinefrine) 0,1 %. Als gevolg van een vaatvernauwend effect zorgt cocaïne eveneens voor een droog en afgeslonken neusslijmvlies en twee ruime, overzichtelijke en goed toegankelijke neusholten.

Ondanks de bezwaren rondom de combinatie van deze stoffen in verband met het cardiotoxisch effect van de cocaïne en de Adrenaline® die dit effect versterkt, lijkt de toevoeging van Adrenaline® (met vasoconstrictie als gevolg) een relatief vertraagd en goed gedoseerd effect te geven op de opname in het bloed met een relatief lage en acceptabele cocaïneserumconcentratie.

■ **Het verdoven en afslinken van het neusslijmvlies**

Het verdoven en afslinken van het neusslijmvlies vormt de basis van iedere neus- en/of neusbijholteoperatie.

Voor het verdoven en afslinken van het neusslijmvlies bij neus- en niet-endoscopi-sche neusbijholteoperaties kunnen twee vormen van lokale anesthesie worden toegepast:
- oppervlakteanesthesie (met wattenstrips en/of een spray);
- infiltratieanesthesie (lokale inspuiting van een anestheticum met een dunne carpule-naald).

Het doel van het verdoven en afslinken is het creëren van een gevoelloos, droog neus-slijmvlies en twee ruime, overzichtelijke en goed toegankelijke neusholten. Om dit doel te bereiken, worden door de KNO-arts minimaal twintig minuten voor de operatie met een neusspeculum type Hartmann en een bajonetpincet type Lucae vanuit een schoon en droog nierbekkentje in elke neusholte wattenstrips gelegd (bij een septumcorrectie in de bovenste, middelste en onderste neusgang, bij niet-endoscopische neusbijholtechirur-gie in de middelste en onderste neusgang).

Bij deze oppervlakte- (of applicatie-)anesthesie wordt elk van de wattenstrips voor-afgaand aan het plaatsen bevochtigd met een oppervlakteanestheticum, zoals een 5 % of 7 % cocaïneoplossing in combinatie met enkele druppels Adrenaline® (epinefrine) 0,1 %, met een decongestivum in combinatie met een anestheticum, zoals oxybuprocaïne® 1 % in combinatie met xylometazoline® 0,1 % of een oplossing van 0,1 % xylomethazo-line® (1 mg/ml) in combinatie met 0,5 % tetracaïne® (5 mg/ml).

Doordat de submucosa al zijn vocht afgeeft, slinkt het neusslijmvlies en ont-staat ruimte in beide neusholten.

Bij een conchareductie, correcties van het septum of een neuscorrectie wordt even-eens met infiltratieanesthesie gewerkt. Daarbij wordt na de toediening van de opper-vlakteanesthesie een lokaal anestheticum via een dunne carpulenaald in de subcutis of submucosa geïnfiltreerd (bijvoorbeeld met een carpule Xylocaïne® 2 % met Adrena-line® 1:80.000). Het submucosaal infiltreren bij septumcorrecties helpt om het muco-perichondrium of mucoperiost hydraulisch te dissecteren van het onderliggende bot of kraakbeen.

Het plaatsen van deze vormen van lokale anesthesie wordt door de KNO-arts zelf uitgevoerd. Een voorhoofdslamp zorgt daarbij voor de belichting van de neusholten.

Afhankelijk van de mogelijkheden op de operatieafdeling en de voorkeur van de operateur kunnen het verdoven en het afslinken van het neusslijmvlies vóór aanvang van de operatie alvast in een algemene voorbereidingsruimte van de operatieafdeling plaatsvinden (een *holding*). Omdat het goed inwerken van het anestheticum en het decongestivum ongeveer vijftien tot twintig minuten vraagt, is het voor de voortgang van het operatieprogramma raadzaam om de patiënt tijdig naar de operatieafdeling te laten komen. Het is de taak van de operatieassistent om de specifieke benodigdheden voor aankomst van de patiënt alvast op een klein verrijdbaar tafeltje klaar te zetten, zodat de KNO-arts te allen tijde tot het verdoven en afslinken kan overgaan.

▪ Ligging van de patiënt

De patiënt wordt in rugligging gepositioneerd met één of beide armen langs het lichaam, afhankelijk van de positie van de instrumenterende. Om peroperatief stu-wing en dus bloedingen te voorkomen, wordt de operatietafel in anti-Trendelenburg gebracht of zodanig geknikt dat de patiënt in de Fowlerse houding komt te liggen, dat wil zeggen een half zittende houding als variant op de rugligging. Een siliconen ring- of U-kussen ondersteunt het hoofd en zorgt voor stabiliteit. Daarbij dient de nek van de patiënt speciale aandacht te krijgen. Deze mag niet zweven en dient dus goed ondersteund te worden. De beademingstube wordt vanuit het midden van de mond over de kin afgeleid.

- **Het plaatsen van een keeltampon**

Bij algehele anesthesie kan de anesthesioloog of de anesthesiemedewerker na het intuberen een keeltampon bij de patiënt inbrengen. Dit is niet meer in elk ziekenhuis standaard in verband met het ongewenst kunnen achterblijven van de keeltampon en de hierbij optredende complicaties voor de patiënt.

Een keeltampon zorgt voor de opvang van bloed dat peroperatief via de neusholte en de achterste neusopening (de choanen) in de keelholte terecht kan komen en verkleint de kans op aspiratie als de patiënt aan het eind van de ingreep geëxtubeerd wordt. Als keeltampon wordt veelal een chirurgisch gaas met looddraad gebruikt. Een chirurgisch gaas heeft een goede hydrofiele eigenschap en een röntgentraceerbare looddraad en is in de lengte uitgevouwen voldoende lang. Voor het inbrengen van de keeltampon kan gebruik worden gemaakt van een Magill-tang. Het gaas wordt dan meegenomen in het gazentelprotocol, als zodanig opgeschreven op het telbord en na de operatie geregistreerd in het EPD van de patiënt.

Hoewel het plaatsen van een keeltampon een anesthesiologische handeling is, mag het niet betekenen dat de instrumenterende en de omloop hiervoor geen aandacht hebben. De instrumenterende kan na het intuberen uit zichzelf een chirurgisch gaas aanbieden en de omloop kan indien mogelijk en gewenst bij het inbrengen van de keeltampon assistentie bieden. Een pleister op het voorhoofd van de patiënt met daarop geschreven 'keeltampon' herinnert postoperatief (na het verwijderen van het afdekmateriaal) aan de aanwezigheid ervan in de keelholte. Ook het uit de mond laten hangen van het laatste stukje van het gaas of de keeltampon aan de beademingstube knopen kan als herinnering dienen.

- **Desinfectie van het operatieterrein**

Het desinfecteren van het aangezicht bij neus- en neusbijholteoperaties is een optie, maar kan achterwege worden gelaten. Immers, de grootste bron van bacteriën (de inwendige neusholte) wordt bij het desinfecteren van het aangezicht niet meegenomen. Daardoor vinden de incisies plaats op locaties die niet gedesinfecteerd zijn (bijvoorbeeld bij neusoperaties het septum voor de hemitransfixie-incisie/tussen de triangulaire en de neusvleugelkraakbeentjes voor de intercartilaginaire incisie/in het vestibulum voor de vestibulaire incisie.

Toch passen het desinfecteren en het steriel afdekken van het aangezicht bij het streven om bij deze operaties zo schoon mogelijk te werken. Bij neus- en neusbijholteoperaties kan het aangezicht gedesinfecteerd worden met alcohol 70 % of chloorhexidine 1 % in water. Vanaf de neus kan de desinfectiezone over het aangezicht worden uitgebreid tot de haargrens, de onderlip en de oren. Vóór de desinfectie moeten de ogen worden beschermd tegen het desinfectans (met name voor de bescherming van de cornea). Dit kan door het aanbrengen van een klein streepje indifferente zalf in de conjunctivaalzak. Een nadeel van de zalf is echter dat de patiënt bij het ontwaken uit de algehele anesthesie (en nog enige tijd daarna) wazig zal zien en deze methode dus weinig patiëntvriendelijk is. Het is gebruikelijk om de ogen na de operatie uit te spoelen met NaCl 0,9 %.

Bij bijholtechirurgie wil de KNO-arts de ogen in de gaten kunnen houden en bij uitwendige neuscorrecties hebben ze een perfecte symmetrie nodig. Gebruik van tape of een steriele Steristrip® is dan niet wenselijk.

Als de ingreep onder lokale anesthesie wordt uitgevoerd, kan de patiënt worden gevraagd de ogen tijdens de desinfectie goed te sluiten en zijn de eerdergenoemde methoden ter bescherming van de cornea niet nodig.

■ **Afdekken van het operatieterrein**

Bij het afdekken voor neus- en neusbijholteoperaties ligt over het algemeen de laterale begrenzing tegen de laterale ooghoeken, de craniale begrenzing op het voorhoofd vlak boven de wenkbrauwen en de distale begrenzing op de bovenlip. Zeker bij het afdekken van het aangezicht voor een in- en uitwendige neuscorrectie dienen de ogen geheel vrij te liggen. Een uitwendige correctie van de neus wordt immers gerelateerd aan het totale aangezicht, inclusief de ogen en de lip. De neus staat daarbij niet op zich, maar vormt een onderdeel van de esthetiek van het aangezicht.

Afhankelijk van de voorkeur van de operateur kan voor een neusoperatie of neusbijholteoperatie vierkant of met behulp van de tulbandmethode worden afgedekt.

Een vrij eenvoudige en doeltreffende methode is het vierkant afdekken. Met een groot afdeklaken over het lichaam van de patiënt tot aan de kin kan een groot gatlaken (met een zelf vergrote opening van ongeveer 12 bij 10 cm) over het aangezicht worden aangebracht. Rondom deze opening zit aan de onderzijde van het laken nog voldoende plakstrook waarmee het gatlaken op de huid kan worden gefixeerd. In plaats van een gatlaken kan ook gebruik worden gemaakt van een splitlaken over het aangezicht en een plakdoekje over het voorhoofd, vlak boven de wenkbrauwen. Bij het afdekken met disposable afdekmateriaal moet er goed worden gelet op het beschermen van de beademingstube tegen de plakstrip. Dit voorkomt ongewenste manipulatie tijdens de ingreep of zelfs extubatie bij het verwijderen van het afdekmateriaal aan het eind van de operatie. Bij patiënten die onder lokale anesthesie worden geopereerd, is het het best om de plakstrook ter fixatie van het afdekmateriaal bijvoorbeeld alleen op het voorhoofd en/of de bovenlip aan te brengen.

Een alternatieve afdekmethode bij neusoperaties is de tulbandmethode zoals men die bij de plastische en reconstructieve chirurgie gewend is. Door met hulp van de anesthesiemedewerker de endotracheale tube van de patiënt even van de beademing los te koppelen en het hoofd van de patiënt op te tillen, kunnen twee op elkaar liggende uitgevouwen doeken (met de bovenzijden naar elkaar toe) onder het hoofd en de schouders van de patiënt worden gelegd. Bij het optillen van het hoofd moet goed op de positie van de tube worden gelet. Voor een zo kort mogelijke onderbreking van de beademing en het waarborgen van de steriliteit is het van belang dat de samenwerking tussen de anesthesiemedewerker en de operatieassistent tijdens deze afdekprocedure kundig en vlot verloopt.

Nadat het hoofd is neergelegd en de patiënt weer door de anesthesiemedewerker aan de beademing is gekoppeld, worden de slippen van het wat kleinere bovenste doek dat onder het hoofd ligt als een soort tulband over de oren gevouwen en bij het voorhoofd vastgezet met plakstrips. Het lichaam kan vervolgens met een groot afdeklaken en een splitlaken of met een groot afdeklaken en twee zijdoekjes van beneden naar boven worden afgedekt, waarbij de grens van het onderlaken tegen de bovenlip zit. De slippen van het splitlaken of de zijdoekjes worden zijdelings langs het hoofd tegen de laterale ooghoeken bevestigd.

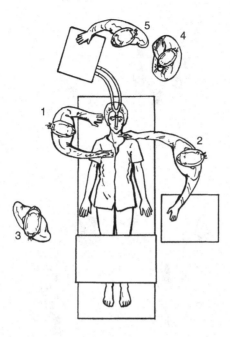

Figuur 6.2 Een variant bij de opstelling van het operatieteam bij neusoperaties 1. operateur 2. instrumenterende 3. omloop 4. anesthesiemedewerker 5. anesthesioloog

- **Opstelling van het team**

Bij neus- en neusbijholteoperaties staat de (rechtshandige) operateur rechts van de patiënt en staat de instrumenterende (die tevens assisteert) aan het hoofdeinde. Voor en naast de instrumenterende bevinden zich respectievelijk de overzettafel en de instrumententafel. De anesthesiemedewerker staat met zijn beademingstoestel links van de patiënt (zie ● fig. 11.9, de linker afbeelding).

Bij een alternatieve opstelling wisselen de anesthesiemedewerker en de instrumenterende met elkaar van plaats. In dat geval staat de instrumenterende dus tegenover de operateur en wordt de overzettafel over de patiënt geplaatst. De instrumententafel komt naast de instrumenterende te staan, in het verlengde van de overzettafel (zie ● fig. 6.2).

De keuze is veelal afhankelijk van de voorkeur van het team en de beschikbare ruimte.

6.1.2 **Peroperatieve aandachtspunten**

- **Soorten incisies**

Voor een septumcorrectie en een in- en uitwendige neuscorrectie kan de toegang tot het septum en het neusbeen met verschillende incisies worden verkregen:

- een hemitransfixie-incisie;
- een intercartilaginaire incisie (IC-incisie);
- een vestibulaire incisie;
- een marginale incisie;
- een columella-incisie.

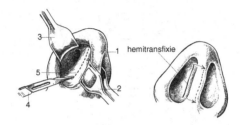

◘ Figuur 6.3   Hemitransfixie-incisie 1. columella 2. columellaklem 3. alaprotector 4. mesje 5. de hemitransfixie-incisie

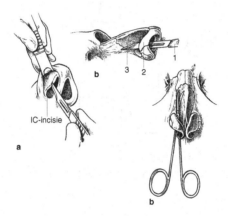

◘ Figuur 6.4   (**a en b**) De intercartilaginaire (IC-) incisie 1. mesje 2. neusvleugelkraakbeentjes 3. triangulaire kraakbeentjes

■■ Hemitransfixie-incisie

Deze eenzijdige slijmvliesincisie wordt aan de caudale rand van het septum gelegd, op de overgang van huid naar slijmvlies (zie ◘ fig. 6.3). Via deze incisie kunnen het mucoperichondrium en het mucoperiost aan beide zijden van het kraakbenig en benig septum worden vrijgeprepareerd (getunneld), waardoor een correctie van het gehele septum mogelijk is. Door via de hemitransfixie-incisie (zie ◘ fig. 6.3) verder naar caudaal toe onderliggend weefsel vrij te prepareren, kan ook de spina nasalis anterior worden benaderd (zie ◘ fig. 7.2). Daarnaast verschaft de hemitransfixie-incisie toegang tot de neusbodem, de neusrug en toegang voor een mediale osteotomie (zie ◘ fig. 6.7).

■■ Intercartilaginaire incisie (IC-incisie)

De incisie die endonasaal in de ruimte tussen het neusvleugelkraakbeentje en het triangulaire kraakbeentje wordt gemaakt, is een intercartilaginaire of IC-incisie (zie ◘ fig. 6.4a). Via deze incisie kan de huid van de kraakbenige en benige neusrug met een dubbel-stomp, licht gebogen schaartje type Knapp worden ondermijnd (zie ◘ fig. 6.4b). Hierdoor krijgt de dan losliggende huid de gelegenheid om zich bij een correctie van de uitwendige neus vrij over een gecorrigeerde neusrug te schikken. Daarnaast kan de IC-incisie als toegang dienen voor de uitvoering van een mediale osteotomie bij een correctie van het neusbeen (zie ◘ fig. 6.7).

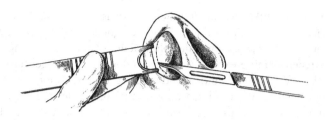

Figuur 6.5 De vestibulaire incisie

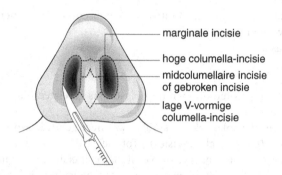

marginale incisie

hoge columella-incisie

midcolumellaire incisie
of gebroken incisie

lage V-vormige
columella-incisie

Figuur 6.6 De marginale incisie (boven) en drie columella-incisies

▪▪ Vestibulaire incisie

Deze incisie wordt in het onmiddellijk achter de uitwendige neusopening gelegen deel van de neusholte gelegd (het vestibulum nasi, zie ❏ fig. 6.5). Een vestibulaire incisie verschaft toegang tot de benige piramide en kan bij een correctie van de uitwendige neus gebruikt worden voor de realisatie van een laterale en een transversale osteotomie (zie ❏ fig. 6.8 en 6.9).

▪▪ Marginale incisie

De marginale incisie of randincisie wordt in de neus (endonasaal) uitgevoerd (zie ❏ fig. 6.6). Daarbij loopt de incisie langs de caudale rand van zowel het mediane als het laterale deel van het neusvleugelkraakbeentje. Het mediane deel van het neusvleugelkraakbeentje bevindt zich in de columella, het laterale deel van het neusvleugelkraakbeentje bevindt zich net boven de neusvleugel.

Samen met de (uitwendige) columella-incisie maakt de marginale incisie onderdeel uit van de open neusplastiek.

▪▪ Columella-incisie

Voor de benadering van een open neusplastiek zijn in het verleden drie soorten columella-incisies toegepast (zie ❏ fig. 6.6):

- de hoge columella-incisie, onder de neuspunt;
- de midcolumellaire incisie (in het midden van de columella, transversaal, ook wel de gebroken of omgekeerd V-vormige incisie genoemd);
- de lage columella-incisie, v-vormig in de basis van de columella.

Van de drie incisies blijkt de midcolumellaire incisie het meest geschikt. Deze gebroken of omgekeerd V-vormige incisie biedt een goede wondgenezing en een nauwelijks zichtbaar litteken. Necrose van de columellahuidlap en intrekking van de huid met zichtbare littekenvorming worden voorkomen doordat het omgekeerde V-vormige puntje in de incisie de trekkracht in de wond verdeelt. Daarnaast loopt de incisie gelijk met de huidlijnen op de neus en zal daardoor minder breed worden. De plaatsing van de gebroken incisie in het smalste deel van de columella houdt de wondlijn bovendien kort.

- **Soorten plastieken**

Voor de benadering van een in- en/of uitwendige neuscorrectie kunnen twee verschillende technieken worden toegepast:
- gesloten neusplastiek;
- open neusplastiek;

Het toepassen van een gesloten of open neusplastiek is gerelateerd aan de persoonlijke voorkeur van de operateur.

Van een *gesloten* neusplastiek is sprake wanneer gebruik wordt gemaakt van incisies in de neus (endonasale incisies). Tot de endonasale incisies behoren de hemitransfictie-incisie, de IC-incisie, de vestibulaire incisie en de marginale incisie (zie ◘ fig. 6.3 t/m 6.6). De techniek van de gesloten neusplastiek biedt met plaatsing van neusspecula en retractors in de peroperatief gemaakte tunnels goed zicht op de anatomische structuren voor beoordeling en correctie.

Van een *open* neusplastiek is sprake wanneer gebruik wordt gemaakt van een uitwendige incisie. Tot een uitwendige incisie behoort de midcolumellaire incisie (zie ◘ fig. 6.6). Door de midcolumellaire incisie aan beide zijden te verlengen met een endonasale marginale incisie kan de neuspunt na voldoende vrijgeprepareerd te zijn over de neusrug naar craniaal worden opgeschoven. Zodoende kan direct en ruim zicht worden verkregen op de positie van de anatomische structuren van de in- en uitwendige neus en de te verrichten correcties.

- **Soorten osteotomieën**
- **■ Mediale osteotomie**

Bij een mediale osteotomie (zie ◘ fig. 6.7) wordt met een 4 of 7 mm beitel de benige piramide aan beide kanten van de mediane lijn losgemaakt (paramediaan). De mediale osteotomie vormt bij een uitwendige neuscorrectie een onderdeel van de mobilisatie van de benige piramide. Daarnaast kan een mediale osteotomie worden uitgevoerd om de verbinding tussen het septum en de benige piramide te verbreken, zodat het benig septum kan worden gemobiliseerd en gereponeerd. Bij een gesloten neusplastiek wordt een mediale osteotomie via een hemitransfixie-incisie uitgevoerd (zie ◘ fig. 6.7).

- **■ Laterale osteotomie**

Bij een laterale osteotomie (zie ◘ fig. 6.8) worden de beide ossa nasalia met een 4 of 7 mm beitel losgemaakt van de processus frontalis van de maxilla (zie ◘ fig. 7.1). De laterale osteotomie vormt evenals de mediale osteotomie bij een uitwendige neuscorrectie een onderdeel van de mobilisatie van de benige piramide.

6.1 · Algemene richtlijnen voor operaties aan de neus en neusbijholten

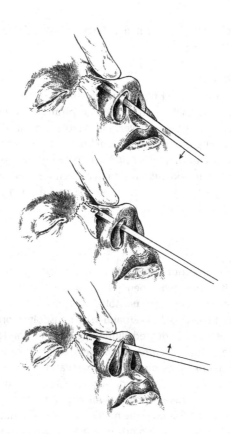

◘ Figuur 6.7 De uitvoering van een mediale osteotomie

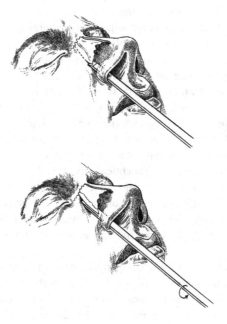

◘ Figuur 6.8 De uitvoering van een laterale osteotomie

Bij een gesloten neusplastiek wordt een laterale osteotomie via een vestibulaire incisie uitgevoerd (zie ◘ fig. 6.5).

▪▪ Transversale osteotomie

Een transversale osteotomie (zie ◘ fig. 6.9) wordt uitgevoerd om na de laterale en de mediale osteotomie de mobilisatie van de benige piramide te kunnen voltooien. Bij een gesloten neusplastiek kan de transversale osteotomie via de vestibulaire incisie (zie ◘ fig. 6.5) met een licht gebogen 6 mm beitel net voor de sutura frontonasalis worden uitgevoerd of transcutaan met een 2 of 3 mm osteotoom. Doordat de transversale osteotomie een verbinding maakt tussen de laterale en de mediale osteotomie komen de ossa nasalia los te liggen, waarna een repositie van de benige piramide mogelijk wordt.

Neuskompressen

Een neuskompres is een inwendig verbandmateriaal voor in de neusholte (zie ◘ fig. 6.10). Het wordt voornamelijk toegepast als een inwendig drukverband na een neusoperatie of bij een niet te stelpen neusbloeding.

Als materiaal voor een inwendig drukverband in de neusholte wordt veelal gebruikgemaakt van een 1 of 2 cm brede linttampon van verbandgaas, zelf geïmpregneerd met een antibioticum/corticosteroïdzalf (bijvoorbeeld Terra-Cortril® of Sofradex®) of door de fabrikant geïmpregneerd met vaseline.

Neuskompressen zijn ook verkrijgbaar in de vorm van synthetisch schuim (bijvoorbeeld Merocel®). Synthetisch schuim wordt droog, samengeperst, zeer compact en steriel geleverd. Door de vele poriën heeft het een hoog absorberend vermogen, waardoor het na bevochtiging uitzet. Het is verkrijgbaar in diverse vormen en maten, al dan niet binnen enkele dagen oplosbaar, met en zonder looddraad of touwtje of met een geïntegreerd luchtkanaaltje.

Synthetisch schuim wordt met een bajonetpincet type Lucae droog in de neusholte ingebracht. Na de toevoeging van 5–10 ml fysiologisch zout (NaCl 0,9 %) in een spuitje zwelt het schuim door het hoge absorptievermogen gelijkmatig in de neusholte op, waardoor van binnenuit druk in de neusholte wordt gegeven. Bij weinig bloedende rinoplastieken of septumcorrecties kan de schuimtampon in een met Terra-Cortril® of Sofradex® zalf ingesmeerde handschoenvinger geplaatst worden in de beide neusholtes. Deze tampon wordt daarin opgespoten met fysiologisch zout voordat de patiënt wakker wordt. Na drie dagen is de tampon dan gemakkelijk te verwijderen. Niet-oplosbaar synthetisch schuim moet altijd een touwtje uit de neusholte hebben hangen om de schuimtampon (na bevochtiging met fysiologisch zout) met behulp van een bajonetpincet type Lucae voorzichtig te kunnen verwijderen (het touwtje wordt gedurende het verblijf van de tampon langs de wang gefixeerd).

Synthetisch schuim van bijvoorbeeld polyvinylalcohol is materiaal dat latexvrij is, geen verklevingen geeft, goed door het lichaam wordt verdragen en dus geen afweerreacties geeft.

Synthetisch schuim dat binnen enkele dagen oplost, wordt gebruikt bij bijholte-chirurgie (bijvoorbeeld Nasopore®). Het heeft als voordeel dat het niet hoeft te worden verwijderd, waardoor het patiëntvriendelijker is en het de arts een tijdsbesparing oplevert. Oplosbaar synthetisch schuim vermindert de kans op infecties of een toxisch shocksyndroom (TSS).

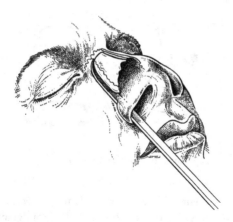

◘ Figuur 6.9 De uitvoering van een transversale osteotomie

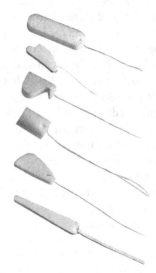

◘ Figuur 6.10 Neuskompres in de vorm van synthetisch schuim

■ **Het aanbrengen van een neusverband**

Zowel bij een septumcorrectie als bij een in- en uitwendige neuscorrectie wordt peroperatief aan het eind van de ingreep een inwendig neusverband in beide neusholten aangebracht. Het doel van een inwendig neusverband is:

– fixatie van het neusslijmvlies tegen het septum (het kraakbeen is wat zijn bloedvoorziening betreft afhankelijk van het mucoperichondrium);
– voorkomen van ongewenste verklevingen, zwellingen en bloedingen;
– bij een in- en uitwendige neuscorrectie tegendruk geven tegen het uitwendig neusverband.

Een inwendig neusverband kan ook als tamponnade dienen bij het stelpen van een neusbloeding.

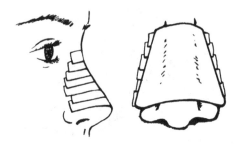

◘ Figuur 6.11   Een over de neusrug aangebracht pleisterverband met een neusspalk

Afhankelijk van de voorkeur van de operateur kan voor een inwendig neusverband gebruik worden gemaakt van een 1 of 2 cm breed linttampon, geïmpregneerd met vaseline of een antibioticum/corticosteroïdzalf (bijvoorbeeld Terra-Cortril® of Sofradex®). Beide zijn nogal vettig, wat het later verwijderen van de linttampon minder onaangenaam maakt. Nadat de beide neusholten goed zijn uitgezogen, wordt met behulp van een neusspeculum type Hartmann en een bajonetpincet type Lucae de linttampon met gedoseerde druk laag voor laag en lusvormig ingebracht. Een andere mogelijkheid voor een inwendig neusverband is bijvoorbeeld een Merocel®-tampon van samengeperst synthetisch schuim.

Bij een in- en uitwendige neuscorrectie wordt aan het eind van de ingreep naast een inwendig neusverband ook een uitwendig neusverband aangelegd, over de neusrug. Een uitwendig neusverband wordt gevormd door een dakpansgewijs aangebracht pleisterverband (bijvoorbeeld van brede Steristrips®) met daaroverheen een naar wens te modelleren kunststof spalk of aluminium spalk. Het pleisterverband beschermt daarbij de huid tegen de kleefkracht van de zelfklevende neusspalk.

De uitwendige neusspalk zorgt voor:
- immobilisatie van de kraakbenige en de benige neuspiramide;
- bescherming tijdens de slaap en bij stoten;
- tegendruk tegen het inwendig neusverband.

Uitwendige neusspalk

Een uitwendige neusspalk wordt na een in- en uitwendige neuscorrectie over de neusrug aangebracht. Neusspalken zijn in diverse soorten en maten verkrijgbaar en geschikt voor eenmalig gebruik. Het materiaal van de neusspalk kan bestaan uit bekleed aluminium of (thermoplastisch) kunststof. Een voorwaarde is dat het materiaal goed te modelleren is en zelfklevend. Door de grote kleefkracht moet elk contact tussen de zelfklevende neusspalk en operatiehandschoenen of instrumentarium worden vermeden. Om een huidbeschadiging door de grote kleefkracht te voorkomen, mag een zelfklevende neusspalk nooit direct op de huid van de patiënt worden aangebracht en moet deze op een over de neusrug aangebracht pleisterverband (zie ◘ fig. 6.11). Dit pleisterverband kan bestaan uit brede Steristrips® die dakpansgewijs zijn aangebracht over een met alcohol 70 % ontvette neusrug. Een zelfklevende neusspalk van thermoplastic wordt flexibel en vormbaar door deze gedurende 1 minuut in heet water van ongeveer 75 °C te leggen (bijvoorbeeld uit een waterkoker/magnetron). Nadat de beschermlaag van de zelfklevende zijde is verwijderd, kan de neusspalk naar wens over de beschermde neusrug worden gemodelleerd. Door afkoeling wordt de neusspalk na ongeveer drie minuten hard.

Zowel het inwendig als het uitwendig neusverband wordt door de KNO-arts aangebracht.

6.1.3 Postoperatieve aandachtspunten

- **Wondverzorging**

Alle patiënten die een neus- en/of een neusbijholteoperatie hebben ondergaan, krijgen na afloop van de ingreep en na het schoonmaken van het aangezicht door de omloop een gaasje (een 'snorretje') onder de neus aangebracht. Het snorretje dient voor de opvang van wondvocht dat mogelijk uit de neus loopt. Dit 'snorretje' kan een in de lengte driedubbel gevouwen gaasje van 10×10 cm zijn dat met een smalle pleister op beide wangen wordt gefixeerd. Ook een kant-en-klaar smal en langwerpig neusverbandje van een firma die met lusjes rond de oren wordt aangebracht kan als 'snorretje' dienen.

- **Toestand van de patiënt bij vertrek**

De patiënt wordt met een waakinfuus voor de postoperatieve zorg via de verkoeverkamer naar de verpleegafdeling gebracht, waar de algemene postoperatieve zorg in half zittende houding wordt voortgezet. Na een neusoperatie wordt op de tweede dag het inwendige neusverband door de KNO-arts op de verpleegafdeling verwijderd, waarna ontslag kan volgen (of poliklinisch als het ontslag al op de eerste dag na de operatie heeft plaatsgevonden). Een eventuele uitwendige spalk wordt na een week tot tien dagen poliklinisch verwijderd. Patiënten die alleen een conchareductie en/of een (niet) endoscopische neusbijholteoperatie hebben ondergaan, kunnen veelal in dagverpleging worden verzorgd.

Om vasodilatatie te voorkomen, is het in de eerste twee dagen na de operatie beter dat de patiënt koude vloeistoffen drinkt, het eten laat afkoelen en niet heet doucht of baadt. Om de reiniging van de neus te bevorderen, dient de patiënt zeker de eerste twee weken na de operatie de neus een paar maal per dag te spoelen met fysiologisch zout. Om ongewenste drukverhoging te voorkomen, moet het fors snuiten of ophalen van de neus worden vermeden, evenals het niezen met een gesloten mond.

- **Kortetermijncomplicaties**

Een nabloeding is op korte termijn een mogelijke complicatie na een neus- of neusbijholteoperatie. Het bij een bloeding opnieuw tamponneren van de neusholte en de patiënt zittend in bed verplegen kan de bloeding tot staan brengen. Een eventuele infectie wordt met antibiotica behandeld.

- **Langetermijncomplicaties**

Na een neusoperatie moet men bij aanhoudende pijn in de neus en temperatuurverhoging bedacht zijn op een bloeduitstorting (een septumhematoom) met later kans op een abces en destructie van het septumkraakbeen. Het hematoom bevindt zich aan beide kanten van het septum tussen kraakbeen en mucoperichondrium. De behandeling bestaat uit het incideren van het mucoperichondrium. Ter fixatie van het slijmvlies tegen het kraakbeen en ter voorkoming van een recidief worden opnieuw neustampons in beide neusholten achtergelaten. Het kraakbeen is wat zijn bloedvoorziening betreft immers afhankelijk van het mucoperichondrium.

Dankzij verbeterde technieken binnen de neuschirurgie wordt een perforatie van het septum als postoperatieve complicatie zelden meer gezien.

Neusoperaties

© Bohn Stafleu van Loghum is een imprint van Springer Media B.V., onderdeel van Springer Nature 2020
H. Mulder en E. Albers, *Keel-, neus- en oorchirurgie*, Operatieve zorg en technieken,
https://doi.org/10.1007/978-90-368-2297-8_7

In dit hoofdstuk worden enkele neuscorrecties en het verkleinen van een neusschelp (een conchareductie) behandeld.

Een neuscorrectie kan bestaan uit:

— een septumcorrectie (een inwendige neuscorrectie);
— een septorinoplastiek (een in- en uitwendige neuscorrectie);
— een neusrugcorrectie, een neuspuntcorrectie (een uitwendige neuscorrectie);
— een correctie van de kraakbenige piramide.

Vanuit de KNO-chirurgie ligt bij operatieve correcties van zowel de in- als uitwendige neus de nadruk op het herstel van de functie, in het bijzonder die van de doorgankelijkheid van de neus.

Om inzicht in deze operatietechnieken te krijgen, wordt hierna eerst aandacht besteed aan de anatomische structuren van de neus.

7.1 Anatomie van de neus

De neus bestaat uit:
— een uitwendige neus;
— een inwendige neus.

▪ Uitwendige neus

De uitwendige neus (zie ◘ fig. 7.1) bestaat uit:
— een benige piramide (het neusbeen of os nasale), bestaande uit de beide ossa nasalia en de processus frontalis van de maxilla;

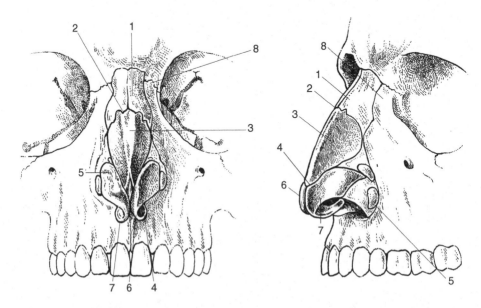

◘ Figuur 7.1   Anatomische structuren van de uitwendige neus 1. het neusbeen – os nasale
2. 'K(eystone) area' 3. de bovenste laterale kraakbeentjes – triangulaire kraakbeentjes 4. de klep 5,
6 en 7. de neusvleugelkraakbeentjes – alaire kraakbeentjes 8. processus frontalis van de maxilla

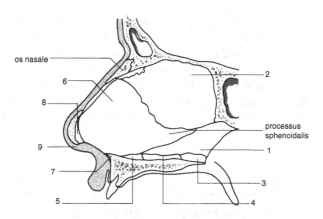

Figuur 7.2 Het neustussenschot 1. ploegschaarbeen – vomer 2. lamina perpendicularis 3. crista palatina 4. crista maxilla 5. premaxilla 6. cartilago septi nasi 7. spina nasalis anterior 8. vliezig septum 9. columella

— een kraakbenige piramide, die met name wordt gevormd door de bovenste laterale kraakbeentjes (de triangulaire kraakbeentjes) en de neusvleugelkraakbeentjes (de alaire kraakbeentjes). Hierdoor is de neus soepel en beweeglijk. De triangulaire kraakbeentjes vormen, op het meest caudale deel na (ook wel 'de klep' genoemd), één geheel met het kraakbenig septum. De in de mediaanlijn gelegen craniale verbinding van de triangulaire kraakbeentjes met het os nasale noemt men de 'K(eystone)-area'.

- **Inwendige neus**

De neus wordt inwendig door een neustussenschot in twee neusholten verdeeld. Deze beide neusholten staan via de achterste neusopening (de choanen) in verbinding met de neuskeelholte (de nasopharynx).

Het neustussenschot (het septum nasi, zie ◘ fig. 7.2) bestaat uit vier delen:
— het posterieure benig septum, dat wordt gevormd door het ploegschaarbeen (het vomer) en de lamina perpendicularis: de lamina perpendicularis is een loodrechte beenplaat die verbonden is met de lamina cribrosa van het zeefbeen (het os ethmoidale). De lamina perpendicularis rust als een dunne botlamel op het vomer. Het vomer rust op een soort sokkel, die bestaat uit (van achter naar voor) de crista palatina en de crista maxilla, en staat met zijn naar voren gerichte punt in nauw contact met de premaxilla. Het benig septum is aan beide kanten bekleed met slijmvlies en beenvlies (mucoperiost) en staat in verbinding met het slijmvlies en het kraakbeenvlies (mucoperichondrium) van het kraakbenig septum;
— het kraakbenig septum, dat wordt gevormd door het cartilago septi nasi, het kraakbeen van het neustussenschot: dit rust met zijn basis (van voor naar achter) op de spina nasalis anterior, de premaxilla en het vomer. Het kraakbenig septum staat aan de achterkant in verbinding met de lamina perpendicularis van het benig septum. Zoals beschreven vormt het kraakbenig septum één geheel met de triangulaire kraakbeentjes: het cartilago septolateralis. Deze T-balk-structuur speelt een grote rol in de opbouw en ondersteuning van de neusrug. Het kraakbenig septum is aan beide kanten bekleed met slijmvlies en kraakbeenvlies (mucoperichondrium);

- het vliezig septum, dat de verbinding vormt tussen het kraakbenig septum en de columella: dit zorgt voor beweeglijkheid tussen de lobulus en de bovenlip enerzijds en het kraakbenig septum anderzijds (de lobulus wordt gevormd door de neuspunt, de neusvleugels, de columella en de uitwendige neusopeningen). Het vliezig septum bestaat uit twee huidlagen met daartussen losmazig bindweefsel;
- de columella, het met huid beklede meest caudale deel van het neustussenschot: de columella wordt gevormd door het mediale deel van de neusvleugelkraakbeentjes (de mediale crurae).

7.2 Septumcorrectie

Bij vrijwel niemand is het neusseptum geheel recht en merkwaardig genoeg hoeft een afwijkende stand van het neustussenschot (een septumdeviatie) niet altijd klachten te geven. Toch komen onregelmatigheden van het neusseptum (deviaties, een spina of een crista) met de bijbehorende klachten vrij veel voor.

Een correctie van het kraakbenige septum (die zo conservatief mogelijk moet worden uitgevoerd) is de eerste stap in de correctie van de neus, omdat het op één lijn krijgen van het septum, als de structuur die de middenlijn van de neus draagt, essentieel is voor een succesvol functionerend resultaat.

Het kraakbenig deel van het septum is een belangrijke ondersteunende structuur.

Deformiteiten zijn gedeeltelijk uit de anatomische structuren te verklaren. Daar waar de drie skeletdelen – het kraakbenig septum (cartilago septi), de lamina perpendicularis en het vomer – tegen elkaar komen (zie ◘ fig. 7.2), ontstaat vaak een puntvormig uitsteeksel van het benig septum (een spina). Daar waar het pars perpendicularis en het vomer tegen elkaar komen, kan een scherpe rand of beenkam ontstaan (een crista).

Een septumdeviatie kan berusten op een aangeboren kromme stand van het kraakbeen, maar ook op een luxatie als (laat) gevolg van een neustrauma. Vooral de luxatie van het septumkraakbeen uit zijn 'sponning' (de crista maxillaris) komt vrij veel voor.

Daar waar het neusseptum een afwijkende stand vertoont en passage en/of drainageklachten geeft van de neusbijholten, is een septumcorrectie op zijn plaats.

Een septumcorrectie bestaat uit:

- het subperichondraal en/of het subperiostaal vrijprepareren van het neustussenschot (het tunnelen);
- het beweeglijk maken, verplaatsen en/of zo nodig verwijderen van vervormde delen;
- het weer opbouwen van het septum met terugplaatsing ervan in de mediaanlijn.

- **Operatie-indicatie**

Een afwijkende stand van het neustussenschot (een septumdeviatie) met bijbehorende klachten (verminderde neuspassage, recidiverende of chronische sinusitis, recidiverende hoofdpijn).

- **Doel van de operatie**

Het opheffen van de afwijkende stand en/of de onregelmatigheden om zo de doorgankelijkheid van de neus te verbeteren.

7.2.1 **Peroperatieve fase**

De septumcorrectie zoals hier beschreven, met zowel een correctie van het kraakbenig septum als het benig septum, is de meest uitgebreide vorm van een septumcorrectie. Een uit te voeren septumcorrectie is afhankelijk van de uitgebreidheid van de deviatie, waardoor het aantal tunnels tussen het septum en het mucoperichondrium en het mucoperiost mogelijk beperkt kan blijven.

De hier beschreven septumcorrectie wordt volgens de gesloten techniek uitgevoerd.

Met behulp van het neusspeculum type Hartmann en een bajonetpincet type Lucae worden de wattenstrips voor het verdoven en het afslinken van het neusslijmvlies uit de neusholten verwijderd, geteld (drie wattenstrips per neusholte) en voor eventueel hergebruik bewaard in een droog nierbekkentje. Afhankelijk van de duur van de plaatsing kunnen de wattenstrips ook na het aanbrengen van de hemitransfixie-incisie worden verwijderd.

Alvorens de KNO-arts een hemitransfixie-incisie maakt (veelal rechts), wordt een columellaklem type Cottle op de columella geplaatst en wordt een neusvleugelhaak type Cottle (een alaprotector) over de rand van de betreffende neusvleugel geplaatst (zie ⬛ fig. 6.3). Het aanspannen van de columellaklem vergemakkelijkt het maken van de hemitransfixie-incisie. De alaprotector dient tijdens het inciferen ter bescherming van de neusvleugel. Door als instrumenterende/assisterende de alaprotector aan te nemen, kan de operateur vervolgens met het aanspannen van de columellaklem aan de caudale rand van het septum met een mesje 15 de hemitransfixie-incisie plaatsen. De alaprotector en de columellaklem kunnen daarna worden verwijderd en vervangen door een neusspeculum type Hartmann. Zo nodig kan een tweetandshaakje type Freer in de rand van de incisie worden geplaatst. Met een Cottle-mesje (met een eindstandig snijvlak) wordt vervolgens het slijmvlies via de hemitransfixie-incisie tot op het blauwwitte kraakbeen afgeschoven. Door de hemitransfixie-incisie via de voorzijde naar de linkerkant van het neustussenschot te brengen, kan het kraakbenig septum beiderzijds worden benaderd (een klassieke septumcorrectie).

Bij het maken van een bovenste en een onderste septumtunnel wordt het neusspeculum type Hartmann voor een goed zicht vervangen door een middellang, slank neusspeculum type Cottle.

Voor een bovenste tunnel worden met een prepareerzuigbuis type Guillen en/of diverse elevatoria type Cottle (Feeler), McKenty of een dubbelelevatorium type Freer het mucoperichondrium en het mucoperiost zorgvuldig vrijgeprepareerd van het kraakbenig en benig septum.

Door het neusspeculum type Cottle in de hemitransfixie-incisie te plaatsen, kan de spina nasalis anterior beiderzijds met een elevatorium type Cottle worden vrijgeprepareerd zodat er een onderste tunnel kan worden gerealiseerd (zie ⬛ fig. 7.3).

Nadat met eenzelfde elevatorium een verbinding is gemaakt tussen de beide tunnels en de overgang van de caudale septumrand naar de spina nasalis anterior voldoende is vrijgelegd, kan het kraakbenig septum met de scherpe kant van het elevatorium type Cottle aan de onderkant worden losgemaakt tot aan de overgang met het benig septum. Om het achterste deel van het kraakbenig septum los te krijgen, kan met de scherpe kant van het elevatorium type Cottle de overgang van het kraakbenig septum naar benig septum worden losgemaakt (een posterieure chondrotomie). Het kraakbenig septum kan nu, met alleen nog zijn aanhechting aan de bovenzijde, als een deur in de neus beweeglijk worden gemaakt. Voor de resectie van een basale strip van het kraakbenig septum

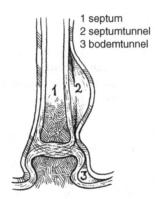

1 septum
2 septumtunnel
3 bodemtunnel

☐ **Figuur 7.3**   Een bovenste en onderste tunnel, respectievelijk de septumtunnel en de bodemtunnel

kan gebruik worden gemaakt van een smalle gehoekte septumschaar type Fomon of de iets bredere gehoekte septumschaar type Cottle.

Sterk misvormde delen op het benig septum, zoals een spina of een crista kunnen evenals het benig septum zelf met een 4 of 7 mm beitel worden losgemaakt. Daarbij is het de taak van de instrumenterende om telkens met een hamer type Hajek vanuit de pols twee korte, lichte hamerslagen op de beitel te geven die door de operateur wordt geplaatst en vastgehouden. Losse stukjes septum worden met septumpaktangen type Blakesley, Craig of Blakesley (Black-Smith) uitgenomen. Alle stukjes septum, ook de sterk misvormde delen met een spina of een crista, worden in een kommetje met wat fysiologisch zout (NaCl 0,9 %) bewaard voor eventuele terugplaatsing.

Na het beweeglijk maken, verplaatsen en/of zo nodig verwijderen van vervormde delen (respectievelijk mobiliseren, disloceren en reseceren) moet het gehele septum weer worden opgebouwd, waarbij zo veel mogelijk van het septum wordt teruggeplaatst en in de mediaanlijn wordt gereponeerd. Sterk vervormde delen die de operateur voor de opbouw wil gaan gebruiken, worden daarvoor eerst geplet ('gecrushed') in de bot- en kraakbeenpletter type Cottle. Het inbrengen en terugplaatsen gebeurt met een slank inbrengpincet type Cottle (met smalle ellipsvormige uitsparingen aan de binnenzijde van het pincet). Voor een goede opbouw van de columella is het van belang dat van het kraakbenig septum vooral het voorste deel weer goed wordt opgebouwd. Daarbij kan het nodig zijn om via de hemitransfixie-incisie een pocket in de columella te maken met een klein dubbelstomp licht gebogen schaartje type Knapp of een *upper lateral* schaartje (een klein dubbelstomp sterk gebogen schaartje). Door deze columellapocket ontstaat er meer ruimte voor de opbouw van het kraakbenig septum en dus voor een goede opbouw van de columella.

De hemitransfixie-incisie wordt met een transfixtiehechting (een matrashechting), een oplosbare USP 3-0 en rechte naald atraumatisch gesloten.

Bij de juiste stand van het septum wordt peroperatief aan het eind van de ingreep een inwendig neusverband in beide neusholten aangebracht.

7.3 In- en uitwendige neuscorrectie

Door de anatomisch nauwe samenhang van de uitwendige neus en het septum zal een scheefstand van de uitwendige neus vrijwel altijd gepaard gaan met een afwijkende stand van het septum (een septumdeviatie). Een scheefstand van de uitwendige neus kan ook gepaard gaan met een asymmetrie van de lobulus, dat wil zeggen de neuspunt, de neusvleugels, de columella en de uitwendige neusopening.

De behandeling bestaat uit een gecombineerde in- en uitwendige neuscorrectie, ook wel septum- en piramidecorrectie of septorinoplastiek genoemd. Naast een correctie van het gehele septum (de inwendige neuscorrectie) wordt daarbij ook de piramide gecorrigeerd (de uitwendige neuscorrectie).

De uitgebreidheid van het ondermijnen van de huid is afhankelijk van de uit te voeren correctie(s), die de benige piramide, de kraakbenige piramide en de neusvleugels kunnen betreffen.

Richtingaanduiding bij de neus van een liggende patiënt is gerelateerd aan de naar voren kijkende staande patiënt, dus:

- craniaal = superior;
- caudaal = inferior;
- ventraal = anterior;
- dorsaal = posterior.

Er zijn twee benaderingen voor een uitwendige neuscorrectie:

- na een septumcorrectie via de techniek van de gesloten neusplastiek met endonasale incisies;
- via de techniek van de open neusplastiek met een columella-incisie en een marginale incisie.

Voor een correctie van de benige piramide wordt (na het ondermijnen van de huid over de neusrug) met behulp van diverse osteotomieën de benige piramide losgemaakt en gereponeerd (zie ◘ fig. 7.4).

Deze osteotomieën zijn:

- een mediale osteotomie;
- een laterale osteotomie;
- een transversale osteotomie.

Zo nodig kan er naast een correctie van de benige piramide ook een correctie van de kraakbenige piramide en/of de lobulus (dat wil zeggen de neuspunt, de neusvleugels en de columella) plaatsvinden.

Ongeacht de correcties die worden uitgevoerd, is het van belang dat de functie van de neus nooit ondergeschikt mag worden gemaakt aan de vorm.

■ Operatie-indicatie

Een scheefstand van zowel de uitwendige neus als het septum met functiestoornis (belemmerde neuspassage, aanzuigen van een neusvleugel) en eventueel cosmetische klachten.

■ Doel van de operatie

Het opheffen van de deviaties met functie- en vormherstel van de in- en uitwendige neus.

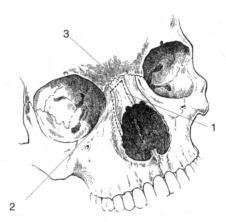

🗅 Figuur 7.4   De verschillende osteotomieën van het neusbeen – de benige piramide 1. mediale osteotomie 2. laterale osteotomie 3. transversale osteotomie

7.3.1 Peroperatieve fase

De eerste peroperatieve beschrijving van de in- en uitwendige neuscorrectie betreft een uitwendige neuscorrectie die via de techniek van de *gesloten neusplastiek met endonasale incisies* wordt benaderd.

Na de voltooiing van de inwendige neuscorrectie, volgt de uitwendige neuscorrectie, dat wil zeggen de mobilisatie en correctie van de benige en/of kraakbenige piramide.

Voorafgaand aan de verschillende osteotomieën voor de mobilisatie van de benige piramide wordt eerst de huid van de gehele neusrug met behulp van een dubbelstomp, licht gebogen schaartje type Knapp ondermijnd. Op die manier kan de huid zich later vrij over de gecorrigeerde neusrug schikken. Het ondermijnen van de huid over de neusrug wordt via een endonasale incisie verricht; een hemitransfixie-incisie of een beiderzijdse IC-incisie.

Via de al aanwezige hemitransfixie-incisie en de bovenste tunnel (tussen het kraakbenig- en benig septum en respectievelijk het mucoperichondrium en mucoperiost) is er voor het uitvoeren van een mediale osteotomie aan de benige piramide toegang voor een 4 of 7 mm beitel. Bij een mediale osteotomie worden de ossa nasalia met de beitel beiderzijds naast de mediane lijn (paramediaan) tot aan de sutura frontonasalis losgemaakt. Daarbij is het de taak van de instrumenterende om telkens met een hamer type Hajek vanuit de pols twee korte, lichte hamerslagen op de beitel te geven die door de operateur wordt geplaatst en vastgehouden. Om de richting waarin de beitel gaat zo nodig te corrigeren, tast de operateur tegelijkertijd van buitenaf over de neusrug.

Voor een verdere mobilisatie van de benige piramide wordt op dezelfde wijze en met dezelfde beitel via een vestibulaire incisie een laterale osteotomie uitgevoerd. Op deze wijze wordt de basis van de benige piramide beiderzijds van de maxilla losgemaakt.

Ter voltooiing van de mobilisatie kan via de vestibulaire incisie met een licht gebogen 6 mm beitel een transversale osteotomie worden uitgevoerd, net voor de sutura frontonasalis (of transcutaan met een 2 of 3 mm osteotoom). Met deze laatst uitgevoerde osteotomie ontstaat er een verbinding tussen de laterale en de mediale osteotomie, waardoor de benige piramide los komt te liggen.

Vervolgens wordt er manueel en/of met een lichtsterk gebogen McKenty, nu een stands- en vormcorrectie van de benige piramide uitgevoerd (versmallen, verbreden, verlagen of verhogen).

Met een transfixiehechting (een matrashechting) van oplosbare USP 3-0 met rechte naald wordt het caudale septum aan de columella gefixeerd. De hemitransfixie-incisie, de vestibulaire incisie en de eventueel geplaatste IC-incisie worden met een oplosbare USP 4-0 atraumatisch met een klein rond naaldje (J1) gesloten. De nieuwe positie van het septum en de uitwendige neus wordt gefixeerd met een in- en uitwendig neusverband.

De tweede peroperatieve beschrijving van een uitwendige neuscorrectie met de techniek van de *open neusplastiek met een columella-incisie* en een marginale incisie.

Indien gewenst kan de operateur voorafgaand aan het inciseren van de columella de omgekeerd V-vormige incisielijn met een inktpen of een disposable stift op de columella aftekenen.

Wanneer de operateur in dezelfde sessie een septumcorrectie wil verrichten en/of kraakbeen wil verzamelen ten behoeve van bijvoorbeeld een in- en/of uitwendige neuscorrectie, dan is een hemitransfixie-incisie voorafgaand aan de open neusplastiek op zijn plaats.

Voor de uitvoering van een open neusplastiek ten behoeve van een uitwendige neuscorrectie worden twee incisies gebruikt: de columella-incisie en de marginale incisie. Deze beide incisies worden gaandeweg langs de caudale rand van het neusvleugelkraakbeentje met elkaar in verbinding gebracht.

Procedure voor de columella-incisie
Ter voorbereiding van de columella-incisie wordt de dunne huid van de columella licht opgespannen. Daarvoor plaatst de operateur de pink van de snijdende hand op de bovenlip en wordt de tip van de neus in de vrije hand genomen.

Door vervolgens met een mesje 11 of 15 in de top van de omgekeerde V de columella-incisie te beginnen, kan de incisie naar beide zijden van de columella worden uitgebreid. De columella-incisie wordt over de rand van de columella bilateraal voortgezet met de inwendige marginale incisie (zie ◨ fig. 6.6).

Procedure voor de marginale incisie
Vanuit de columella-incisie wordt met een mesje 15 een begin gemaakt met het eerste deel van de inwendige marginale incisie (zie ◨ fig. 6.6), eerst langs de caudale rand van het *mediane* deel van het neusvleugelkraakbeentje dat zich in de columella bevindt. Voor het licht opspannen en een goede expositie van de incisieplaats van de mediane marginale incisie wordt de neuspunt met de vrije hand van de operateur enigszins naar opzij verplaatst (contralateraal).

Met hetzelfde mesje wordt vervolgens een incisie geplaatst langs de caudale rand van het *laterale* deel van het neusvleugelkraakbeentje. Voor een goede expositie van dat deel van de incisie maakt de operateur gebruik van een dubbelretractor type Cottle-Neivert (over de rand van de neusvleugel) en duwt met een vinger van diezelfde hand de neusvleugel van buitenaf ter hoogte van de incisieplaats iets op. Wanneer de beide delen van de marginale incisies elkaar bereikt hebben, wordt dezelfde procedure aan de andere zijde van de columella herhaald.

Voor het vrijprepareren van de columellahuidlap kan vervolgens gebruik worden gemaakt van een kort gebogen schaartje (spits/spits) en/of een kort gehoekt of licht gebogen schaartje (stomp/stomp). Afhankelijk van de uitgebreidheid van de uit te voeren correcties kan via de columella-incisie en de beide marginale incisies de huid van de columella, de neuspunt en/of de neusrug subcutaan (subperichondraal) gescheiden worden van de onderliggende neusvleugelkraakbeentjes, de triangulaire kraakbeentjes en de neusrug. Een eentandswondhaakje type Gillies of een tweetandswondhaakje type Freer, een dubbelretractor type Cottle-Neivert en een retractor type Aufricht kunnen dienstdoen om respectievelijk de columellahuidlap, de neuspunt en de huid over de neusrug tijdens het vrijprepareren licht op te spannen en de eerder genoemde anatomische structuren in het zicht te brengen.

Hierop volgende correcties van de in- en uitwendige neus kunnen met hetzelfde instrumentarium en volgens dezelfde techniek als die van de endonasale techniek worden uitgevoerd.

Voor het uitvoeren van een mediale osteotomie voor een correctie van de benige pyramide is nu met behulp van een retractor type Aufricht direct toegang voor een 4 of 7 mm beitel. Bij een *mediale* osteotomie worden de ossa nasalia met de beitel beiderzijds naast de mediane lijn (paramediaan) tot aan de sutura frontonasalis losgemaakt. Daarbij is het de taak van de instrumenterende om telkens met een hamer type Hajek vanuit de pols twee korte, lichte hamerslagen op de beitel te geven die door de operateur wordt geplaatst en vastgehouden.

Voor een verdere mobilisatie van de benige piramide wordt op dezelfde wijze en met dezelfde beitel een *laterale* osteotomie uitgevoerd. Op deze wijze wordt de basis van de benige piramide beiderzijds van de maxilla losgemaakt.

Ter voltooiing van de mobilisatie kan met een licht gebogen 6 mm beitel een *transversale* osteotomie worden uitgevoerd, net voor de sutura frontonasalis. Met deze laatst uitgevoerde osteotomie ontstaat er een verbinding tussen de laterale en de mediale osteotomie waardoor de benige piramide los komt te liggen.

Vervolgens wordt manueel en/of met een lichtsterk gebogen McKenty een stands- en vormcorrectie van de benige piramide uitgevoerd (versmallen, verbreden, verlagen of verhogen).

Zo nodig kan er naast een correctie van de benige piramide ook een correctie van de kraakbenige piramide plaatsvinden en/of van de lobulus (de neuspunt, de neusvleugels en de columella).

Ongeacht de correcties die er worden uitgevoerd, is het van belang dat de functie van de neus nooit ondergeschikt mag worden gemaakt aan de vorm.

Het oogsten van kraakbeen

Een *kraakbeentransplantaat* kan uit het kraakbenige septum gewonnen worden tijdens de ingreep. Voor de resectie van een basale strip van het kraakbenig septum kan gebruik worden gemaakt van een smalle gehoekte septumschaar type Fomon of de iets bredere gehoekte septumschaar type Cottle.

Indien door vorige operaties of trauma's niet voldoende kraakbeen aanwezig is, kan uit de oorschelp (de concha auricula of de helix retroauriculair) (zie ◳ fig. 3.1) kraakbeen gewonnen worden.

Het betreffende oor wordt dan steriel afgedekt en geïnfiltreerd met bijvoorbeeld een carpule Xylocaïne® 2 % met Adrenaline® 1:80.000. Met schoon instrumentarium wordt het kraakbeen gewonnen. Dit wordt in reepjes gesneden en ingebracht in de neus met het kraakbeen/inbrengpincet type Cottle.

Het overgebleven kraakbeen wordt geplet ('gecrushed') met de kraakbeenpletter type Cottle. Dit wordt met behulp van het inbrengpincet ingebracht om het neustussenschot en/of de neusrug te reconstrueren.

7.4 Conchareductie

Op de laterale wand van beide neusholten bevinden zich ter oppervlaktevergroting van het neusslijmvlies drie neusschelpen of conchae (de concha inferior, media en superior, zie ◘ fig. 7.5). De conchae leveren een bijdrage aan de functies van de neus. Ze zijn gestroomlijnd, waarbij de kop aan de voorkant dikker is dan de staart aan de achterkant. De conchae verdelen de beide neusholten in drie neusgangen (de onderste, middelste en bovenste neusgang, respectievelijk de meatus inferior, medius en superior).

Een concha is opgebouwd uit een benig skelet, een caverneus zwellichaam, submukeus steunweefsel met veel slijmklieren en bloedvaten, mucosa en eenlagig epitheel met trilharen. Bij conchahypertrofie, een regelmatig terugkerende sterke uitzetting van een concha bij rinopathie, kan het slijmvlies met het submukeuze weefsel hyperplastisch worden en leiden tot neusverstoppingsklachten. Meestal betreft het de concha inferior en soms de concha media. Met een chirurgische ingreep kan de omvang van een neusschelp worden verkleind (een conchareductie).

Methoden voor een conchareductie kunnen zijn:

- een conchotomie, waarbij een reepje slijmvlies met een klein stukje van het benig skelet van de concha wordt weggenomen;
- een conchacaustiek (het submucosaal coaguleren);
- laseren of shaven.

Een conchareductie kan als zelfstandige ingreep worden uitgevoerd of eventueel in combinatie met een andere neusoperatie, bijvoorbeeld met een septumcorrectie. De keuze van de chirurgische benadering is afhankelijk van de voorkeur van de operateur.

- **Operatie-indicatie**

Slijmvlieshypertrofie van de concha inferior of concha media met neusverstoppingsklachten.

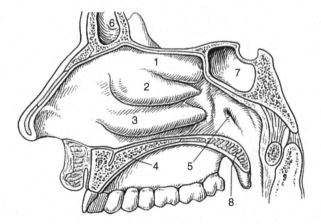

◘ **Figuur 7.5** De binnenzijde van de rechter laterale neuswand met de neusschelpen. **1.** concha superior; **2.** concha media; **3.** concha inferior; **4.** harde gehemelte – tevens neusbodem; **5.** de uitmonding van de buis van Eustachius; **6.** voorhoofdsholte – sinus frontalis; **7.** wiggebeensholte – sinus sphenoidalis; **8.** zachte gehemelte

- **Doel van de operatie**

Reductie van de hypertrofische concha om de neuspassage te herstellen.

7.4.1 Peroperatieve fase

Met behulp van het neusspeculum type Hartmann en een bajonetpincet type Lucae worden de wattenstrips voor het verdoven en het afslinken van het neusslijmvlies uit de neusholten verwijderd, geteld (drie wattenstrips per neusholte) en voor eventueel hergebruik bewaard in een droog nierbekkentje.

Voor het uitvoeren van een conchotomie kan na het plaatsen van een neusspeculum type Cottle de hypertrofische concha met een conchotomieschaar worden verkleind. Met een neustang type Blakesley kan het slijmvliesreepje uit de neusholte worden verwijderd. Deze methode is relatief het meest effectief met goed behoud van het neusslijmvlies.

Bij conchacaustiek wordt met een bipolair lisje of bolletje of een bipolair pincet door middel van hoogfrequente elektrische stroom een reepje van het conchaslijmvlies gecoaguleerd. Door als instrumenterende tijdens het coaguleren een zuigbuisje type Frazier in een neusholte te houden om de rook af te zuigen, blijft er voor de operateur goed zicht in de neusholte. Door de coagulatie ontstaat littekenvorming en treedt verschrompeling van het conchaslijmvlies op.

Om verklevingen te voorkomen, kan de concha na de reductie worden afgedekt met een oplosbaar wond afsluitend gelatinesponsje (bijvoorbeeld Gelitaspon®) met wat antibiotica/corticosteroïdzalf (bijvoorbeeld Terra-Cortril® of Sofradex®). Voor het aanbrengen van de sponsjes wordt een bajonetpincet type Lucae in combinatie met een neusspeculum type Hartmann gebruikt.

Neusbijholtechirurgie

© Bohn Stafleu van Loghum is een imprint van Springer Media B.V., onderdeel van Springer Nature 2020
H. Mulder en E. Albers, *Keel-, neus- en oorchirurgie*, Operatieve zorg en technieken,
https://doi.org/10.1007/978-90-368-2297-8_8

De voornaamste reden voor een chirurgische behandeling van een neusbijholte is een niet-geslaagde medicamenteuze behandeling (decongestie van het neusslijmvlies en een antimicrobiële en antiallergische behandeling). Net als een medicamenteuze behandeling heeft ook een chirurgische behandeling tot doel het draineren en beluchten van de neusbijholten.

De chirurgische behandeling van een acute dan wel chronische sinusitis kan bestaan uit:
- antrostomie volgens Caldwell-Luc;
- transantrale en uitwendige ethmoïdectomie;
- (functional) endoscopic sinus surgery ((F)ESS);
- uitwendige sinus frontalisoperatie.

Door de overtuiging van de reversibiliteit van slijmvliesveranderingen en de ontwikkeling sinds de jaren tachtig van de endoscopische neusbijholtechirurgie (endoscopic sinus surgery – ESS) zijn de Caldwell-Luc, de transantrale en uitwendige benadering van het ethmoïd en de uitwendige sinus-frontalisoperatie op de achtergrond geraakt. Toch worden deze vrij agressieve vormen van neusbijholtechirurgie (qua benadering en verwijderen van neusslijmvlies) bij specifieke problemen nog steeds toegepast. Daarom worden ze hier wel besproken.

8.1 Anatomie en drainage van de neusbijholten

Rondom de neus en met de neus in verbinding staand, liggen de met lucht gevulde neusbijholten (de sinus paranasales, zie ◘ fig. 8.1a). Dit zijn:
- de kaakholte (de sinus maxillaris);
- de voorhoofdsholte (de sinus frontalis);
- het zeefbeen (de sinus ethmoidalis/het ethmoïd), bestaande uit een voorste en een achterste ethmoïd;
- de wiggebeensholte (de sinus sphenoidalis).

Los van de aanleg begint de echte ontwikkeling van de neusbijholten pas na de geboorte en kan tot in de puberteit duren. Doordat de mate van ontwikkeling van de neusbijholten sterk kan verschillen, moet bij een chirurgische benadering altijd rekening worden gehouden met anatomische varianten en asymmetrieën van de neusbijholten.

De neusbijholten zijn evenals de neus bekleed met eenlagig cilindrisch trilhaarepitheel met kliercellen. Om deze slijm producerende cellen gezond te houden, zijn een goede drainage en beluchting van de neusbijholten essentieel. Vooral de door dunne botlamellen gescheiden luchthoudende cellenstructuur van het voorste en het achterste ethmoïd blijkt een grote rol te spelen bij de drainage en ventilatie van de neusbijholten.

■ Drainage van de neusbijholten

Met betrekking tot de drainage van de neusbijholten heeft onderzoek van Messerklinger aangetoond dat het transport van het slijm (mucus) vanuit de neusbijholten door de beweging van de trilharen (cilia) volgens vaste patronen richting het natuurlijk ostium verloopt (het mucociliair transport).

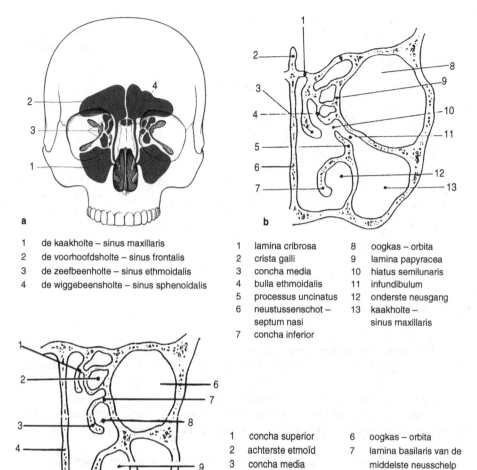

1   de kaakholte – sinus maxillaris
2   de voorhoofdsholte – sinus frontalis
3   de zeefbeenholte – sinus ethmoidalis
4   de wiggebeensholte – sinus sphenoidalis

1	lamina cribrosa	8	oogkas – orbita
2	crista galli	9	lamina papyracea
3	concha media	10	hiatus semilunaris
4	bulla ethmoidalis	11	infundibulum
5	processus uncinatus	12	onderste neusgang
6	neustussenschot –	13	kaakholte –
	septum nasi		sinus maxillaris
7	concha inferior		

1	concha superior	6	oogkas – orbita
2	achterste etmoïd	7	lamina basilaris van de
3	concha media		middelste neusschelp
4	neustussenschot –	8	middelste neusgang
	septum nasi	9	onderste neusgang
5	concha inferior	10	kaakholte –
			sinus maxillaris

▣ **Figuur 8.1**   (a) De neusbijholten. (b) Het vooraanzicht van een doorsnede van de neusbijholten ter hoogte van het voorste ethmoïd. (c) Het vooraanzicht van een doorsnede van de neusbijholten ter hoogte van het achterste ethmoïd

De neusbijholten met hun drainage zijn:

— de anterieure neusbijholten, te weten de sinus maxillaris, de sinus frontalis en het voorste ethmoïd: deze draineren via het infundibulum en de middelste neusgang naar de nasopharynx (net onder de monding van de buis van Eustachius, zie ▣ fig. 8.2);

— de posterieure neusbijholten, te weten de sinus sphenoidalis en het achterste ethmoïd: deze draineren via een spleetvormige ruimte boven de bovenste neusschelp (de recessus spheno-ethmoidalis) en de bovenste neusgang naar de nasopharynx (net boven de monding van de buis van Eustachius, zie ▣ fig. 8.2).

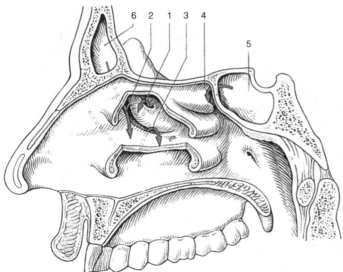

1, 2 en 3　de uitmonding in de middelste neusgang van respectievelijk het voorste etmoïd, de sinus frontalis en de sinus maxillaris

4　de uitmonding in de bovenste neusgang van respectievelijk het achterste etmoïd en de sinus sphenoidalis

5　sinus sphenoidalis

6　sinus frontalis

▣ Figuur 8.2　De uitmonding van de neusbijholten

Door de nauwe samenhang tussen de neus en de neusbijholten kan een hardnekkige ontsteking van het neusslijmvlies (een rhinitis) zich via het slijmvlies uitbreiden naar een paranasale ruimte en een sinusitis veroorzaken. Door de slijmvlieszwelling die daarmee gepaard gaat, kan een ostium afgesloten raken en kan secreet zich in een neusbijholte ophopen. Andere oorzaken van een sinusitis kunnen een tandwortelontsteking, een hoge septumdeviatie, een gezwollen concha media of poliepen en tumoren zijn.

De meest voorkomende vorm van sinusitis is een ontsteking van de kaakholte (een sinusitis maxillaris), gevolgd door een sinusitis ethmoidalis en frontalis. De minst voorkomende vorm is een ontsteking van de wiggebeensholte. De volgorde van voorkomen is echter omgekeerd evenredig met de ernst. Door de beschikbaarheid van moderne antibiotica en antiallergische middelen kan een chirurgische behandeling van een sinusitis beter worden voorkomen.

8.2　Antrostomie volgens Caldwell-Luc

Een antrostomie volgens Caldwell-Luc is een chirurgische methode waarbij in de dunne benige voorwand van de kaakholte (de sinus maxillaris) een opening wordt gemaakt. Hiermee wordt ter hoogte van de fossa canina een ruime toegang tot de kaakholte gecreëerd voor het verwijderen van ontstoken en polypeus gedegenereerd slijmvlies. Voor een goede drainage kan de ingreep worden uitgebreid met een infundibulotomie.

De antrostomie volgens Caldwell-Luc dateert uit 1897. Men ging toen nog uit van de onomkeerbaarheid van chronisch ontstoken slijmvlies. Voor een goede genezing vond men het derhalve noodzakelijk al het slijmvlies te verwijderen, een vrij agressieve vorm van neusbijholtechirurgie. Nieuwe inzichten hebben echter de reversibiliteit van slijmvliesveranderingen aangetoond, met een slijmvlies sparend beleid tot gevolg.

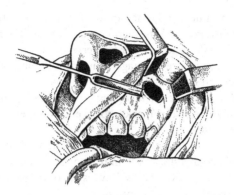

☐ Figuur 8.3 Antrostomie volgens Caldwell-Luc

- **Operatie-indicatie**

Inverted papiloom, poliep of afwijkend weefsel dat onvolledig endonasaal te verwijderen is.

- **Doel van de operatie**

Het creëren van een ruime toegang voor het verwijderen van materiaal in de sinus maxillaris.

8.2.1 Preoperatieve fase

- **Specifieke benodigdheden**
- voorhoofdslamp

- **Specifiek instrumentarium**
- neusbijholteset
- verdovingsset

- **Hechtmateriaal**
- oplosbare USP 3-0 atraumatisch

8.2.2 Peroperatieve fase

Aan de kant van de aangedane kaakholte wordt de bovenlip opgetild met een wanghaak en wordt in het slijmvlies van de omslagplooi, ter hoogte van de eerste ware kies, met een mesje 15 een gingivolabiale incisie gemaakt. De wanghaak kan vervangen worden door een retractor type Langenbeck. Nadat het periost met een raspatorium type Williger of Josef is afgeschoven, kan in de dunne benige voorwand van de sinus maxillaris een botluikje worden gemaakt (zie ☐ fig. 8.3). Daarvoor wordt met een 7 mm beitel type Cottle in de voorwand van de kaakholte getikt. Daarbij kan het de taak van de instrumenterende zijn om telkens vanuit de pols met een hamer type Hajek twee korte, lichte hamerslagen op de beitel te geven die door de operateur wordt gehanteerd. Via het zo ontstane botluikje, dat eventueel vergroot kan worden met een antrumstans type Hajek, is de kaakholte goed te overzien. Ontstoken en polypeus gedegenereerd slijmvlies kan met een paktang type Blakesley selectief worden verwijderd.

Voor een goede postoperatieve drainage van de sinus maxillaris wordt de ingreep vaak gecombineerd met een endonasale antrostomie volgens Claoué. Dit is een chirurgische methode waarbij in de onderste neusgang een ruime opening met een lage drempel naar de sinus maxillaris wordt gemaakt, ook wel een ondersteneusgangantrostomie of rinoantrostomie genoemd.

Een andere combinatie-ingreep is met een infundibulotomie. In dat geval moet het neusslijmvlies preoperatief al zijn afgeslonken. Om na een antrostomie volgens Claoué of een infundibulotomie verkleving van het neusslijmvlies te voorkomen, kan met een bajonetpincet type Lucae een oplosbaar gelatinesponsje (bijvoorbeeld Gelitaspon®) met bijvoorbeeld wat antibiotica/corticosteroïdzalf in de onderste of middelste neusgang worden geplaatst.

De gingivolabiale incisie wordt met een oplosbare atraumatische USP 3-0 rapide gesloten.

Als uitbreiding op de antrostomie volgens Caldwell-Luc zijn de transantrale ethmoïdectomie, de (Caldwell-)Luc de Lima en de uitbreiding volgens Denker ontwikkeld.

Voor de *transantrale ethmoïdectomie* wordt na een antrotomie van de sinus maxillaris een mediodorsale perforatie in het dak van de maxillaris gemaakt en wordt het ethmoïd geopend en uitgeruimd met een opwaarts gerichte paktang type Blakesley. Als daarbij ook het sfenoïd betrokken wordt en er één grote holte ontstaat, spreekt men van een (Caldwell-)Luc de Lima.

De *uitbreiding volgens Denker* is ontwikkeld om met maximale toegankelijkheid de sinus maxillaris goed te kunnen spoelen. Daarbij wordt het botluikje in de voorwand van de sinus maxillaris naar mediaan toe tot aan de apertura piriformis weggenomen, vaak ook nog met het voorste deel van de concha inferior en uitbreiding van de onderste neusgang antrostoma naar anterieur.

Al deze uitbreidingen op de antrostomie volgens Caldwell-Luc vinden eigenlijk alleen plaats in het kader van de tumorchirurgie en soms in het kader van een chronische sinusitis.

8.3   Uitwendige exploratie van de sinus frontalis

Afhankelijk van de indicatie is het nog steeds mogelijk dat de operateur op medische en/ of operatietechnische gronden kiest voor een uitwendige exploratie van de sinus frontalis in plaats van een endoscopische benadering. Zeker wanneer een spoeldrain of een drain met een stentfunctie moet worden geplaatst, is een uitwendige exploratie, alleen al vanwege de vorm en het formaat van de drain, de enige juiste benadering.

De uitwendige benadering van de sinus frontalis kan op twee manieren plaatsvinden:

— via een *boorgat*: voor deze benadering kan worden gekozen wanneer een dreigende complicatie bij een acute sinusitis frontalis met het korte tijd plaatsen van een drain kan worden voorkomen;
— via een *osteoplastiek*: een botluik verschaft hierbij de toegang tot de sinus frontalis en zorgt uiteindelijk ook weer voor de afsluiting. Afhankelijk van de grootte van de sinus en de uitgebreidheid van de ingreep kan de keuze van de incisie vallen op een *buffalo*-incisie, een coronaire incisie of een 'rimpel'-incisie (zie ◘ fig. 8.4).

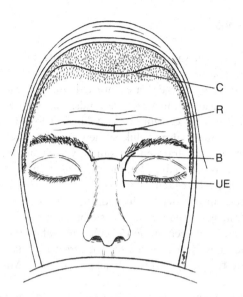

◘ Figuur 8.4 Voorbeelden van incisies voor de uitwendige benadering van de sinus frontalis en het ethmoïd. *C* coronaire incisie *R* rimpelincisie *B* buffalo-incisie *UE* paranasale incisie voor de uitwendige ethmoïdectomie

■ **Operatie-indicatie**

Een acute sinusitis frontalis met dreigende complicaties. Een chronische sinusitis frontalis. Een pyo-mucokele (geïnfecteerd cysteus gedegenereerd slijmvlies). Een osteoom.

■ **Doel van de operatie**

Een goede drainage en ventilatie van de sinus frontalis.

8.3.1 Preoperatieve fase

■ **Specifieke benodigdheden**
- boorunit
- eventueel 3D-navigatieapparatuur
- een (spoel)drain of een drain met een stentfunctie

■ **Specifiek instrumentarium**
- neusbijholteset
- boorset
- klein zaagje

■ **Hechtmateriaal**
- huid: onoplosbaar USP 6-0, atraumatisch

8.3.2   Peroperatieve fase

In het geval voor het plaatsen van een drain bij een acute sinusitis frontalis die dreigt te compliceren een boorgat moet worden verkregen, wordt de incisie met een mesje 15 mediaal onder de wenkbrauw gelegd. Na eventuele hemostase met een fijn chirurgisch pincet type Gillies, het plaatsen van twee tweetandshaakjes type Freer en het afschuiven van het periost met een raspatorium type Williger of Josef zal het boorgat met een klein snijdend boortje zo mediaal mogelijk binnen de orbitarand worden gemaakt. Bij het vervolgens plaatsen van de drain en het sluiten van de huid met onoplosbaar USP 6-0, atraumatisch, zal de meest mediale huidhechting de drain in de wond fixeren en het postoperatief spoelen mogelijk maken.

Alleen bij een aandoening in het mediocaudale deel van de sinus frontalis, zoals een belemmering in de drainage, is de buffalo-incisie bij de uitwendige benadering van de sinus frontalis gewenst. De met een mesje 15 gemaakte buffalo-incisie loopt van mediaal direct onder de wenkbrauw, over de neusrug, tot direct mediaal onder de wenkbrauw aan de andere zijde (zie ◘ fig. 8.4). Met wondhaakjes type Senn-Miller kan de wond worden opengehouden.

Na eventuele hemostase met een fijn chirurgisch pincet type Gillies en het afschuiven van het periost met een raspatorium type Williger of Josef kan met een klein zaagje onder een naar binnen gerichte hoek van 45° een klein botluikje worden gemaakt in de voorwand van de beide sinus frontales. Met een paar tikjes met de hamer op een in de botsnede geplaatst 4–7 mm beiteltje of osteotoom kan het botluikje van het septum interfrontale worden losgemaakt en de sinus worden geopend. De zo verkregen ruime toegang tot de sinus geeft de operateur de gelegenheid om drainage bevorderende handelingen uit te voeren, zoals het met een paktang type Blakesley verwijderen van drainage belemmerende schotjes en aangedaan slijmvlies. Met het wegnemen van het septum interfrontale kan het gezonde deel van de sinus frontalis de aangedane zijde in de drainage tegemoetkomen. Bij heringrepen of bekendheid met steeds terugkerende verklevingen kan, hoewel zelden toegepast, een siliconen kelkdrain (een stentdrain) worden geplaatst die endonasaal wordt aangebracht, lateraal van de middelste neusschelp. Door het botluikje weer op de juiste plaats aan te brengen, kan de huid worden gesloten met onoplosbaar USP 6-0, atraumatisch.

Bij een grote sinus en een lateraal gelegen aandoening zal gekozen worden voor een uitgebreide sinus-frontalisoperatie met een coronaire incisie. Deze incisie komt na het scheren van het voorhoofd op 2 cm achter de oorspronkelijke haargrens te liggen of bij zeer weinig tot geen hoofdhaar, voor een mooi cosmetisch effect, door een of meer rimpels (vandaar de naam 'rimpel'-incisie). Na het vrijprepareren van een bifrontale huidlap kan het periost met een raspatorium type Williger of Josef worden afgeschoven. Om te voorkomen dat de operateur in het neurocranium terechtkomt, wordt een vooraf nauwkeurig uitgeknipte en gesteriliseerde röntgenfoto (een telecontactfoto) van de betreffende sinus frontalis op ware grootte als mal op het os frontale gebruikt voor de zaagsnedes van het botluik. Ook hier geldt dat met een paar tikjes met de hamer op een in de botsnede geplaatst beiteltje of osteotoom, het botluik van het septum interfrontale kan worden losgemaakt en de sinus kan worden geopend en met optimale toegankelijkheid kan worden benaderd voor drainage bevorderende handelingen (zie voorgaande beschrijving). Door het botluikje weer op de juiste plaats aan te brengen, kan de huid worden gesloten met onoplosbaar USP 6-0, atraumatisch.

8.3.3 Postoperatieve fase

De patiënt wordt met een waakinfuus voor de postoperatieve zorg via de verkoeverkamer naar de verpleegafdeling gebracht, waar de algemene postoperatieve zorg wordt voortgezet. De verblijfsduur van een drain kan variëren van zeer kort tot enkele maanden, afhankelijk van de functie (als spoeldrain of met een stentfunctie).

8.4 Endoscopische benadering van het infundibulum en het ethmoïd

Onder het endoscopisch benaderen van het infundibulum en het ethmoïd wordt het inwendig bekijken van deze structuren verstaan door gebruik te maken van een starre optiek. Daarbij wordt de optiek via een neusholte opgevoerd: een endoscopische endonasale benadering.

In de jaren tachtig van de vorige eeuw is deze endoscopische endonasale benadering van de neusbijholten gangbaar geworden, enerzijds door de steeds verbeterde en veranderende inzichten in de wijze waarop een ziekte ontstaat en waarop een acute en chronisch recidiverende sinusitis moet worden benaderd, anderzijds door de daarmee in verband staande ontwikkeling van endoscopische operatietechnieken. Dit heeft ertoe geleid dat een aantal chirurgische benaderingen van de neusbijholten die vaak gepaard gaan met de opoffering van gezond slijmvlies op de achtergrond is geraakt, zoals de endonasale benadering van het ethmoïd met een voorhoofdslamp en een lang speculum type Killian, de transantrale benadering van het ethmoïd (door de sinus maxillaris) en de uitwendige benadering van het ethmoïd (via een laterale rinotomie).

Kenmerkend voor de endoscopische benadering is de slijmvlies sparende drainage op de plaats van het natuurlijk ostium en de beperkte antrostomata.

> **Optiek**
> Voor het inwendig bekijken van een hol orgaan (een endoscopie) wordt binnen het specialisme van de KNO veelal gebruikgemaakt van starre optieken.
> Voor het uitvoeren van een endoscopie en het gebruik van een optiek is licht essentieel. De uitvinding in de negentiende eeuw van het elektrisch licht maakte, in combinatie met de reeds bestaande toepassing van lenzen en prisma's, de ontwikkeling en uitvoering mogelijk van respectievelijk de endoscoop en de endoscopie. In eerste instantie werd een endoscoop ontwikkeld waarbij een kleine elektrische lichtbron zelf in een hol orgaan werd gebracht. Een nadeel van het gebruik van een niet-externe elektrische lichtbron bij endoscopieën is dat ongeveer 90 % van de toegevoerde elektrische stroom wordt omgezet in warmte. Deze warmteontwikkeling is bij inwendig onderzoek ongewenst. Het streven naar een optiek met een heldere, krachtige lichtopbrengst en vrijwel geen warmteontwikkeling heeft uiteindelijk in 1954 geleid tot de door Hopkins ontwikkelde glasvezelkabel. Doordat een combinatie is gemaakt van het inbouwen van een bundel van honderden dunne buigzame glasvezels in een lichtkabel en het gegeven dat licht zich door optisch glas in een optiek laat transporteren, kon de elektrische lichtbron met zijn warmteproductie extern worden geplaatst.

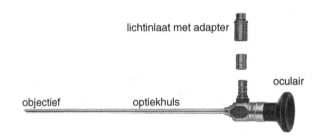

lichtinlaat met adapter

oculair

objectief   optiekhuls

◘ Figuur 8.5   Een starre optiek (ø 4 mm)

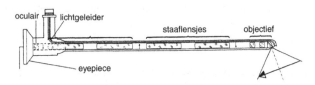

oculair   lichtgeleider

staaflensjes   objectief

eyepiece

◘ Figuur 8.6   Staaf- en lichtlenzen in de optiekhuls

Met deze combinatie van technische mogelijkheden konden binnen het specialisme van de KNO de neusendoscopie en de latere endoscopische neusbijholtechirurgie worden ontwikkeld zoals we die nu kennen. De daaropvolgende mogelijkheden tot koppeling van de optiek met een spiegelreflexcamera en later met een videocamera leverden met hun beeldvorming in de vorm van foto's, dia's, video en digitale opnames een waardevolle bijdrage aan onder meer het onderwijs en publicaties. Het peroperatief koppelen van de optiek aan een kleine videocamerakop, een camera-unit, een beeldscherm (en een lichtbron) maakt het voor het operatieteam mogelijk om de endoscopische verrichtingen van de operateur op het beeldscherm te volgen. 3D-camera's zijn de nieuwste ontwikkeling.

Een starre optiek is opgebouwd uit een oculair, een starre optiekhuls, een objectief en een aansluiting voor een lichtkabel (zie ◘ fig. 8.5).

Een optiek is in staat om met een externe lichtbron (een lichtkastje) en een lichtkabel in de vorm van een bundel van honderden glasvezels als lichtgeleider een hol en donker orgaan te belichten. Doordat het licht gedeeltelijk wordt teruggekaatst, kan het inwendige van het holle orgaan via de route van het objectief, de meerdere staaf- en luchtlenzen in de optiekhuls en het oculair zichtbaar worden gemaakt (zie ◘ fig. 8.6).

Afhankelijk van het gewenste blikveld (rechtuit in het verlengde van de optiek of om een hoekje) kan bijvoorbeeld voor de neusendoscopie en de endoscopische neusbijholtechirurgie gebruik worden gemaakt van Ø 4 mm-optieken met diverse kijkrichtingen (0°, 30°, 45°, 70°, 90° en 120° bij de Hopkins®-optieken van Storz en 0°, 5°, 25°, 70° en 110° bij Lumina®-optieken van Wolf).

■ **Belangrijke bevindingen**

Voor een goed begrip van de endoscopische neusbijholtechirurgie is enig inzicht in de ontwikkeling hiervan op zijn plaats. Halverwege de jaren tachtig van de twintigste eeuw is in het kader van chronische neusbijholteontstekingen (sinusitiden) door Messerklinger een studie gedaan naar het slijmtransport in de neus en neusbijholten. De belangrijkste bevindingen waren:

- de infectie ontstaat in eerste instantie in het voorste ethmoïd en breidt zich pas later uit naar de sinus maxillaris en de sinus frontalis (in plaats van andersom);
- door het opheffen van vernauwingen en afsluitingen zijn de normale ventilatie en het normale slijmvliestransport van het voorste ethmoïd hersteld en volgt volledig slijmvliesherstel in de sinussen (mucociliaire klaring);
- ongeacht de aanwezigheid van een elders (operatief) aangebracht ostium houdt het transport van het slijm (mucus) in de sinussen door de beweging van de trilharen (cilia) zijn vaste route aan via het natuurlijk ostium naar de neusholte (het mucociliair transport);
- contact tussen het slijmvlies van de laterale neuswand en de laterale zijde van de concha media door slijmvlieszwelling kan leiden tot een belemmerde sinusdrainage en een bevordering van een sinusitis, ondanks de aanwezigheid van een ruim ostium.

Een belangrijke conclusie uit deze bevindingen was volgens Messerklinger dat herstel van de ventilatie en drainage van het voorste ethmoïd een belangrijke rol speelt in het herstel van het slijmvlies in de sinus maxillaris en de sinus frontalis. Messerklinger meende bovendien dat behandeling van de sinus frontalis en de sinus maxillaris geen (blijvend) effect heeft zonder gelijktijdige behandeling van het voorste ethmoïd.

Messerklinger heeft samen met Stammberger een endoscopische operatietechniek via een endonasale benadering ontwikkeld, waarbij zeer gericht vernauwingen of pathologie in het ostiomeatale complex door uitruimen worden opgeheven (*functional endoscopic sinus surgery* – FESS). Daarbij is het volgens de principes van de FESS essentieel dat de operateur het aangedane slijmvlies spaart, omdat na het wegnemen van de oorzaak herstel optreedt (functioneel/functiesparend).

In de loop van de tijd is een aantal variaties op deze ingreep ontstaan en tegenwoordig spreekt men liever van ESS (*endoscopic sinus surgery*) of gewoon van endoscopische neusbijholtechirurgie.

Hierbij wordt het *shaverapparaat* gebruikt en ook steeds meer *3D-navigatieapparatuur.*

Shaverapparaat

Een shaver is een elektrisch zuig- en snijapparaat. Binnen het specialisme van de KNO heeft de shaver zijn gebruik voornamelijk gevonden in de endoscopische neusbijholtechirurgie voor het verwijderen van weefsel. Met name voor het verwijderen van zacht weefsel, zoals neuspoliepen (een polypectomie) en een concha media bullosa, blijkt de shaver een aanvulling te zijn op het conventionele instrumentarium zoals de neustang type Blakesley. Waar de neustang bij het verwijderen van een neuspoliep tractie geeft op omliggend slijmvlies, zal de shaver door het gecontroleerd aanzuigen en direct afsnijden van de neuspoliep een verminderde trekkracht op het omliggend weefsel uitoefenen. Daarnaast is de shaver geschikt voor het verwijderen van steviger structuren, zoals kraakbeenschotjes

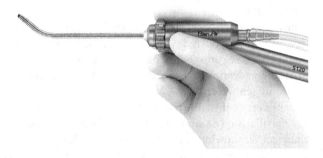

◻ Figuur 8.7   Shaverhandstuk

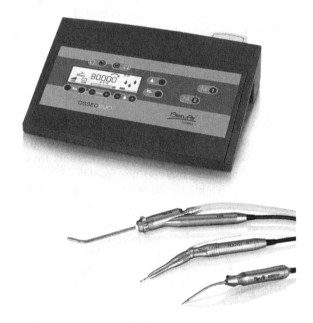

◻ Figuur 8.8   Bienair Osseoduo-apparaat met diverse handstukken, waaronder een shaverhandstuk

en botlamellen. Daardoor is het gebruik van de shaver bij de uitvoering van een infundibulotomie en een sfenoïdectomie ook mogelijk.

Een shaver (zie ◻ fig. 8.7 en 8.8) bestaat uit een:

- console;
- pedaal;
- steriliseerbaar handstuk;
- steriel irrigatiesysteem;
- steriel re-usable of disposable werkblad/shaverblad.

De console is er voor de aansluiting van het pedaal, het handstuk en het irrigatiesysteem. Het pedaal stuurt het handstuk aan voor wat betreft rotatiesnelheid en rotatierichting van een op het handstuk geplaatste werkblad.

Het handstuk (de eigenlijke boormotor) heeft een aansluiting voor een irrigatie- en aspiratiesysteem. Afhankelijk van het type zorgt het handvat voor de aandrijving van diverse werkbladen (opzetstukken), zoals boor- en zaagsystemen en shaverblades. De bij de KNO meest gebruikte werkbladen zijn shaverblades (shaveropzetstukken). Een shaverblade is een hol staafje bestaande uit:

- een binnen- en een buitenschacht;
- een aansluiting voor op het handstuk;
- een ovaal werkvenster aan de distale tip.

Door aansturing vanuit het handvat zal de binnenschacht een roterende dan wel oscillerende snijbeweging in het werkvenster maken ten opzichte van de niet-roterende buitenschacht. Samen met het irrigatie-aspiratiesysteem dat ook op het handvat is aangesloten, zorgt de shaverblade via het werkvenster voor het aanzuigen, afsnijden en verwijderen van weefsel.
Voor wat betreft lengte, diameter, vorm en soort snijrand van het werkvenster bestaan er diverse speciaal voor de KNO ontwikkelde shaverblades.

Ook in de neusbijholtechirurgie geldt dat, op geleide van de anatomische structuren, de ernst en uitgebreidheid van de pathologie en de reeds verworven inzichten, de operateur bij elke patiënt opnieuw een afweging zal moeten maken welke chirurgische benadering het meest geschikt is.

De operateur moet, ook met het oog op mogelijke peroperatieve complicaties, een goede anatomische kennis hebben van het gecompliceerde sinuscomplex, dat bovendien bij elke patiënt kan verschillen. Voor een goed begrip van het peroperatieve verloop is ook voor de operatieassistent anatomische basiskennis van de neusbijholten van essentieel belang, evenals enige kennis van de mogelijke peroperatieve complicaties.

- **Peroperatieve complicaties bij endoscopische neusbijholteoperaties (ethmoïd-chirurgie)**
- Een beschadiging van de papierdunne lamina papyracea (zie ◻ fig. 8.1b) met penetratie van de periorbitale fascie. In dat geval dringt bij een lichte druk op de oogbol orbitavet het ethmoïd binnen, dat herkenbaar is aan de gelere kleur en na uitname blijft drijven in een kommetje met fysiologisch zout. Kleine defecten van de lamina papyracea behoeven alleen peroperatief enige aandacht. Het reconstrueren van een klein defect is niet nodig. Beschadiging van intraorbitale structuren zoals de n. opticus, de a. ethmoidalis anterior en posterior en de mediale extraoculaire oogspieren, te weten de m. rectus medius en de m. obliquus superior, kunnen voorkomen bij grotere defecten. Deze kunnen ernstige gevolgen hebben voor de functie van het oog.
- Een perforatie van het voorste gedeelte van de schedelbasis (de voorste schedelgroeve) en de dura. In het gunstigste geval ontstaat er een geringe nasale liquorlekkage die peroperatief kan worden afgedicht.
- Een beschadiging van de lamina cribrosa (zie ◻ fig. 8.1b) en de reukplaat, waardoor ook nasale liquorlekkage en verlies van reuk kunnen optreden.

— Een bloeding in de oogkas (een retrobulbaire of intra-orbitale bloeding) bij ingrepen aan het ethmoïd of de sinus maxillaris die zich in de buurt van de oogkas bevinden. Een intraorbitaal hematoom kan zowel subperiostaal (subperiorbitaal) als binnen de orbita gelegen zijn. Onderscheid tussen beide is alleen mogelijk met CT-scan-onderzoek.

Om het risico op complicaties in complexe operatiegebieden als de neusbijholten te verkleinen, kan gebruik worden gemaakt van *3D-navigatieapparatuur*. Navigatieapparatuur biedt de KNO-arts peroperatief ondersteuning in chirurgische en anatomische oriëntatie. Dat is mogelijk doordat het navigatiesysteem de positie van een gekalibreerd aanwijsinstrument (pointer) in het operatiegebied tot op minder dan 1 mm tot in detail driedimensionaal kan weergeven.

3D-navigatieapparatuur

Met de nieuwste technieken kunnen operateurs tijdens de operatie navigeren. Dat verbetert het operatieresultaat en verhoogt de patiëntveiligheid.

Intraoperatieve lokalisatie gebeurt aan de hand van anatomische herkenningspunten en kennis van de operateur. Door middel van preoperatieve beeldvorming (CT/MRI) is het mogelijk om laesies in 3D te identificeren. CT/MRI-beelden kunnen via PACS-aansluiting, dvd en of USB-stick ingeladen worden in het navigatiesysteem. Voor de operateur is het niet makkelijk om deze veelal complexe datasets in gedachten te combineren met wat hij ziet of voelt tijdens de ingreep.

Navigatietechnieken kunnen de operateur helpen deze toegenomen complexiteit het hoofd te bieden. Voor navigatie in patiëntbeelden zijn zogenoemde *trackers* nodig, die het mogelijk maken om de verkregen preoperatieve beelden te linken aan de positie van de patiënt. Via de tracker kunnen de beelden op de patiënt terug geprojecteerd worden en kan met de chirurgische instrumenten genavigeerd worden in de beelden van de patiënt. Over het algemeen past men twee verschillende trackingtechnieken toe: optische tracking en elektromagnetische tracking (Digipointeur®, Brainlab®, Stealthstation™ Fusion®).

Optische tracking maakt gebruik van licht reflecterende trackers op de patiënt en op het chirurgisch instrument. Doordat deze trackers een specifiek infrarood (IR) lichtsignaal weerkaatsen, uitgezonden door het navigatiesysteem, is het mogelijk om te bepalen waar de patiënt zich bevindt ten opzichte van het genavigeerde chirurgische instrument. Nadeel hiervan is dat de chirurg zich in dit veld bevindt en minder bewegingsvrijheid heeft.

Elektromagnetische tracking (EM) werkt eigenlijk hetzelfde, maar maakt gebruik van een magnetisch veld en elektromagnetische berekeningen (X-Y-Z-formule) op de trackers in plaats van reflectie van licht. De trackers kunnen eenvoudig en steriel geplaatst worden op de patiënt via een hoofdband of ontvanger in de mond of via een fixatie op het hoofd met botverankering.

De Digipointeur® bijvoorbeeld (zie ◘ fig. 8.9) is een chirurgisch elektromagnetisch navigatiesysteem dat is ontwikkeld door en voor KNO-artsen, speciaal voor KNO-ingrepen zoals endoscopische sinuschirurgie en laterale schedelbasischirurgie. Met behulp van 2D- en 3D-CT-scans wordt het operatiegebied gelokaliseerd. Tijdens de operatie krijgt de arts een zeer accuraat beeld (0,4 mm) van de positie van het instrument dat gebruikt wordt, zowel in coronale als axiale en sagitale richting.

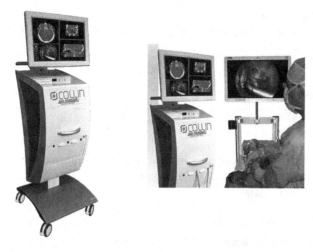

□ Figuur 8.9 Digipointeur-navigatieapparaat van Collin

- **Anesthesie**

Een endoscopische neusbijholteoperatie wordt veelal onder algehele anesthesie uitgevoerd.

Toch kan een endoscopische neusbijholteoperatie ook onder lokale anesthesie worden uitgevoerd. Redenen om de patiënt daartoe te motiveren zijn:

- veiligheid: structuren als het dak van het ethmoïd en de periorbita worden door de verdoving niet bereikt. De pijnreactie die de patiënt bij onbedoelde peroperatieve manipulatie van deze structuren afgeeft, is voor de operateur een duidelijk stopsignaal en voorkomt penetratie van de mediale wand van de orbita of de schedelbasis;
- verminderd bloedverlies: de operateur wordt door het meer uitblijven van bloedinkjes niet belemmerd in zijn zicht op essentiële structuren. De positieve drukbeademing en de vasodilatatie door bepaalde anasthetica bij algehele anesthesie kunnen meer bloedingen geven;
- het niet hoeven toedienen van een algehele anesthesie.

Er zijn ook contra-indicaties voor lokale verdoving:

- een angstige patiënt;
- een te jeugdige leeftijd;
- een taalbarrière;
- verkoudheid of infectie op de dag van de ingreep;
- heroperaties.

8.5 Endoscopische infundibulotomie en ethmoïdectomie

- **Operatie-indicatie**

Chronische en recidiverende sinusitis en/of (massale) polyposis nasi.

- **Doel van de operatie**

Een goede drainage en ventilatie van de in de pathologie betrokken neusbijholten via het ostiomeatale complex.

8.5.1 Preoperatieve fase

Randapparatuur:
- zuigunit;
- videotoren met een lichtbron, een camera, een camera-unit en een beeldscherm;
- navigatieapparatuur (bij gebruik van navigatie);
- shaverconsole met pedaal.

- **Specifieke benodigdheden**
- steriele camerahoes (bij het gebruik van een camera)
- anticondens
- disposable shaverblade (bij gebruik van de shaver)
- irrigatiesysteem (bij gebruik van de shaver)
- warme spoelvloeistof (NaCl 0,9 %) (bij gebruik van de shaver)
- zuigslang
- materialen voor de navigatie (hoofdband, reflectiebolletjes) (bij gebruik van navigatieapparatuur)
- CT-scan
- hydrofiele watten
- lokaal anestheticum (200 mg zuivere cocaïnepoeder of cocaïneoplossing 5 % of 7 % in combinatie met Adrenaline® (epinefrine) 0,1 %)
- gelatinesponsjes (bijvoorbeeld Gelitaspon®)
- antibiotica/corticosteroïdzalf (bijvoorbeeld Terra-Cortril® of Sofradex®)
- een 'snorretje'

- **Specifiek instrumentarium**
- verdovingsset
- endoscopische neusbijholteset
- 0°- en 30°-optieken
- shaverhandstuk (bij gebruik van de shaver)
- 3D-navigatie-instrumentarium (bij gebruik van 3D-navigatieapparatuur)

- **Toestand van de patiënt bij ontvangst**

Een endoscopische neusbijholteoperatie valt onder de geplande ingrepen en wordt als zodanig ingeroosterd in het reguliere operatieprogramma. De patiënt wordt voor de algemene preoperatieve voorbereidingen op de dag van de operatie nuchter op de verpleegafdeling opgenomen (veelal in dagverpleging).

Voor aanvang van de ingreep is het van belang dat de CT-scan van de patiënt op de operatiekamer op te vragen is. Een CT-scan geeft een goed beeld van de mate van pathologie, maar is met name voor de operateur in combinatie met de endoscopische bevindingen van groot belang voor de peroperatieve oriëntatie van de specifieke anatomie van de patiënt.

Het neusslijmvlies wordt voorafgaand aan een endoscopische neusbijholteopera-tie door de KNO-arts met een lokaal anestheticum en een decongestivum verdoofd en afgeslonken. Het doel van het verdoven en afslinken van het neusslijmvlies is het cre-eren van een gevoelloos, droog neusslijmvlies en twee ruime, overzichtelijke en goed toegankelijke neusholten.

Bij endoscopische neusbijholteoperaties kan als meest effectieve vorm van lokale anesthesie een geleidingsanesthesie worden toegepast. Voor verdere pijnstilling en vasoconstrictie kan de geleidingsanesthesie eventueel worden gevolgd door infiltratie-anesthesie, met name op de plaats van de incisie. Het plaatsen van al deze vormen van lokale anesthesie wordt door de KNO-arts zelf uitgevoerd. Een voorhoofdslamp zorgt daarbij voor de belichting van de neusholten.

Cocaïneoplossingen

Een oplossing cocaïne 5 % bevat als werkzame stof 50 mg cocaïnehydrochloride per ml. De andere stoffen zijn benzalkoniumchloride, natriumedetaat en gezuiverd water. De oplossing met 7 % bevat 70 mg cocaïnehydrochloride per ml.

Cocaïne wordt meestal gegeven in combinatie met Adrenaline® (epinefrine) 0,1 %, na overleg met de anesthesist.

Ondanks de bezwaren rondom de combinatie van deze stoffen in verband met het cardiotoxisch effect van de cocaïne en de Adrenaline® die dit effect versterkt, lijkt de Adrenaline® (met vasoconstrictie als gevolg) een relatief vertraagd en goed gedoseerd effect te geven op de opname van cocaïne in het bloed met een relatief lage en acceptabele cocaïneserumconcentratie.

Voor het plaatsen van de geleidingsanesthesie bij endoscopische neusbijholtechirurgie met een cocaïneoplossing worden kleine wattenreepjes gebruikt of 1 cm gaastampon-netjes. Wordt als lokaal anestheticum gebruikgemaakt van zuivere cocaïnepoeder, dan wordt gekozen voor kleine wattenbolletjes op dunne roestvrijstalen wattendragers. De wattenbolletjes worden dan met elk één druppel Adrenaline® 0,1 % alle zes in één keer met hun tip door de cocaïnepoeder gehaald.

Bij een infundibulotomie en/of ethmoïdectomie worden de wattenreepjes, tampon-netjes of wattendragers door de KNO-arts geplaatst (zie ◘ fig. 8.10). De posities zijn:

- hoog en voor in de neusholte, achter de neusrug, voor de blokkade en de vasocon-strictie van respectievelijk de n. en a. ethmoidalis anterior: hierbij treedt pijnstilling op in het voorste deel van het septum en de laterale neuswand;

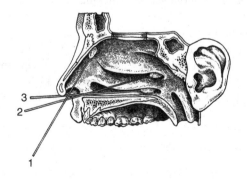

◘ **Figuur 8.10**   De positie van de wattendragers

— in de middelste neusgang, onder de horizontale aanhechting en vlak voor de staart van de concha media, tegen de laterale neuswand bij het foramen sphenopalatinum voor het verdoven van het ganglion sphenopalatinum en de vasoconstrictie van de a. sphenopalatina, nasalis posterior en de nasalis descendens: hierbij treedt pijnstilling op in het achterste deel van het septum en de laterale neuswand;

— in de onderste neusgang, onder de concha inferior voor een blokkade van de n. palatinus major: hierbij treedt pijnstilling op van het onderste deel van de laterale neuswand en achterin op de neusbodem.

Voor een peroperatieve benadering van het achterste ethmoïd worden in de laatste fase van de verdoving één of twee van de watten, gaastampons of wattendragers achterin mediaal van de concha media geplaatst, bij de recessus spheno-ethmoidalis. Tijdens de operatie worden deze verwijderd en bewaard in een schoon en droog bekkentje voor eventuele herplaatsing. Voor en na de operatie worden ze geteld.

Indien er een keeltampon wordt geplaatst, wordt deze goed geregistreerd, wordt een gaas met looddraad gebruikt en wordt de tampon meegenomen in het gaastelprotocol.

- **Desinfectie van het operatieterrein**

De grootste bron van bacteriën, de inwendige neusholte, wordt bij het desinfecteren van het aangezicht niet meegenomen. Daardoor vindt de incisie plaats op een locatie die niet gedesinfecteerd is (te weten de processus uncinatus in de middelste neusgang voor de infundibulotomie). Om zo schoon mogelijk te werken, wordt het aangezicht wel gedesinfecteerd en steriel afgedekt.

Bij endoscopische neusbijholteoperaties kan het aangezicht gedesinfecteerd worden met alcohol 70 % of chloorhexidine 1 % in water. Vanaf de bovenlip kan de desinfectiezone over het aangezicht worden uitgebreid tot de haargrens, de onderlip en de oren. Vóór de desinfectie moeten de ogen met oogzalf worden beschermd tegen het desinfectans.

- **Afdekken van het operatieterrein**

Bij het afdekken voor endoscopische neusbijholteoperaties ligt over het algemeen de laterale begrenzing tegen de laterale ooghoeken, de craniale begrenzing op het voorhoofd vlak boven de wenkbrauwen en de distale begrenzing op de bovenlip. Net als bij het afdekken voor in- en uitwendige neusoperaties geldt bij het afdekken van het aangezicht voor een endoscopische neusbijholteoperatie dat de ogen niet afgedekt mogen worden en geheel vrij dienen te liggen. Hierdoor zijn orbitale complicaties direct zichtbaar en niet pas na het verwijderen van het afdekmateriaal.

- **Opstelling van het team**

Indien gewenst kan de operateur de ingreep zittend verrichten, zodat de arm waarmee de KNO-arts de optiek bedient tijdens de ingreep steun kan vinden op de operatietafel.

Het peroperatief koppelen van de optiek aan een kleine videocamerakop, een camera-unit, een beeldscherm (en een lichtbron) maakt het voor het operatieteam mogelijk om de endoscopische verrichtingen van de operateur op een beeldscherm te volgen.

Afhankelijk van de opstelling van het team wordt de videotoren zo geplaatst dat zowel de operateur als de assistent en de instrumenterende goed zicht hebben op het beeldscherm.

De zuigunit kan aan het voeteneinde worden geplaatst.

8.5.2 Peroperatieve fase

Na het voltooien van de afdekprocedure en de opstelling van het team is het aan de instrumenterende om samen met de omloop te zorgen voor het aansluiten van de zuigslang en het aansluiten op de 0°-optiek van de lichtkabel en de camera.

Door de optiek via de neusholte van de aangedane zijde op te voeren, zal de operateur zich met een neusendoscopie en in combinatie met de CT-scan oriënteren op de anatomie en pathologie. Daarbij wordt alleen nog gebruikgemaakt van de 0°-optiek en een rechtuit-zuigbuisje voor het afzuigen van slijm. Een gaasje met anticondens houdt de distale lens van de optiek schoon (het objectief).

Na deze oriënterende fase zal de ingreep onder voortdurend zicht van de optiek worden voortgezet met een infundibulotomie en zonodig een (beperkte) ethmoïdectomie.

■ **Infundibulotomie**

Onder een infundibulotomie verstaat men het openen/vrijleggen van het infundibulum ethmoidale (zie ❏ fig. 8.11B). Het infundibulum is een trechtervormige doorgang tussen de processus uncinatus en de bulla ethmoidalis waarop de sinus maxillaris, de sinus frontalis en het voorste ethmoïd draineren. Daarbij wordt het geheel van uitmondingen en doorgangen van de sinus maxillaris, de sinus frontalis en het voorste ethmoïd gevat onder de term 'ostiomeataal complex'.

Om tot een infundibulotomie te kunnen komen, wordt om zicht en ruimte in de middelste neusgang te verkrijgen, onder zicht van een 0°-optiek met een dubbelelevatorium type Freer eerst de middelste neusschelp gemedialiseerd. De middelste neusschelp (de concha media) is als onderdeel van de laterale neuswand in anatomisch opzicht als mediale begrenzing van het ethmoïd van groot belang. Een neusseptumdeviatie ter hoogte van de middelste neusschelp, die het zicht op het voorste gedeelte van de middelste neusgang belemmert of de ruimte beperkt, kan een indicatie zijn om eerst een beperkte (conservatieve) septumcorrectie uit te voeren.

Door de medialisatie van de concha media ontstaat goed zicht op de middelste neusgang, waardoor aan de laterale zijde, van anterieur naar posterieur, de volgende structuren zichtbaar worden (zie ❏ fig. 8.11):

— de processus uncinatus: een naar mediaal gerichte uitbochting van de laterale neuswand, lateraal gelegen ten opzichte van het voorste deel van de concha media;

— de hiatus semilunaris (inferior): de ruimte tussen de processus uncinatus en de bulla ethmoidalis;

— de bulla ethmoidalis: een van de grootste ethmoïdcellen, waarvan de voorzijde in de vrije ruimte van de middelste neusgang zichtbaar is;

— de lamina basilaris: ook wel ground lamella genoemd, de scheiding tussen het voorste en het achterste ethmoïd.

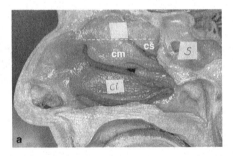

ci   concha inferior
cm   concha media
cs   concha superior
s   wiggebeensholte-sinus sphenoidalis

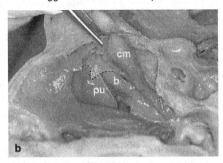

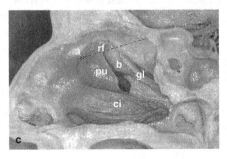

■ **Figuur 8.11**   De binnenzijde van de rechter hoofdhelft. Doordat het gehele septum is verwijderd, ontstaat zicht op de laterale neuswand met zijn structuren (**a**) De laterale neuswand: met het ver naar mediaan brengen van de concha media (cm) ontstaat zicht in de middelste neusgang met de processus uncinatus (pu), de bulla ethmoidalis (**b**) en de hiatus semilunaris inferior (**c**) De laterale neuswand na het verwijderen van de concha media met zicht op de concha inferior (ci), de processus uncinatus (pu), de recessus frontalis (rf), de bulla ethmoidalis (b), de hiatus semilunaris inferior en de ground lamella (c)

Als door de medialisatie van de middelste neusschelp de processus uncinatus in beeld komt, kan deze na goede oriëntatie van het verloop met een sikkelmesje worden geïncideerd en zo nodig met een paktang type Blakesley worden verwijderd (uncinectomie). Met deze handeling is het infundibulum geopend – dat toegang geeft tot het ostiomeatale complex – en is tevens het ostium van de sinus maxillaris zichtbaar.

Afhankelijk van de pathologische bevindingen zal men na de infundibulotomie besluiten om de ingreep voort te zetten met een ethmoïdectomie. Die bevindingen kunnen zijn:

- chronische sinusitis met irreversibele slijmvliesveranderingen;
- (massale) polyposis nasi (neuspoliepen).

- **Ethmoïdectomie**

Een ethmoïdectomie is het uitruimen van het voorste ethmoïd.

Bij patiënten met sinusitiden zal na de infundibulotomie de bulla ethmoidalis, een van de grootste cellen van het ethmoïd, tot op de lamina basilaris (de scheiding tussen voorste en achterste ethmoïd) met een paktang type Blakesley in zijn geheel worden verwijderd om te voorkomen dat losse afgestorven botstukjes in het ethmoïd achterblijven. Voorafgaand aan deze handeling dient de operateur zich goed op de hoogte te stellen van het gehele verloop van de bulla. Mogelijke complicaties bij het openen van de bulla kunnen zijn:

- een obstructie van de recessus frontalis (de afvoergang van de sinus frontalis);
- een perforatie van de lamina papyracea, de laterale begrenzing van de bulla met de orbita;
- een lateralisatie van de concha media;
- het onbedoeld openen van het achterste ethmoïd.

Hoewel geen routine en afhankelijk van de pathologie, zal vaak ook met een paktang type Blakesley een achterste ethmoïdectomie worden gedaan van deze één tot vijf cellen tellende structuur. Evengoed als bij alle andere reeds besproken structuren is ook hier voorzichtigheid geboden met betrekking tot het uitruimen van het achterste ethmoïd, immers:

- de achterwand van het ethmoïd is in de meeste gevallen tevens de voorwand van de sinus sphenoidalis;
- buiten de wand van het ethmoïd kunnen zich nog extra cellen bevinden: vooral het onderkennen van een Onodi-cel (ook wel sfeno-ethmoïdale cel) is vanwege de dichte nabijheid van de n. opticus (en heel soms de a. carotis) van essentieel belang. Onachtzaamheid kan een n. opticusletsel veroorzaken.

Het al dan niet ruimer maken van het ostium van de sinus maxillaris is eveneens afhankelijk van de pathologie. Om te voorkomen dat de uittreeplaats van de a. en n. sphenopalatina bij het ruimer maken van het ostium kan worden beschadigd, dient het ostium van de sinus maxillaris naar anterieur te worden verruimd (met een terugwaarts snijdende antrumstans type Stammberger).

Eventueel aanwezige neuspoliepen worden onder zicht van de 0°-optiek met een paktang type Blakesley verwijderd (polypectomie). Neuspoliepen zijn grijze of roze, gladde, gesteelde en in grootte variërende slijmvliestumoren die veelal in de middelste neusgang voorkomen met hun oorsprong in het ethmoïd. Neuspoliepen ontstaan meestal als gevolg van chronisch recidiverende neusbijholteontstekingen en kunnen afhankelijk van de uitgebreidheid en de lokalisatie aanleiding geven tot bijvoorbeeld neusverstopping en een verergering van de rhinosinusitis wanneer de ventilatie en drainage van de neusbijholte door een blokkade van het ostiomeatale complex worden belemmerd.

In plaats van met een paktang type Blakesley kunnen neuspoliepen ook verwijderd worden met een shaver.

Na de voltooiing van de infundibulotomie, de ethmoïdectomie en de eventuele polypectomie wordt, met of zonder neuskompres of gelatinesponsje, een antibioticum-corticosteroïdzalf in de middelste neusgang achtergelaten (bijvoorbeeld Terra-Cortril® of Sofradex®). Het neuskompres of gelatinesponsje in combinatie met de zalf kan onder zicht van de optiek met een bajonetpincet type Lucae worden ingebracht. Voor de toediening van uitsluitend de zalf in de middelste neusgang kan gebruik worden gemaakt van een 10 ml spuitje met een middellang zuigbuisje ch 8 ter verlenging.

8.5.3 Postoperatieve fase

- **Zorg voor het preparaat**

Poliepen kunnen op verzoek van de operateur, al dan niet in fixatievloeistof, voor onderzoek naar de patholoog worden verstuurd. Daarbij is het van belang de herkomst van de poliep te vermelden, naast een links/rechtsvermelding.

- **Toestand van de patiënt bij vertrek**

De patiënt wordt met een waakinfuus voor de postoperatieve zorg via de verkoeverkamer naar de verpleegafdeling gebracht, waar de algemene postoperatieve zorg in dagverpleging wordt voortgezet.

Om vasodilatatie te voorkomen, is het in de eerste twee dagen na de operatie beter dat de patiënt koude vloeistoffen drinkt, het eten laat afkoelen en niet heet doucht of baadt. Om de reiniging van de neus te bevorderen, dient de patiënt zeker de eerste twee weken na de operatie de neus een paar maal per dag te spoelen met fysiologisch zout. Om ongewenste drukverhoging te voorkomen, moet het fors snuiten of ophalen van de neus worden vermeden, evenals het niezen met een gesloten mond.

- **Kortetermijncomplicaties**

Bij een peroperatief klein defect in de wand van de orbita kan postoperatief een subconjunctivaal hematoom optreden, waarbij alle oogwit rood en gezwollen zal zijn. Ook kan in zo'n geval een geringe veneuze intraorbitale bloeding ontstaan. Postoperatief uit die zich in een bloeduitstorting van boven- en/of onderooglid. Beide complicaties zijn vrij onschuldig en zijn zonder verder ingrijpen van voorbijgaande aard.

Tijdens endoscopische neusbijholtechirurgie kan bij een beschadiging van de lamina cribrosa en de dura een nasale liquorlekkage optreden. De meeste liquorlekken zijn beperkt van omvang, hebben een asymptomatisch verloop en genezen spontaan.

8.6 Endoscopische exploratie van de sinus frontalis

Een chirurgische behandeling van de sinus frontalis bestond tot de jaren tachtig van de twintigste eeuw nog uit een uitwendige benadering met het opheffen van de sinus frontalis met flinke deformiteiten van het voorhoofd als gevolg. Vanwege veranderende inzichten sinds de studies van Messerklinger rond de jaren tachtig van de twintigste

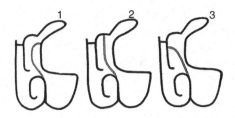

◨ **Figuur 8.12**   Een schematische voorstelling van de verschillende varianten van de craniale aanhechting van de processus uncinatus. **1.** aan de mediale orbitawand; **2.** aan het dak van het ethmoid; **3.** aan de concha media

eeuw en de ontwikkeling en introductie van de endoscopische technieken is de benadering van de sinus frontalis tegenwoordig minder agressief en heeft een sparend karakter.

De chirurgische benadering in de vorm van een endoscopische endonasale exploratie van de sinus frontalis is nog steeds een van de meest complexe benaderingen van alle neusbijholten. De in graden variërende optieken en het specifiek ontwikkelde instrumentarium hebben de endoscopische benadering van de sinus frontalis in ieder geval beter mogelijk gemaakt. De lastige anatomie vraagt om een geoefend operateur.

Veelal bestaat de meest gangbare handeling bij een vermeende sinusitis frontalis uit het medialiseren van de concha media en het endonasaal uitruimen van het voorste ethmoïd voor een betere drainage en beluchting. Bij een echte, steeds recidiverende sinusitis frontalis is dit niet afdoende en zal naast het uitruimen van het voorste ethmoïd ook de recessus frontalis moeten worden opengelegd (de afvoergang van de sinus frontalis).

De sinus frontalis ontwikkelt zich vanaf ongeveer het zesde levensjaar. Deze ontwikkeling kan per individu verschillen van geen of een gebrekkige en ongelijke ontwikkeling tot een normale en zeer grote doorgroei.

Voor het zo goed mogelijk doorgronden van de anatomische structuren bij een exploratie van de sinus frontalis is een CT-scan om die reden essentieel.

De sinus frontalis kent voor zijn drainage een zandloperachtige structuur:
- een trechtervormig bovenste deel: het infundibulum van de sinus frontalis;
- een vernauwing: het ostium;
- het onderste deel: de recessus frontalis.

De drainage van de recessus frontalis wordt bepaald door de bovenste aanhechting van de processus uncinatus (zie ◨ fig. 8.11 en 8.12).

Bij een centrale aanhechting van de processus uncinatus aan het dak van het ethmoïd of een mediale aanhechting aan de concha media (twee van de drie aanhechtingsmogelijkheden) draineert de recessus frontalis in het mediale deel van het infundibulum ethmoidale. Bij een in de meeste gevallen laterale aanhechting van de processus uncinatus aan de mediale orbitawand (de lamina papyracea) draineert de recessus frontalis direct in de neusholte.

De drainage van de sinus frontalis kan echter belemmerd worden door de aanwezigheid van een viertal cellen in de recessus frontalis en zo aanleiding geven tot pathologische afwijkingen. Een van de vier cellen, de agger nasi-cel, is direct voor en onder de aanhechting van de concha media als een welving in de laterale neuswand zichtbaar. Daarnaast bepalen de cellen de vorm en grootte van de recessus frontalis, die per individu sterk kan verschillen.

Deze complexe en verwarrende anatomische variaties in vorm en grootte van de recessus frontalis maken de benadering van de sinus frontalis voor de operateur vaak moeilijk. Bovendien kan bijvoorbeeld de opening van een van deze cellen door de operateur ten onrechte worden aangezien voor het ostium van de sinus frontalis. Het opheffen van de drainagebelemmering blijkt dan een illusie.

■ **Operatie-indicatie**
Een (chronische) recidiverende sinusitis frontalis.

■ **Doel van de operatie**
Een goede drainage en ventilatie van de sinus frontalis.

8.6.1 Preoperatieve fase

■ **Specifiek instrumentarium**
— verdovingsset
— endoscopische neusbijholteset
— specifiek gehoekt sinus frontalis instrumentarium volgens Stammberger
— 0°-optiek
— 45°-optiek

■ **Toestand van de patiënt bij ontvangst**
Een endoscopische exploratie van de sinus frontalis vindt, in combinatie met het verdoven en afslinken van het neusslijmvlies, plaats onder algehele anesthesie.

8.6.2 Peroperatieve fase

Totdat de sinus frontalis met een 45°-optiek endoscopisch is bereikt, is het gehele peroperatieve verloop gelijk aan dat van de infundibulotomie met een voorste ethmoïdectomie.

Het openleggen van het voorste ethmoïd met een paktang type Blakesley geeft toegang tot de recessus frontalis. Door deze recessus frontalis uit te ruimen, kunnen drainage en beluchting van de sinus frontalis worden verkregen. Het gebruik van specifiek ontwikkeld instrumentarium (onder andere volgens Stammberger) is daarbij een vereiste. Dit kan zijn:
— een 2,3 of 3,4 mm Ritterse sonde voor palpatie en identificatie van de recessus frontalis;
— een zuigbuisje met een gelijke vorm en diameter als die van de Ritterse sonde;
— een 45° of 90° opwaarts gebogen, circulair snijdend tangetje volgens Stammberger met een diameter van 3,5 of 4,5 mm (rondkopstans);
— een 55° of 90° opwaarts gebogen lepelbektangetje, verticaal of horizontaal te openen.

Indien de oorzaak van de drainagebelemmering uitsluitend gelegen is in de recessus frontalis, is een voorste ethmoïdectomie met het uitruimen van de recessus frontalis afdoende en hoeft het ostium niet te worden vergroot.

Na voltooiing van de exploratie wordt, met of zonder een neuskompres of gelatinesponsje, een antibioticum-corticosteroïdzalf in de middelste neusgang achtergelaten.

Neusbloedingen en neusfracturen

© Bohn Stafleu van Loghum is een imprint van Springer Media B.V., onderdeel van Springer Nature 2020
H. Mulder en E. Albers, *Keel-, neus- en oorchirurgie,* Operatieve zorg en technieken,
https://doi.org/10.1007/978-90-368-2297-8_9

Elk jaar krijgt ongeveer 5–10 % van de bevolking een neusbloeding.

Een patiënt die het ziekenhuis raadpleegt in verband met een neusbloeding zal voor het stelpen van de bloeding meestal niet verder hoeven te gaan dan een eerstehulpdienst of een poli KNO. De patiënt die uiteindelijk op een operatieafdeling terechtkomt, is meestal diegene met een niet te stelpen voorste neusbloeding, een achterste neusbloeding of een postoperatieve neusbloeding.

In ► par. 9.1 wordt een beschrijving gegeven van de wijze waarop een niet te stelpen neusbloeding op de operatieafdeling wordt behandeld.

► Paragraaf 9.2 geeft een korte beschrijving van soorten neusfracturen en hun behandeling.

9.1 Stelpen van neusbloedingen

Een neusbloeding (epistaxis) is altijd een symptoom: bij kinderen in de meeste gevallen van hard stoten, een infectieziekte of peuteren. Het overgrote deel van deze bloedingen bevindt zich op de plek van Kiesselbach (de locus Kiesselbachi), een veneuze vaatkluwen in het slijmvlies van het voorste een derde deel van het septum (zie ◘ fig. 9.1).

Over het algemeen zijn deze neusbloedingen onschuldig en van voorbijgaande aard en kunnen ze thuis of poliklinisch tot staan worden gebracht. Bij volwassenen, vooral de oudere populatie, kunnen bloedingen vanuit de locus Kiesselbachi flink bloedverlies veroorzaken en nauwelijks te stelpen zijn. Meestal betreft dit een atherosclerotisch bloedvat bij gebruik van een antistollingsmiddel. Coagulatie en neustamponnade vormen hiervoor de geëigende oplossing.

Een bloeding achteruit de neus die veelal bij ouderen voorkomt, is niet alleen moeilijker te stelpen, maar duidt vaak ook op een ernstiger oorzaak. De neusbloeding is dan veelal het gevolg van hypertensie (door arteriosclerose of een uremie), antistolling, tumoren of aangezicht- en/of schedelbasisfracturen (bij deze laatste berust de bloeding op het afscheuren van een van de neusarteriën).

Bij alle neusbloedingen en zeker bij een moeilijk te stelpen of recidiverende neusbloeding moet de oorzaak worden achterhaald.

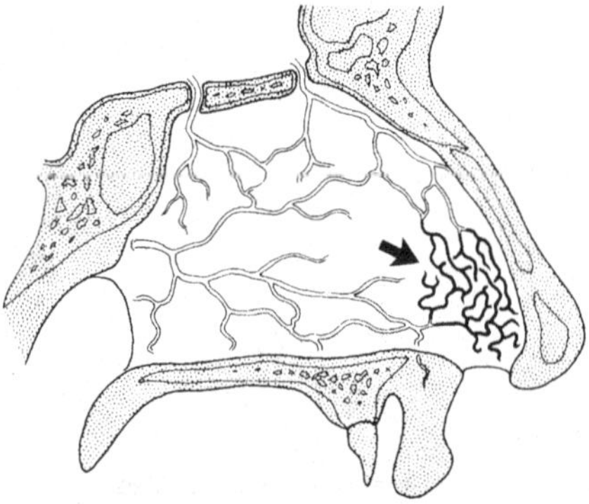

◘ **Figuur 9.1** Veneuze vaatkluwen (de locus Kiesselbachi) in het slijmvlies van het kraakbenig septum

- **Operatie-indicatie**

Een niet of moeilijk te stelpen neusbloeding.

- **Doel van de operatie**

Het tot staan brengen van de neusbloeding.

9.1.1 Preoperatieve fase

- **Specifieke benodigdheden**
- voorhoofdslamp
- hydrofiele watten
- oppervlakteanestheticum
- zuigslang met Yankauer
- (bipolair) diathermiepincet of diathermiepotlood met een elektrocoagulatiebolletje ø 3 mm
- etsende vloeistof (indien gewenst, bijvoorbeeld trichloorazijnzuur, chroomzuur of zilvernitraat)
- vaselinelinttampon (2 tot 4 cm breed)
- gelatinespons (bijvoorbeeld Merocel®)
- ballonkatheter (indien gewenst)
- Bellocq-tampon (indien gewenst)

- **Specifiek instrumentarium**
- verdovingsset

- **Toestand van de patiënt bij ontvangst**

De patiënt zal in de regel via de verpleegafdeling in zittende houding op de operatieafdeling arriveren, met het hoofd iets naar voren gebogen. Afhankelijk van de hoeveelheid bloedverlies, de duur van de bloeding en de hoeveelheid bloed die is ingeslikt, zal de patiënt enigszins van slag zijn dan wel in (lichte) paniek of (lichte) shock dan wel misselijk zijn met de neiging tot braken. Een bloeding in het aangezicht kan voor de patiënt erg confronterend zijn en het gevoel kunnen geven dat de ademhaling wordt belemmerd. Probeer in zo'n situatie de patiënt te kalmeren door rustig en met de juiste aanwijzingen zo adequaat mogelijk te handelen en instructies te geven.

De behandeling bestaat veelal uit coaguleren en tamponneren. Het coaguleren en tamponneren van een voorste neusbloeding kan met behulp van oppervlakteanesthesie onder lokale anesthesie plaatsvinden. Hoewel onaangenaam, kunnen ook de tamponnades bij een aanhoudende of achterste neusbloeding met een ballonkatheter of met een Bellocq-tampon met behulp van oppervlakteanesthesie worden verricht. Dit scheelt een intubatie in een actief bloedend gebied en geeft een verminderde kans op aspiratie.

9.1.2 Peroperatieve fase

Om te voorkomen dat het bloed vanuit de neusholte in de keel loopt, dient de patiënt in een zittende houding met het hoofd licht voorovergebogen op de operatietafel plaats te nemen.

Met een zuigbuis type Yankauer zullen eerst de grootste bloedstolsels worden weggezogen, waarna de betreffende neusholte voor een oppervlakteanesthesie met behulp van een neusspeculum type Hartmann en een bajonetpincet type Lucae wordt opgevuld met in cocaïne met adrenalineoplossing gedrenkte wattenstrips. Dit maakt het neusslijmvlies ongevoelig voor een verdere behandeling en zorgt tevens voor vasoconstrictie. Door ook na het verwijderen van de wattenstrips gebruik te maken van de korte, brede bladen van het Hartmann-speculum is het mogelijk om onder goed zicht de neusholte te inspecteren en de huid van de neusvleugel tijdens een behandeling te beschermen. Een voorhoofdslamp zorgt voor de belichting van de neusholte.

- **Behandeling van een voorste neusbloeding**

In het geval van een goed gelokaliseerde en blijvende voorste neusbloeding op de plek van de locus Kiesselbachi kan de veneuze vaatkluwen op twee manieren met cauteriseren worden benaderd:

- chemisch cauteriseren: met trichloorazijnzuur, chroomzuur of zilvernitraat op het uiterste puntje van een wattendrager wordt de plaats van de bloeding aangestipt. Door de etsende werking met verlittekening als gevolg kan de bloeding tot staan worden gebracht;
- elektrocauterisatie: de bloeding kan worden gestopt door de elektrocoagulatietip tegen de juiste plaats te houden. De rook die zich tijdens het coaguleren in de neusholte ontwikkelt, kan voor goed zicht met de Yankauer worden afgezogen. Als het bloedende vat kan worden gelokaliseerd, is deze methode ook geschikt bij een achterste neusbloeding.

Voor beide methoden geldt dat de behandeling slechts aan één zijde van het septum mag worden uitgevoerd. Door de sterk etsende werking van beide methoden zou bij een dubbelzijdige benadering een septumperforatie kunnen ontstaan.

- **Behandeling van een niet te stelpen en/of niet te lokaliseren neusbloeding**

In het geval van een niet te stelpen en/of niet te lokaliseren neusbloeding is het tamponeren van de betreffende neusholte een methode om de bloeding tot staan te brengen. Daarbij kan gebruik worden gemaakt van een neuskompres bestaande uit een 2 of 4 cm brede vaseline-linttampon of bijvoorbeeld Merocel®.

Het tamponeren van de neusholte met een vaseline-linttampon kan na het verwijderen van de wattenstrips in grote zigzagstroken worden uitgevoerd met behulp van een neusspeculum type Hartmann en een bajonetpincet type Lucae. De KNO-arts begint met het inbrengen door de strook op zo'n 10–20 cm vanaf het begin met een bajonetpincet type Lucae te pakken en telkens grote lussen in de neusholte te leggen van achterboven naar beneden, waarbij uiteindelijk zowel het begin als het eind van de tampon iets uit de neus hangt. Zo ontstaat een inwendig drukverband, dat na twee á drie dagen (eventueel in etappes) kan worden verwijderd. Deze tijdsduur wordt aangehouden omdat in die periode door het neusslijmvlies een slijmlaag geproduceerd wordt, wat het uithalen van de linttampon voor de patiënt minder pijnlijk maakt.

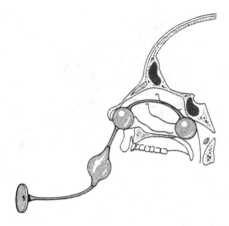

◘ Figuur 9.2   De tamponnade van een achterste neusbloeding met een ballonkatheter

- **Behandeling van een (aanhoudende) achterste neusbloeding**

Een methode om een (aanhoudende) achterste neusbloeding te stelpen, is met een bal-lonkatheter of een tamponnade volgens Bellocq.

- De ballonkatheter, met twee op enige afstand van elkaar liggende cuffs, wordt tot achter in de neus doorgeschoven (zie ◘ fig. 9.2). Door beide cuffs met lucht op te blazen, zet de achterste zich vast in de nasopharynx en zet de voorste zich vast in het vestibulum. Hierdoor wordt de neusholte afgesloten en wordt de bloeding gestopt. Door de beide cuffs langzaam leeg te laten lopen, kan de ballonkatheter na maximaal 24 uur worden verwijderd.
- De tamponnade volgens Bellocq heeft het principe van de ballonkatheter, alleen bestaat het geheel nu uit twee gaasbolletjes (zie ◘ fig. 9.3). Aan een van de bolletjes die voor het tamponneren via de mond in de nasopharynx moeten worden geplaatst, zijn drie dikke zijde draden bevestigd. Voor het plaatsen van de Bellocq-tampon wordt allereerst een dunne katheter (bijvoorbeeld een Ch 6 of 8) als hulpmiddel via de neus tot in de pharynx opgevoerd. Met behulp van een Magill-tang kan de tip van de katheter via de mond naar buiten worden gebracht. Door vervolgens aan de tip van de katheter twee van de drie draden van de Bellocq-tampon vast te maken, kan de katheter weer via de neus in zijn geheel worden teruggetrokken, zodat het gaasbolletje dat via de mond wordt meegetrokken stevig tegen de choane kan worden geplaatst. Na het tamponneren van de neusholte met een 2 of 4 cm brede vaseline-linttampon worden de twee draadjes van de Bellocq-tampon die nog met de katheter uit de neus hangen van de katheter geknipt en over het tweede gaasbolletje geknoopt. De neusholte is nu getamponneerd en van voor en achter afgesloten. Het derde draadje van de Bellocq-tampon dat tijdens het doorvoeren van het gaasbolletje buiten de mond is achtergebleven, is bedoeld om na maximaal 24 uur de tampon via de mondholte te kunnen verwijderen. De uiteinden van de draadjes worden met een pleister op de wang gefixeerd.

Het gebruik van zowel de ballonkatheter als de Bellocq-neustampon is effectief, maar voor de patiënt bijzonder onaangenaam. Daarom worden deze benaderingen als laatste niet-operatieve methoden alleen gebruikt bij zeer hardnekkige neusbloedingen.

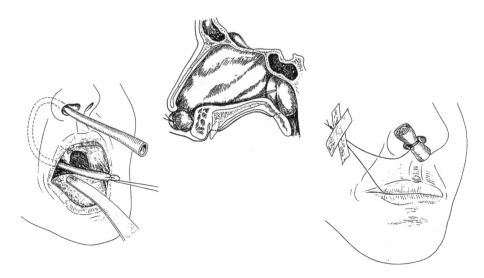

�‍◻ Figuur 9.3   Het opvoeren, plaatsen en fixeren van de Bellocq-tampon bij een achterste neusbloeding

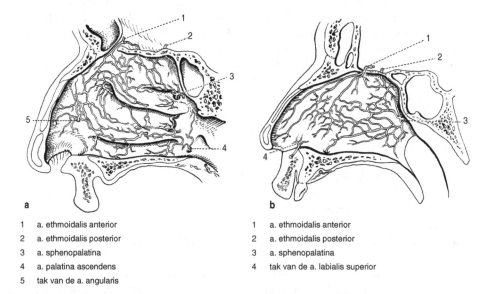

1	a. ethmoidalis anterior	1	a. ethmoidalis anterior
2	a. ethmoidalis posterior	2	a. ethmoidalis posterior
3	a. sphenopalatina	3	a. sphenopalatina
4	a. palatina ascendens	4	tak van de a. labialis superior
5	tak van de a. angularis		

◻ Figuur 9.4   (a) De vascularisatie van het slijmvlies van de rechter laterale neuswand. (b) De vascularisatie van het slijmvlies van het septum

In uiterste gevallen, bij langdurig aanhoudende recidiverende neusbloedingen die niet op een andere wijze kunnen worden behandeld, zou men nog kunnen overgaan tot het onderbreken van de arteriële toevoer van de a. sphenopalatina (zie ◻ fig. 9.4). Deze arterie, die voortkomt uit de a. maxillaris van de a. carotis externa, treedt via het foramen sphenopalatinum in de neusholte en zorgt voor de bloedvoorziening van de achterste, laterale en mediale wand van de neusholte. Door de a. maxillaris via de kaakholte te benaderen (zoals bij een Caldwell-Luc), kan de doorbloeding met een clip op de a. maxillaris worden onderbroken.

Voor het onderbreken van de bloedtoevoer van het neusholtedak is men aangewezen op de coagulatie van de rames nasales van de a. etmoidalis die voortkomt uit de a. ophthalmica van de a. carotis interna.

9.1.3 Postoperatieve fase

- **Toestand van de patiënt bij vertrek**

De patiënt wordt met een waakinfuus voor de postoperatieve zorg via de verkoeverkamer naar de verpleegafdeling gebracht, waar de algemene postoperatieve zorg in half zittende houding met bedrust wordt voortgezet. De frequentie van de verpleegkundige controles is afhankelijk van de behandeling en de mate van bloedverlies. Het gebruik door de patiënt van een antistollingsmiddel wordt in overleg met de arts tijdelijk stopgezet. Om vasodilatatie te voorkomen, is het goed als de patiënt een ijsblokje in de mond neemt en/of een ijskraag in de nek gelegd krijgt, koude vloeistoffen drinkt, het eten laat afkoelen en niet heet doucht of baadt.

- **Kortetermijncomplicaties**

Zowel op de korte als op de lange termijn moet men erop bedacht zijn dat er opnieuw een neusbloeding kan optreden. Bij een achterste neusbloeding, waarbij de patiënt geneigd is om doorkomend bloed door te slikken, kan dit klachten geven van misselijkheid en overgeven. Hoofdpijn kan ontstaan door de druk van een neustampon. Een te grote tampon, een Bellocq-tampon of een te hard opgeblazen ballonkatheter kan de n. vagus prikkelen en hartritmestoornissen veroorzaken. Bij fors en/of langdurig bloedverlies kan de patiënt verschijnselen van shock gaan vertonen (tensiedaling, tachycardie, bleekheid en koud zweet) en zal het bloedverlies moeten worden aangevuld met een erytrocytenconcentraat (*packed-cell*).

9.2 Neusfracturen

Neusfracturen kunnen zowel geïsoleerd als in combinatie met uitgebreide aangezichtsfracturen voorkomen. Veelal zijn de fracturen het gevolg van op het aangezicht inwerkend geweld bij sport of agressie of in het verkeer.

Neusfracturen ontstaan meestal door een stomp trauma, waarbij een fractuur met dislocatie van de benige neuspiramide al snel ontstaat, eventueel gepaard gaand met letsel van het septum en de kraakbenige neuspiramide, zwelling en hematoomvorming.

- **Soorten neusfracturen**

In navolging van de indeling uitwendige neus en inwendige neus wordt bij de fracturen van de neus onderscheid gemaakt tussen:
- fracturen van de benige piramide: dit is een fractuur met dislocatie van de ossa nasalia en/of van de processus frontalis van de maxilla, die meestal optreedt als gevolg van zijdelings inwerkend geweld. De ossa nasalia hebben de neiging uit elkaar

te wijken, waardoor ter plekke een verbreding van de neusrug ontstaat. Onder een intacte huid kan dit gepaard gaan met zwelling en hematoomvorming. Frontaal inwerkend geweld op de benige neuspiramide kan leiden tot letsel van het etmoïd-complex. Deze verbrijzelingsfracturen zijn vaak een onderdeel van gelaatsfracturen van het type Le Fort II en III en worden operatief behandeld door de kaakchirurg;
— septumfracturen: dit is een breuk van het neustussenschot, die veelal gepaard gaat met dislocatie en een neusbloeding als gevolg van scheuring van het neusslijmvlies. Septumfracturen komen echter ook voor zonder slijmvliesscheuring.

In de meeste gevallen gaat het om een fractuur van de benige neuspiramide.

Bijkomende onderhuidse bloedingen kunnen bij een uitbreiding tot beide oogkassen aanleiding geven tot een brilhematoom. Oplettendheid is hierbij geboden, aangezien een brilhematoom niet alleen bij een geïsoleerde neusfractuur voorkomt maar ook bij een fractuur van de schedelbasis.

- **Een vrije ademweg**

In de beschrijving in deze paragraaf wordt uitgegaan van een geïsoleerde neusfractuur. Bij patiënten met een neus- en/of aangezichtsfractuur is het van groot belang dat altijd eerst wordt gezorgd voor een vrije ademweg. Een fractuur van de onderkaak (een mandibulafractuur) kan bijvoorbeeld door hematoomvorming de mondbodem doen zwellen en de tong naar achter drukken. Een ademwegobstructie met acute ademnood kan het gevolg zijn.

Het mag als vanzelfsprekend worden beschouwd dat het creëren van een vrije ademweg, door intubatie of desnoods een tracheotomie, bij de patiënt de eerste prioriteit heeft. Ook intracranieel letsel en shock maken een repositie van een neusfractuur tijdelijk ondergeschikt.

- **Vorm van anesthesie**

Meestal worden eenvoudige neusfracturen poliklinisch en onder lokale anesthesie gerepositioneerd.

Patiëntfactoren evenals gecompliceerde of niet te repositioneren fracturen kunnen aanleiding geven om deze ingreep onder algehele anesthesie te verrichten.

- **Inspectie en palpatie**

Het beoordelen van de neusfractuur bestaat uit nauwkeurige inspectie en palpatie van de in- en uitwendige neus:
— de ossa nasalia worden onderzocht op een afwijkende stand, een voelbare fractuurlijn, crepitatie en mobiliteit van fractuurdeeltjes;
— het septum kan pas na het afslinken van het neusslijmvlies goed worden beoordeeld. Daarbij wordt gelet op de stand van het septum, waarbij onderscheid moet worden gemaakt tussen een standsafwijking als gevolg van het trauma en een reeds bestaande septumdeviatie. Na afslinken en palpatie van het septum kan een septumhematoom worden onderkend.

- **Operatie-indicatie**

Fractuur met dislocatie van de benige neuspiramide en/of het septum.

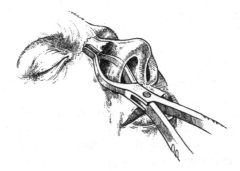

◘ Figuur 9.5   Een onbloedige repositie van een neusfractuur met een redressietang type Walsham

- **Doel van de operatie**

Een goede anatomische repositie en fixatie van de benige neuspiramide en het septum.

9.2.1 Peroperatieve fase

Het reponeren van een gefractureerde neus kan in principe tot vijf dagen na het trauma plaatsvinden. Toch heeft het de voorkeur om neusfracturen binnen één tot twee dagen te inspecteren en te behandelen, zeker met het oog op een eventueel septumhematoom en een septumabces.

Men hanteert dan de methode van:

- een gesloten, onbloedige repositie: in het geval van een gedislokeerd os nasale kan gebruik worden gemaakt van een redressietang type Walsham (zie ◘ fig. 9.5). Door het ene been van de tang ter hoogte van het os nasale in de neusholte te plaatsen en het andere gepolsterde been tegen de buitenzijde, kan met een opwaartse heveling en gelijktijdige vingercompressie van buitenaf aan de tegenoverliggende zijde repositie plaatsvinden. Met een neustampon en een spalk volgt een in- en uitwendige fixatie. Gelijktijdige dislocatie van het septum, plus het feit dat botstukjes van de benige piramide na deze manuele repositie uiteindelijk deels gefixeerd blijven, maken de resultaten in het algemeen teleurstellend;

- een open, bloedige repositie: een open, bloedige repositie van de benige piramide én het septum geeft over het algemeen betere resultaten. Aangezien deze een opname en een uitgebreidere ingreep met zich meebrengt, worden eenvoudige neusfracturen poliklinisch gereponeerd. Bij twijfel tussen een onbloedige en een bloedige repositie wordt in eerste instantie voor onbloedig reponeren gekozen met stands- en functiecontrole na een jaar. Afhankelijk van de aard en de ernst van de neusfractuur, bijvoorbeeld bij een blijvende ernstige dislocatie, kan een operatieve repositie noodzakelijk zijn die gelijkstaat aan een septumcorrectie of een in- en uitwendige neuscorrectie met zo nodig het ontlasten van een septumhematoom. Voor de repositie, fixatie en een goede bereikbaarheid van een verbrijzelingsfractuur van het os nasale, de sinus frontalis en het etmoïd kan gebruik worden gemaakt van een 'buffalo'-incisie (zie ◘ fig. 8.4). Door deze benadering kunnen kleine botfragmenten met 1 mm boorgaatjes en dunne cerclagedraden gefixeerd worden.

9.2.2 Postoperatieve fase

■ **Kortetermijncomplicaties**

— neusbloeding (epistaxis) door verscheuring van het neusslijmvlies, die overigens meestal spoedig en spontaan weer stopt;

— zwelling van het neusslijmvlies met verstopping van de neusholte als gevolg;

— septumhematoom: een aan beide kanten van het septum gelegen bloeduitstorting (tussen mucoperichondrium en kraakbeen). Door de inwendige neus na het trauma af te slinken, kan het neusseptum worden gepalpeerd en kan een mogelijk aanwezig hematoom worden onderkend. Na een ontlastende incisie in het mucoperichondrium worden ter fixatie van het slijmvlies tegen het kraakbeen en ter voorkoming van een recidief neustampons achtergelaten en antibiotica voorgeschreven;

— septumabces: een niet onderkend septumhematoom kan, als gevolg van een onderbreking van de voeding van het septum, binnen enkele dagen aanleiding geven tot destructie, necrotisering, abcedering en perforatie van het (kraak)benig septum met het mogelijk inzakken van de neusrug als gevolg (zadelneus). In het geval van een septumabces bestaat de behandeling uit drainage, necrotomie, het achterlaten van neustampons en het geven van een hoge dosis antibiotica. Na enige tijd kan in verband met de ingezakte neusrug een correctie van de zo ontstane zadelneus nodig zijn.

Operaties in de mond- en keelholte en aan de hals

Inhoud

Inleiding

© Bohn Stafleu van Loghum is een imprint van Springer Media B.V., onderdeel van Springer Nature 2020
H. Mulder en E. Albers, *Keel-, neus- en oorchirurgie*, Operatieve zorg en technieken,
https://doi.org/10.1007/978-90-368-2297-8_10

In dit deel wordt een beschrijving gegeven van de meest gangbare operatieve ingrepen die binnen het specialisme van de KNO in het gebied van de mond- en keelholte worden verricht, zoals ingrepen aan de amandelen en het zachte gehemelte.

De in ▶ H. 11 beschreven anatomie van de mond- en keelholte betreft met name de anatomische structuren die grofweg een indruk geven van het betreffende gebied met zijn begrenzingen waarbinnen de ingrepen zich afspelen. De meer gedetailleerde anatomische structuren die relevant zijn voor de beschreven operatieve ingrepen worden voorafgaand aan de ingreep of in de operatiebeschrijving zelf benoemd.

Uitsluitend voor twee specifieke ingrepen beschreven in de ▶ par. 11.2 en 11.3 (adenotomie en tonsillectomie volgens Sluder) worden in een aparte paragraaf algemene richtlijnen beschreven (▶ par. 10.1). De reden hiervoor is dat de ingrepen beperktere aseptische maatregelen met zich meebrengen en dat de patiëntengroep uit kinderen bestaat, die pre-, per- en postoperatief een specifieke benadering kennen.

De in ▶ par. 11.5 beschreven uvulopalatopharyngoplastiek (UPPP) is een keuze uit meerdere chirurgische methoden die op een operatieafdeling kunnen worden uitgevoerd bij de behandeling van een slaapgerelateerde ademhalingsstoornis zoals snurken en een milde vorm van een obstructief slaap-apneusyndroom (OSAS). Door de beperkte mate waarin de overige chirurgische methoden worden toegepast (een partiële resectie van de tongbasis, een tongbasis-mandibulasuspensie, een hyodothyrodopexie en kaakchirurgische correcties in relatie tot ademwegobstructies) worden die overige technieken bij de behandeling van een slaapgerelateerde ademhalingsstoornis wel kort genoemd maar niet nader omschreven.

▶ Hoofdstuk 12 geeft in drie paragrafen een beschrijving van enkele operaties aan de hals: het verwijderen van een oorspeekselklier (▶ par. 12.2), een onderkaakspeekselklier (▶ par. 12.4) en een mediane halscyste (▶ par. 12.5).

Een operatieve ingreep aan de luchtpijp in de vorm van een tracheotomie wordt beschreven in ▶ par. 13.1.

10.1 Algemene richtlijnen voor operaties in de mond- en keelholte

De in deze paragraaf beschreven richtlijnen gelden uitsluitend voor de ▶ par. 11.2 en 11.3, die respectievelijk een adenotomie en een tonsillectomie volgens Sluder beschrijven. Bij beide ingrepen bestaat de patiëntengroep uit kinderen, die een specifieke benadering en begeleiding vragen, en er gelden met betrekking tot het aseptisch werken andere richtlijnen.

10.1.1 Preoperatieve aandachtspunten

■ **Toestand van de patiënt bij ontvangst**

In verband met het verschrompelen van het adenoïd rond ongeveer het tiende levensjaar zal de patiëntengroep die in aanmerking komt voor een adenotomie over het algemeen jonger zijn dan 10 jaar. De patiënten die in aanmerking komen voor een tonsillectomie volgens Sluder bevinden zich in dezelfde leeftijdscategorie. Dit brengt met zich mee dat de patiënten bij hun komst naar het ziekenhuis vanzelfsprekend worden vergezeld door een ouder/verzorger of begeleider. Door de vooraf op de poli KNO verstrekte schriftelijke en mondelinge patiënteninformatie heeft de ouder/verzorger zich samen met het kind enigszins kunnen voorbereiden op het pre- en postoperatief verloop van de ingreep. Daarnaast bevat de informatie belangrijke instructies:

- één week voorafgaand aan de ingreep mogen geen medicijnen meer worden gegeven die de kans op een nabloeding verhogen, zoals medicijnen die aspirine (acetylsalicylzuur) bevatten;
- de ingreep moet worden uitgesteld wanneer een kind binnen twee weken voor aanvang van de behandeling mogelijk een besmettelijke kinderziekte oploopt en/of meer dan 38 graden koorts heeft;
- om het risico van aspiratie te verminderen, moet het kind nuchter zijn;
- afhankelijk van het gevoerde beleid kan de patiënt worden gevraagd ongeveer één uur voor aankomst in het ziekenhuis een pilletje atropine te slikken dat bij het laatste polibezoek verstrekt is. Atropine vermindert de speekselproductie en onderdrukt de activiteit van de nervus vagus ter voorkoming van hartritmestoornissen als gevolg van peroperatieve manipulatie in de keelholte.

Ondanks alle informatie en voorbereidingen over de ingreep blijven een goede opvang en begeleiding op de operatieafdeling van zowel het kind als de ouder/verzorger van essentieel belang. De meeste ziekenhuizen beschikken vanuit de kinderafdeling over medewerkers die de opvang en begeleiding van kinderen en hun ouder tot op de operatiekamer op zich nemen. Toch moet ook de operatieassistent in staat zijn om zowel het kind als de ouder vriendelijk, rustig en professioneel bij te staan. Korte duidelijke aanwijzingen van de operatieassistent kunnen zowel voor de patiënt als de ouder/verzorger een steun zijn in een situatie die niet prettig is. In vrijwel alle gevallen is het de ouder/verzorger toegestaan om bij het kind te blijven tot het slaapt, waarna de operatieassistent (of de medewerker van de kinderafdeling) de ouder/verzorger terugbrengt naar de wachtruimte van de poliklinische operatiekamer.

Zowel een adenotomie als een tonsillectomie volgens Sluder vindt in de meeste ziekenhuizen in dagbehandeling plaats op een poliklinische operatiekamer.

▪ Ligging van de patiënt

Bij een intraveneuze toediening van de anesthetica wordt het kind gevraagd om liggend op de rug op de operatietafel plaats te nemen. Bij een inhalatieanesthesie kan het kind naar keuze zittend of liggend op de operatietafel of bij de ouder/verzorger op schoot zittend onder anesthesie worden gebracht. Zodra het kind slaapt, volgt een positionering in rugligging met beide armen langs het lichaam waarbij het kind zo veel mogelijk richting het hoofdeinde komt te liggen. Dit is tijdens de ingreep van belang voor een goed zicht van de anesthesioloog in de mond-keelholte bij het bedienen van de zuigunit.

▪ Desinfectie en afdekken van het operatieterrein

Anders dan bij ingrepen waar alle maatregelen worden getroffen om aseptisch te werken, kan men bij een adenotomie en een tonsillectomie volgens Sluder volstaan met beperktere maatregelen die het overbrengen van ziektekiemen (contaminatie) vermijden. Er wordt alleen aseptisch gewerkt met gesteriliseerd instrumentarium en steriele disposables. Het desinfecteren en het steriel afdekken (evenals het dragen van een steriele jas en steriele handschoenen) zijn niet per se nodig, omdat er gewerkt wordt in een per definitie gecontamineerd gebied. Bovendien wordt het wondgebied niet gesloten.

■ **Opstelling van het team**

Zeker in het geval van een inhalatieanesthesie met een kans op aspiratie is het bij een adenotomie en een tonsillectomie volgens Sluder van belang dat de samenwerking tussen de anesthesioloog, de KNO-arts, de anesthesiemedewerker en de operatieassistent snel en adequaat verloopt. Een juiste opstelling van het team kan daar een bijdrage aan leveren. Hierbij staat de anesthesioloog aan het hoofdeinde en staan de operateur en de operatieassistent en de instrumententafel ter linker- of rechterzijde van het kind. Aan de andere zijde kan dan het bedje klaarstaan voor de directe opvang en het vervoer van het kind naar de poliklinische verkoeverkamer.

10.1.2 Peroperatieve aandachtspunten

Gezien de snelheid van handelen die inherent is aan inhalatieanesthesie moet ieder lid van het team zich ervan bewust zijn dat het succes van deze ingreep meer gebaseerd is op de kwaliteit van het gehele team dan op die van de individuen (meer dan bij welke andere regulier geplande ingreep). In de 30 tot 60 seconden die de adenotonsillectomie zelf vergt, is immers weinig ruimte voor onderlinge communicatie- en/of handelings-stoornissen.

10.1.3 Postoperatieve aandachtspunten

■ **Toestand van de patiënt bij vertrek**

Direct na het voltooien van een adenotomie en/of een tonsillectomie volgens Sluder wordt het kind per bed en in de stabiele zijligging van de operatiekamer naar de poliklinische verkoeverkamer gebracht. Daar zullen verpleegkundigen toezicht op het kind houden. Zodra het kind voldoende wakker is, mag de ouder/verzorger bij het kind.

Kort na de ingreep kan als gevolg van het inslikken van bloed een gevoel van misselijkheid bij het kind ontstaan. Het mogelijk uitspugen van donkerrood oud bloed is niet verontrustend en lucht meestal erg op. Afhankelijk van de soort ingreep en na controle van de KNO-arts mag de patiënt soms na een halfuur al naar huis (na een adenotomie) of halverwege de middag (na een tonsillectomie volgens Sluder), maar in ieder geval pas als het bloeden is gestopt. De ouder/verzorger weet dankzij de reeds verstrekte schriftelijke patiënteninformatie dat na het verwijderen van de tonsillen de nazorg zich thuis tot ongeveer een week voortzet. Deze heeft betrekking op pijnbestrijding met een paracetamolzetpil, controle van de lichaamstemperatuur en dieetmaatregelen (vaak de eerste dag kleine beetjes koude vloeistoffen zonder prik drinken en koud vloeibaar voedsel, zoals yoghurt, vla en ijs).

Operaties in de keelholte

© Bohn Stafleu van Loghum is een imprint van Springer Media B.V., onderdeel van Springer Nature 2020
H. Mulder en E. Albers, *Keel-, neus- en oorchirurgie*, Operatieve zorg en technieken,
https://doi.org/10.1007/978-90-368-2297-8_11

Een operatie in de keelholte, zoals bij kinderen aan de neus- en/of keelamandelen (een adenotomie, al dan niet gecombineerd met een tonsillectomie volgens Sluder), is in ons land een veel uitgevoerde ingreep.

Voor de anesthesioloog lijkt de intraveneuze anesthesie met intubatie de toekomst te gaan bepalen bij een adeno-/tonsillectomie volgens Sluder. Daarmee beoogt men het risico van aspiratie te minimaliseren en kan men in het geval van een complicatie direct intraveneus medicatie toedienen. Toch wordt tot 40 kg lichaamsgewicht nog steeds de inhalatieanesthesie toegepast. Daarbij wordt het dampvormig anestheticum met een anesthesiemasker via de luchtwegen toegediend en vindt geen intubatie plaats. In ervaren handen en in goede samenwerking met de KNO-arts blijkt dit een voldoende veilige methode om de ingreep zonder grote risico's van aspiratie of laryngospasme te laten verlopen. Welke vorm van anesthesie wordt toegepast, is tot op heden afhankelijk van de leerschool die de operateur en de anesthesioloog hebben gehad, de gemaakte afspraken tussen de beide specialismen en de ervaring in hun samenwerking.

11.1 Anatomie van de mond- en keelholte

De eigenlijke mondholte, die bekleed is met slijmvlies, omvat de tong, de mondbodem, het tandvlees van de boven- en onderkaak, het wangslijmvlies en het harde gehemelte. De achterste grens is de voorste gehemelteboog (pharynxboog), anterieur van de keelamandel (tonsil). De bovenste begrenzing van de mondholte, het dak, is tevens de bodem van de neusholte en wordt voor twee derde deel gevormd door het harde gehemelte (palatum durum, zie ☐ fig. 7.5). Het harde gehemelte zet zich in een derde deel naar achteren toe voort in het zachte gehemelte (palatum molle), met vrij in het midden afhangend de huig (uvula). Het palatum molle en de huig zijn onderdeel van de oropharynx.

De vrije achterrand van dit palatum molle loopt (naar omlaag toe en tot in de mondbodem) aan weerszijden van de ingang van de keelholte (isthmus) over in de eerdergenoemde gehemeltebogen. Deze gehemeltebogen bestaan uit een voorste en achterste gehemelteboog, respectievelijk de arcus palatoglossus en de arcus palatopharyngeus. Tussen beide bogen bevindt zich een tonsilnis met daarin aan weerszijden een keelamandel (tonsilla palatina, zie ☐ fig. 11.1).

De mondbodem als onderste begrenzing van de mondholte bestaat uit een tussen de onderkaak (mandibula) uitgespannen spiergroep, te weten de m. mylohyoideus (van de beenkam aan de binnen-voorzijde van de onderkaak naar het tongbeen), de m. geniohyoideus (van kin naar tongbeen) en de m. digastricus (van het mastoïd naar de binnenkant van de onderkaak met een aanhechting op het hyoïd (tongbeen), zie ☐ fig. 11.2). In de mondholte bevinden zich verder de gebitselementen in de boven- en onderkaak (respectievelijk de maxilla en de mandibula) en de tong.

Aan weerszijden in de mondbodem bevinden zich twee van de drie grote speekselklieren, de glandula submandibularis en sublingualis. Deze speekselklieren behoren niet tot de mondholte.

De keelholte of pharynx is een voornamelijk achter de neus- en mondholte gelegen, ongeveer 12 cm lange buisvormige structuur ter hoogte van de eerste zes cervicale

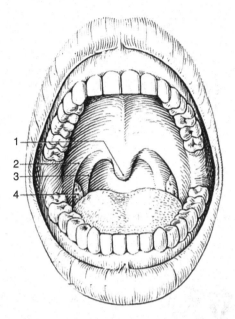

◘ Figuur 11.1   De mondholte 1. huig (uvula) 2. voorste gehemelteboog (arcus palatoglossus) 3. achterste gehemelteboog (arcus palatopharyngeus) 4. keelamandel (tonsilla palatina)

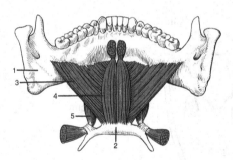

◘ Figuur 11.2   De spieren van de mondbodem tussen de onderkaak en het tongbeen 1. onderkaak – mandibula 2. tongbeen – os hyoideum 3. m. mylohyoideus 4. m. geniohyoideus 5. m. digastricus

wervels. De pharynx is aan de binnenzijde bekleed met slijmvlies en wordt omgeven door circulair en longitudinaal verlopende spieren met daaromheen een stevige bindweefsellaag (zie ◘ fig. 11.3). Met deze bindweefsellaag is de pharynx voor het grootste deel aan zijn craniale begrenzing opgehangen, namelijk aan het wiggebeen (os sphenoidale) van de schedelbasis.

De caudale begrenzing van de pharynx ligt daar waar de pharynx ter hoogte van de onderrand van het ringkraakbeen van het strottenhoofd (het cartilago cricoidea van de larynx) overgaat in de slokdarm (oesophagus).

In tegenstelling tot de vlakke en gesloten achterwand, staat de voorwand van de pharynx via openingen in verbinding met de neusholte, de mondholte en de larynx, via

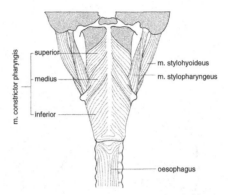

◘ **Figuur 11.3**   De buisvormige structuur van de keelholte met circulaire en longitudinaal verlopende spieren (dorsaal aanzicht)

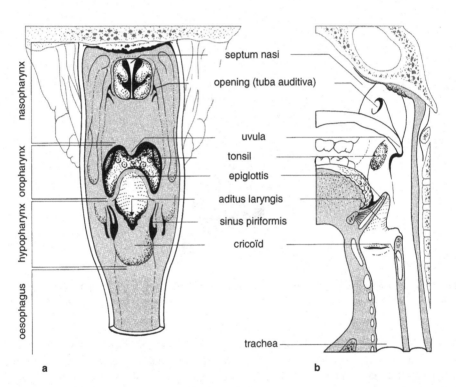

◘ **Figuur 11.4**   De onderverdeling van de keelholte in nasopharynx, oropharynx en hypopharynx (**a**) de keel van achteren geopend; (**b**) lateraal aanzicht

respectievelijk de choanae, de oropharyngeale isthmus en de toegang (aditus) van de larynx. Dit verklaart wellicht van craniaal naar caudaal de anatomische onderverdeling van de pharynx in drie gebieden (zie ◘ fig. 11.4):

— de neus- en keelholte of nasopharynx (ook wel rhinopharynx, epipharynx of pars nasalis pharyngis genoemd) met als belangrijke structuur tegen de achterwand en het dak van de nasopharynx de neusamandel (het adenoïd) en aan weerszijden van de

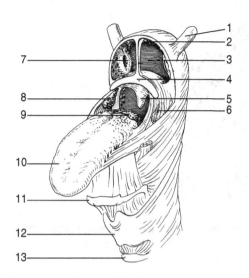

1 buis van Eustachius
2 neusamandel – adenoïd
3 neustussenschot – septum nasi
4 snijvlak van het gehemelte
5 huig – uvula
6 linker keelamandel – tonsil
7 monding van de buis van Eustachius
8 rechter keelamandel – tonsil
9 tongamandelen – tonsillae linguales
10 tong
11 tongbeen – os hyoideum
12 schildkraakbeen – os thyroideum
13 ringkraakbeen – os cricoideum

◘ Figuur 11.5   De lymfatische ring van Waldeyer

zijwanden de uitmonding van de buis van Eustachius (de torus tubarius): de nasopharynx strekt zich van craniaal uit van de schedelbasis tot de bovenkant van het palatum molle;
▬ de mond- en keelholte of oropharynx (ook wel mesopharynx of pars oralis pharyngis genoemd) met de keelamandelen (tonsillae palatinae) tussen de pharynxbogen en het achterste derde deel van de tong met de tongamandelen (tonsillae linguae): de oropharynx reikt van het palatum molle tot het tongbeen (os hyoideum);
▬ het onderste deel van de pharynx of hypopharynx (ook wel laryngopharynx of pars laryngea pharyngis genoemd) loopt vanaf het os hyoideum tot de ingang van de oesophagus.

De oro- en nasopharynx bevatten gezamenlijk lymfatisch weefsel dat als in een cirkel is verenigd, beter bekend onder de naam 'ring van Waldeyer'. Deze ring bestaat uit het adenoïd, de beide keelamandelen, de tongamandelen (tonsillae linguales, als lymfatisch weefsel in de tongbasis) en lymfatisch weefsel in de zij- en achterwand van de pharynx (zie ◘ fig. 11.5). Als onderling communicerend systeem van lymfatisch weefsel vormen zij een eerste barrière tegen ziektekiemen voor het verdere ademhalings- en spijsverteringsstelsel en spelen zij een rol bij de opbouw van het afweersysteem.

Toegenomen inzicht van de afgelopen jaren heeft duidelijk gemaakt dat een (adeno) tonsillectomie niet altijd nodig is. Een (adeno)tonsillectomie doet namelijk geen afbreuk aan de immuniteit en een hyperplasie van het adenoïd en/of de tonsillen hoeft zonder verdere klachten niet als afwijkend te worden beschouwd.

11.2 **Adenotomie**

Een adenotomie (of adenoïdectomie) is het verwijderen van de neusamandel (het adenoïd). Doorgaans verschrompelt het adenoïd rond ongeveer het tiende levensjaar. Daardoor vindt een adenotomie alleen bij kinderen plaats.

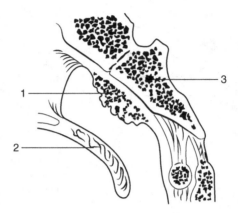

◘ Figuur 11.6   De ligging van het adenoïd in de neus- en keelholte 1. adenoïd 2. zachte gehemelte 3. schedelbasis

Het adenoïd is een ophoping van lymfatisch weefsel dat achter en craniaal van het zachte gehemelte ligt (het palatum molle, zie ◘ fig. 11.6). Daarmee ligt het adenoïd tevens ter hoogte van de beiderzijdse monding van de buis van Eustachius (zie ook ◘ fig. 11.5) en tegen het dak en de achterwand van de neus- en keelholte (de nasopharynx). Het dak van de nasopharynx is tevens de schedelbasis.

Als gevolg van deze anatomische ligging kan een adenotomie niet onder direct zicht maar enkel op gevoel worden verricht. Daardoor, maar ook door de beiderzijdse monding van de buis van Eustachius, is het van belang dat voor het verwijderen van het adenoïd de juiste maat adenotoom (het instrument voor een adenotomie) wordt gebruikt. Een adenotomie kan als een opzichzelfstaande ingreep worden uitgevoerd of in combinatie met een tonsillectomie. In dat laatste geval spreekt men van een adenotonsillectomie.

Het adenoïd vormt als onderdeel van de ring van Waldeyer gedurende de eerste acht tot tien levensjaren een eerste barrière tegen ziektekiemen die via de neus en de mond het lichaam binnenkomen. In die jaren is het adenoïd actief met enige mate van hypertrofie. Vandaar ook dat in principe elk kind een palpabel adenoïd heeft. Na ongeveer het tiende levensjaar zal het adenoïd veelal verschrompelen en voor een belangrijk deel verdwijnen.

Wanneer het adenoïd fors is aangelegd en vrijwel de gehele nasopharynx opvult en daardoor afsluit, zullen klachten ontstaan. Deze bestaan voornamelijk uit een belemmerde neuspassage met mondademhaling, een nasale spraak, snurken en onrustig slapen. Bij een mechanische obstructie van de buis van Eustachius door een vergroot adenoïd kan een chronische middenoorontsteking met effusie ontstaan. Een ontstoken adenoïd geeft aanleiding tot chronische verkoudheden en via de buis van Eustachius een vergrote kans op acute middenoorontstekingen. Vandaar dat een adenotomie soms nog wel eens gecombineerd wordt met een paracentese van het trommelvlies.

▪ Operatie-indicatie

Hypertrofie van het adenoïd met klachten van obstructie van de nasopharynx en een belemmerde neusademhaling. Recidiverende of chronische adenoïditis met regelmatig terugkerende bovenste luchtweg- en/of middenoorinfecties.

- **Doel van de operatie**

Het verwijderen van een hypertrofisch en/of chronisch ontstoken adenoïd ter verbetering van de neuspassage en ter vermindering van middenoorinfecties en bovenste luchtweginfecties.

11.2.1 Preoperatieve fase

- **Voorbereiding van de operatie**

Randapparatuur: koudlichtbron, zuigunit.
Operatietafel: standaardoperatietafel.

- **Specifieke benodigdheden**
- voorhoofdslamp
- zuigslang met disposable Yankauer

- **Specifiek instrumentarium**
- adenotomieset

11.2.2 Peroperatieve fase

De hier beschreven ingreep betreft een adenotomie onder inhalatieanesthesie.

Nadat de patiënt onder anesthesie is gebracht, wordt kort voor aanvang van de adenotomie de operatietafel in de Trendelenburg-positie gebracht. Dit wordt zeker bij inhalatieanesthesie gedaan om aspiratie van bloed of kleine adenoïdresten direct na de adenotomie te voorkomen.

Bij aanvang van de ingreep zal de operateur door het plaatsen van een mondspreider type Jennings toegang krijgen tot de nasopharynx. Het hoofd van het kind wordt met de hand in lichte extensie gebracht. Afhankelijk van de onderverdeling van taken kan dit zowel worden gedaan door de anesthesioloog als door de anesthesiemedewerker, die zich aan het hoofdeinde bevinden.

Na het plaatsen van een zeefspatel type Brünings op de tong wordt de door de operateur uitgezochte juiste maat adenotoom achter het palatum molle gebracht (een te kleine maat laat te veel weefsel staan, een te grote maat kan schade veroorzaken aan omliggende structuren). Door zonder direct zicht het adenoïd op het gevoel door de opening van het adenotoom te duwen, kan het middelste en meest verdikte deel van het adenoïd van het dak en de achterwand van de nasopharynx worden gecuretteerd door het adenotoom met enige druk naar omlaag te brengen. Het adenoïd wordt opgevangen in de zeefspatel type Brünings (zie ❑ fig. 11.7). Direct aansluitend aan de adenotomie zal (afhankelijk van de taakverdeling) de anesthesioloog dan wel de anesthesiemedewerker de zuigunit hanteren voor het opzuigen van bloed uit de keelholte. Afhankelijk van de voorkeur van de operateur kan het wondgebied voor tamponnade nog stevig worden aangedrukt met een gesteelde depper. Direct nadat de adenotomie voltooid is, wordt de mondspreider door de operateur verwijderd en wordt de patiënt door minimaal twee leden van het team in de stabiele zijligging gedraaid. De ademweg wordt vrijgehouden door de mond- en neusholte uit te zuigen tot het bewustzijn van de patiënt weer terug is en de slikreflex goed, zodat bloed wordt weggeslikt en niet geaspireerd.

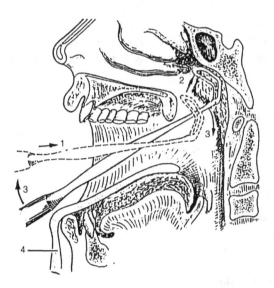

◘ Figuur 11.7   Het verwijderen van de neusamandel **1**. het invoeren van de juiste maat adenotoom **2**. de neusamandel wordt door de lus van het adenotoom gebracht **3**. met het meenemen van de neusamandel wordt het adenotoom naar omlaag gebracht **4**. met een zeefspatel wordt het adenoïd opgevangen

11.2.3 Postoperatieve fase

- **Kortetermijncomplicaties**

Een nabloeding is na een adenotomie een mogelijke complicatie op korte termijn en wordt gekenmerkt door voortdurend helderrood bloed uit de neus en/of mond of het telkens opgeven van donkerrood bloed uit de maag als het bloed door het kind wordt doorgeslikt. Indien er geen spontaan herstel optreedt, is een heringreep ter hemostase geïndiceerd. Aangezien adenoïdrestjes in de nasopharynx daarvan de oorzaak kunnen zijn, kan naast tijdelijke tamponnade en/of coagulatie een heradenotomie nodig zijn om een aanhoudende bloeding tot staan te brengen.

- **Langetermijncomplicaties**

Omdat in de meeste gevallen het middelste en meest verdikte deel van het adenoïd gecuretteerd wordt en het adenoïd niet omgeven is door een kapsel, kan het zijn dat aan de randen van het adenoïd kleine restjes lymfatisch weefsel achterblijven. Een hernieuwde prikkel kan ertoe leiden dat deze restjes weer uitgroeien tot een vergroot adenoïd en opnieuw aanleiding geven tot klachten. Dan kan een heradenotomie nodig zijn.

11.3 Tonsillectomie volgens Sluder

Een tonsillectomie volgens Sluder is het in zijn geheel operatief verwijderen van de beide keelamandelen (tonsillae palatinae) met een guillotinemes. De patiënten die voor deze methode in aanmerking komen, zijn over het algemeen kinderen tot ongeveer een jaar of zeven. Net als het adenoïd behoren de tonsillen tot de ring van Waldeyer (zie ◘ fig. 11.5) en zijn zij medeverantwoordelijk voor de vorming van een eerste barrière tegen ziektekiemen die via neus en mond het lichaam binnenkomen. Een tonsillitis met enige hypertrofie zonder verdere klachten als reactie op deze ziektekiemen is dus een normaal en gezond verschijnsel waarbij weerstand wordt opgebouwd. Als de tonsillen door de hypertrofie zo groot zijn dat ze voor een mechanische obstructie van de ademweg zorgen, dan is een tonsillectomie geïndiceerd. Een plotseling optredende ontsteking van een tonsil (een acute tonsillitis) geeft klachten van algehele malaise, koorts, keelpijn en slikklachten. Er bestaat een indicatie voor tonsillectomie bij kinderen bij wie sprake is van zeven of meer tonsillitiden per jaar, vijf of meer tonsillitiden per jaar in elk van de afgelopen twee jaar of drie of meer tonsillitiden in elk van de afgelopen drie jaar.

De tonsillectomie volgens de Sluder-methode is in ervaren handen een veilige en zeer kortdurende ingreep van ongeveer 10 tot 20 seconden per tonsil en kan (tot ongeveer 25–30 kg lichaamsgewicht) plaatsvinden onder een kortdurende inhalatieanesthesie, de zogenoemde 'kapnarcose'.

- **Operatie-indicatie**

Tonsilhypertrofie met een mechanische obstructie van de ademweg. Chronische of recidiverende acute tonsillitis.

- **Doel van de operatie**

Het verwijderen van hypertrofische en/of chronisch of recidiverend ontstoken tonsillen ter vermindering van infecties en verruiming van de adem- en voedselweg.

11.3.1 Preoperatieve fase

- **Voorbereiding van de operatie**

Randapparatuur: koudlichtbron, zuigunit.

- **Specifieke benodigdheden**
  - voorhoofdslamp
  - zuigslang met disposable Yankauer

- **Specifiek instrumentarium**
  - Sluder-set

11.3.2 Peroperatieve fase

De hier beschreven ingreep betreft een tonsillectomie volgens Sluder onder inhalatieanesthesie.

Nadat de patiënt onder anesthesie is gebracht, wordt kort voor aanvang van de tonsillectomie volgens Sluder de operatietafel in de Trendelenburg-positie gebracht. Dit wordt zeker bij inhalatieanesthesie gedaan om aspiratie van peroperatief vrijkomend bloed te voorkomen. Bij aanvang van de ingreep zal de operateur door het plaatsen van een mondspreider type Jennings toegang krijgen tot de oropharynx met zicht op de tonsillen die zich tussen de pharynxbogen bevinden (zie ◘ fig. 11.1). Het hoofd van het kind wordt met de hand in lichte extensie gebracht. Afhankelijk van de onderverdeling van taken kan dit zowel worden gedaan door de anesthesioloog als door de anesthesiemedewerker, die zich aan het hoofdeinde bevinden. Door de tonsillotoom achter de betreffende tonsil te plaatsen, wordt de tonsil van achter-onder richting voor-boven verplaatst. Het venster van de tonsillotoom verschaft de operateur de ruimte om de reeds naar voren gehaalde tonsil met de wijsvinger van de vrije hand door het venster te drukken. Als vervolgens het handvat van de tonsillotoom stevig aangeknepen wordt en blijft, zal het (stompe) mes van de tonsillotoom het venster afsluiten en de tonsil klemzetten. Door tractie wordt de tonsil als het ware uit de peritonsillaire ruimte getrokken. Met behulp van de wijsvinger van de vrije hand van de operateur kan de tonsil in het fysiologische klievingsvlak worden losgeprepareerd, waarbij de tonsillotoom continu op spanning wordt gehouden. Een draaiende en tegelijkertijd trekkende beweging zorgt ervoor dat de tonsil afscheurt en verwijderd kan worden (zie ◘ fig. 11.8). Dezelfde handeling wordt direct bij de tweede tonsil herhaald. De bloedende vaatjes van het wondgebied trekken zich terug in het omgevende spierweefsel, waardoor de bloeding gering blijft. Tijdens de tonsillectomie zal (afhankelijk van de taakverdeling) de anesthesioloog dan wel de anesthesiemedewerker het hoofd en de mondspreider goed gefixeerd houden en de zuigunit hanteren voor het opzuigen van het bloed uit de oropharynx. Dit zorgt voor goed zicht en voorkomt aspiratie van bloed tegen het eind van de ingreep. Direct nadat de tonsillectomie voltooid is (zo nodig gevolgd door een adenotomie), wordt de mondspreider door de operateur verwijderd en wordt de patiënt door minimaal twee leden van het team in de stabiele zijligging gedraaid. De ademweg wordt vrijgehouden door de mond- en neusholte uit te zuigen tot het bewustzijn van de patiënt weer terug is en de slikreflex goed, zodat bloed wordt weggeslikt en niet geaspireerd. Bij het uitzuigen dient voorkomen te worden dat de zuigunit de net geopereerde tonsilnissen raakt.

11.3.3 Postoperatieve fase

- **Kortetermijncomplicaties**

Ook een tonsillectomie volgens Sluder brengt het risico van een nabloeding met zich mee. Bij onrustige kinderen die veel slikken en vervolgens weer bloed opgeven, moet zeker gezien hun klein circulerend bloedvolume direct actie worden ondernomen. Het op de operatieafdeling verwijderen van een stolsel uit het wondgebied dat de bloeding onderhoudt, kan samen met een 24-uursopname voldoende zijn.

Door het kind vanaf ongeveer een halfuur na de ingreep veel kleine slokjes koud (ijs)water te laten slikken, wordt het risico van een nabloeding verminderd. Ook de keelpijn zal hierdoor, in combinatie met een paracetamolzetpil, na ongeveer twee dagen afnemen. Oorpijn in de eerste week na de ingreep is veelal wondpijn en kan berusten op een uitstralende pijn vanaf het wondgebied via de laterale pharynxwand naar het oor.

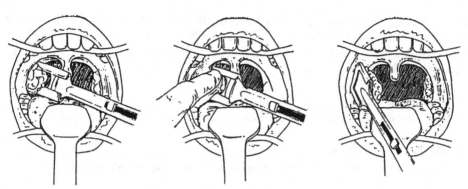

1   het naar voor-boven verplaatsen van een tonsil met het guillotinemes
2   de tonsil wordt met de wijsvinger van de vrije hand door het venster van het guillotinemes gedrukt
3   de in het guillotinemes in geklemde tonsil wordt met een draaiende en tegelijkertijd trekkende beweging verwijderd

◘ Figuur 11.8   Een tonsillectomie volgens Sluder

11.4   Klassieke tonsillectomie (dissectietonsillectomie)

De dissectietonsillectomie is een operatietechniek waarbij de tonsil van omliggend bind-weefsel wordt vrijgeprepareerd. Deze techniek staat in de volksmond beter bekend onder de naam 'amandelen pellen'. De bindweefsellaag die de massa lymfoïd weefsel van de tonsil omvat, wordt namelijk met de jaren steeds steviger en daardoor minder geschikt voor de Sluder-methode. Om die reden wordt de dissectiemethode voor het ope-ratief verwijderen van de tonsillen met name toegepast bij (jong)volwassenen. Een enkele keer wordt deze methode ook bij kinderen toegepast als bijvoorbeeld de tonsil te groot of te vlak (te diepliggend) is voor het guillotinemes van de tonsillotoom bij de Sluder-methode. In de regel wordt deze ingreep dan verricht onder intubatieanesthesie.

Een tonsillectomie is net als bij kinderen ook bij volwassenen geïndiceerd als de ton-sillen door ziektekiemen overmand worden, ontstoken raken, gepaard gaan met alge-hele malaise, koorts, keelpijn en slikklachten en ondanks bedrust en antibiotica toch drie tot vier keer per jaar voor ontstekingen zorgen. De ontstekingsvorm die zich het meest voordoet, is de lacunaire tonsillitis, een diffuus parenchymateuze ontsteking van de gehele amandel, dat wil zeggen verspreid over het gehele klierweefsel. Kenmerkend zijn de witte propjes ontstekingsmateriaal op de tonsil, die door het ontstekingsoedeem uit de crypten (lacunae) van de tonsil wordt gedrukt. Met name bij (jong)volwassenen kan de lacunaire tonsillitis zich (vaak unilateraal) uitbreiden naar omliggend weefsel en een peritonsillitis veroorzaken, soms met kleine abcesjes of één peritonsillair abces als gevolg. Ook een peritonsillair abces kan, eventueel enkele dagen na een abcesdrainage, aanleiding zijn voor een tonsillectomie. Men spreekt dan van een tonsillectomie à tiède, dat wil zeggen het verwijderen van de keelamandel na een korte afkoelingsperiode nog voordat er sprake is van een tonsillectomie à froid als de ontsteking klinisch volledig tot rust is gekomen. Gaat de voorkeur van de operateur echter direct uit naar een tonsillec-tomie in het acute stadium van het peritonsillaire abces zonder voorafgaande abcesdrai-nage, dan spreekt men van een tonsillectomie à chaud.

In enkele gevallen kan een lacunaire tonsillitis gecompliceerd worden door acuut reuma, glomerulonefritis of endocarditis. De tonsillen zijn dan als drager van de bèta-hemolytische streptokok de bron van de zonet genoemde complicaties en zullen om die reden verwijderd moeten worden.

- **Operatie-indicatie**

Recidiverende acute tonsillitis, een peritonsillair abces, chronische tonsillitis.

- **Doel van de operatie**

Het verwijderen van de tonsillen ter voorkoming van recidiverende tonsillitis.

11.4.1 Preoperatieve fase

- **Voorbereiding van de operatie**

Randapparatuur: koudlichtbron, diathermie (eventueel bipolair), zuigunit.

- **Specifieke benodigdheden**
- voorhoofdslamp
- zuigslang met disposable Yankauer

- **Specifiek instrumentarium**
- klassieke tonsillectomieset

- **Toestand van de patiënt bij ontvangst**

De vooraf op de poli KNO verstrekte schriftelijke en mondelinge patiënteninformatie bevat onder meer belangrijke instructies. Eén week voorafgaand aan de dissectietonsillectomie mogen er geen medicijnen meer worden gebruikt die de kans op een nabloeding verhogen, zoals medicijnen die aspirine (acetylsalicylzuur) bevatten. De patiënt zal in het algemeen pas op de dag van de ingreep worden opgenomen. Om het risico van aspiratie te verminderen, moet de patiënt nuchter naar het ziekenhuis komen. Kinderen worden bij hun komst naar het ziekenhuis en de operatieafdeling vanzelfsprekend vergezeld door een ouder/verzorger of begeleider.

- **Ligging van de patiënt**

De patiënt wordt in rugligging gepositioneerd en afhankelijk van de opstelling van het team met beide armen langs het lichaam of met één arm langs het lichaam en één arm uitgezwaaid op een armsteun. De patiënt ligt daarbij zo veel mogelijk naar het hoofdeinde, met het hoofd in lichte extensie en ondersteund door een siliconen ring- of U-kussen. Met name de positie van het hoofd is voor de operateur tijdens de ingreep van belang voor een goed zicht op de oropharynx.

- **Desinfectie en afdekken van het operatieterrein**

Men kan bij een dissectietonsillectomie volstaan met beperktere maatregelen met betrekking tot het aseptisch werken. Dit betreft het niet hoeven desinfecteren van het operatiegebied.

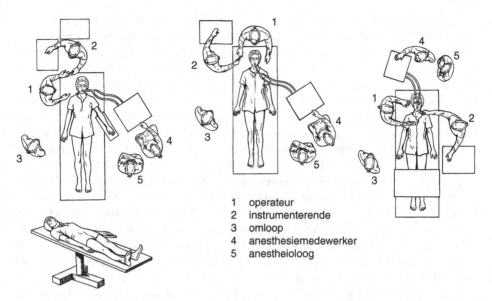

1 operateur
2 instrumenterende
3 omloop
4 anesthesiemedewerker
5 anestheioloog

☐ Figuur 11.9 Enkele varianten voor de opstelling van het team bij een klassieke tonsillectomie

In het streven om zo schoon mogelijk te werken, wordt het afdekken uitgevoerd met een afdeklaken over het lichaam van de patiënt. Indien gewenst, kan dit worden aangevuld met bijvoorbeeld een gatlaken over het aangezicht. Voor het overige blijven gesteriliseerd instrumentarium, steriele disposables en een goede persoonlijke hygiëne vanzelfsprekend voor aseptisch werken.

■ Opstelling van het team

Afhankelijk van de voorkeur van de operateur, de anesthesioloog en de beschikbare ruimte zijn bij een dissectietonsillectomie meerdere variaties mogelijk met betrekking tot de opstelling van het team (zie ☐ fig. 11.9):

- de operateur aan het hoofdeinde, de operatieassistent rechts van de patiënt (met de overzettafel tussen hen in) en de anesthesioloog aan de contralaterale zijde;
- de operateur aan de linker- of rechterzijde van de patiënt met de operatieassistent aan het hoofdeinde, de overzettafel tussen hen in en de anesthesioloog aan de contralaterale zijde;
- de anesthesioloog aan het hoofdeinde met de operateur en de operatieassistent elk aan een zijde van de patiënt en de overzettafel over het lichaam van de patiënt.

Een klassieke tonsillectomie vindt onder algehele anesthesie plaats met nasale of orale intubatie.

11.4.2 Peroperatieve fase

De hier beschreven ingreep betreft een klassieke tonsillectomie bij een patiënt onder algehele anesthesie.

Na het positioneren en afdekken zal een mondspreider type McIvor worden ingebracht, waarbij een voldoende lang tongblad de tong wat naar beneden brengt. Dit verschaft de operateur toegang tot de oropharynx met zicht op de tonsillen die zich tussen de gehemeltebogen bevinden (zie ◘ fig. 11.1). Het handvat van de mondspreider dient vastgehouden te worden om zo de tongbasis naar beneden te hevelen voor verdere vergroting van het operatieveld. Dit handvat kan zowel door de operatieassistent worden vastgehouden als door de overzettafel worden ondersteund. Met een tonsilpaktang type Blohmke wordt de tonsil naar mediaan in de oropharynx verplaatst. Hierdoor wordt de omslagplooi van de voorste gehemelteboog (arcus palatoglossus) opgespannen en wordt de lymfoïde massa van de betreffende tonsil duidelijk zichtbaar. Met een lange prepareerschaar of mesje 15 op een lang mesheft wordt nu over die omslagplooi een boogvormige incisie gemaakt tot op het kapsel van de tonsil. De werkelijke dissectie, het 'pellen', kan vervolgens vanaf de bovenpool van de tonsil worden verricht met een zuigraspatorium type Stierlen of een raspatorium type Henke of Hurd, totdat de tonsil zo ver is los gepeld dat deze alleen caudaal nog aan de vaatsteel vastzit. Door nu van de tonsilsnoerder type Brünings de lis van dun metaaldraad via het open oog over de tonsilpaktang te brengen, kan de lis tot de vaatsteel bij de tongwortel worden opgeschoven, aangetrokken en afgesnoerd (zie ◘ fig. 11.10). Direct nadat de tonsil is afgesnoerd, zullen de toevoerende vaten zich als reactie hierop terugtrekken in de omliggende weefsels en zodoende worden afgedekt. Na tamponnade van het wondgebied met een gaaskompres kan de tweede tonsil op identieke wijze worden verwijderd. Vervolgens kunnen na enkele minuten van goede tamponnade van de beide tonsilnissen de gazen uit de keelholte worden verwijderd en de beide wondgebieden op bloedingen worden gecontroleerd. Zo nodig kan een tweede tamponnade volgen en/of hemostase door coagulatie met een lang bipolair coagulatiepincet of een lang geïsoleerd monopolair coagulatiepincet.

De gebruikte gazen moeten voor de ingreep en na de laatste tamponnade worden geteld. Zodra het wondgebied droog is en de gazen kloppen, kan de mondspreider type McIvor worden verwijderd.

11.4.3 Postoperatieve fase

- **Toestand van de patiënt bij vertrek**

Net als na een tonsillectomie volgens Sluder bij kinderen zal ook de (jong)volwassen patiënt na een dissectietonsillectomie last hebben van keelpijn en een uitstralende pijn naar de oren. Door regelmatig kleine slokjes ijswater te drinken in combinatie met een paracetamolzetpil zal de pijn verminderen. Ook worden door regelmatig slikken de pharynxmusculatuur getraind, de wondgenezing bevorderd en het risico van een nabloeding verminderd. Als zich geen complicaties voordoen, mag de patiënt dezelfde dag of de volgende ochtend, na controle door de KNO-arts, naar huis. Om de kans op een nabloeding ook in de eerste dagen na de ingreep te verkleinen, mag de patiënt in die periode alleen afgekoeld en aanvankelijk vloeibaar eten en drinken. Na enkele dagen mag er weer worden gegeten wat men gewend was.

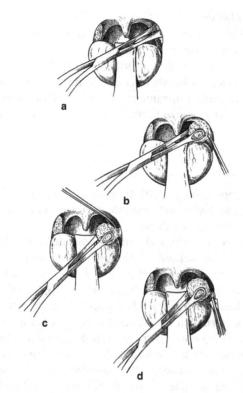

▣ Figuur 11.10 Een klassieke tonsillectomie (dissectietonsillectomie). (**a**) Het verplaatsen van de tonsil naar de mediaan. (**b**) Een boogvormige incisie in de omslagplooi van de voorste gehemelteboog. (**c**) Het vrijprepareren van de vaatsteel. (**d**) Het afsnoeren van de vaatsteel

■ **Kortetermijncomplicaties**

Bij een goed toegepaste techniek van de dissectiemethode is de kans op een nabloeding vrij klein. Toch kan door onvoldoende afdekking van de bloedvaten door omliggend weefsel binnen enkele uren na de ingreep een nabloeding ontstaan. De patiënt zal indien conservatieve behandeling faalt en/of bij hevig bloeden voor een behandeling terugkeren naar de operatieafdeling. Houd er rekening mee dat de patiënt misselijk is en misschien moet braken doordat de maag het doorgeslikte bloed niet verdraagt. Gezien het feit dat de bloeding meestal wordt onderhouden door een zich in de tonsilnis gevormd bloedstolsel, kan een herinspectie onder algehele anesthesie met het verwijderen van zo'n stolsel voldoende zijn om de bloeding te stoppen. Opnieuw tamponneren en/of coaguleren kunnen zo nodig ook worden toegepast.

Om het risico op een nabloeding te verkleinen, geldt ook voor de volwassen patiënt dat een week voor en na de ingreep geen medicatie met bloedverdunnende bestanddelen mag worden gebruikt (bijvoorbeeld aspirine/acetylsalicylzuur). Oorpijn in de eerste week na de ingreep is veelal wondpijn en berust op uitstralende pijn vanuit het wondgebied via de laterale pharynxwand naar het oor.

- **Langetermijncomplicaties**

Ook enkele dagen na de dissectie kan een nabloeding ontstaan door het vroegtijdig loslaten van het grijs-witte fibrinebeslag dat binnen een dag na de ingreep het wondgebied afdekt en beschermt tegen infecties. De behandeling bestaat uit het onder algehele anesthesie verwijderen van het bloedstolsel met zo nodig tamponneren en/of coaguleren gevolgd door een ziekenhuisopname ter observatie. Daarnaast kan smaakverandering optreden, wat meestal spontaan herstelt binnen enkele maanden.

11.5 UPPP

Een uvulopalatopharyngoplastiek (UPPP) is een chirurgische methode voor het inkorten van de huig (de uvula), het achterste deel van het palatum molle (het velum palatinum) en de voorste gehelemteboog (de arcus palatoglossus. Vanaf de eerste beschrijvingen in 1964 werd de UPPP als chirurgische methode gehanteerd bij patiënten die snurken, naast de reeds bekende chirurgische methoden zoals een uvulectomie (het verwijderen van de huig of een deel ervan) of een uvulopalatoplastiek (het inkorten van de huig en het palatum molle). Zeventien jaar later werd, na vele wetenschappelijke studies in verband met andere slaapgerelateerde stoornissen, diezelfde UPPP toegepast bij een milde vorm van een obstructief slaap-apneusyndroom (OSAS), waarbij patiënten (onder andere) door obstructie van de bovenste ademhalingsweg tijdens de slaap perioden doormaken van minimaal 10 seconden van volledige ademstilstand (apneu). De nogal rigoureuze tracheotomie raakte daarmee op de achtergrond als de tot dan toe enige chirurgische therapie bij een OSAS. Ondanks het op korte termijn matige tot goede effect van een UPPP bij een lichte tot matig ernstige vorm van een obstructief slaap-apneusyndroom is de ingreep in Nederland na de eerste publicaties in 1986 als chirurgische behandelingsmethode geaccepteerd en wordt deze als zodanig nog steeds uitgevoerd. Als de oorzaak van het snurken en de licht tot matig ernstige OSAS werkelijk in het achterste deel van het zachte gehemelte ligt (het velopharyngeale gebied), zal men met een UPPP zowel de voorachterwaartse afstand tussen het zachte gehemelte en de pharynxwand vergroten als de zijdelingse afstand tussen de beide pharynxbogen (het respectievelijk vergroten van de velopharyngeale diameter en de oropharyngeale diameter). Afhankelijk van eventueel aanwezige tonsillen wordt de ingreep ter verruiming van de pharynxdiameter gelijktijdig gecombineerd met een dissectietonsillectomie.

De indicatie tot een UPPP wordt met een slaapendoscopie vastgesteld. Hierbij is altijd de ernst van de OSAS relevant, die middels poly(somno)grafie wordt bepaald.

Een UPPP wordt verricht onder algehele anesthesie met nasotracheale intubatie.

De vanaf ongeveer 1990 ingevoerde lasertechniek, de laseruvulopalatoplastiek (LUPP), werd in eerste instantie uitgevoerd als aanvulling op een UPPP in situaties waarbij de inkorting onvoldoende was uitgevoerd en korte tijd later ook als primaire methode. Het voordeel van de lasertechniek is dat de ingreep onder lokale anesthesie en poliklinisch kan worden uitgevoerd. Dit voordeel geldt met name voor patiënten met een verhoogd risico voor algehele anesthesie. Het weegt echter niet op tegen het nadeel van de nogal heftige postoperatieve pijn van gemiddeld tien dagen en het feit dat de ingreep door de lokale anesthesie niet te combineren is met een tonsillectomie. Bij onvoldoende afname van de klachten zal de laserbehandeling na minimaal twee maanden moeten worden herhaald.

Een andere chirurgische methode ter verruiming van de velo-, oro- en hypopharynx is de radiofrequente interstitiële coagulatie (RF-ablatie).

- **Operatie-indicatie**

Vibratie van weefsel in het velo- en/of oropharyngeaal gebied (het achterste deel van het zachte gehemelte en de mond-keelholte) die leidt tot snurken en een licht tot matig ernstige vorm van een obstructief slaap-apneusyndroom (OSAS).

- **Doel van de operatie**

De obstructie op velo- en oropharyngeaal niveau wegnemen en het vergroten van zowel de velo- als de oropharyngeale diameter.

11.5.1 Preoperatieve fase

- **Voorbereiding van de operatie**

Randapparatuur: koudlichtbron, diathermie (eventueel bipolair).

- **Specifieke benodigdheden**
- voorhoofdslamp

- **Specifiek instrumentarium**
- klassieke tonsillectomieset
- UPPP-set

- **Hechtmateriaal**
- oplosbare USP 4-0 rapide, atraumatisch

- **Toestand van de patiënt bij ontvangst**

Een UPPP valt onder de geplande ingrepen en wordt als zodanig ingeroosterd in het reguliere operatieprogramma. De patiënt wordt op de dag van de ingreep nuchter opgenomen, waarbij de algemene preoperatieve voorbereidingen gelden. De ingreep wordt onder algehele anesthesie uitgevoerd.

- **Ligging van de patiënt**

De patiënt die voor een UPPP in aanmerking komt, wordt in rugligging gepositioneerd, afhankelijk van de opstelling van het team met beide armen langs het lichaam of met één arm langs het lichaam en één arm uitgezwaaid op een armsteun. Een siliconen ring- of U-kussen ondersteunt het hoofd en voorkomt dat het tijdens de ingreep naar links of rechts afdraait.

- **Desinfectie en afdekken van het operatieterrein**

Ook ten aanzien van een UPPP kan worden volstaan met beperktere maatregelen met betrekking tot het aseptisch werken. Het desinfecteren van het aangezicht is niet per se nodig. In het streven om zo schoon mogelijk te werken, wordt het afdekken uitgevoerd met een afdeklaken over het lichaam van de patiënt. Indien gewenst, kan dit worden aangevuld met bijvoorbeeld een gatlaken over het aangezicht. Voor het overige blijven gesteriliseerd instrumentarium, steriele disposables en een goede persoonlijke hygiëne vanzelfsprekend voor aseptisch werken.

- **Opstelling van het team**

Bij een ingreep als een UPPP kan met betrekking tot de opstelling van het team en afhankelijk van de voorkeur van de operateur, de anesthesioloog en de beschikbare ruimte worden gekozen voor:

- de operateur aan het hoofdeinde, de operatieassistent rechts van de patiënt (met de overzettafel tussen hen in) en de anesthesioloog aan de contralaterale zijde (zie ❏ fig. 11.9);
- de anesthesioloog aan het hoofdeinde met de operateur en de operatieassistent elk aan een zijde van de patiënt en de overzettafel over het lichaam van de patiënt;
- de operateur aan de linker- of rechterzijde van de patiënt met de operatieassistent aan het hoofdeinde, de overzettafel tussen hen in en de anesthesioloog aan de contralaterale zijde.

11.5.2 **Peroperatieve fase**

Een mondspreider type McIvor, met een voldoende lang tongblad om de tong wat naar beneden te brengen en zo werkruimte te creëren, verschaft de operateur toegang tot de oropharynx met zicht op de uvula en de gehemeltebogen. Met een mesje 15 op een lang mesheft en een lang pincet type De Bakey kan ongeveer 2 mm lateraal vanaf de basis van de voorste gehemelteboog (arcus palatoglossus) tot aan de contralaterale zijde een boogvormige incisie worden gemaakt in het slijmvlies van het velum palatinum (het achterste deel van het palatum molle, zie ❏ fig. 11.11). Om insufficiëntie van het velum te voorkomen, moet de operateur alert zijn op het verloop en het onbeschadigd laten van de m. levator veli palatini, de spier die het palatum molle omhoogtrekt.

Vervolgens wordt het slijmvlies van het palatum molle en de uvula vanaf de incisieplaats met een lange prepareerschaar type Metzenbaum en een lang pincet type De

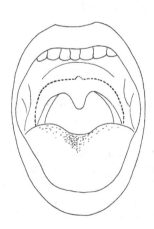

❏ **Figuur 11.11**   Een boogvormige incisie bij een UPPP

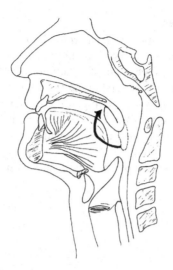

Figuur 11.12 Het opklappen en hechten van de uvula aan de incisieplaats

Bakey verder vrijgeprepareerd tot aan de vrije rand ervan en tot aan de beiderzijdse basis van de arcus palatoglossus. Zodoende kan het slijmvlies samen met submukeus weefsel en vet van de spierlaag worden verwijderd. Bloedinkjes kunnen worden gestopt met een lang bipolair coagulatiepincet of met een lang geïsoleerd monopolair coagulatiepincet. Indien nodig kan in deze fase van de ingreep een dissectietonsillectomie worden verricht. Voor het tot stand brengen van de eigenlijke plastiek met een vergroting van de velopharyngeale en oropharyngeale diameter wordt de vrije rand van de achterste gehemelteboog (arcus palatopharyngeus) met gebruikmaking van een lange slanke naaldvoerder type Hegar aan de incisieplaats van de arcus palatoglossus gehecht met een oplosbare USP 4-0 rapide, atraumatisch. Ter voorkoming van het ontstaan van een dode ruimte, daar waar de tonsil gezeten heeft, wordt beiderzijds de hechting ter hoogte van de tonsilnis door de bodem van de nis gehaald. De uvula kan zo nodig (met een mesje 15 op een lang mesheft, een lange prepareerschaar type Metzenbaum of diathermisch) worden ingekort en vervolgens naar voren toe worden opgeklapt en gehecht aan de incisieplaats op het velum, waarmee een nieuw gemodificeerd palatum molle is verkregen (zie fig. 11.12). Na controle op de hemostase kan de mondspreider type McIvor worden verwijderd.

11.5.3 Postoperatieve fase

- **Toestand van de patiënt bij vertrek**

Direct na een UPPP zal de patiënt gebaat zijn bij een goede postoperatieve pijnbestrijding, bijvoorbeeld in de vorm van suppositoria paracetamol of diclofenac®. Vooral het slikken zal tot twee weken na de ingreep pijnlijk kunnen blijven, waardoor het dieet met name in de eerste dagen uit zachte voeding zal bestaan.

- **Kortetermijncomplicaties**

Als de m. levator veli palatini peroperatief wordt beschadigd, zal het palatum molle niet meer goed in staat zijn om zich tijdens het slikken tegen de achterste pharynx-wand te plaatsen en zo de nasopharynx af te sluiten. Deze velopharyngeale insuffici-entie kan (alhoewel in lichte mate) verslikking, nasale regurgitatie en een veranderde spraak met zich meebrengen. Blaasoefeningen die de spieren in de oropharynx trai-nen, kunnen dit enigszins verminderen. Oorpijn in de eerste week na de ingreep is veelal wondpijn en berust op uitstralende pijn vanuit het wondgebied via de laterale pharynxwand naar het oor.

Daarnaast is een UPPP berucht om de heftige nabloedingen.

Operaties aan speekselklieren en hals

© Bohn Stafleu van Loghum is een imprint van Springer Media B.V., onderdeel van Springer Nature 2020
H. Mulder en E. Albers, *Keel-, neus- en oorchirurgie*, Operatieve zorg en technieken,
https://doi.org/10.1007/978-90-368-2297-8_12

Van de drie grote paarsgewijs aangelegde speekselklieren zijn het de oor- en de onder-kaakspeekselklier die in dit hoofdstuk aan bod komen. Klinisch gezien zijn dit namelijk de speekselklieren die met betrekking tot hun ziektebeelden en mogelijk operatief ingrij-pen de meeste aandacht opeisen.

De in dit hoofdstuk en in ▶ H. 13 beschreven operaties aan de hals en de luchtpijp die zich binnen het specialisme van de KNO voordoen, zijn het verwijderen van een mediane halscyste en het verrichten van een tracheotomie. Overige ingrepen die tot het hoofd-halsgebied behoren maar niet door een KNO-arts worden verricht, zoals het (deels) verwijderen van een schildklier – een (hemi)strumectomie – of een operatie aan de halsslagader (carotischirurgie), worden om die reden niet in dit boek beschreven maar in de delen *Algemene chirurgie* en *Vaatchirurgie* van de reeks 'Operatieve zorg en technieken'.

12.1 De oorspeekselklier – glandula parotis

- **Anatomie van de glandula parotis**

Er zijn drie grote paarsgewijs aangelegde speekselklieren (zie ◘ fig. 12.1):

— de oorspeekselklier (de glandula parotis);

▬ de onderkaakspeekselklier (de glandula submandibularis);

— de ondertongspeekselklier (de glandula sublingualis).

Al deze speekselklieren zijn buiten de mondholte gelegen, maar er wel via afvoer-gangen mee verbonden. Daarnaast bevinden zich direct onder het slijmvlies van lip-pen, tong, wang en palatum nog vele honderden kleine speekselkliertjes met korte afvoergangetjes naar de mond. Samen zorgen ze voor de productie en afscheiding van gemiddeld 1,5 liter speeksel per 24 uur onder andere ten behoeve van de spijsvertering en de bescherming en afweer van het slijmvlies van de bovenste lucht- en voedselweg.

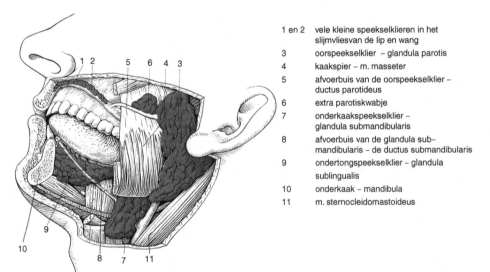

1 en 2	vele kleine speekselklieren in het slijmvliesvan de lip en wang
3	oorspeekselklier – glandula parotis
4	kaakspier – m. masseter
5	afvoerbuis van de oorspeekselklier – ductus parotideus
6	extra parotiskwabje
7	onderkaakspeekselklier – glandula submandibularis
8	afvoerbuis van de glandula sub-mandibularis – de ductus submandibularis
9	ondertongspeekselklier – glandula sublingualis
10	onderkaak – mandibula
11	m. sternocleidomastoideus

◘ **Figuur 12.1** De speekselklieren

De glandula parotis is de grootste van alle speekselklieren en ligt, omgeven door een strak kapsel, direct voor en onder het oor. De 5–6 cm lange afvoerbuis (de ductus parotideus of ductus van Stensen) verloopt vanaf de voorzijde van de glandula parotis (ongeveer 1 cm onder de jukboog), horizontaal over de kaakspier (de m. masseter) naar ventraal en gaat vervolgens dwars door de wangspier (de m. buccinator) naar de uitmonding in de mondholte ter hoogte van de tweede bovenmolaar. Bij sommige mensen komt een extra parotiskwabje langs de ductus voor.

Het meest oppervlakkige deel van de glandula parotis ligt subcutaan tegen de m. masseter en tevens lateraal ten opzichte van het opstijgende deel van de onderkaak (de ramus ascendens mandibula). Tussen de onderkaak (mandibula) en het rotsbeen (mastoïd) in breidt de glandula parotis zich uit naar de meer naar binnen gerichte diepe kwab van de glandula parotis. Deze diepe kwab ligt achter de mandibula (retromandibulair) en wordt naar mediaal begrensd door drie spieren die alle hun aanhechting vinden aan de processus styloideus, een lang, spits uitsteeksel van het mastoïd. Deze drie spieren zijn de m. styloglossus, de m. stylohyoideus en de m. stylopharyngeus.

Alhoewel de glandula parotis een klier is die uit één geheel bestaat, spreekt men toch over een 'oppervlakkige' en 'diepe' kwab en in het geval van een resectie over respectievelijk een oppervlakkige (of laterale) en totale parotidectomie.

Dit heeft te maken met de tussenkomst en het verloop van de n. facialis (zie **�‌** fig. 12.2). Deze aangezichtszenuw (de zevende hersenzenuw) innerveert de gelaatsspieren en zorgt voor de mimiek van het gelaat. De n. facialis verlaat de schedel via een opening in het mastoïd (het foramen stylomastoideum, zie **◌** fig. 4.3) en gaat dan vrijwel direct aan de posteromediale zijde in de vorm van de plexus parotideus de glandula parotis binnen. Vanaf daar splitst de n. facialis zich in de eindtakken (rami), te weten de rami temporales, zygomatici, buccales, marginalis mandibulae en de ramus colli voor de innervatie van de betreffende aangezichtsspieren. Het parotisweefsel lateraal van de n. facialis en zijn vertakkingen wordt aangeduid als 'de oppervlakkig kwab', alles mediaal daarvan als de 'diepe' kwab.

▪ Tumoren van de glandula parotis

Een tumor van de glandula parotis vormt de belangrijkste redenen voor een parotidectomie. Parotistumoren kennen een enorme diversiteit aan histologische tumortypen. Ter onderscheid van al deze typen heeft de Wereldgezondheidsorganisatie in 1991

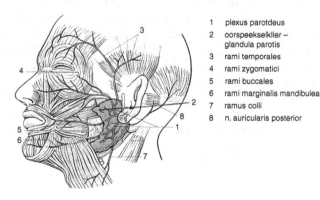

1 plexus parotdeus
2 oorspeekselklier – glandula parotis
3 rami temporales
4 rami zygomatici
5 rami buccales
6 rami marginalis mandibulea
7 ramus colli
8 n. auricularis posterior

◌ Figuur 12.2   Het verloop van de aangezichtszenuw – de nervus facialis

de histologische classificatie van speekselkliertumoren herzien en wordt sinds die tijd gesproken over epitheliale tumoren en overige tumoren (zoals een hemangioom of lymfangioom bij jonge kinderen).

Van de epitheliale tumoren is het pleiomorf adenoom de meest voorkomende benigne speekselkliertumor. Deze komt met name voor in de glandula parotis. 'Pleiomorf adenoom' en 'veelvormig klierweefselgezwel' hebben de histologisch gezien onjuiste benaming 'menggezwel' vervangen. Een pleiomorf adenoom kan door trage groei jaren vrijwel klachtenvrij bestaan. Het kenmerkt zich door een ten opzichte van de huid en onderlaag vrij verschuifbare tumor. Veelal is het achteronderkwadrant van de oppervlakkige kwab aangedaan en kan men, uiteraard afhankelijk van de uitbreiding, volstaan met een partiële oppervlakkige parotidectomie. Indien ook een peritonsillaire zwelling zichtbaar is, is waarschijnlijk de diepe kwab eveneens aangedaan en is een totale of diepe kwabparotidectomie op zijn plaats.

Hoewel een zwelling in het gebied van de glandula parotis in 80 % van de gevallen duidt op een benigne pleomorf adenoom, is het preoperatief moeilijk om op klinische gronden benigne en maligne parotistumoren van elkaar te onderscheiden. Een cytologische punctie van de tumor kan de vermoedelijke diagnose geven, maar ook cytologie kan geen zekere diagnose stellen.

Symptomen die duiden op een maligniteit, zoals vergroeiing met de omgeving, kramp in de kauwspieren (trismus) of functieverlies van de n. facialis, worden maar zelden gezien. Dit maakt met de mogelijk latere maligne ontaarding van een pleomorf adenoom een parotidectomie bij een tumor van de glandula parotis noodzakelijk (behalve bij een Whartin-tumor, een cystadenolymfoom).

Voor een parotidectomie geldt in principe dat de glandula parotis op geleide van de n. facialis verwijderd wordt. De zeer nauwe anatomische relatie tussen de n. facialis en de glandula parotis én het feit dat het van groot belang is de n. facialis ter voorkoming van een aangezichtsverlamming te sparen, brengen met zich mee dat een parotidectomie zeer lastig kan zijn.

Ook in het geval van een moeilijk af te grenzen primair carcinoom van de glandula parotis (bijvoorbeeld adenocarcinoom, plaveiselcelcarcinoom) zal de tumor op geleide van de n. facialis worden verwijderd. Daarbij zal de operateur door zorgvuldig vrijprepareren ook hier proberen de n. facialis te sparen, hoewel een krappe uitname van een maligne tumor (zonder gezond omliggend weefsel) tegen de principes van de klassieke oncologie is. Postoperatieve bestraling zorgt er echter voor dat mogelijk achtergebleven tumorresten met goede kans van slagen vernietigd kunnen worden.

Mocht de n. facialis toch door tumoringroei moeten worden opgeofferd, dan is primair plastisch herstel van de zenuw mogelijk (grafting). Dit kan met een vrij transplantaat van de n. auricularis magnus (een sensibele zenuw van de plexus cervicalis in de omgeving van het oor) of de n. suralis (deze loopt als voortzetting van de n. tibialis lateraal van de achillespees naar de laterale voetrand).

Een adenocarcinoom of plaveiselcelcarcinoom van de glandula parotis zal door de neiging van een vroege metastasering veelal moeten worden gecombineerd met een halskliertoilet voor de extirpatie van lymfeklieren en lymfebanen in de hals.

12.2 Parotidectomie

Onder een parotidectomie wordt het operatief verwijderen verstaan van een deel van de oorspeekselklier, de glandula parotis. Om het nodige inzicht te verkrijgen in de complexiteit rondom een parotidectomie wordt voorafgaand aan de bespreking van operatietechniek een korte beschrijving gegeven van de ligging en de aandoeningen van een oorspeekselklier (zie ▶ par. 12.1).

- **Operatie-indicatie**

Een tumor van de oorspeekselklier of een chronisch recidiverende parotitis.

- **Doel van de operatie**

Het verwijderen van de oorspeekselklier tumor met het sparen van de n. facialis.

12.2.1 Preoperatieve fase

- **Voorbereiding van de operatie**

Randapparatuur: diathermie (bipolair), zenuwmonitor, operatiemicroscoop of loepbril, afhankelijk van de voorkeur van de operateur.

- **Specifieke benodigdheden**
- geïsoleerd pincet voor bipolaire coagulatie
- subdermale naaldelektroden van de zenuwmonitor
- steriele monopolaire probe voor zenuwstimulatie)
- steriele hoes voor de operatiemicroscoop (indien gewenst)
- Redon-drain Ch 8 of 10 of een low vacuümdrain Ch 8 of 10
- vacuümfles van 200 ml

- **Specifiek instrumentarium**
- klein chirurgisch basisinstrumentarium
- weefselvattende klem type Allis, Duval of Babcock

- **Hechtmateriaal**
- fixeren van huidflappen: oplosbare USP 0, 70 cm met een losse huidnaald
- onderbinden: oplosbare USP 3-0 of 2-0, 45 cm
- platysma en subcutis: oplosbare USP 3-0, atraumatisch
- huid: oplosbare USP 4-0 rapide, atraumatisch of onoplosbare USP 3-0, atraumatisch, met een rechte naald

- **Toestand van de patiënt bij ontvangst**

Een parotidectomie valt onder de geplande ingrepen en wordt als zodanig ingeroosterd in het reguliere operatieprogramma. De patiënt wordt op de dag van de ingreep nuchter opgenomen, waarbij de algemene preoperatieve voorbereidingen gelden. De ingreep wordt onder algehele anesthesie uitgevoerd, waarbij de patiënt kortdurend verslapt wordt zodat facialis monitoring kan plaatsvinden.

Enige tijd voorafgaand aan de dag van de operatie heeft de patiënt voor een waarschijnlijkheidsdiagnose met betrekking tot de zwelling van de oorspeekselklier enkele onderzoeken ondergaan:

- anamnese;
- inspectie en palpatie van het gehele hoofd-halsgebied, waarbij wordt gelet op de symmetrie van het aangezicht, de vorm en consistentie van de speekselklieren en de schildklier, de contouren van de larynx, de aanwezigheid van vergrote/palpabele halslymfeklieren, de spanningstoestand (tonus) van de hals- en nekspieren en eventuele pijn bij palpatie;
- een echografie met cytologische punctie, om vast te stellen of cellen uit de tumor maligne zijn. Ook indien de uitkomst benigne is, kan de definitieve diagnose (na parotidectomie) nog altijd maligne zijn;
- eventueel een MRI, met name bij grote afwijkingen of op verzoek van de operateur;
- bij verdenking op maligniteit vindt verdere diagnostiek plaats middels echografie van de hals en CT- of MRI-scanning van de parotis en de hals teneinde de uitbreiding van het proces in kaart te brengen. Op de CT en MRI kan ook gezien worden in hoeverre de tumor zich binnen het kapsel bevindt dan wel infiltreert in omgevend weefsel. Daarnaast wordt beeldvorming van de longen (X-thorax) of op indicatie CT-thorax gedaan.

Voor het verkrijgen van de definitieve diagnose rond de aard van de tumor wordt het tumorweefsel na de parotidectomie voor pathologisch onderzoek ingestuurd.

In verband met de twijfel over de aard van de tumor is het goed om als operatieassistent begrip te tonen voor de bezorgdheid of angst die er mogelijk bij de patiënt leeft.

■ Ligging van de patiënt

Patiënten die voor een parotidectomie in aanmerking komen, worden in rugligging gepositioneerd met het hoofd gedraaid naar contralateraal. Ter ondersteuning van de nek en ter fixatie van het hoofd wordt het hoofd in een siliconen ring- of U-kussen gelegd. De arm aan de te opereren zijde ligt met een zijsteun langs het lichaam, de andere arm ligt voor het makkelijk peroperatief toedienen van anesthetica uitgezwaaid op een armsteun.

■ Tussen positioneren en desinfecteren

Afhankelijk van de voorkeur van de operateur kan het operatiegebied, na intubatie en positioneren van de patiënt worden geïnfiltreerd met het lokaal anestheticum prilocaïne (Citanest®) 1 % met Adrenaline® 1:200.000. De Citanest® draagt bij aan een per- en postoperatieve pijnbestrijding en de Adrenaline® door zijn vaatvernauwend effect aan een peroperatief minder bloedend wondgebied. Bij het gebruik van een zenuwmonitor zal de operateur tevens de subdermale naaldelektroden plaatsen aan de te opereren zijde van het aangezicht (◘ fig. 12.3).

■ Desinfectie van het operatieterrein

De desinfectiezone strekt zich aan de te opereren zijde uit van de haargrens tot het sleutelbeen en van de mediaanlijn van het aangezicht tot achter het oor en diep in de hals. Als desinfectans heeft de tinctuur van chloorhexidine 0,5 % in alcohol 70 % de voorkeur. Om te voorkomen dat via de gehoorgang en een mogelijke perforatie in

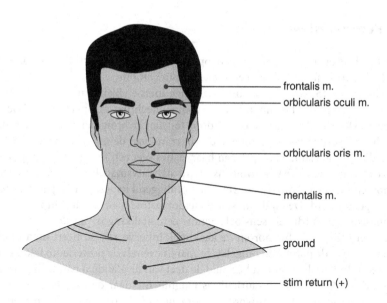

frontalis m.
orbicularis oculi m.

orbicularis oris m.

mentalis m.

ground

stim return (+)

▣ Figuur 12.3   Plaatsen subdermale naaldelektroden (vier-kanaals)

het trommelvlies desinfectans in het middenoor terechtkomt, is het raadzaam om de gehoorgang af te sluiten met een klein deppertje of gaasje. De door de anesthesioloog gesloten en afgeplakte oogleden beschermen de cornea tegen inloop van desinfectans en peroperatief uitdrogen. Het is de alcohol in het desinfectans die zowel in het middenoor als op de cornea enige mate van schade kan aanrichten.

■ **Tussen desinfecteren en afdekken**
De tijd die het desinfectans nodig heeft om aan de lucht te drogen alvorens de patiënt steriel af te dekken, kan worden benut met het steriel afdekken van de operatiemicroscoop (indien deze wordt gebruikt).

■ **Afdekken van het operatieterrein**
Het operatieterrein voor een parotidectomie wordt vierkant afgedekt. Bij het aanbrengen van de steriele lakens moet men niet alleen de plaats van de incisie vrijhouden, maar ook de innervatiezones van de n. facialis. Dat is nodig in verband met het kunnen waarnemen van de peroperatieve prikkeling van de n. facialis door de zenuwstimulator. Dit houdt in dat het zijlaken dat over het aangezicht komt de laterale oog- en mondhoek aan de te opereren zijde voor de operateur zichtbaar houdt. Het tweede zijlaken wordt zo laag mogelijk in de nek achter het oor aan de te opereren zijde aangebracht. Het onderlaken komt iets supraclaviculair en het bovenlaken bedekt de helft van het voorhoofd en laat het oor vrij ten behoeve van de oriëntatie van de operateur.

■ **Opstelling van het team**
Deze is gelijk aan de opstelling bij ooroperaties.

12.2.2 **Peroperatieve fase**

De hier beschreven ingreep omvat een oppervlakkige parotidectomie, maar kan ook worden toegepast in het geval van een totale parotidectomie.

Met een mesje 15 wordt een soort S-vormige incisie (Blairse incisie of 'lazy S' incisie) in de huid gemaakt, beginnend bij de vooraanhechting van het oor ter hoogte van het jukbeen. Door onderlangs de oorlel door te gaan richting het mastoïd kan de incisie naar distaal worden verlengd tot aan de voorrand van de m. sternocleidomastoideus. Indien nodig kunnen subcutaan gelegen haarvaatjes met een fijn chirurgisch pincet type Gillies worden gecoaguleerd. Vervolgens wordt de platysma (de huidspier van de hals) doorgenomen met een mesje 15 en wordt het omliggend kapsel van de parotis (de fascia parotidea) geïndiceerd. De bij de m. sternocleidomastoideus eventueel in zicht komende n. auricularis magnus (die als sensibele zenuw een aftakking is van de plexus cervicalis C1-C4 en het gebied van het oor en de kaakhoek innerveert), probeert men tijdens het vrijprepareren van de parotis zo mogelijk te sparen evenals de posterieure tak die de oorlel innerveert. Indien de tumor in het caudale deel van de glandula parotis ligt, is het niet zinvol om de takken van de n. auricularis magnus die naar de parotis gaan te sparen, daar deze verderop in de parotis worden doorgenomen. Voor goed zicht kunnen, afhankelijk van de voorkeur van de operateur, de wondranden ter zijde worden gehouden met wondhaakjes type Senn-Miller of kunnen de huidflappen aan een geplooide plakstrip op het afdekmateriaal worden gefixeerd met oplosbare USP 0, 70 cm met een losse huidnaald. Voor het verder vrijprepareren van de parotis kan het beste gebruik worden gemaakt van een kort fijn chirurgisch pincet type Gillies (voor goede grip) en een prepareerschaar type Metzenbaum of een gebogen arterieklemmetje type Halsted-Mosquito. Het voordeel van het vrijprepareren met een arterieklemmetje boven dat met een prepareerschaartje in het gebied van de n. facialis is dat de operateur geen onherstelbare schade kan aanrichten in het geval per ongeluk een knippende in plaats van een spreidende beweging met het instrumentarium wordt gemaakt.

Door met het vrijprepareren van de onderpool van de parotis te beginnen en deze op een gegeven moment wat op te tillen met een weefselvattende klem type Allis, Duval of Babcock, komt de schuin naar distaal verlopende aftakking van de n. facialis, de ramus colli in zicht die het platysma voor de mimiek innerveert (zie ◘ fig. 12.2). Op geleide van de ramus colli wordt de parotis in de richting van het foramen stylomastoideum tot op de hoofdstam van de n. facialis verder vrijgeprepareerd (zie ◘ fig. 4.3).

Afhankelijk van de voorkeur van de operateur kan de steriel afgedekte operatiemicroscoop of een loepbril tijdens het vrijprepareren gebruikt worden voor een goede lokalisatie van de n. facialis met al zijn aftakkingen. Met behulp van elektrische zenuwstimulatie met de monopolaire probe kan het vermoeden van het verloop van de n. facialis bevestigd worden. Deze bevestiging uit zich in de vorm van spiercontracties ter hoogte van de mondhoek en de laterale ooghoek of met waarschuwende geluidssignalen van de zenuwmonitor. Op geleide van de diverse aftakkingen van de n. facialis wordt al het lateraal daarvan gelegen parotisweefsel richting oog, neus en mond verder vrijgeprepareerd en in zijn geheel uitgenomen, inclusief de ductus parotideus die kan worden onderbonden met een oplosbare USP 2-0. Na de uitname van de parotis volgt hemostase met de bipolaire coagulatie. Het aanbrengen van een Redon-drain Ch 8 of 10 met een (200 ml) vacuümfles of een low vacuümdrain zorgt, na het sluiten van subcutis en huid, met zijn onderdruk voor de afvoer van wondvocht en bloed en het laten samenvallen van de wond voor een goed herstel.

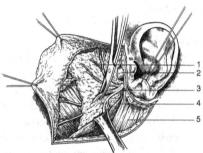

1 oorspeekselklier – parotis
2 kraakbenig deel van de uitwendige
  gehoorgang
3 nervus facialis
4 achterste spierbuik (venter posterior)
  van de m. digastricus
5 m. sternocleidomastoideus

■ **Figuur 12.4**   Parotidectomie

Tegenover deze methode, waarbij voor het vrijprepareren van de parotis bij de onderpool wordt begonnen, staat de methode waarbij het vrijprepareren van de parotis langs de kraakbenige gehoorgang begint (zie ■ fig. 12.4). Het voordeel van deze laatste methode is dat als eerste de hoofdstam van de n. facialis kan worden geïdentificeerd, waardoor de parotidectomie van daaruit goed op geleide van de aftakkingen kan worden uitgevoerd.

De wijze waarop de handelingen in deze methode worden uitgevoerd, is evenals het te gebruiken instrumentarium gelijk aan de eerder beschreven methode. Daarom is de volgende beschrijving van de parotidectomie wat dat betreft minder uitvoerig.

Na het incideren van de huid met een S-vormige incisie en het formeren van de huidlap over het laterale parotiskapsel, volgt het identificeren van de voorrand van de m. sternocleidomastoideus en de n. auricularis magnus. Met het sparen van de n. auricularis magnus en (zo mogelijk) ook de posterieure tak van deze zenuw (die naar de oorlel loopt), wordt de parotis losgemaakt van de kraakbenige gehoorgang. Verder langs deze gehoorgang naar mediaan preparerend wordt het einde bereikt van deze kraakbenige gehoorgang, die in de vorm van een punt uitloopt en in de richting van de n. facialis wijst. Dit puntvormige uiteinde wordt om die reden ook wel de 'pointer' (de 'aanwijzer') genoemd. De uittreedplaats van de n. facialis (het foramen stylomastoideum) bevindt zich 0,5–1 cm dieper (naar mediaan) ten opzichte van deze pointer in de sulcus tympano-mastoidea, net lateraal van het vlak dat gevormd wordt door de aanhechting van de m. digastricus. Na de identificatie van de hoofdstam van de n. facialis wordt deze vervolgd tot aan de bifurcatie die zich 1–2 cm na het foramen stylomastoideum bevindt. Daarna wordt de perifere facialis verder vervolgd, afhankelijk van de lokalisatie van de parotistumor, en kan (een partiële oppervlakkige) parotidectomie worden uitgevoerd.

Na de uitname van de parotis volgen de hemostase, het aanbrengen van een vacuüm drain en het sluiten van het wondgebied.

12.2.3 Postoperatieve fase

■ Verzorging van het preparaat

De operateur zal het preparaat van de parotis direct na uitname zonder fixatievloeistof naar de afdeling Pathologie willen sturen. Het voordeel daarvan is dat het preparaat (tot ongeveer vier uur na uitname) geschikt is voor vriescoupeonderzoek en dat zowel het micro- als macroscopisch aspect van het weefsel niet door celveranderingen wordt aangetast. Door de enorme hoeveelheid aan histologische tumortypen bij speeksel-klierweefsel is het voor het onderzoek van de patholoog en de indeling in de histologische classificatie van belang dat het preparaat in de oorspronkelijke staat verkeert. Een met fysiologisch zout (NaCl 0,9 %) bevochtigd gaasje over het preparaat voorkomt uitdroging tijdens het transport en tast het weefsel niet aan dankzij de gelijke osmotische waarde van het fysiologisch zout en het weefsel. Eventueel op het preparaat aangebrachte markeringen kunnen in opdracht van de operateur voor de patholoog op een begeleidend formulier worden verduidelijkt en door de omloop met het preparaat worden meegestuurd.

■ Toestand van de patiënt bij vertrek

De patiënt wordt met een waakinfuus voor de postoperatieve zorg via de verkoeverka-mer naar de verpleegafdeling gebracht, waar de algemene postoperatieve zorg wordt voortgezet. De drain kan afhankelijk van de productie (minder dan 10 ml per 24 uur) de eerste of de tweede dag na de operatie worden verwijderd; bij dagbehandeling gaat de patiënt met drain naar huis en wordt deze poliklinisch verwijderd na 2 of 3 dagen. Het verwijderen van de hechtingen vindt op de zevende postoperatieve dag plaats.

■ Kortetermijncomplicaties

Door een zorgvuldige hemostase en het achterlaten van een drain die de weefsellagen door de onderdruk weer tegen elkaar aan legt, is de kans op een nabloeding marginaal.

Door de beschadiging van zenuwuitlopers, waarbij de anatomische continuïteit van de zenuw behouden blijft (neuropraxie), kan uitval optreden van (een van de takken van) de facialis en in het bijzonder de ramus marginalis mandibulae. Dit uit zich in een hangende mondhoek, die zich meestal binnen zes weken tot drie maanden spontaan herstelt. Enkele dagen na de operatie kan stuwing van de rest van het parotisweefsel optreden, wat gepaard kan gaan met een infectie.

■ Langetermijncomplicaties

Bij ongeveer 25 % van de patiënten die een parotidectomie hebben ondergaan, doet zich na een jaar het auriculo-temporale syndroom van Frey voor. Door peroperatieve beschadiging van sympathische zenuwvezels in de huid in de omgeving van de parotis (n. auriculotemporalis en de n. auricularis magnus) en van parasympathische zenuwvezels van de klier zelf kan tijdens het postoperatief herstel contact tussen beide soorten zenuwvezels ontstaan met ingroei in de huid en innervatie van zweetkliertjes als gevolg. Hierdoor ontstaat bij denken aan eten of bij aanvang van de maaltijd door een prikkel tot speekselproductie direct een transpirerende rode huid op de plaats waar zich daarvoor de oorspeekselklier bevond. Alhoewel de transpirerende rode huid

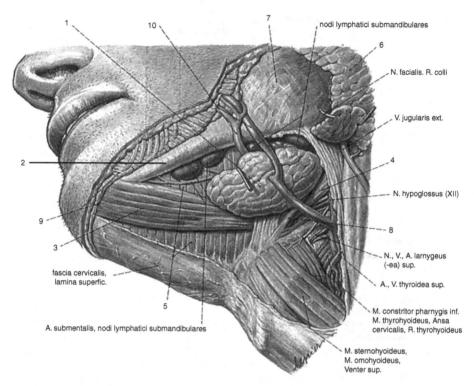

◘ Figuur 12.5 De ligging van de onderkaakspeekselklier(glandula submandibularis), lateraal ten opzichte van de m. mylohyoideus 1. onderkaakspeekselklier – glandula submandibularis 2. onderkaak – mandibula 3. voorste spierbuik van de m. digastricus 4. achterste spierbuik van de 5. m. mylohyoideus 6. oorspeekselklier – glandula parotidea 7. kauwspider – m. masseter 8. m. stylohyoideus 9. platysma 10. a. en v. facialis

zich na de maaltijd snel herstelt, kan het syndroom door de patiënt als hinderlijk en soms pijnlijk worden ervaren. Middels Botox®-injecties kan de zweetproductie (tijdelijk) worden behandeld.

12.3 De onderkaakspeekselklier – glandula submandibularis

▪ Anatomie van de glandula submandibularis

De onderkaakspeekselklier (de glandula submandibularis) bevindt zich in de anatomische halsdriehoek onder de onderkaak (de submandibulaire halsdriehoek, zie ◘ fig. 12.5). Deze submandibulaire halsdriehoek wordt begrensd door het horizontale deel van de onderkaak (de ramus horizontalis mandibula) en de voorste en achterste spierbuik van de m. digastricus (respectievelijk m. digastricus venter anterior en posterior). De glandula submandibularis ligt daar tussen de binnenkant van de mandibula en de m. mylohyoideus en m. digastricus in.

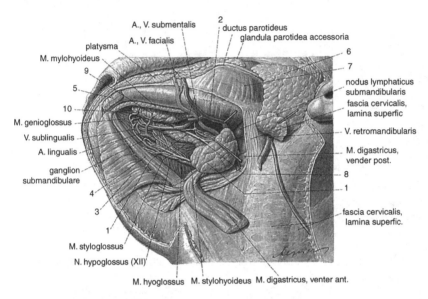

A., V. submentalis
platysma   A., V. facialis
M. mylohyoideus
9
5
10
M. genioglossus
V. sublingualis
A. lingualis
ganglion
submandibulare
4
3
1
M. styloglossus
N. hypoglossus (XII)

2
ductus parotideus
glandula parotidea accessoria
6
7
nodus lymphaticus
submandibularis
fascia cervicalis,
lamina superfic
V. retromandibularis
M. digastricus,
vender post.
8
1
fascia cervicalis,
lamina superfic.

M. hyoglossus   M. stylohyoideus   M. digastricus, venter ant.

1   onderkaakspeekselklier
    glandula submandibularis
2   onderkaak – mandibula
3   m. mylohyoideus
4   m. geniohyoideus
5   voorste spierbuik van de
    m. digastricus
6   oorspeekselklier –
    glandula parotidea
7   kauwspier – m. masseter
8   ductus submandibularis
9   ondertongspeekselklier –
    glandula sublingualis
10 n. lingualis

◻ **Figuur 12.6**   Het verdere verloop van de onderkaakspeekselklier, mediaal ten opzichte van de m. mylohyoideus (het intra-orale deel van de klier)

Met betrekking tot de m. mylohyoideus ligt de glandula submandibularis zowel lateraal als mediaal, waarbij de overgang van respectievelijk extra-oraal naar intra-oraal van de klier via een bocht om de achterrand van de m. mylohyoideus heen gaat (zie ◻ fig. 12.6). Vlak na die bocht komt de 5–6 cm lange afvoerbuis, de ductus submandibularis (ductus Whartoni) aan de bovenzijde uit de klier tevoorschijn en loopt vlak onder het slijmvlies van de mondbodem, mediaal van de glandula sublingualis naar ventraal om ten slotte sublinguaal en paramediaan in de caruncula sublingualis uit te monden.

De klier zelf is omgeven door een eigen fascie en naar lateraal toe bedekt door het oppervlakkige blad van de halsfascie (lamina superficialis) en de dunne huidspier van de hals, het platysma.

■ **Aandoeningen van de glandula submandibularis**

De glandula submandibularis is als een van de drie grote speekselklieren de klier met veruit het hoogste voorkomen aan speekselstenen (sialolieten), waarschijnlijk als gevolg van de vorming van speeksel met een hogere viscositeit vergeleken met de andere speekselklieren en de aanwezigheid van nissen in het proximale en stijgende deel van de ductus. De vorming van speekselsteentjes (sialolithiase) in de ductus kan zowel in de klier zelf als daarbuiten in het vrij liggende deel plaatsvinden en ontstaat door afzetting van met name calciumfosfaat en calciumcarbonaat rond een compacte kern van afgestoten epitheelcellen of producten van bacteriële ontstekingen. Pas als speekselstenen de afvloed van speeksel geheel of gedeeltelijk belemmeren, zal de glandula submandibularis vlak voor en tijdens de maaltijd (bij een verhoogde speekselproductie) klachten geven en gezwollen en pijnlijk aanvoelen en op den duur mogelijk chronisch recidiverende ontstekingen veroorzaken (sialo-adenitis). Door de speekselsteen te verwijderen, wordt direct de oorzaak van de klachten weggenomen. Afhankelijk van de locatie van de speekselsteen, in het vrij liggende deel van de ductus of in de klier zelf, kan de steen respectievelijk intra-oraal en poliklinisch worden verwijderd of samen met de speekselklier in de vorm van een chirurgische extirpatie van de submandibularis met een externe benadering.

12.4 Verwijderen van de glandula submandibularis

■ **Operatie-indicatie**

Een recidiverende pijnlijke zwelling en/of sialo-adenitis van de submandibularis, veelal als gevolg van sialolithiase in de hilus van de klier.

Tumoren in de glandula submandibularis.

Op strikte indicatie bilaterale resectie bij drooling (kwijlen).

■ **Doel van de operatie**

Het verwijderen van de glandula submandibularis met de eventueel daarin gelegen speekselsteen.

12.4.1 Preoperatieve fase

■ **Voorbereiding van de operatie**

Randapparatuur: diathermie (bipolair).

■ **Specifieke benodigdheden**
- geïsoleerd pincet voor bipolaire coagulatie
- low vacuümdrain Ch 8 of 10
- harmonicadrain

■ **Specifiek instrumentarium**
- klein chirurgisch basisinstrumentarium
- weefselvattende klem type Allis, Duval of Babcock

- **Hechtmateriaal**
- fixeren van huidflappen: oplosbare USP 0, 70 cm met een losse huidnaald
- onderbinden: oplosbare USP 3-0 of 2-0
- platysma en subcutis: oplosbare USP 3-0, atraumatisch
- huid: oplosbare USP 4-0 rapide, atraumatisch, of
- onoplosbare USP 3-0, atraumatisch, met een rechte naald

- **Toestand van de patiënt bij ontvangst**

Een extirpatie van de glandula submandibularis valt onder de geplande ingrepen en wordt als zodanig ingeroosterd in het reguliere operatieprogramma. De patiënt wordt op de dag van de ingreep nuchter opgenomen, waarbij de algemene preoperatieve voorbereidingen gelden. De ingreep wordt onder algehele anesthesie uitgevoerd, waarbij de patiënt kortdurend wordt verslapt zodat de operateur ziet of de mondhoek beweegt indien de ramus marginalis geprikkeld wordt.

Patiënten die voor een extirpatie van de glandula submandibularis in aanmerking komen, hebben met betrekking tot de zwelling van de klier gelijksoortige onderzoeken ondergaan als patiënten met een zwelling van de glandula parotis, zoals inspectie en palpatie van het gehele hoofd-halsgebied en mogelijk een echografie en een MRI.

- **Ligging van de patiënt**

De positionering van de patiënt die in aanmerking komt voor een extirpatie van de glandula submandibularis is gelijk aan de positionering van een patiënt voor een parotidectomie.

- **Tussen positioneren en desinfecteren**

Afhankelijk van de voorkeur van de operateur kan het operatiegebied, na intubatie en positioneren van de patiënt, worden geïnfiltreerd met het lokaal anestheticum prilocaïne (Citanest®) 1 % met Adrenaline® 1:200.000. De Citanest® draagt bij aan een per- en postoperatieve pijnbestrijding en de Adrenaline® draagt door zijn vaatvernauwend effect bij aan een peroperatief minder bloedend wondgebied.

- **Desinfectie van het operatieterrein**

De desinfectiezone strekt zich aan de te opereren zijde uit van het sleutelbeen tot halverwege het aangezicht en van de mediaanlijn van het aangezicht tot diep in de hals.

- **Afdekken van het operatieterrein**

Voor een extirpatie van de glandula submandibularis wordt het operatieterrein vierkant afgedekt. Daarbij kan men volstaan met het vrijlaten van de incisieplaats, dus een zijlaken over het aangezicht iets voorbij de laterale mondhoek en een zijlaken zo laag mogelijk in de nek, het onderlaken iets supraclaviculair en het bovenlaken iets boven het horizontale deel van de mandibula.

- **Opstelling van het team**

Deze is gelijk als aan de opstelling bij ooroperaties.

12.4.2 Peroperatieve fase

Beginnend aan de posterieur gelegen uiterste hoek van de onderkaak (gonion of angulus mandibulae) wordt de incisie met een mesje 15 ongeveer 4 cm distaal en parallel aan het horizontale deel van de mandibula naar anterieur voortgezet tot halverwege het tongbeen (hyoïd). Daarbij worden de huid, de subcutis en het platysma in dezelfde richting met het mesje doorgenomen. Indien nodig kan voor de hemostase met een bipolair pincet worden gecoaguleerd. Met kleine scherpe haakjes type Senn-Miller worden de wondranden opzijgehouden, zodat de arteria en vena facialis in verband met het verloop door de glandula submandibularis kunnen worden geïdentificeerd, doorgenomen en onderbonden met oplosbare USP 3-0. Er kan ook voor gekozen worden alleen de takjes van de a. facialis die de glandula submandibularis van bloed voorzien door te nemen. Voor het vrijprepareren kan het best gebruik worden gemaakt van een kort fijn chirurgisch pincet type Gillies (voor een goede grip) en een gebogen arterieklemmetje type Halsted-Mosquito. Door vervolgens met een mesje 15 de fascie van de glandula submandibularis te incideren en deze met een prepareerschaartje type Metzenbaum los te maken van de klier, kan de fascie samen met de reeds doorgenomen a. en v. facialis naar craniaal worden omgeklapt, waarbij een tak van de n. facialis (de ramus marginalis mandibulae) kan worden meegenomen. Er is nu voldoende ruimte en zicht ontstaan om het lateraal van de m. mylohoideus gelegen deel van de glandula submandibularis met een prepareerschaartje type Metzenbaum vrij te prepareren. Daarbij kan de speekselklier worden aangespannen met een weefselvattende klem type Allis, Duval of Babcock. Voor een goed bereik van het mediaal van de m. mylohoideus gelegen deel van de glandula submandibularis kan een stomp wondhaakje type Langenbeck-Green om de m. mylohyoideus worden geplaatst. Aangezien de n. lingualis zich in de directe nabijheid van de glandula submandibularis en de m. mylohoideus bevindt, is bij het vrijprepareren enige voorzichtigheid geboden om deze zenuw te sparen. Daar komt bij dat de n. lingualis in het verdere verloop tot tweemaal toe de ductus submandibularis kruist voordat de ductus ter hoogte van de uitmonding kan worden afgeklemd, doorgenomen en geligeerd met oplosbare USP 2-0.

Na uitname van de speekselklier en de ductus volgt een nauwgezette hemostase met een bipolair pincet en het achterlaten van een low vacuümdrain Ch 8 of 10 of een harmonicadrain. Na het sluiten van het platysma en de subcutis met oplosbare USP 3-0 atraumatisch kan als laatste de huid intracutaan worden gesloten met bijvoorbeeld oplosbare USP 4-0 rapide atraumatisch of bijvoorbeeld onoplosbare USP 3-0 atraumatisch met een rechte naald en worden afgedekt met een wondpleister.

12.4.3 Postoperatieve fase

▪ Verzorging van het preparaat

De operateur zal het preparaat van de glandula submandibularis na uitname zonder fixatievloeistof naar de afdeling Pathologie willen sturen. Daardoor blijft het speekselklierweefsel in de oorspronkelijke staat en geschikt voor eventueel vriescoupeonderzoek. Een met fysiologisch zout (NaCl 0,9 %) bevochtigd gaasje over het preparaat voorkomt uitdroging tijdens het transport en tast het weefsel niet aan. Eventueel op het preparaat aangebrachte markeringen kunnen in opdracht van de operateur voor de patholoog op een begeleidend formulier worden verduidelijkt en door de omloop met het preparaat worden meegestuurd.

- **Toestand van de patiënt bij vertrek**

De patiënt wordt met een waakinfuus voor de postoperatieve zorg via de verkoeverkamer naar de verpleegafdeling gebracht, waar de algemene postoperatieve zorg wordt voortgezet. De Redon-drain kan afhankelijk van de productie (minder dan 10 ml per 24 uur) de eerste of de tweede dag na de operatie worden verwijderd. Het verwijderen van de hechtingen vindt op de zevende postoperatieve dag plaats.

- **Kortetermijncomplicaties**

Door een zorgvuldige hemostase en het achterlaten van een drain die de weefsellagen door de onderdruk weer tegen elkaar aan legt, is de kans op een nabloeding beperkt.

Door de beschadiging van zenuwuitlopers, waarbij de anatomische continuïteit van de zenuw behouden blijft (neuropraxie), kan uitval optreden van de ramus marginalis mandibulae. Dit uit zich in een hangende mondhoek, die zich meestal binnen zes weken tot drie maanden spontaan herstelt.

12.5 Mediane halscyste

Een mediane halscyste is een blaasje met helder en soms slijmerig ingedikt vocht. Het blaasje bevindt zich als een cysteuze verwijding van restanten van de ductus thyreoglossus in de middellijn van de hals, meestal ter hoogte van het tongbeen (het hyoïd). Deze ductus thyreoglossus is een tijdens de embryonale ontwikkeling tijdelijk aanwezige verbinding tussen de schildklier (glandula thyreoidea) en de tongbasis (foramen caecum), waarlangs de schildklier in die fase van ontwikkeling vanaf het foramen caecum (als plaats van oorsprong) naar zijn definitieve bestemming ter hoogte van de eerste trachearingen afdaalt. Na deze afdaling van het schildklierweefsel verdwijnt de ductus thyreoglossus, waarbij echter door onvolledige obliteratie een restant van de ductus met ingesloten epitheelresten kan achterblijven (zie ◘ fig. 12.7).

Dit kan op jonge leeftijd, meestal voor het tiende jaar, na een verkoudheid of keelontsteking een pijnlijk ontstoken mediaan gelegen cyste in de hals veroorzaken. Naast de reeds genoemde lokalisatie van de mediane halscyste is het tijdens het slikken meebewegen van de cyste met het hyoïd kenmerkend voor de mediane halscyste. Dit is het gevolg van de nauwe relatie tussen het mediane deel van het hyoïd tot het traject van de ductus thyreoglossus en de cyste zelf. Deze relatie brengt ook met zich mee dat, ter voorkoming van recidieven, de enige juiste chirurgische behandeling bestaat uit het in zijn totaliteit verwijderen van de cyste, het gehele corpus van het os hyoideum met een complete weefselcilinder met een diameter van 3–5 mm van het os hyoideum naar craniaal richting foramen caecum lingua (operatie volgens Sistrunk).

Voorafgaand aan een extirpatie van een mediane halscyste moet met behulp van een echo altijd met zekerheid worden vastgesteld dat de patiënt over voldoende en goed functionerend schildklierweefsel ter hoogte van de trachea beschikt. Naast een onvolledige obliteratie van de ductus thyreoglossus tijdens de ontwikkeling van de hals kan

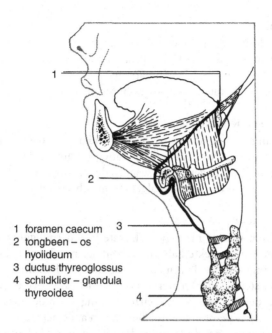

1 foramen caecum
2 tongbeen – os hyoiideum
3 ductus thyreoglossus
4 schildklier – glandula thyreoidea

Figuur 12.7 Het verloop van de ductus thyreoglossus waarlangs de mediane halscyste kan ontstaan

een verstoorde indaling en/of aanleg van de schildklier er namelijk de oorzaak van zijn dat het enig functionerend schildklierweefsel zich rond een mediane halscyste bevindt. Extirpatie van de cyste betekent dan ook de ongewenste extirpatie van al het functionerend schildklierweefsel van de patiënt.

Voor de exploratie van een mediane halscyste zijn het platysma, de oppervlakkige halsfascie (fascia colli superficialis), de pretracheale fascie (fascia colli media), de aanhechting aan het hyoïd van de m. sterno-, thyro- en omohyoideus en het thyreoïd en het hyoïd zelf de meest belangrijke anatomische structuren in de directe omgeving van de cyste (zie **fig. 15.1 en 15.2).

- **Operatie-indicatie**

Een (recidiverende) ontsteking van een cysteus restant van de ductus thyreoglossus, meestal ter hoogte van het hyoïd.

- **Doel van de operatie**

Het in zijn totaliteit verwijderen van de cyste en/of fistelgang, het corpus van het os hyoieum en het suprahyoïdale weefsel, ter voorkoming van een recidief.

12.5.1 Preoperatieve fase

- **Specifiek instrumentarium**
- klein chirurgisch basisinstrumentarium
- snijdende beentang, klein, type Liston of McIndoe

- **Hechtmateriaal**
- onderbinden: oplosbare USP 3-0 of 2-0, 45 cm
- platysma en subcutis: oplosbare USP 3-0, atraumatisch
- huid: oplosbare USP 4-0 rapide, atraumatisch
- onoplosbare USP 3-0, atraumatisch, met een rechte naald

- **Toestand van de patiënt bij ontvangst**

Het verwijderen van een mediane halscyste valt onder de geplande ingrepen en wordt als zodanig ingeroosterd in het reguliere operatieprogramma. De patiënt wordt op de dag van de ingreep nuchter opgenomen, waarbij de algemene preoperatieve voorbereidingen gelden. De ingreep wordt onder algehele anesthesie uitgevoerd.

- **Ligging van de patiënt**

Voor een goed bereik van de mediane halscyste is een rugligging met het hoofd in lichte extensie voor een gestrekte hals en de beide armen langs het lichaam de meest gebruikelijke houding. Omdat de armen en dus ook het handinfuus daardoor na het afdekken onder het steriele afdekmateriaal verdwijnen, zorgt een verlengslangetje aan het handinfuus ervoor dat de intraveneuze toegang voor de anesthesiemedewerker bereikbaar blijft voor het peroperatief toedienen van anesthetica.

Een kussentje of een opgerold laken onder de schouderbladen, een siliconen ring- of U-kussen onder het hoofd en twee zijsteunen voor de armen behoren bij het positioneren van de patiënt tot de hulpmiddelen.

- **Desinfectie van het operatieterrein**

In verband met de ligging van de schildklier in het te desinfecteren operatiegebied en het feit dat de schildklier percutaan jodium opneemt, wordt in het algemeen gedesinfecteerd met chloorhexidine 0,5 % in alcohol 70 %. De desinfectiezone is gelijk aan die bij een strumectomie, namelijk van de tepellijn tot aan de rand van de mandibula, tot over de schouders en diep in de hals.

- **Afdekken van het operatieterrein**

Het operatieterrein voor het verwijderen van een mediane halscyste wordt vierkant afgedekt. Dit houdt in dat voor de laterale begrenzing de beide zijlakens zo laag mogelijk in de hals worden aangebracht. Het onderlaken komt iets supraclaviculair en het bovenlaken wordt vlak boven de kaaklijn aangebracht, tussen de onderlip en de kin.

- **Opstelling van het team**

Bij het verwijderen van een mediane halscyste is het gebruikelijk dat de operateur en de operatieassistent elk aan een zijde van de patiënt plaatsnemen en de anesthesie aan het hoofdeinde. De overzettafel wordt over het lichaam van de patiënt geplaatst met in het verlengde daarvan, naast de instrumenterende, de instrumententafel.

12.5.2 Peroperatieve fase

Met een mesje 15 worden, iets onder en evenwijdig aan het hyoïd (veelal de lokalisatie van de cyste), in een dwarse incisie van enkele centimeters de huid, de subcutis en het platysma in dezelfde richting doorgenomen. In geval van een fistel naar de huid wordt een huidellips met het fistel meegenomen. Na hemostase met een fijn chirurgisch pincet type Gillies worden de wondranden ondermijnd met een prepareerschaartje type Metzenbaum en kunnen kleine scherpe haakjes type Senn-Miller de wondranden opzijhouden. Met hetzelfde prepareerschaartje en pincet kunnen de direct onder het platysma gelegen oppervlakkige halsfascie (fascia colli superficialis) en de pretracheale fascie (fascia colli media) worden vrijgeprepareerd van de mediane halscyste, om deze cyste vervolgens tot aan het hyoïd vrij te leggen. Als voorbereiding op de extirpatie van de cyste en het mediane deel van het hyoïd, wordt het hyoïd met een eentandse wondhaak type Gillies iets naar voren gehaald en geskeletteerd door de caudale aanhechting op het hyoïd van de m. sterno-, thyro- en omohyoideus vanuit mediaal met een klein raspatorium type Williger aan beide kanten naar lateraal te schuiven. Daar waar het vrijgemaakte deel van het hyoïd zich aan beide kanten van de ductus thyreoglossus bevindt, wordt het corpus van het os hyoideum met een snijdende beentang type Liston of McIndoe doorgenomen. Zonder de larynx en de tongbodem te beschadigen, wordt vervolgens een complete suprahyoïdale weefselcilinder met een diameter van 3–5 mm vanaf het os hyoideum naar craniaal richting foramen caecum lingua vervolgd. Uiteindelijk kan het resectiepreparaat, bestaande uit de cyste en (of) fistelgang, het corpus van het os hyoideum en het suprahyoïdale weefsel, in zijn geheel worden verwijderd. Na de uitname volgt er een nauwgezette hemostase met een fijn chirurgisch pincet type Gillies en het achterlaten van een Redon-drain Ch 8 of 10 met een (200 ml) vacuümfles.

Na het sluiten van het platysma en de subcutis met oplosbare USP 3-0 atraumatisch kan als laatste de huid intracutaan worden gesloten met bijvoorbeeld oplosbare USP 4-0 rapide atraumatisch of een onoplosbare USP 3-0 atraumatisch met een rechte naald en worden afgedekt met een wondpleister.

12.5.3 Postoperatieve fase

- **Toestand van de patiënt bij vertrek**

De patiënt wordt met een waakinfuus voor de postoperatieve zorg via de verkoeverkamer naar de verpleegafdeling gebracht, waar de algemene postoperatieve zorg wordt voortgezet.

- **Kortetermijncomplicaties**

Na de extirpatie van een mediane halscyste kan een nabloeding in het wondgebied optreden. Wanneer een aangelegd wonddrukverband geen effect heeft op het tot staan brengen van de bloeding, kan het opnieuw openen van het wondgebied met een zorgvuldige hemostase noodzakelijk zijn.

Operatie aan de luchtpijp

De luchtpijp (trachea) is samen met de neus-mondholte, de keelholte (pharynx), het strottenhoofd (larynx) en de luchtpijptakken (bronchi) onderdeel van de luchtweg: een open verbinding tussen de longen en de buitenwereld voor de uitwisseling van zuurstof en koolstofdioxide tijdens de ademhaling.

De 10–12 cm lange trachea bevindt zich direct onder de larynx en loopt met 16–20 hoefijzervormige hyaliene kraakbeentjes vanuit de hals de thorax in tot op het punt waar de trachea zich splitst en overgaat in de linker en rechter hoofdbronchus (zie ❏ fig. 13.1).

Met betrekking tot de in dit hoofdstuk beschreven tracheotomie zijn met name het ringkraakbeen (cartilago cricoidea/cricoïd) van de larynx, de v. jugularis anterior en de smalle verbinding tussen de rechter en linker schildklierkwab (de isthmus glandula thyreoidea/isthmus) als omliggende anatomische structuren van belang.

13.1 Tracheotomie

Een operatieve ingreep aan de luchtpijp, de trachea, kan zich voordoen in de vorm van een tracheotomie. Een tracheotomie of luchtpijpsnede is het aan de voorkant van de hals (operatief) openen van de luchtpijp. De opening in de trachea wordt een tracheostoma genoemd en kan tijdelijk of blijvend van aard zijn. Een daarin geplaatst en goed gefixeerd hol buisje, een tracheacanule, vormt een open verbinding tussen de trachea en de buitenwereld.

Er zijn vele redenen om een tracheotomie te verrichten. Zo kan een tracheotomie voorafgaan aan of direct volgen op een operatieve ingreep in het hoofd-halsgebied waarbij de kans bestaat op postoperatieve obstructie van de luchtweg door oedeem of hematoomvorming. Patiënten die al via een orale tube beademd worden omdat ze zelf niet of onvoldoende ademen, kunnen in de vorm van een electieve ingreep een klassieke tracheotomie ondergaan. Daarbij is geen sprake van een noodsituatie, maar van een

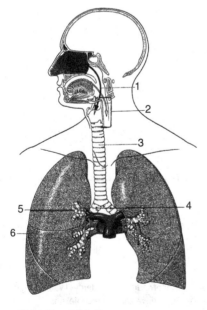

1 de ademhalingsweg
2 strottenhoofd – larynx
3 luchtpijp – trachea
4 rechter en linker hoofdbronchus
5 kwabbronchiën
6 rechterlong

❏ Figuur 13.1   De ademhalingsweg

gewenste of noodzakelijke situatie ter voorkoming van complicaties na langdurige intubatie (necrose, verlittekening en een stenose van de luchtweg). Ook een (dreigende) afsluiting van de hoger gelegen luchtweg met kans op verstikking kan een reden zijn om een tracheotomie te verrichten (een respiratieobstructie). Een eerdere poging tot orale of nasale intubatie heeft dan gefaald, blijkt op termijn niet toereikend te zijn of is door omstandigheden van plaats en/of middelen niet mogelijk.

- ■ **Soorten tracheotomie**

Afhankelijk van de situatie ter plaatse, de mate van spoed, de oorzaak van de ademwegobstructie, de middelen waarover men beschikt en de tijd dat de luchtweg kunstmatig moet worden vrijgehouden, kan men overgaan tot:

- een noodtracheotomie (cricothyrotomie), waarbij absoluut geen keuze is van tijd, plaats en instrumentarium (bijvoorbeeld bij een verkeersongeval) en sprake is van een totale niet op te heffen ademwegobstructie van de bovenste luchtwegen: een noodtracheotomie is een methode die, binnen of buiten een ziekenhuis, uitsluitend wordt gebruikt als snelle, kortdurende noodoplossing om een vrije ademweg te verzekeren bij iemand in ernstige ademnood. Om verstikking te voorkomen, moet direct actie worden ondernomen. Door goed met de vingers over de hals te voelen, kan er onder het strottenhoofd (larynx) een kuiltje worden gelokaliseerd dat zich bevindt tussen de bovenrand van het ringkraakbeen (cartilago cricoidea/cricoïd) en de onderrand van het schildkraakbeen (cartilago thyroidea/thyroïd).
  In dat kuiltje kunnen met een speciaal hiervoor ontwikkelde disposable coniotomieset (bijvoorbeeld Quicktrach®) de huid en de fascielagen van de hals net boven het cricoïd worden geïncideerd om vervolgens het tussenliggende ligamentum cricothyroideum te perforeren (coniotomie). Onder voorwaarde van een goede fixatie kan de Quicktrach® dienstdoen als tijdelijke toegang tot de ademweg. Door de coniotomie binnen 24 uur te vervangen door een goed uitgevoerde tracheotomie, kan kraakbeennecrose van het thyroïd en/of het cricoïd met latere stenose van de luchtweg worden voorkomen;
- een spoedtracheotomie, waarbij plaats en instrumentarium wel, maar de tijd niet kan worden bepaald: om die reden behoort een operatieafdeling altijd te beschikken over een steriele tracheotomieset, zodat men te allen tijde adequaat kan handelen bij patiënten met een respiratoire insufficiëntie, bijvoorbeeld in het geval van een thoraxtrauma of neurologische aandoeningen. De werkwijze is identiek aan die van een klassieke tracheotomie;
- een klassieke tracheotomie, waarbij er keuze is van tijd, plaats en instrumentarium.

Afhankelijk van de plaats van de incisie (boven of onder de smalle verbinding tussen de rechter en linker schildklierkwab die zich in de buurt van de eerste trachearingen bevindt) is sprake van respectievelijk een bovenste/hoge tracheotomie (tracheotomie superior) of een onderste/lage tracheotomie (tracheotomie inferior). Aangezien de bovenkant van de isthmus tegen de onderrand van het cricoïd of zelfs tot op het cricoïd komt, zal bij een klassieke tracheotomie, om beschadiging en mogelijk latere kraakbeennecrose van het cricoïd te voorkomen, de voorkeur worden gegeven aan een lage tracheotomie.

- **Operatie-indicatie**

Langdurige beademing of een respiratieobstructie van de hoger gelegen luchtweg *met kans op verstikking* (al dan niet acuut).

- **Doel van de operatie**

Het creëren van een vrije ademweg.

13.1.1 Preoperatieve fase

- **Voorbereiding van de operatie**

Randapparatuur: diathermie, zuigunit.

- **Specifieke benodigdheden**
- disposable kunststof tracheacanule met cuff (canule, zie ◘ fig. 13.2)
- 20 ml injectiespuit (voor het inbrengen van lucht in de cuff)
- steriele beademingsslang met een y-stuk, een microbieel filter met een capnoslangetje voor de capnografie, een swivelconnector (een flexibel harmonicatussenstukje) en een 90° gehoekt opzetstukje voor op de tracheacanule
- metalinekompres

- **Specifiek instrumentarium**
- tracheotomieset

- **Hechtmateriaal**
- teugelen van de trachea: oplosbare USP 3-0, atraumatisch
- doorsteking van de isthmus: oplosbare USP 2-0, atraumatisch
- onderbinden (zo nodig): oplosbare USP 3-0, 3 × 45 cm
- huid: onoplosbare USP 3-0, atraumatisch

- **Toestand van de patiënt bij ontvangst**

Patiënten die op de operatieafdeling komen voor een tracheotomie zullen afhankelijk van de situatie waarin ze zich bevinden op verschillende wijze benaderd moeten worden. Het is vanzelfsprekend dat een acute traumapatiënt die wordt aangemeld voor een spoedtracheotomie een geheel andere benadering vraagt dan een patiënt die voor een electieve ingreep op het operatieprogramma staat omdat bijvoorbeeld een tumor het lumen van de bovenste luchtweg op korte termijn dreigt af te sluiten.

- **Ligging van de patiënt**

Voor het verrichten van een tracheotomie is een rugligging met het hoofd in lichte extensie en de beide armen langs het lichaam de meest gebruikelijke houding. Omdat de armen en dus ook het handinfuus daardoor na het afdekken onder het steriele afdekmateriaal verdwijnen, zorgt een verlengslangetje aan het handinfuus ervoor dat de intraveneuze toegang voor de anesthesiemedewerker bereikbaar blijft voor peroperatieve toediening van anesthetica. Een kussentje of opgerold laken onder de schouderbladen, een siliconen ring- of U-kussen onder het hoofd en twee zijsteunen voor de armen behoren bij het positioneren van de patiënt tot de hulpmiddelen.

- **Desinfectie van het operatieterrein**

In verband met de ligging van de schildklier in het te desinfecteren operatiegebied en het feit dat de schildklier percutaan jodium opneemt, wordt gedesinfecteerd met chloorhexidine 0,5 % in alcohol 70 %. De desinfectiezone strekt zich uit van iets subclaviculair tot iets over de rand van de mandibula en tot over de schouders en tot diep in de hals.

- **Afdekken van het operatieterrein**

De hals wordt vierkant afgedekt. Dit houdt in dat voor de laterale begrenzing de beide zijlakens laag in de hals worden aangebracht. Het onderlaken komt iets supraclaviculair en het bovenlaken wordt net onder de kaaklijn aangebracht.

13.1.2 Peroperatieve fase

De hier beschreven tracheotomie is een lage tracheotomie die onder algehele anesthesie wordt uitgevoerd. De ingreep kan ook onder plaatselijke verdoving worden verricht.

Alvorens de ingreep te starten, is het van belang dat de cuff van de tracheacanule (een manchet die zich rond de buitencanule bevindt, zie ◘ fig. 13.2) door de instrumenterende operatieassistent wordt gecontroleerd op lekkage. Daartoe wordt de cuff via een luerlockventieltje en een insufflatiekanaaltje met lucht gevuld uit een 10 of 20 ml spuitje (afhankelijk van het geadviseerde vulvolume). De controle op lekkage kan met behulp van de zogeheten 'fietsbandproef': als bij het onderdompelen van de met lucht gevulde cuff in een kommetje met fysiologisch zout geen luchtbelletjes ontstaan, dan is de cuff niet lek en dus geschikt voor gebruik. Trek wel eerst met de spuit de lucht weer uit de cuff voordat de operateur de canule gaat plaatsen.

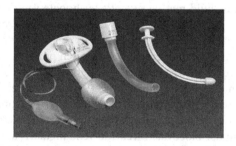

◘ **Figuur 13.2**   Een tracheacanule, bestaande uit een buitencanule met cuff, een binnencanule en een obturator

Tracheacanule

Een tracheacanule is een hol buisje dat na een tracheotomie via de opening in de trachea een verbinding vormt tussen de trachea en de buitenwereld. Naast de verschillende maten zijn er ook verschillende soorten tracheacanules, bijvoorbeeld met of zonder cuff en met of zonder spreekvenster. Van de verschillende soorten zijn niet alle tracheacanules geschikt om op beademingsapparatuur aan te sluiten.

Bij het gebruik van een tracheacanule op een operatieafdeling (en voor postoperatief en IC) is het van belang dat de canule geschikt is voor de aansluiting op componenten van de beademingsapparatuur. Dit is bijvoorbeeld het geval bij de Shiley-tracheacanule met cuff. Deze latexvrije kunststof tracheacanule bestaat uit:

- een buitencanule met een beweegbaar halsplaatje en een cuff (om luchtlekkage te voorkomen);
- een binnencanule met een 'twist-lock'-connectie (voor de aansluiting op standaardcomponenten van beademingsapparatuur);
- een obturator.

De keuze voor de maat van de tracheacanule wordt door de arts gemaakt. Bij vrouwen ligt een keuze voor de maten 6 of 7 voor de hand. Bij mannen zijn dit de maten 8 of 10. De maat die de fabrikant aan de tracheacanule heeft gegeven, is niet gelijk aan de buitendiameter van de buitencanule. Deze zijn respectievelijk 9,4 mm, 10,8 mm, 12,2 mm en 13,8 mm.

Voordat de tracheacanule wordt ingebracht, dient de cuff op lekkage gecontroleerd te zijn.

De *high volume/low pressure cuff* rond de buitencanule is een te insuffleren dunwandige manchet met daaraan een insufflatiekanaaltje, een controleballonnetje en een luerlockventiel voor de aansluiting op een 10 of 20 ml injectiespuitje met lucht (afhankelijk van het geadviseerde vulvolume). De cuff is bedoeld om luchtlekkage te voorkomen tussen de wand van de trachea en de tracheacanule. De high volume/ low pressure cuff schikt zich na insufflatie naar de contouren van de trachea. Doordat de cuff de trachea onder lage druk afdicht, wordt de druk tegen de wand tot een minimum beperkt.

Met een mesje 15 kan de huid met de subcutis ter hoogte van de tweede en derde trachearingen met een lengte van ongeveer 2 cm verticaal of horizontaal worden geïncideerd (afhankelijk van de voorkeur van de operateur) en zo nodig worden gevolgd door hemostase van de wondranden met een fijn chirurgisch pincet type Gillies. De horizontale incisie of kraagsnede geeft vrijwel direct een goed zicht op de onderliggende anatomische structuren en een mooier litteken. De verticale incisie, die in de mediaanlijn tussen het ringkraakbeen (cricoïd) en de fossa jugularis in wordt gemaakt, heeft als voordeel dat de trachea in de lengte beter te overzien is (en de incisie zo nodig kan worden verlengd), men minder bloedvaten treft (de vena jugularis anterior) en de verticale wondranden de kans op voor- of achterwaartse kanteling van de tracheacanule verkleinen. Door na het inciteren van de huid en de subcutis en het plaatsen van twee kleine scherpe tweetandshaakjes type Freer vervolgens het platysma, de oppervlakkige halsfascie (fascia colli superficialis), de pretracheale fascie (fascia colli media) en de m. sternohyoideus met een prepareerschaartje type Metzenbaum stomp vrij te prepareren, kan de trachea worden bereikt (zie ◙ fig. 15.1 en 15.2). De scherpe haakjes zijn inmiddels vervangen door stompe wondhaakjes type Langenbeck-Green of een kleine wondsprei-der type Weitlaner. Wanneer het zicht op de trachea door een brede isthmus thyroidea wordt belemmerd, dan kan de isthmus, na het plaatsen van twee arterieklemmen type Crile, deels worden gekliefd met een mesje 15 en worden doorstoken met een oplos-bare USP 2-0, atraumatisch. Zoals gebruikelijk bij het openen van een holte wordt eerst, voor de incisie in de trachea, de voorwand van de trachea op twee plaatsen geteugeld met twee tracheahaakjes type Bose of een oplosbare USP 3-0, atraumatisch. Voor het openen van de trachea met een mesje 15 kan men kiezen uit het verticaal inciseren van de tweede en derde trachearing of het luikvormig inciseren van een klein stukje van de voorwand van de trachea. Terwijl de anesthesioloog de tot dan toe aanwezige endotra-cheale tube terugtrekt, kan de operateur gelijktijdig en op geleide van de tube de vooraf gecontroleerde tracheacanule via de reeds geopende voorwand in de trachea plaatsen. Deze methode verkleint het risico van een peroperatieve complicatie waarbij de tra-cheacanule in het mediastinum wordt geplaatst in plaats van in de trachea. Om het inbrengen van de buitencanule van de tracheacanule te vergemakkelijken, dient de bin-nencanule door de instrumenterende tijdelijk te zijn verruild voor de stompe obturator (zie ◙ fig. 13.3).

Zodra de tracheacanule is geplaatst en de cuff met lucht vanuit een 10 of 20 ml injectiespuit is gevuld (afhankelijk van het geadviseerde vulvolume), dient de obturator direct te worden verruild voor de binnencanule, zodat op de 'twist-lock'-connectie van de binnencanule een aansluiting op de beademing mogelijk is. Daarbij wordt de steriele beademingsslang via het microbieel filter (met een capnoslangetje voor de capnografie), de swivelconnector (een flexibel harmonicatussenstukje) en een 90° gehoekt opzetstukje aan de tracheacanule gekoppeld, zodat er weer een verbinding is met de beademings-apparatuur. Om te voorkomen dat speeksel of bloed van boven af in de trachea terecht-komt, wordt de cuff rond de canule direct na plaatsing via een 10 of 20 ml spuitje met lucht gevuld (zie ◙ fig. 13.4).

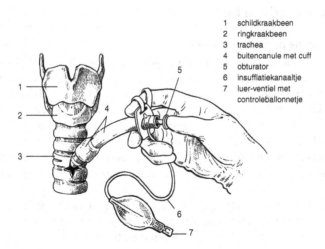

1 schildkraakbeen
2 ringkraakbeen
3 trachea
4 buitencanule met cuff
5 obturator
6 insufflatiekanaaltje
7 luer-ventiel met controleballonnetje

◙ **Figuur 13.3**   Het plaatsen van een gecuffde tracheacanule met behulp van een obturator ter hoogte van de derde trachearing

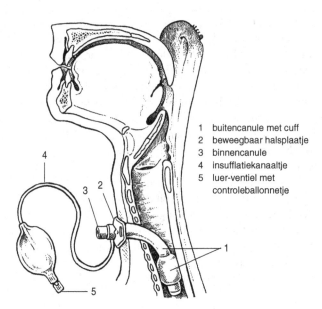

1 buitencanule met cuff
2 beweegbaar halsplaatje
3 binnencanule
4 insufflatiekanaaltje
5 luer-ventiel met
  controleballonnetje

◘ **Figuur 13.4**   Een geplaatste tracheacanule met cuff

Het eventueel aangebrachte luikje van de trachea (Björk-flap, omgekeerd U-vormig) kan nu met een oplosbare USP 3-0 atraumatisch aan de huid worden gehecht. Zo nodig, afhankelijk van de lengte van de incisie, kan de huid met een onoplosbare USP 3-0 atraumatisch worden gesloten. Door onder het halsplaatje van de tracheacanule een ingeknipt gaasje of metalinekompres te plaatsen, worden drukplekken voorkomen. Als laatste peroperatieve handeling wordt de tracheacanule via het halsplaatje met een veter- of klittenbandje om de hals gefixeerd. De obturator wordt met de patiënt meegegeven.

13.1.3 Postoperatieve fase

■ **Toestand van de patiënt bij vertrek**

Aangezien een tracheacanule het spreken belemmert, moet de patiënt die weer tot non-verbale communicatie in staat is (in tegenstelling tot een gesedeerde of comateuze patiënt met een tracheacanule) beschikken over pen en papier. Indien gewenst kan de tracheacanule na enkele dagen postoperatief worden vervangen door een speciale spraakcanule. Doordat deze een extra opening naar de larynx heeft, is beperkt spraak mogelijk door het afsluiten van de tracheostoma met een spreekklep (in combinatie met gefenestreerde canule en/of bij ruimte langs de canule), mits geen sprake is van volledige obstructie craniaal van de canule en uiteraard niet bij een ongefenestreerde canule met cuff.

Postoperatief is het van belang om na het beëindigen van de sedatie en de beademing te beginnen met vernevelen. Immers, door de tracheotomie wordt de ingeademde lucht niet meer door de neus verwarmd en bevochtigd.

- **Kortetermijncomplicaties**

Een niet goed geplaatste en/of onjuiste maat van de tracheacanule kan op korte termijn complicaties geven in de vorm van een pneumothorax, een bloeding of het afstoten/uithoesten van de canule met de kans op verstikking. Om voorbereid te zijn op deze laatstgenoemde complicatie horen de obturator van de tracheacanule, een halflang neusspeculum type Killian en een (draadloze) voorhoofdslamp te allen tijde voor herplaatsing in de buurt van een patiënt met tracheotomie te liggen.

De tracheacanule, die zich eigenlijk als een corpus alienum in de trachea bevindt, zal zeker in de eerste dagen aanleiding geven tot prikkeling van het slijmvlies met hoesten en verhoogde slijmsecretie. De via de canule ingeademde koude, droge lucht, die normaal gesproken via de neus wordt bevochtigd en verwarmd, zorgt daarbij ook nog voor het indikken van het slijm, met korstvorming tot gevolg. Codeïne, een vernevelaar met verwarmde, vochtige lucht, het uitzuigen van de trachea, het rechtstreeks in de canule druppelen van een fysiologische zoutoplossing en het regelmatig verschonen van de binnencanule kunnen al deze complicaties beperken.

- **Langetermijncomplicaties**

Ook op de lange termijn kan een niet goed geplaatste tracheacanule tot complicaties leiden. Een drukplek op een bloedvat kan de wand perforeren en een bloeding veroorzaken. Door druk op de achterwand van de trachea kan een oesofagotracheale fistel ontstaan. De meest lastig te voorkomen complicatie is het op den duur ontstaan van een stenose als gevolg van littekenvorming ter hoogte van de tracheostoma en als gevolg van drukplekken van de opgeblazen cuff van de canule. Om drukplekken te voorkomen, mag de cuff niet te sterk worden opgeblazen en moet deze elk uur enkele minuten leeg worden gelaten.

Oncologische operaties bij de KNO

Inhoud

Inleiding

© Bohn Stafleu van Loghum is een imprint van Springer Media B.V., onderdeel van Springer Nature 2020
H. Mulder en E. Albers, *Keel-, neus- en oorchirurgie*, Operatieve zorg en technieken,
https://doi.org/10.1007/978-90-368-2297-8_14

De oncologische operaties die in deel 5 beschreven worden, betreffen operatieve benaderingen van maligne tumoren van de larynx, van lymfekliermetastasen in de hals en van maligniteiten van de mond(-keel)holte, respectievelijk een laryngectomie, een halsklierdissectie en een commandoresectie. Met deze beschrijvingen als basis zijn daaraan gerelateerde partiële en gemodificeerde operaties goed af te leiden. Die ingrepen worden daarom wel genoemd, maar niet uitgebreid beschreven.

De algemene richtlijnen met betrekking tot de oncologische operaties worden hier beschreven.

Doordat hoofd-halstumoren relatief weinig voorkomen en de behandeling veelomvattend is, worden de zorg, kennis en ervaring in Nederland in centra voor hoofdhalsoncologie geconcentreerd. Alle academische ziekenhuizen en enkele daarbij aangesloten grote niet-academische ziekenhuizen hebben een dergelijk centrum. De oncologisch geschoolde KNO- en mond-kaak- en aangezichtschirurgen nemen deel aan een lokale Werkgroep Hoofd-halstumoren die wordt gevormd door diverse specialisten. De multidisciplinaire benadering van de patiënt wordt door deze werkgroep gegarandeerd door inbreng van KNO-hoofd-halschirurgen, MKA-hoofd-halschirurgen, radiotherapeuten, radiologen, plastisch chirurgen, medisch oncologen, pathologen en oncologieverpleegkundigen. De werkgroep richt zich daarbij op de diagnostiek, de behandeling en het herstel van patiënten met hoofd-halstumoren (exclusief hersentumoren en tumoren van het oog). De kwaliteitsbewaking van de werkgroepen staat onder toezicht van de Nederlandse Werkgroep Hoofd-Hals Tumoren (NWHHT), die ook zorgt voor de coördinatie van wetenschappelijk onderzoek, opleiding en het opstellen van behandelrichtlijnen.

Men probeert waar mogelijk met laser, radiotherapie, chemotherapie, partiële laryngectomie en selectieve halsklierdissectie steeds meer de nadruk te leggen op orgaan- en functiesparende behandelingen om functionele en esthetische gevolgen van een operatie zo veel mogelijk te beperken. In 2003 is als onderdeel van de NWHHT de Paramedische Werkgroep Hoofd-Halstumoren opgericht (PWHHT). Het doel van deze werkgroep is om de patiënt met een hoofd-halstumor paramedisch te ondersteunen in de zorg rondom een beperking in het verdere functioneren. Die ondersteuning wordt geboden door een in oncologie gespecialiseerde logopedist, een radiotherapeutisch laborant, een fysiotherapeut, een diëtist, een mondhygiënist, een prothetist, een medisch maatschappelijk werker en een oncologieverpleegkundige. Een aan de PWHHT gelieerde studiegroep van fysiotherapeuten, de Nederlandse Fysiotherapie Halsklierdissectie Studiegroep (de NFHSG), kan de patiënt oefeningen bieden wanneer problemen ontstaan met nek- en/of schouderbewegingen en de afvoer van lymfevocht. Daarnaast is er voor de patiënt die een laryngectomie moet ondergaan de mogelijkheid contact te leggen met lotgenoten via de Nederlandse Stichting voor Gelaryngectomeerden (NSvG), een patiëntenvereniging voor stembandlozen en de Stichting Klankbord (een stichting voor mensen met hoofd-halskanker).

14.1 Algemene richtlijnen voor oncologische operaties bij de KNO

Deze paragraaf beschrijft de algemene richtlijnen die gehanteerd worden voor de laryngectomie, de halsklierdissectie en de commandoresectie. Omdat de richtlijnen met betrekking tot de positionering van de patiënt, het desinfecteren en afdekken van het hoofd-halsgebied en de opstelling van het team voor al deze operaties vrijwel gelijk zijn, worden ze niet bij iedere operatie apart beschreven maar komen ze gezamenlijk aan de orde in deze paragraaf. Daarnaast wordt in deze paragraaf een toelichting gegeven over soorten incisies bij een halsklierdissectie en de soorten resecties en reconstructies bij mondholte- en oropharynxcarcinomen, het gebruik van diathermie bij operaties in het hoofd-halsgebied, de reden van het gebruik van een zenuwstimulator en het schoon sluiten bij oncologische operaties.

14.1.1 Preoperatieve voorbereiding en positionering van de patiënt

Voorafgaand aan het definitief positioneren van de patiënt wordt in verband met de duur van de ingreep en het feit dat de patiënt doorgaans postoperatief naar de intensive care gaat, op de daarvoor gebruikelijke wijze een ballonkatheter type Folley Ch 16 in de blaas aangebracht.

In verband met de postoperatieve sondevoeding brengt de anesthesioloog direct na de intubatie (die vaak voorafgegaan wordt door een pharyngolaryngoscopie) een neus-maagsonde in. De intubatie zelf kan nasaal of oraal geschieden. Indien er een tracheotomie wordt verricht, wordt bij voorkeur oraal geïntubeerd.

In verband met de duur van de ingreep wordt de operatietafel voor de patiënt voorzien van een siliconen matras ter voorkoming van decubitus. Een warmtematras en waar mogelijk niet-steriel disposable afdekmateriaal met verwarmde lucht (*Bair Hugger*) voorkomen peroperatief afkoeling.

Omdat alle operaties aan de ventrale zijde van het lichaam worden uitgevoerd, wordt rugligging toegepast. Indien gewenst kan er een dun rolletje in de breedte onder de schouders worden gelegd, zodat de hals van de patiënt zich wat beter kan presenteren en de kin peroperatief niet in de weg zit. Een siliconen ringkussen ondersteunt het hoofd en zorgt voor stabiliteit.

Een variant op de rugligging is de positionering in strandstoelligging, dat wil zeggen een half zittende houding. Net als bij de rugligging zorgen ook bij de strandstoelligging een dun rolletje onder de schouders en een ringkussen voor een goede presentatie van de hals en stabiliteit van het hoofd. Om te voorkomen dat bij een ingreep aan het hoofd-halsgebied de armen van de patiënt het steriele team in de weg zitten, worden beide armen langs het lichaam gelegd en ondersteund met zijsteunen. Omdat de armen en dus ook het handinfuus daardoor na het afdekken onder het steriele afdekmateriaal verdwijnen, zorgt een verlengslangetje aan het handinfuus ervoor dat de intraveneuze toegang voor de anesthesiemedewerker bereikbaar blijft voor het peroperatief toedienen van anesthetica. Het verlengslangetje wordt naar het voeteneinde afgeleid. Indien een reconstructie noodzakelijk wordt geacht, dient ook bijvoorbeeld de borst (pectoralis major-lap), of met een vrije lap de arm (radialislap) of het been (anterieure dijlap) te worden vrijgehouden. Het is van belang dat geen infuus ingebracht wordt in de arm of de voet die voor de reconstructie wordt gebruikt.

Om stuwing van het hoofd-halsgebied te voorkomen, wordt de operatietafel in de anti-Trendelenburg-positie gebracht.

14.1.2 Preoperatieve aandachtspunten

- **Desinfectie van het hoofd-halsgebied**

De desinfectiezones van de in dit deel beschreven oncologische operaties aan het hoofd-halsgebied zullen slechts op een paar details enigszins van elkaar verschillen.

De te desinfecteren zone kan zich bij oncologische operaties in het hoofd-halsgebied uitstrekken over het gebied van de neuspunt tot aan de tepellijn, tot over de schouders en diep in de hals en inclusief de beide oorschelpen.

Zo zal bij een commandoresectie en het primair sluiten van het intra-orale defect de tepellijn als caudale desinfectiebegrenzing gelden, terwijl bij een commandoresectie met een reconstructie van de m. pectoralis major tot aan het diafragma of de navel wordt gedesinfecteerd. Bij een halsklierdissectie zal eerder het gebied tot vlak onder de clavicula als caudale desinfectie grens gelden. Voor de desinfectie van het hoofd-halsgebied kan gebruik worden gemaakt van:

- jodium 1 % in alcohol 70 %;
- povidonjood (Betadine®);
- chloorhexidine 0,5 % in alcohol 70 %;
- chloorhexidinevariant zoals Savlon® of Cetavlon®, waarbij chloorhexidine is toegevoegd aan cetrimide.

De keuze voor het desinfectans wordt bepaald door de operateur, bijvoorbeeld als de bruinverkleuring door jodium of povidonjood voor de peroperatieve beoordeling van de huid als hinderlijk wordt ervaren. Jodium en povidonjood zijn zeer geschikt als desinfectans, maar verkleuren de huid en het aangezicht van de patiënt enigszins en hebben een beperkt schadelijk effect op een normaal werkende schildklier.

In verband met het peroperatief beoordelen van de capillaire circulatie wordt om die reden bij een commandoresectie met een reconstructie met de m. pectoralis major gekozen voor een desinfectie met bijvoorbeeld uitsluitend chloorhexidine 0,5 % in alcohol 70 % of voor jodium 1 % van het gelaat tot aan de clavicula en vanaf de clavicula tot aan de navel met bijvoorbeeld chloorhexidine 0,5 % in alcohol 70 % (of een chloorhexidinevariant). Ook een donorplaats op arm of been zal om die reden meestal niet met jodium worden gedesinfecteerd.

- **Het afdekken van het hoofd-halsgebied**

De wijze van afdekken van het hoofd-halsgebied (vierkant of met de tulbandmethode) kan per operatieafdeling verschillen, evenals het al dan niet in één keer willen afdekken voor een resectie met een reconstructie.

De begrenzing voor het afdekken is echter onder de meeste omstandigheden gelijk. Daarbij geldt dat voor een laryngectomie en een halsklierdissectie de craniale begrenzing tussen de onderlip en de kin ligt, waarbij naar lateraal toe de beide oorlellen als markeringspunten voor de operateur vrij worden gehouden. De caudale begrenzing ligt iets boven de tepellijn of soms net onder het halskuiltje (fossa suprasternalis). De laterale begrenzing voor het afdekken van de hals ligt zo diep mogelijk in de hals.

Voor een commandoresectie geldt ten aanzien van de begrenzing dat de ogen en de neus van de patiënt worden bedekt, de oorlellen en de mond vrij worden gehouden en afhankelijk van de reconstructie (primair of met een PM-lap) respectievelijk de tepellijn, het diafragma of de navel als caudale begrenzing wordt aangehouden. De laterale begrenzing voor het afdekken van de hals ligt ook hier zo diep mogelijk in de hals. De mond en zo nodig de thorax worden tot aan het moment waarop daar een verrichting gaat plaatsvinden tijdelijk afgedekt met een extra doekje.

Bij het vierkant afdekken van het hoofd-halsgebied wordt eerst lateraal afgedekt, dan caudaal en vervolgens craniaal.

De wijze van afdekken met de tulbandmethode, die per instelling met betrekking tot de keuze van de doeken iets kan variëren, komt overeen met de afdekmethode van het hoofd-halsgebied bij de plastische en reconstructieve chirurgie. Door met hulp van de anesthesiemedewerker de tube van de patiënt even van de beademing los te koppelen en het hoofd van de patiënt op te tillen, kunnen twee op elkaar gelegde doeken (met de steriel te blijven bovenzijden naar elkaar toe) door de instrumenterende/assisterende onder het hoofd en de schouders van de patiënt worden geschoven. Nadat het hoofd is neergelegd en de patiënt weer door de anesthesiemedewerker aan de beademing is gekoppeld, worden de slippen van het bovenste doek als een tulband over de naar craniaal toe afgeleide beademingsslangen gevouwen en met de plakstrips van het afdekmateriaal aan elkaar vastgezet. Daarbij worden de ogen en de neus bedekt en de beide oorlellen vrijgelaten. Een groot afdeklaken over het lichaam met daarover een wat korter splitlaken of uitsluitend een zeer ruim vallend splitlaken waarvan de slippen van caudaal naar craniaal over het onderste laken van het hoofddoek worden aangebracht, voltooien de afdekprocedure.

Voor een zo kort mogelijke onderbreking van de beademing en het waarborgen van de steriliteit is het met name bij deze afdekmethode van belang dat de samenwerking tijdens de afdekprocedure tussen de anesthesiemedewerker en de operatieassistent kundig en vlot verloopt.

■ **Het afdekken bij het gebruik van een vrij transplantaat**

Wanneer een hoofd-halsdefect na tumorresectie niet primair kan worden gesloten, kan gebruik worden gemaakt van een autoloog transplantaat. Het desinfecteren en afdekken van de donorplaats (thorax, abdomen, arm, been of heup) gebeurt gelijktijdig met het desinfecteren en afdekken van het hoofd-halsgebied. Voor het afdekken van een arm of een been als donorplaats voor het verkrijgen van een vrij (bot)transplantaat kan gebruik worden gemaakt van een extremiteitenlaken of een splitlaken eventueel met een stockinette, voor een heup van een groot splitlaken. Voor het afnemen van een Thiersch-plastiek van een bovenbeen kan direct vierkant worden afgedekt met twee losse plakdoekjes voor de zijkanten en twee losse plaklakens voor de boven- en onderzijde. Voordat een transplantaat wordt afgenomen, kan de donorplaats tijdelijk worden afgedekt met een plakdoekje.

■ **Opstelling van het team**

De operateur zal, afhankelijk van de te opereren zijde (bij een halsklierdissectie en een commandoresectie) of afhankelijk van het links- of rechtshandig zijn (bij een laryngectomie), aan de linker- of rechterzijde van de patiënt plaatsnemen. De instrumenterende en een assistent staan aan de contralaterale zijde. De anesthesiemedewerker neemt ter hoogte van het voeteneinde aan een zijde plaats, zodat een tweede assistent nog voldoende ruimte heeft om aan het hoofdeinde te gaan staan. De overzettafel

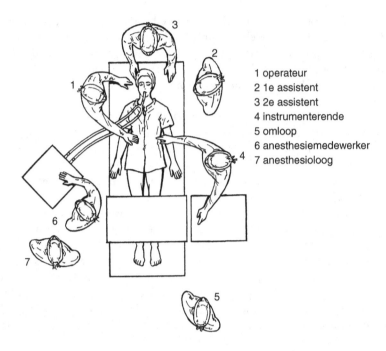

1 operateur
2 1e assistent
3 2e assistent
4 instrumenterende
5 omloop
6 anesthesiemedewerker
7 anesthesioloog

◘ **Figuur 14.1**   De opstelling van het team bij oncologische operaties in het hoofd-halsgebied. De operateur staat in deze schets rechts van de patiënt

wordt over de benen van de patiënt geplaatst, met in het verlengde daarvan en aan de kant van de instrumenterende de instrumententafel (zie ◘ fig. 14.1). Om de thorax vrij te houden, worden de beademingsslangen langs de zijkant van de patiënt afgeleid. Het diathermiesnoer en de zuigslang worden via het voeteneinde afgeleid, waar het diathermieapparaat en de zuigunit zich bevinden.

14.1.3 Soorten incisies bij een halsklierdissectie

De keuze tussen een Y-vormige incisie volgens Schobinger, twee horizontale incisies volgens McFee of een hockeystickincisie wordt bepaald door het type halsklierdissectie (respectievelijk radicaal of sparend), de anatomische verhoudingen van de patiënt, het feit of preoperatief bestraald is en de voorkeur van de operateur. Een van de mogelijke complicaties na bestraling bestaat uit wondgenezingsproblemen. Als op het drielandenpunt van de Y-vormige incisie de carotis bloot komt te liggen, kan dit tot een ruptuur van de carotis (*blow out*) leiden.

Een incisie volgens McFee (één incisie onder en evenwijdig aan de mandibula en één incisie vlak boven en evenwijdig aan de clavicula, zie ◘ fig. 14.2) heeft als voordeel dat de vaatwand van de a. carotis met een intacte en vrijwel altijd vitale huidlap bedekt en beschermd blijft. Het nadeel is echter de peroperatieve onoverzichtelijkheid van het operatiegebied.

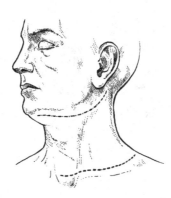

Figuur 14.2 Een incisie volgens McFee

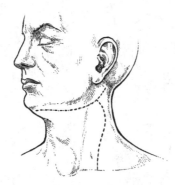

Figuur 14.3 Een Y-vormige incisie volgens Schobinger

De Y-vormige incisie volgens Schobinger biedt wat dat betreft meer overzicht (zie ■ fig. 14.3). De slechte postoperatieve vascularisatie van de Y-incisie met het risico van wonddehiscentie op het punt waar de drie incisies samenkomen, kan, indien oncologisch verantwoord, worden voorkomen door de platysma met zijn uitgebreide vaatnetwerk aan collateralen tijdens het vrijprepareren aan de huidlap te laten zitten. Het ook zo ver mogelijk naar achteren leggen van het punt waar de drie incisies van de Y-vorm samenkomen, zorgt ervoor dat de a. carotis voldoende ruim door de voorste huidlap wordt bedekt en beschermd.

De hockeystickincisie loopt in de vorm van een hockeystick van de mastoïdpunt tot juist in de hals ter hoogte van het bovenste deel van het borstbeen en heeft als voordeel dat de hele vaatzenuwstreng bedekt blijft met huid (zie ■ fig. 14.4). Daarnaast is er weinig neiging tot littekencontractie en is de incisie fraai gecamoufleerd door de ligging. De hockeystickincisie is minder geschikt indien zich uitgebreide lymfekliermetastasen bevinden in regio I, omdat regio I lastig te bereiken is bij deze incisie (zie ■ fig. 15.11).

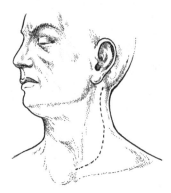

◼ Figuur 14.4   Een hockeystickincisie

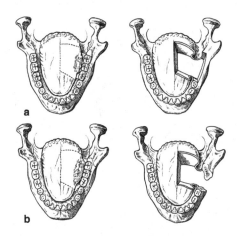

◼ Figuur 14.5   (a) Een marginale mandibularesectie. (b) Een laterale continuïteitsresectie van de mandibula

14.1.4 Soorten resecties en reconstructies bij mondholte- en oropharynxcarcinoom

Afhankelijk van de lokalisatie van de tumor ten opzichte van de mandibula, zal bij de noodzaak van een mandibularesectie het frontale deel of een lateraal deel van de mandibula moeten worden gereseceerd. Bij de resectie van de mandibula kan sprake zijn van een marginale mandibularesectie (zie ◼ fig. 14.5a) of een anterieure of laterale continuïteitsresectie van de mandibula (zie ◼ fig. 14.5b).

Voor de overbrugging van het mandibulaire defect kan gebruik worden gemaakt van een osteosyntheseplaat of een bottransplantaat. Vanwege complicaties bij plaatreconstructies zoals een huidperforatie (met name bij de kin) en het mogelijk losraken of breken van de plaat, wordt de toepassing van plaatreconstructies waar mogelijk vervangen door gevasculariseerde bottransplantaten. De reconstructieplaat wordt vrijwel alleen nog gebruikt als voorlopige oplossing in de reconstructie van de laterale mandibula bij patiënten die een grote reconstructie qua lichamelijke conditie niet aankunnen en daar waar een klein bottransplantaat voor reconstructie aan het niet-aangedane deel van de mandibula moet worden gefixeerd. Daarbij heeft een reconstructieplaat van titanium de voorkeur boven een plaat van roestvrij staal. Botcellen groeien bij titanium tot op moleculair niveau strak tegen de reconstructieplaat aan, waardoor het risico van loslating wordt verkleind. Daarnaast heeft titanium de eigenschap om bij het maken van een CT-scan minder te storen dan roestvrij staal. Daardoor zal op een CT-scan een eventueel recidief van de tumor beter aanwijsbaar zijn dan wanneer de reconstructieplaat van roestvrij staal is.

Als een te groot intra-oraal of pharyngeaal defect niet primair kan worden gesloten, dan kan de reconstructie van zowel benige als weke delen in dezelfde operatiesessie plaatsvinden met een autoloog weefseltransplantaat.

Een weefseltransplantaat is:

- *enkelvoudig*, wanneer het transplantaat alleen uit bijvoorbeeld slijmvlies, huid of bot bestaat;
- *samengesteld*, wanneer het transplantaat bestaat uit bijvoorbeeld een botsegment met spier en huid.

Een reconstructie met een autoloog weefseltransplantaat bij een hoofd-halsdefect kan door middel van:

- een *vrij* transplantaat;
- een *gesteeld* transplantaat;
- een *vrij gevasculariseerd* transplantaat.

■■ Een vrij transplantaat

Een vrij transplantaat is een bij voorkeur autoloog weefseltransplantaat dat zonder aan- en afvoerende bloedvaten geheel van zijn oorspronkelijke donorplaats gescheiden is. Omdat dit ongevasculariseerde transplantaat (huid, slijmvlies of bot) voor zijn overleving afhankelijk is van de doorbloeding en de ingroei vanuit het te reconstrueren hoofd-halsdefect, is het essentieel dat het te reconstrueren defect goed van bloedvaten is voorzien.

Een vrij transplantaat van huid kan met een dermatoom vanaf het bovenbeen of de bil worden verkregen. Een vrij slijmvliestransplantaat kan worden verkregen met een mucotoom van het harde gehemelte.

Een bottransplantaat kan bij een klein defect van de mandibula intraoraal worden verkregen of bij een groter defect bij voorkeur van de voorste bovenste heupkam (crista iliaca anterior superior), het kuitbeen of een rib. In verband met de drie tot vier maanden die nodig zijn om een vrij bottransplantaat bij een primaire reconstructie vitaal te laten ingroeien, is het gebruik van een vrij bottransplantaat niet geschikt bij oncologische patiënten die postoperatief radiotherapie moeten ondergaan. Radiotherapie verhindert botaanmaak en botingroei, waardoor het vrije bottransplantaat verloren gaat door resorptie of infectie.

■■ Een gesteeld transplantaat

Een gesteeld transplantaat is een autoloog weefseltransplantaat uit de omgeving van het hoofd-halsdefect dat nog met een eigen intacte vaatvoorziening aan de donorplaats is verbonden. De reden om in het hoofd-halsgebied een gesteeld weefseltransplantaat te gebruiken voor het reconstrueren van een defect kan afhankelijk zijn van het soort

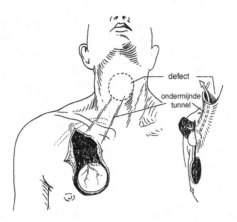

■ **Figuur 14.6**   Een PM-lap

resectie, de locatie en de grootte van het defect, het niet kunnen reconstrueren van het defect met een vrij huid- of slijmvliestransplantaat, de vraag naar wekedelenvolume en de voorkeur van de operateur. Een paar voorbeelden van (grote) gesteelde myocutane weefseltransplantaten zijn de musculus pectoralis majorlap, de latissimus dorsilap, de trapeziuslap en de deltopectorale lap. Van alle regionale gesteelde myocutane weefsel-transplantaten is de pectoralis majorlap voor de reconstructie van een groot defect van de gehele mond-keelholte, de mondbodem en halsdefecten het meest toepasbaar en goed betrouwbaar gebleken, maar deze is niet geschikt voor een reconstructie van het achterste zachte gehemelte (palatum molle).

Een *pectoralis majorlap* (PM-lap, zie ■ fig. 14.6) is een weefseltranspositie in de vorm van een samengestelde gesteelde myocutane lap van een deel van de musculus pectoralis major (de grote borstspier). Doordat de lap uit meerdere weefsels bestaat (spier en huid) en niet volledig wordt losgemaakt van zijn donorplaats maar daaraan met een vaatsteel verbonden blijft, is sprake van een samengesteld gesteelde myocu-tane lap die wordt getransponeerd. Door de vasculaire connectie tussen de huid op de thoraxwand en de onderliggende m. pectoralis major kan de myocutane lap als een-heid worden getransponeerd, waarbij een groot huidgebied zelfs als een eiland kan worden omsneden. Een voorwaarde is dat de vascularisatie van de m. pectoralis major door de arteria en vena thoraco-acromialis via de steel intact blijft. Door een deel van de m. pectoralis major met een huideiland vrij te prepareren en deze ter hoogte van de clavicula aan zijn vasculaire steel richting de hals te draaien, kan de myocu-tane lap door een subcutane tunnel het defect bereiken en afdekken. Het inhechten van de PM-lap kan met een oplosbare USP 3-0, atraumatisch. De donorplaats kan met het achterlaten van twee Redon-drains primair worden gesloten (oplosbare USP 3-0 atraumatisch voor de subcutis en onoplosbare USP 4-0 atraumatisch of staplers voor de huid). De pectoralis majorlap kan ook zonder huid worden geoogst.

■■ **Een vrij gevasculariseerd transplantaat**

Een vrij gevasculariseerd transplantaat is een samengesteld autoloog weefseltrans-plantaat dat volledig van zijn donorplaats wordt losgemaakt. Het omvat naast huid, subcutis en onderliggende fascie (en zo nodig bot) ook aan- en afvoerende bloedva-ten (dit in tegenstelling tot een vrij ongevasculariseerd transplantaat). Microvasculaire anastomosen tussen enerzijds de aan- en afvoerende bloedvaten in het transplantaat en anderzijds de halsvaten zorgen ervoor dat de circulatie in het vrije gevasculariseerde weefseltransplantaat direct is hersteld. Een betere doorbloeding, het kunnen uitvoeren van grotere resecties (waarbij zo nodig ook bot is betrokken), meer vrijheid bij het inhechten van een soepele, dunne lap en betere functionele resultaten zijn voordelen van een vrij gevasculariseerd transplantaat. Daarmee is het gebruik van gesteelde lappen zoals de PM-lap voor de reconstructie van defecten in het hoofd-halsgebied grotendeels verdrongen. Hier staat tegenover dat bij een vrij gevasculariseerd transplantaat een geringe kans bestaat op het verlies van het transplantaat als gevolg van trombose van de vaatsteel.

▪▪ Een vrij gevasculariseerde wekedelentransplantaat
Een *radialislap* (ook wel *free radial fore-arm flap* of *Chinese flap*) is een voorbeeld van een vrije gevasculariseerde fasciocutane lap die gebruikt kan worden voor de reconstructie van een wekedelendefect in het hoofd-halsgebied. Een radialislap is afkomstig van de binnenzijde van de onderarm (de volaire zijde). De radialislap is dunner en meer plooibaar dan de pectoralis-lap en wordt om die reden meer voor defecten in de mondholte gebruikt. Een radialislap omvat naast huid, subcutis en fascia antebrachii de subcutaan gelegen v. cephalica en n. cutaneus antebrachii en de subfasciaal gelegen a. radialis en vv. radiales. Septocutane perforerende takken van de a. radialis zorgen voor de vascularisatie van het huideiland. Het uitnemen en daarmee opofferen van een groot vat als de a. radialis maakt dat de hand voor de doorbloeding aangewezen is op een goed functionerende a. ulnaris en arcus palmaris superficialis. Om deze reden, maar ook vanwege het achterlaten van een groot opvallend litteken op de onderarm en problemen met de handfunctie (bij het zo nodig uitnemen van een beperkt stukje spaakbeen), wordt de radialis onderarmlap veelal door alternatieven vervangen. Deze alternatieven zijn:
- de laterale armlap;
- de anterolaterale dijbeenlap (*Anterolateral Thigh Flap* of ALT-flap);
- de laterale dijbeenlap.

De vascularisatie van deze vrije transplantaten gaat voor het betrokken huidgebied niet uit van een groot bloedvat (zoals de a. radialis bij een radialislap), maar van een eindarterie, meestal een perforator; een verbindend bloedvat tussen het huideiland en de betrokken arterie. Bij de onderarm is dat een perforerende tak van de a. radialis, bij het dijbeen een perforerende tak van de a. circumflexa femoris lateralis van de a. profunda femoris (een belangrijke tak van de a. femoralis). Een huideiland gevoed door een eindarterie spaart een functioneel belangrijk vat en kan zo worden gekozen dat de donorplaats primair kan worden gesloten, een goede wondgenezing kent en een fraaier litteken achterlaat. Met name de laterale armlap en de ALT-lap hebben daardoor de keuze voor het gebruik van een radialislap wat naar de achtergrond gebracht, ondanks de meer tijdrovende microchirurgische procedure van de exploratie van het transplantaat.

▪▪ Een vrij gevasculariseerd bottransplantaat
Een vrij gevasculariseerd bottransplantaat is een samengesteld autoloog bottransplantaat dat samen met aan- en afvoerende bloedvaten, spier en huid volledig van zijn donorplaats wordt losgemaakt (een osteomyocutane lap). Vaatanastomosen tussen

het bottransplantaat en het te reconstrueren defect zorgen voor directe vascularisatie van het bottransplantaat en daarmee voor een goed verloop van geleidelijke botvervanging. Een vrij gevasculariseerd bottransplantaat is hierdoor geschikt voor de overbrugging van een groot mandibulair botdefect en beter bestand tegen postoperatieve complicaties bij een gecombineerde behandeling met radiotherapie of in het geval van eerdere radiotherapie.

Het overbruggen van een groot mandibulair botdefect met een vrij gevasculariseerd bottransplantaat kan op vele manieren. Het doel is daarbij altijd het zo goed mogelijk benaderen van de oorspronkelijke vorm en functie van de weke delen en de kaak met de mogelijkheid tot herstel van het gebit in de vorm van implantaten of een prothese.

De meest gebruikte vormen van een vrij gevasculariseerd bottransplantaat zijn:

- een vrij gevasculariseerd fibulatransplantaat;
- een vrij gevasculariseerd crista iliacatransplantaat.

Een *vrij gevasculariseerd fibulatransplantaat* is een samengesteld bottransplantaat van het kuitbeen. Met het in situ laten van de fibulakop (voor de aanhechting van de kniebanden) en de malleolus lateralis (voor de stabiliteit van de enkel) wordt een deel van de fibulaschacht doorgenomen en vervolgens met een deel van de m. flexor hallucis longus, de a. peronea en een huideiland uitgenomen. Vaatanastomosen tussen enerzijds de a. en v. peronea in het transplantaat en anderzijds de a. facialis en de v. jugularis interna in het hoofd-halsdefect zorgen voor directe vascularisatie van het bottransplantaat. Met osteosynthesemateriaal wordt het transplantaat vervolgens op de receptorplaats geïmplanteerd. Een niet primair te sluiten huiddefect van de donorplaats kan op zijn beurt worden afgedekt met een split-skingraft van het bovenbeen.

Een *crista iliacatransplantaat* of Deep Circumflex Iliac Arterie (DCIA) is een vrij gevasculariseerd (samengesteld) bottransplantaat van de heupkam (crista iliaca) dat geschikt is voor de reconstructie van zowel de maxilla als de mandibula. Een crista iliacatransplantaat is met name geschikt voor het verticale herstel van een dentate onderkaak, aangezien het bottransplantaat naar wens in de juiste hoogte kan worden uitgenomen. Een crista iliacatransplantaat bestaat daarvoor uit een voldoende lang en hoog deel van de voorste bekkenkam met de binnenste schuine buikspier (de m. obliquus internus abdominis) voor de reconstructie van de mondbodem en een huideiland voor de reconstructie van een huiddefect in de wang. Het relatieve gemak waarmee het transplantaat door zijn duidelijke anatomie kan worden verkregen, maakt dat gelijktijdig kan worden gewerkt aan het verkrijgen van het transplantaat en de uitname van de tumor. De vascularisatie van het transplantaat wordt verzorgd door een laterale zijtak van de a. iliaca externa, namelijk de a. circumflexa iliaca profunda (deep circumflex iliac artery). De a. circumflexa iliaca profunda vasculariseert het darmbeen (os ilium) via periostale en endostale takjes en is van belang voor de vitaliteit van het bottransplantaat. Een opstijgende tak van de a. en v. circumflexa iliaca profunda is in het transplantaat samen met musculocutane perforanten verantwoordelijk voor de bloedvoorziening van respectievelijk de m. obliquus internus abdominis en de huidlap.

De keuze voor een fibula of een crista iliacatransplantaat wordt mede bepaald door de kwaliteit van genezing van de donorplaats en de eisen die voor reconstructie aan het bottransplantaat worden gesteld. Een goede botkwaliteit, lengte en vooral hoogte van het te verkrijgen bottransplantaat zijn belangrijk voor bijvoorbeeld het doorstaan van osteotomieën voor de juiste contour en/of het later willen plaatsen van een gebits-prothese of tandheelkundige Brånemark®-implantaten.

Bij transposities van gevasculariseerde transplantaten geldt over het algemeen:

- Wanneer een arm of een been als donorplaats wordt gebruikt, dan dient de kwaliteit van de hand- dan wel de voetperfusie van beide ledematen preoperatief te worden gecontroleerd. Ook de perfusie van de halsvaten wordt preoperatief beoordeeld. Daarbij kan gebruik worden gemaakt van Doppler-onderzoek en/of MRI- of CT-angiografie. Bij de arm kan eventueel de Allen-test worden toegepast (een klinische test ter bepaling van de doorgankelijkheid van de a. ulnaris en a. radialis en de diepe en oppervlakkige arcus palmaris).
- Voordat een transplantaat peroperatief wordt afgenomen, dient in het hoofd-halsgebied de v. jugularis externa samen met de a. en v. facialis, de a. thyroidea superior en de a. carotis externa tijdens de eerste fase van de commandoresectie (de halsklierdissectie) te zijn geïdentificeerd, vrijgelegd en geteugeld.
- Het regelmatig spoelen met een heparineoplossing ontdoet het wondgebied van weefselrestjes en bloedstolsels, waarmee de kans op een wondinfectie wordt ver-kleind.
- Het gebruik van een operatiemicroscoop of een loepbril is samen met het gebruik van micro-instrumentarium van belang bij het tot stand brengen van microvasculaire anastomosen.
- Het tot stand brengen van een microvasculaire anastomose gebeurd veelal met een onoplosbare USP 9-0 atraumatisch en omvat de gehele vaatwand van tunica intima, media en adventitia.
- Om de kans op thrombusvorming in een geanastomoseerd bloedvat te verkleinen, wordt voordat de laatste vaathechting geknoopt is, het bloedvat geflusht en intravas-culair gespoeld met een heparine-oplossing.
- De keuze tussen een microvasculaire *end-to-end* of een *end-to-side* anastomose wordt bepaald door een eventueel aanwezig lumenverschil tussen de aan- en afvoerende bloedvaten van enerzijds het transplantaat en anderzijds het receptorgebied. Daar-naast is de positie van het transplantaat in het hoofd-halsdefect (en dus van de aan- en afvoerende bloedvaten) bepalend voor de keuze van het soort anastomose.
- Om een spasme van een vaatwand op te heffen (en dus een vernauwing van het vasculair lumen), kan gebruik worden gemaakt van het intravasculair toedienen van papaverine.

14.1.5 Coagulatie bij operaties van het hoofd-halsgebied

Voor de coagulatie van kleine bloedvaatjes in de buurt van zenuwen wordt in het hoofd-halsgebied gebruikgemaakt van bipolaire diathermie. De beperkte afstand die de stroom aflegt (van de ene naar de andere punt van het bipolairpincet), moet voor-komen dat belangrijke zenuwen en bloedvaten die zeker gespaard moeten blijven, tij-dens het coaguleren een beschadiging oplopen.

Het grootste deel van het coaguleren, ver van belangrijke zenuwen en bloedvaten, wordt overigens monopolair gedaan.

14.1.6 Het gebruik van een zenuwmonitor

Bij alle hoofd-halsoperaties waarbij in de directe omgeving van de aangezichtszenuw wordt geopereerd (de nervus facialis, de VIIe hersenzenuw), wordt de zenuw gelokaliseerd en zo mogelijk gespaard. De n. facialis, die de schedel via een opening in het mastoïd verlaat (het foramen stylomastoideum), vertakt zich in de glandula parotis en innerveert de spieren van het aangezicht en zorgt daardoor voor de mimiek (zie ◘ fig. 12.2). Een beschadiging van de n. facialis of de eindtakken veroorzaakt dan ook aan de betreffende zijde een (gedeeltelijke, soms tijdelijke) aangezichtsverlamming.

Het lokaliseren van de n. facialis kan ondersteund worden met een zenuwmonitor. De subdermale naaldelektroden die bij de zenuwmonitor horen, moeten vóór het afdekken in het aangezicht van de te opereren zijde zijn aangebracht, gefixeerd en door de operateur op hun werking zijn gecontroleerd.

Bij een halsklierdissectie zullen voornamelijk de ramus marginalis mandibula en de ramus colli als motorische eindtakken van de n. facialis worden gelokaliseerd (zie ◘ fig. 12.2).

14.1.7 Schoon sluiten

Als het team ervoor kiest om schoon te sluiten, dan worden gebruikte gazen, lampendoppen, diathermiesnoeren, de zuigslang en de probe van de zenuwmonitor ná een resectie (en vóór een reconstructie en/of het sluiten) afgegeven aan de omloop. De gazen worden geteld. Met schone handschoenen, een schoon afdeklaken over de patiënt en schone buikgazen aan weerszijden van de hals wordt het wondgebied gespoeld met een warme spoelvloeistof (NaCl 0,9 % of gedestilleerd water, afhankelijk van de voorkeur van de operateur). Na het spoelen wordt de patiënt verder met schone doeken afgedekt en wordt gebruikgemaakt van schoon instrumentarium, schone gazen, schone diathermiesnoeren en nieuwe disposables. Het spoelen kan voorkomen dat achtergebleven bloedstolsels een postoperatieve ontstekingsreactie veroorzaken.

Voor een vlotte voortgang van de operatie kunnen alle benodigdheden voor het schoon sluiten, voorafgaand aan de reconstructie en/of het sluiten en tot gebruik afgedekt, op een tweede overzettafel in een opdekruimte worden klaargezet.

Oncologische operaties bij de KNO

© Bohn Stafleu van Loghum is een imprint van Springer Media B.V., onderdeel van Springer Nature 2020
H. Mulder en E. Albers, *Keel-, neus- en oorchirurgie*, Operatieve zorg en technieken
https://doi.org/10.1007/978-90-368-2297-8_15

In dit hoofdstuk worden oncologische operaties bij de KNO besproken. Daarbij komen ook de meest relevante anatomische structuren van en rondom het strottenhoofd (de larynx) aan de orde en wordt het lymfedrainagesysteem in de hals besproken.

15.1 Anatomie van de larynx

Om inzicht te verkrijgen in het peroperatieve gedeelte van een laryngectomie wordt in deze paragraaf een beschrijving gegeven van de structuren in de hals die beginnend bij de huid moeten worden gepasseerd om de larynx operatief te bereiken.

De daaropvolgende beschrijving van de diverse structuren van de larynx is niet alleen van belang voor de herkenning bij een partiële laryngectomie, maar ook bij de uitvoering van een laryngoscopie. Samen met een beschrijving van de ligging, de vascularisatie en de innervatie beoogt deze paragraaf ten behoeve van een laryngectomie en een laryngoscopie inzicht te verschaffen in de anatomie van en rondom de larynx.

De larynx (het strottenhoofd) is een anatomische structuur die zich vrij oppervlakkig en voelbaar ter hoogte van het zesde cervicale wervellichaam aan de voorzijde in de hals bevindt. Gelegen tussen de bovenste en de onderste luchtweg vormt de larynx daarmee de overgang tussen de keelholte (de pharynx) en de luchtpijp (de trachea). De larynx is verantwoordelijk voor de passage van de ademlucht en voor de stemvorming (door de aanwezigheid van de stembanden in de larynx). Het strotklepje (de epiglottis) en de vaste stembanden van de larynx zijn tijdens het slikken verantwoordelijk voor de afsluiting en de bescherming van de onderste luchtwegen.

Om tijdens een chirurgische ingreep als een laryngectomie de larynx te bereiken, moeten van ventraal gezien de halshuid, de subcutis, de platysma, de fascia cervicalis superficialis, de fascia cervicalis media en de voorste halsmusculatuur worden gekliefd (dat wil zeggen de onderste tongbeenspieren – de infrahyoïdale spieren). De larynx ligt daarmee (samen met andere halsorganen zoals de slokdarm, de luchtpijp en de schildklier) achter de infrahyoïdale spieren en tussen de fascia cervicalis media en de fascia cervicalis profunda, oftewel de middelste en diepe halsfascie (zie ❑ fig. 15.1).

Van die infrahyoïdale spieren (die ten opzichte van de mediaanlijn beiderzijds gelegen zijn), ligt de m. sternohyoideus het meest mediaal en oppervlakkig in de hals, met lateraal en dorsaal daarvan de m. omohyoideus en iets dieper gelegen de m. sternothyroideus en de m. thyrohyoideus (zie ❑ fig. 15.2).

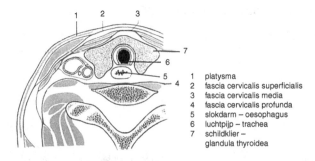

1 platysma
2 fascia cervicalis superficialis
3 fascia cervicalis media
4 fascia cervicalis profunda
5 slokdarm – oesophagus
6 luchtpijp – trachea
7 schildklier –
    glandula thyroidea

❑ **Figuur 15.1** Een doorsnede van de hals met de platysma en de halsfascia ter hoogte van de schildklier (van bovenaf gezien)

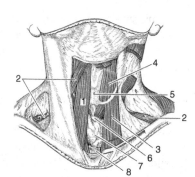

1 m.sternohyoideus
2 m. omohyoideus
3 m. sternothyroideus
4 m. thyrohyoideus
5 schildkraakbeen van de larynx
6 ringkraakbeen
7 isthmus van de de schildklier
8 trachea

◘ Figuur 15.2 De onderste tongbeenspieren waarachter de larynx zich bevindt (de infrahyoïdale spieren)

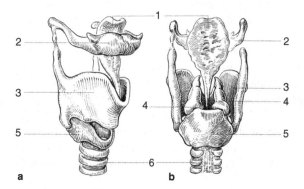

1 strotklepje
2 tongbeen
3 schildkraakbeen
4 bekervormige kraakbeentjes
5 zegelringvormig ringkraakbeen
6 de eerste paar kraakbeenringen van de luchtpijp

◘ Figuur 15.3 De kraakbeenderen van het strottenhoofd – de larynx: aanzicht schuin rechts van voren (a) en aanzicht van achteren (b)

Als extrinsieke larynxspieren zorgen zij met hun aanhechtingen voor de beweeglijkheid van het hyoïd en de larynx ten opzichte van de omgeving. Een elastisch-musculeus ophangapparaat tussen hoofd en thorax zorgt eveneens voor een goede beweeglijkheid van de larynx. Met een andere extrinsieke spier, de m. constrictor pharyngis inferior, is de larynx aan de dorsale zijde met de achterste pharynxwand verbonden (zie ◘ fig. 11.3).

De larynx bestaat uit diverse kraakbeenderen (cartilagines laryngis) die door intrinsieke ligamenten, membranen en spieren bijeen worden gehouden en zo het kraakbenig skelet van de larynx vormen. Naast het bijeenhouden van het kraakbenig skelet van de larynx zorgen de intrinsieke spieren voor de beweging van de stembanden, de mogelijkheid van afsluiting van de larynx naar de trachea en de beweeglijkheid van de diverse larynxkraakbeenderen onderling. De kraakbeenderen van de larynx zijn (zie ◘ fig. 15.3):

- het schildkraakbeen (cartilago thyroidea/thyroïd);
- het zegelringvormige ringkraakbeen (cartilago cricoidea/cricoïd);
- het strotklepje (epiglottis);
- twee bekervormige kraakbeentjes (cartilagines arytenoidea/arytenoïd);
- twee spitskraakbeentjes (cartilagines corniculatae Santorini);
- twee wigkraakbeentjes (cartilagines cuneiformis Wrisbergi).

Het geheel van de larynxkraakbeenderen, spieren en ligamenten is vanaf de tongbasis bekleed met slijmvlies. Door het verloop van het slijmvlies over de diverse larynxstructuren ontstaan plooien (plicae) en inzinkingen (valleculae) in het lumen van de larynx die bij een laryngoscopie zichtbaar zijn en van belang zijn bij de aanduiding van de lokalisatie van een slijmvliesverandering:

- de vallecula epiglottica: een kleine inzinking of groeve die zich enerzijds tussen de tongbasis en de epiglottis bevindt en anderzijds tussen de plica glossa-epiglottica mediana en lateralis (slijmvliesplooien respectievelijk in de mediaanlijn en aan weerszijden van de vallecula epiglottica tussen de tongbasis en de epiglottis);
- de plica ary-epiglottica: een aan beide zijden verlopende slijmvliesrand die de toegang tot het strottenhoofd omvat, lopend van de laterale rand van de epiglottis tot aan de dorsaal op het cricoïd gelegen arytenoidea;
- de recessus piriformis: een zich aan beide zijden bevindende peervormige gleuf tussen de plica ary-epiglottica en het schildkraakbeen;
- de ventriculus laryngis (sinus van Morgagni): een beiderzijdse en enigszins opwaarts gerichte instulping tussen de valse en ware stembanden (respectievelijk plica vestibularis en plica vocalis);
- het tuberculum cuneiforme: een door de cartilago cuneiformis veroorzaakt knobbeltje (tuberculum) in de plica ary-epiglottica van het strottenhoofd;
- het tuberculum corniculatum: een knobbeltje in de plica ary-epiglottica van het strottenhoofd bij de top van het arytenoïd.

De larynx heeft als bovenste begrenzing het tongbeen (het hyoïd) en gaat na het cricoïd distaal over in de luchtpijp (de trachea). Aan de voorkant van deze distale begrenzing ligt de schildklier met beiderzijds van de trachea een schildklierkwab verbonden door de isthmus.

Voor een laryngectomie met de daarbij soms uit te voeren gedeeltelijke resectie van de schildklier is het goed om te weten dat het niveau van de isthmus daarbij kan variëren van de vijfde trachearing tot aan het membraan tussen het cricoïd en het hyoïd (het membrana cricothyroidea).

Bij een bepaalde fase in de extirpatie van de larynx zijn door hun aanhechting aan het mee te verwijderen hyoïd de spieren van de mondbodem (zie ◗ fig. 11.2) en de m. stylohyoideus van belang. De m. stylohyoideus loopt daarbij van de processus styloideus (het lange spitse uitsteeksel van het slaapbeen – os temporale) tot het cornu minus (de kleine hoorn) van het tongbeen (zie ◗ fig. 11.3 en 12.5).

De bij de laryngectomie aan beide kanten door te nemen bloedvoorziening (vascularisatie) van de larynx bestaat uit de a. laryngea superior en inferior. Beide komen voort uit respectievelijk de a. thyroidea superior en inferior en zijn op hun beurt weer aftakkingen van respectievelijk de a. carotis externa en de a. subclavia. De aan beide kanten van de larynx gelegen v. thyroidea superior en media zorgen voor de afvoer van bloed naar de v. jugularis interna. De v. thyroidea inferior zorgt voor de afvoer van bloed naar de v. subclavia.

De zenuwvoorziening (innervatie) van de larynx wordt beiderzijds verzorgd door de n. laryngeus superior en de n. laryngeus inferior. Dit zijn beide takken van de n. vagus.

15.2 Laryngectomie

Een laryngectomie of larynxextirpatie houdt het geheel verwijderen van het strottenhoofd in. Meestal is dit noodzakelijk vanwege een maligniteit in de larynx of in de hypopharynx (zie ◘ fig. 11.4). Een enkele maal gebeurt dit om functionele redenen (zoals bij ernstige aspiratie of ernstige stenosering, veelal veroorzaakt door eerdere radiotherapie).

Wanneer een deel van de larynx wordt verwijderd, spreekt men van een partiële laryngectomie. Het doel is een radicale resectie.

Zoals beschreven in de paragraaf over de anatomie van de larynx is de larynx als verbinding tussen de bovenste en onderste luchtwegen en door de aanwezigheid van de stembanden verantwoordelijk voor respectievelijk de passage van de ademlucht en de stemvorming. Daarnaast heeft de larynx een essentiële rol in de slikbeweging en slikmogelijkheid.

Het verlies van de larynx na een laryngectomie betekent voor de patiënt het verlies van de eigen stem en de noodzaak van een permanente tracheostoma voor de ademhaling. Beide zijn van blijvende invloed op het verdere leven van de patiënt. Een intensieve revalidatie is dan ook strikt noodzakelijk.

De nu volgende beschrijving behandelt de symptomen, diagnostiek, lokalisatie, metastasering en behandelingsmogelijkheden bij een maligniteit in de larynx.

- ### Symptomen en diagnostiek

Er zijn drie belangrijke symptomen die op een larynxcarcinoom kunnen wijzen: heesheid, slikklachten/slikpijn en benauwdheid. Over het algemeen zijn de patiënten ouder dan 55 jaar en de meesten hebben een lange periode in hun leven gerookt. Het larynxcarcinoom wordt zes keer vaker bij mannen aangetroffen.

Op basis van klachten die kunnen wijzen op een larynxcarcinoom wordt in eerste instantie poliklinisch onderzoek verricht door een KNO-arts. Na een anamnese bestaat het onderzoek van de larynx uit een nauwkeurige palpatie van de larynx en de schildklier om beweeglijkheid, symmetrie en drukgevoeligheid te beoordelen en een palpatie van de hals (van de onderkaak tot de sleutelbeenderen) vanwege mogelijk vergrote lymfeklieren. Een laryngoscopie met een keelspiegeltje of met, steeds vaker, een flexibele laryngoscoop kan soms al gegevens opleveren met betrekking tot de lokalisatie en de uitbreiding van eventuele laryngeale slijmvliesveranderingen en over de mobiliteit van de stembanden.

Vervolgens vindt aanvullend radiologisch onderzoek plaats, zoals een CT-scan en/of een MRI van de larynx en de hals en een echo van de hals (met zo nodig een echogeleide cytologische punctie van een halsklier). Ook wordt er een X-thorax of CT-thorax verricht. Een op de operatieafdeling door een KNO-arts uitgevoerde totoscopie of panendoscopie van de mondholte, de pharynx, de larynx, de trachea en de proximale oesophagus geeft een nog zorgvuldiger en directer beeld van de tumor en het omliggend weefsel. De via de panendoscopie verkregen biopten worden voor histopathologisch onderzoek ingestuurd. Naast het nemen van een biopt moeten de lokalisatie en de grootte van de tumor omschreven worden. Dit is van belang om tot een stadiëring te komen volgens het TNM-systeem. Daarbij staat de T voor de uitbreiding van de primaire tumor in combinatie met mogelijke bewegingsbeperking van de stembanden en tumoruitbreiding in de omgeving, de N voor het al of niet aanwezig zijn

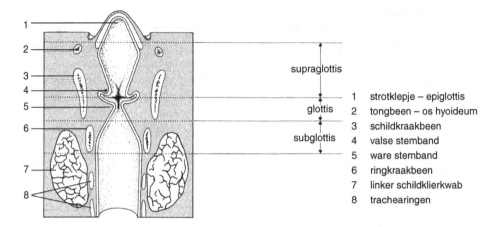

supraglottis

glottis

subglottis

1 strotklepje – epiglottis
2 tongbeen – os hyoideum
3 schildkraakbeen
4 valse stemband
5 ware stemband
6 ringkraakbeen
7 linker schildklierkwab
8 trachearingen

Figuur 15.4   Achteraanzicht van een frontale doorsnede van de larynx met de indeling in drie niveaus: supraglottisch, glottisch en subglottisch

van lymfekliermetastasen in de hals en de M voor metastasen op afstand. Beoordeling van de tumor ten behoeve van tumorstadiëring en ook het verkrijgen van histologisch weefsel wordt meer en meer op de polikliniek uitgevoerd middels wakkere transnasale laryngopharyngoscopie waarbij biopten worden genomen en zo nodig eveneens een flexibele oesophagoscopie kan worden verricht.

- **Lokalisatie en metastasering**

Bevindt de primaire tumor van het larynxslijmvlies zich boven, op of onder het niveau van de stembanden (glottis), dan is er respectievelijk sprake van een supraglottisch, glottisch of subglottisch larynxcarcinoom (zie ■ fig. 15.4).

De aanduiding transglottisch carcinoom geeft aan dat de maligniteit zich over alle drie de lokalisaties bevindt, waarbij de plaats van oorsprong niet meer duidelijk is aan te wijzen.

Een primaire tumor in de larynx (meestal is er sprake van een plaveiselcelcarcinoom) kan zich evenals tumoren elders in het lichaam op drie manieren verspreiden:

- door directe ingroei in de omgeving (per continuitatem): bijvoorbeeld binnen in de larynx van supraglottisch naar glottisch en/of door het kraakbeen van de larynx heen in de spieren en de huid;
- via het lymfesysteem (lymfogene metastasering): hierbij is de metastasering vanuit de lokalisatie van de primaire tumor (supraglottisch, glottisch of subglottisch) gerelateerd aan specifieke regionale halsklieren die als eerste opvangstation fungeren;
- via de bloedbaan (hematogene metastasering): hierdoor kunnen metastasen op afstand ontstaan, zoals in de longen en het skelet.

Of een maligniteit van de larynx bij de patiënt gepaard gaat met lymfogene metastasen hangt niet alleen samen met het stadium waarin de tumor zich bevindt op het moment dat de diagnose gesteld wordt, maar is ook afhankelijk van de lokalisatie van de primaire tumor.

Patiënten met een glottische tumor zullen vaak in een vroeg stadium klachten krijgen in de vorm van een niet te verklaren aanhoudende heesheid (dysfonie) en daardoor veelal bijtijds via de huisarts een KNO-arts consulteren. Daarnaast is de kans op lymfogene metastasering klein omdat de tumor zich in het glottisch gebied van de larynx bevindt, waar een lymfeafvloedsysteem vrijwel geheel ontbreekt, in tegenstelling tot in de min of meer gescheiden supra- en subglottisch gelegen lymfevaten. Vandaar dat een tumor uitgaande van de stembanden een gunstige prognose kent.

De kans dat de wat minder vaak voorkomende supraglottische tumor zal metastaseren, is echter vrij groot, met daardoor een minder gunstige prognose. Een uitgebreid lymfeafvloedsysteem in de supraglottische regio van de larynx zorgt namelijk al in een vroeg stadium voor een snelle lymfogene metastasering. Daar komt bij dat klachten zoals pijn bij het slikken (door aantasting van de epiglottis) met een mogelijk gelijktijdig uitstralende pijn naar een oor (door aantasting van de n. laryngeus superior) pas in een laat stadium van de tumorgroei optreden (als de tumor al een zekere grootte heeft bereikt) en door de patiënt zelden direct als alarmerend worden ervaren.

Ook de zelden voorkomende subglottische tumor geeft pas in een vergevorderd stadium klachten zoals heesheid bij doorgroei naar de stembanden of een piepend ademhalingsgeluid als gevolg van doorgroei naar het lumen van de larynx met vernauwing van de luchtweg als gevolg (inspiratoire stridor). De subglottische regio kent een matig lymfeafvoersysteem met, in tegenstelling tot het supraglottisch lymfeafvoersysteem, vele anastomosen met de contralaterale zijde.

Door de verschillende verdeling van de lymfevaten in het gebied van de larynx zal een lymfeklierzwelling in de hals vrijwel alleen bij supraglottische tumoren een van de eerste symptomen zijn.

Halskliermetastasen kunnen soms in de hals worden gevoeld. Een echografie, al dan niet in combinatie met een cytologische punctie of een CT-scan, kan eventuele halskliermetastasen ook aantonen en wordt bijna altijd verricht. Indien er positieve klieren of sterk verdachte klieren aanwezig zijn, dienen deze uiteraard ook behandeld te worden.

■ Behandelingsmogelijkheden

Naast de eerdergenoemde factoren zoals de uitbreiding, de lokalisatie en het stadium van de tumor (TNM-stadium) spelen ook de leeftijd, de algehele gezondheidstoestand van de patiënt, zijn beroep en de te verwachten postoperatieve resultaten een rol in de besluitvorming over de toe te passen vorm van de behandeling (chirurgisch en/of chemoradiotherapeutisch). Meestal wordt op basis van al deze factoren gekozen voor de behandeling met de grootste kans op genezing en met de minst nadelige effecten voor de functies van de larynx (stemgeving, slikken en ademhaling).

Er zijn diverse mogelijkheden om een patiënt met een larynxcarcinoom te behandelen: met chirurgie, radiotherapie en chemotherapie of met een combinatie van twee van deze modaliteiten.

De meeste tumoren worden primair bestraald. Een bestralingsbehandeling beslaat zo'n zes weken, waarbij een- en soms tweemaal per dag een bestralingssessie plaatsvindt. De gevolgen van een bestraling mogen niet worden onderschat. Hoewel de huidige bestralingstechnieken een geringere stralingsschade tot gevolg hebben, kan een effect op de huid en slijmvliezen in de vorm van roodheid, oedeem en indroging van slijmvliezen niet uitblijven. Vaak verbetert dit na het beëindigen van de bestraling. Het is mogelijk dat tijdens en in de weken na de bestralingsperiode sprake is van pijn bij het eten en slikken, evenals van een beperkte en taaie slijmsecretie en het verlies van smaak en eetlust. Dit zal de patiënt enigszins doen verzwakken en soms in gewicht doen afnemen.

Indien mogelijk wordt bij kleine op de stembanden gelokaliseerde tumoren, waarbij de voorste commissuur vrij is, de voorkeur gegeven aan een laserbehandeling. Deze kent vier belangrijke voordelen:

— de behandeling kan in dagbehandeling worden verricht;
— de behandeling kan worden herhaald (dit in tegenstelling tot radiotherapie);
— de bijwerkingen van de radiotherapie kunnen worden vermeden;
— radiotherapie kan altijd nog toegepast worden indien er in geval van recidief niet opnieuw gelaserd kan worden.

Een enkele keer komt een patiënt in aanmerking voor:

— een partiële (gedeeltelijke) laryngectomie, waarbij ernaar gestreefd wordt om de functie van de larynx intact te laten;
— een supraglottische laryngectomie, bij supraglottisch gelegen kleine tumoren;
— een hemilaryngectomie, bij kleine unilaterale tumoren op de stemband of juist daarboven.

Alleen in het geval van de grote tumoren en bij tumoren die erg zijn uitgebreid (T4), zodat de functies van de larynx verloren zijn gegaan of dreigen te gaan door een primaire bestralingsbehandeling, wordt primair gekozen voor een totale laryngectomie. De meeste laryngectomieën worden echter verricht als er sprake is van een recidief na chemoradiotherapie.

Wanneer er sprake is van één of meerdere lymfekliermetastasen wordt de laryngectomie gecombineerd met een halsklierdissectie. Een enkele maal moet een halsklierdissectie beiderzijds worden verricht.

Het is doorgaans gebruikelijk dat, als er preoperatief geen metastasen konden worden aangetoond, peroperatief vriescoupeonderzoek wordt uitgevoerd van de hoogjugulair gelegen lymfeklieren. Indien deze alsnog positief blijken te zijn, wordt aansluitend aan het vriescoupeonderzoek en voorafgaand aan de laryngectomie een halsklierdissectie verricht.

Wanneer een laryngectomie wordt gecombineerd met een halsklierdissectie, dan kan men indien mogelijk een postoperatief erg diep liggend permanent tracheostoma voorkomen door peroperatief alleen de sternale aanhechting van de m. sternocleidomastoideus diathermisch door te nemen en de claviculaire aanhechting intact te laten.

Bij een totale laryngectomie geldt dat:

— als alternatief voor een vrije ademweg het proximale deel van de luchtpijp (de trachea) als permanent tracheostoma in de voorzijde van de hals wordt gehecht. Door het uitnemen van de larynx wordt immers de verbinding tussen de bovenste en onderste luchtweg definitief verbroken (zie ◻ fig. 15.5b);

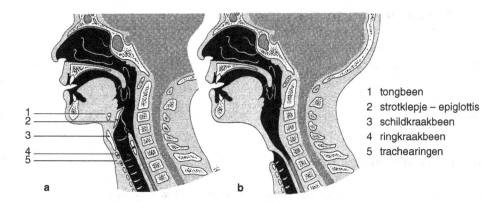

1 tongbeen
2 strotklepje – epiglottis
3 schildkraakbeen
4 ringkraakbeen
5 trachearingen

a   b

◘ **Figuur 15.5**   (a) De situatie voor een laryngectomie. (b) De situatie na een laryngectomie waarbij de gehele larynx is verwijderd en het proximale deel van de luchtpijp (de trachea) als permanente tracheostoma in de voorzijde van de hals is gehecht

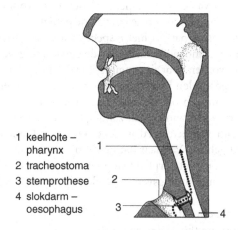

1 keelholte –
  pharynx
2 tracheostoma
3 stemprothese
4 slokdarm –
  oesophagus

◘ **Figuur 15.6**   Een stemprothese in een chirurgisch gecreëerde tracheo-oesophageale fistel

— voor een goed verloop van de voedselopname (die normaal mogelijk blijft) het peroperatief ontstane defect tussen de mondholte en de slokdarm hersteld wordt door de beide zijwanden van de pharynx naar voren toe buisvormig te sluiten. Zo ontstaat er een permanente en volledige scheiding tussen de adem- en voedselweg (zie ◘ fig. 15.5b). Indien de laryngectomie tevens gepaard moet gaan met de extirpatie van de keelholte (de pharynx), kan een PM-lap, een vrij gevasculariseerde jejunuminterpositie (met de proximale jejunumlis) of een gebuisde vrije huidlap zorgen voor het herstel van het ontstane defect tussen de mondholte en de slokdarm;
— men vrijwel altijd direct peroperatief een stemprothese plaatst in een chirurgisch gecreëerde tracheo-oesofageale fistel. Deze stemprothese levert een waardevolle bijdrage aan de stemrevalidatie van een gelaryngectomeerde patiënt (zie ◘ fig. 15.6).

15.3 Totale laryngectomie

- **Operatie-indicatie**

Een maligniteit van de larynx.

- **Doel van de operatie**

Het radicaal en curatief verwijderen van de larynxtumor.

15.3.1 Preoperatieve fase

Als na onderzoek blijkt dat sprake is van een maligniteit van de larynx en dat radicale chirurgie noodzakelijk is, dan wordt voor de patiënt en zijn directe omgeving een gedegen preoperatieve voorbereiding op gang gebracht. Een team bestaande uit een KNO-arts/oncologisch chirurg, een logopediste, een verpleegkundige, een diëtiste, een maatschappelijk werker, een pastoraal medewerker, een fysiotherapeut en een lotgenoot levert hieraan een bijdrage. Het verlies van de larynx betekent immers het verlies van de eigen stem en de noodzaak van een permanent tracheostoma voor de ademhaling. Beide zijn van blijvende invloed op het verdere leven van de patiënt.

Het voornaamste doel is de patiënt met respect voor zijn angst, emoties en onbeantwoorde vragen een zo reëel mogelijk beeld van de situatie te geven en onnodige angst weg te nemen. Daarom worden voor de opname veelal één tot twee dagen uitgetrokken, waarbij rekening wordt gehouden met de voorkennis, de sociale en emotionele situatie van de patiënt en het vermogen om op dat moment de geboden informatie in zich op te nemen. Door het verlies van zijn spraak zal de patiënt voor een postoperatieve communicatie afhankelijk zijn van een goed gezichtsvermogen (voor de schriftelijke communicatie) en een goed gehoor. Vandaar dat op eventuele visus en/of gehoorklachten al preoperatief wordt ingegaan. Het verplicht stoppen met roken en alcohol drinken dient in verband met eventuele onthoudingsverschijnselen de aandacht te krijgen.

- **Voorbereiding van de operatie**

Randapparatuur: diathermie (bipolair), zuigunit.

- **Specifieke benodigdheden**
  - gecuffde tracheacanules maat 6 (vrouwelijke patiënten), 8 en 10 (mannelijke patiënten)
  - 20 ml spuit (voor de insufflatie van de cuff van de tracheacanule)
  - steriele markeringsstift
  - steriele beademingsslang met een y-stuk, een microbieel filter met een capnoslangetje voor de capnografie, een swivelconnector (een flexibel harmonicatussenstukje) en een 90° gehoekt opzetstukje voor op de tracheacanule
  - zuigslang
  - 2 × Redon-drain Ch 10
  - 2 × vacuümfles van 400 ml
  - stemprothese
  - ballonkatheter type Folley Ch 16

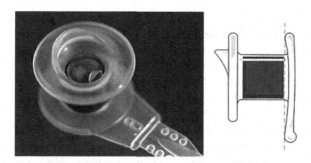

◼ Figuur 15.7   Stemprothese van silicone

De instrumenterende dient zich ervan te verzekeren dat alle steriele benodigdheden voor de tracheacanule en de aansluiting op de beademing gecontroleerd zijn en klaar liggen voor direct peroperatief gebruik.

Stemprothese
Een stemprothese (zie ◼ fig. 15.7) is een kunststof spraakknoopje dat per- of postoperatief kan worden geplaatst in een chirurgisch aangebrachte fistelopening tussen de trachea en de oesophagusvoorwand van een gelaryngectomeerde patiënt. Een stemprothese levert als mechanisch hulpmiddel een bijdrage aan de stemrevalidatie van een gelaryngectomeerde patiënt. Het zogenoemde spraakknoopje is een soort pijpje van zacht siliconenmateriaal met aan beide zijden een stevige opstaande rand voor een goede fixatie in de tracheo-oesofageale fistel. In het lumen van de stemprothese bevindt zich een éénrichtingsklep die zich kan sluiten tegen een harde, niet te vervormen plastic ring in de stemprothese. Door deze éénrichtingsklep kan er wel uitademingslucht van de trachea naar de oesophagus, maar geen voedsel of vocht van de oesophagus naar de trachea en de longen.
Een stemprothese moet:
- eenvoudig en veilig kunnen worden geplaatst en vervangen;
- een klepmechanisme met een lage luchtstroomweerstand hebben;
- duurzaam zijn en eenvoudig in het onderhoud;
- in diverse lengtes verkrijgbaar zijn (in verband met de variabele dikte van de fistelwand).

- **Specifiek instrumentarium**
  - larynxextirpatieset (een set met een uitgebreid assortiment chirurgisch basisinstrumentarium, aangevuld met onder andere weefselvattende klemmen type Duval en/of Allis, wondhaken type Langenbeck en één- en tweetandse haakjes)
  - (disposable) inbrengset voor de stemprothese

- **Hechtmateriaal**
  - fixeren van een huidlap: oplosbare USP 2-0 of 0
  - onderbinden van de a. thyroidea en de n. laryngeus: oplosbare USP 2-0 of 0
  - doorstekingsligatuur voor de isthmus: oplosbare USP 2-0 atraumatisch

- sluiten van de hypopharynx: oplosbare USP 4-0 atraumatisch (mucosa), oplosbare USP 3-0 atraumatisch (submucosa/spier)
- tracheateugel: oplosbare USP 2-0 op een halfronde snijdende naald
- inhechten van de trachea: onoplosbare USP 0 of 2-0 op een halfronde snijdende naald
- platysma en subcutis: oplosbare USP 3-0 atraumatisch
- halshuid: onoplosbare USP 4-0 of huidstaplers

▪ Toestand van de patiënt bij ontvangst

Een laryngectomie valt onder de geplande ingrepen en wordt als zodanig ingeroosterd in het reguliere operatieprogramma. De patiënt wordt één tot twee dagen voor de ingreep opgenomen, waarbij naast de algemene preoperatieve voorbereidingen de specifieke preoperatieve voorbereiding van de patiënt gelden. De ingreep wordt onder algehele anesthesie uitgevoerd.

Zeker als de chirurgische behandeling uit een totale laryngectomie bestaat, is het bij de komst van de patiënt op de operatieafdeling van belang begrip te tonen voor de zware psychische belasting die de patiënt moet ondergaan. Naast de onzekerheid of de ingreep met betrekking tot de maligniteit voldoende radicaal kan worden uitgevoerd, weet de patiënt immers dat hij met de operatie voorgoed de eigen unieke spraak verliest en voor de ademhaling afhankelijk blijft van een permanente tracheostoma. Dit besef kan in sterke mate aanwezig zijn als de patiënt zich op de operatiekamer ten volle realiseert dat er geen weg terug meer is in het proces dat door noodzaak ingegeven op gang moest worden gebracht.

De intubatie wordt vaak voorafgegaan door een laryngoscopie.

In verband met de postoperatieve sondevoeding brengt de anesthesioloog direct na de intubatie een neus-maagsonde in.

15.3.2 ◘ Peroperatieve fase

▪ Incideren en vrijprepareren van de huidlap

Met een steriele markeringsstift wordt de incisieplaats samen met de positie van de tracheostoma op de huid afgetekend. Met een mesje 10 of 20 wordt ter hoogte van de larynx een rechte horizontale of een U-vormige incisie gemaakt. De U-vormige incisie verloopt in de lijn van de mastoïdpunt langs de voorrand van de m. sternocleidomastoideus en lateraal van het tongbeen (hyoïd) naar distaal en gaat ter hoogte van het thyroïd over de larynx in eenzelfde lijn tot de mastoïdpunt aan de andere zijde (zie ◘ fig. 15.8).

Door de huidranden met scherpe haakjes type Senn-Miller naar proximaal aan te spannen, kan de huid samen met de subcutis en de platysma met behulp van het (diathermisch) mes of een prepareerschaar type Metzenbaum over de gehele lengte van de incisie tot net boven het tongbeen worden ondermijnd. Met een bipolair pincet kunnen bloedende vaatjes worden gecoaguleerd of met arterieklemmetjes type Halstead-Mosquito worden afgeklemd en met oplosbare USP 2-0 worden onderbonden. Met een drietal oplosbare USP 0 of 2-0 hechtingen atraumatisch kan de proximaal ondermijnde huidlap naar craniaal toe op een plooi van een extra aangebrachte plakstrip op het afdekmateriaal worden gefixeerd (zie ◘ fig. 15.9). Deze handeling zorgt voor een goede expositie van het wondgebied en vergemakkelijkt de exploratie van de larynx. Door onder de huidlap een gaasrolletje aan te brengen, kan afknelling van

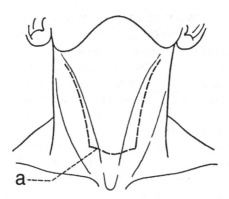

◘ Figuur 15.8 Een U-vormige incisie (lijn a)

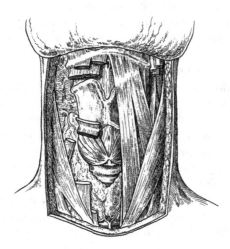

◘ Figuur 15.9 De geïncideerde en ondermijnde proximale huidlap is naar craniaal toe gefixeerd, waardoor de infrahyoïdale spieren en de voorrand van de m. sternocleidomastoideus zichtbaar worden met de daarachter gelegen larynx

de bloedvoorziening van de huidlap worden voorkomen. Een met fysiologisch zout bevochtigd gaasje over de binnenzijde van de huidlap voorkomt uitdrogen. De caudale zijde wordt ondermijnd tot voorbij het niveau van het stoma.

Door de inmiddels vrijgeprepareerde huidlap met platysma (zie ◘ fig. 15.1) komt de daaronder gelegen oppervlakkige halsfascie (de fascia cervicalis superficialis) in zicht met de beiderzijds van de larynx gelegen m. sternocleidomastoideus. Nu vindt eerst de lymfkliersampling plaats voor vriescoupe aan beide kanten. Indien de vriescoupe positief is, vindt ook een halsklierdissectie plaats aan de betreffende kant.

Met een prepareerschaar type Metzenbaum en een atraumatisch pincet type De Bakey kan zo de vaatzenuwloge die aan beide zijden onder de voorrand van de m. sternocleidomastoideus loopt, worden geïdentificeerd. Deze loge (met de a. carotis externa, de v. jugularis interna en de n. vagus) wordt doorgaans niet geopend. Vaak zijn er onder de huid enkele grote halsvenen aanwezig die dikwijls afgebonden moeten worden met oplosbare USP 0.

- **Het klieven van de infrahyoïdale spieren en de schildklier**

Door de infrahyoïdale spieren (zie ◘ fig. 15.2) ongeveer ter hoogte van de isthmus van de schildklier dwars en diathermisch door te nemen, komt na het openen van de fascia cervicalis media (de middelste halsfascie) de schildklier met daaronder de trachea en hoger de larynx in zicht. Aan de bovenzijde van de larynx c.q. het hyoïd bevinden zich de n. hypoglossus (de XIIe hersenzenuw) en de a. lingualis, die in verband met de innervatie respectievelijk de vascularisatie van de tong soms geïdentificeerd worden. Om vervolgens de larynx voor de extirpatie aan de ventrale zijde vrij te leggen, wordt de isthmus van de schildklier ondermijnd en afgeklemd met twee atraumatische arterieklemmen type Kocher en vervolgens met een mesje 10 of 15 doorgenomen. Beide stompen worden overhecht met een oplosbare USP 2-0 atraumatisch met SH-naald. Met behoud van de vaatvoorziening kunnen beide schildklierkwabben van de larynx worden afgeschoven en worden behouden. Ook wordt de vaatsteel van de schildklier (de a. en v. thyroidea superior) vrijgeprepareerd. Alleen bij uitgebreide resecties vanwege de tumoruitbreiding kan de schildklier niet in zijn geheel worden behouden en volgt na het doornemen van de isthmus, de vena en arteria thyroidea inferior en superior en de n. recurrens een resectie van één of zelden beide schildklierkwabben.

- **Het vrijprepareren van het hyoïd**

De larynx ligt nu voldoende vrij. Voor het vervolgens kunnen verwijderen van de larynx wordt het mee te verwijderen hyoïd losgemaakt van de mondbodem door de m. mylohyoideus, de m. geniohyoideus (zie ◘ fig. 11.2) en de m. stylohyoideus (zie ◘ fig. 11.3) aan de kant van het hyoïd diathermisch door te nemen. De aanhechting van het hyoïd met de m. digastricus (zie ◘ fig. 11.2) wordt met behoud van de digastricus losgemaakt. Als laatste verrichting om het hyoïd helemaal los te krijgen van omliggende structuren wordt de aanhechting van de cornu majus (de grote hoorn van het hyoïd) met de m. hyoglossus (een van de tongspieren) en de m. constrictor pharyngis medius (zie ◘ fig. 11.3) aan beide zijden diathermisch doorgenomen. Daarbij wordt het hyoïd met een stevige arterieklem type Kocher of een weefselvattende klem type Allis gefixeerd.

- **De tracheotomie en de larynxextirpatie**

De eerder vrijgelegde laryngeale takken van de arteria en vena thyroidea superior en de nervus laryngeus superior (voor de vascularisatie en innervatie van de larynx) kunnen nu aan beide kanten met een prepareerklem type Heiss worden ondermijnd en onderbonden met een oplosbare USP 0 of 2-0 en vervolgens worden doorgenomen. Aan de latero-posterieure zijden van de larynx kan als laatste spieraanhechting de m. constrictor pharyngis inferior (zie ◘ fig. 11.3) met een mesje 15 of diathermisch worden doorgenomen en kan het perichondrium met een raspatorium type Howarth van de achterkant van de larynx worden afgeschoven. Uiteindelijk is een slijmvlieslaag (de tunica mucosa laryngis) de laatste proximale aanhechting van de gehele larynx met de hypopharynx. Als voorbereiding op de werkelijke extirpatie van de gehele larynx en het vervolgens direct aanleggen van een permanente tracheostoma met de mogelijkheid tot beademen, wordt in deze fase van de ingreep de huid van de hals op de plaats van de markering voor de tracheostoma alvast met een mesje 10 geïncideerd. Dan kan de trachea door de zojuist gemaakte huidopening met twee oplosbare USP 2-0 draden op een halfronde scherpe naald worden geteugeld en kunnen de steriele benodigdheden worden klaargelegd (zoals de juiste maat tracheacanule met cuff, een 90° gehoekt opzetstukje voor op de tracheacanule, een swiffelconnector, een microbieel filter met een slangetje voor de capnografie en een steriele beademingsslang met y-stuk).

Met een mesje 15 wordt vervolgens de trachea, meestal tussen de tweede en derde trachearing, aan de voorzijde geopend. Nadat de endotracheale tube op verzoek van de operateur door de anesthesioloog wat is teruggetrokken en verwijderd, kan de trachea snel in zijn geheel worden doorgenomen. Door tijdens deze fase goed de zuigunit te hanteren, kan verspreiding van mucus, bloed en losse tumorcellen uit de larynx in het wondgebied (*spilling*) worden voorkomen. Om diezelfde reden wordt het distale deel van de larynx zorgvuldig afgedicht met een gaas.

Door het proximale deel van de trachea met behulp van de teugels direct in de reeds aangebrachte opening in de halshuid te plaatsen, kan de tracheacanule worden geplaatst. Om het inbrengen van de buitencanule van de tracheacanule te vergemakkelijken, dient door de instrumenterende de binnencanule uit de buitencanule te zijn gehaald en tijdelijk te zijn verruild voor de stompe obturator. Zodra de tracheacanule is geplaatst en de cuff met lucht vanuit een 20 ml injectiespuit is gevuld, dient de obturator direct te worden verruild voor de binnencanule zodat op de *twist-lock*-connectie van de binnencanule een aansluiting op de beademing mogelijk is. Daarbij wordt de steriele beademingsslang via het microbieel filter (met een capnoslangetje voor de capnografie), de swivelconnector (een flexibel harmonicatussenstukje) en een 90° gehoekt opzetstukje aan de tracheacanule gekoppeld, zodat er weer een verbinding is met de beademingsapparatuur. Het halsplaatje van de tracheacanule dient met een hechting aan de huid gefixeerd te worden, zodat de buitencanule niet uit de trachea kan schieten.

Door als laatste het proximale deel van de larynx met een prepareerschaar type Metzenbaum en een pincet type DeBakey los te maken van de slijmvlieslaag die de larynx nog met de hypopharynx en de oesophagus verbindt, kan de hypopharynx in een weefselvattende klem type Allis worden genomen en aan de kant waar de tumor zich niet bevindt worden geïncideerd met een mesje 10. Vervolgens kan de larynx worden losgeknipt van de beide sinus piriformes en het post-cricoïdgebied aan caudale zijde en van de vallecula aan craniale zijde. De larynx kan nu in zijn geheel worden uitgenomen.

Terwijl de instrumenterende met de omloop de gazen en het instrumentarium telt, kan de operateur het preparaat inspecteren op de macroscopische tumormarges om te kunnen beoordelen of de tumor met de larynxextirpatie in zijn geheel is verwijderd. Het preparaat wordt direct aan de omloop afgegeven naar de afdeling Pathologie gestuurd.

Afhankelijk van de voorkeur van de operateur wordt gespoeld met fysiologisch zout (NaCl 0,9 %) of gedestilleerd water. Het wondgebied wordt vervolgens gesloten.

■ **Reconstrueren en sluiten**

De fase van de reconstructie en het sluiten bestaat uit:
— het verder aanleggen van een permanente tracheostoma;
— het aanbrengen van een stemprothese;
— het sluiten van de hypopharynx.

De permanente tracheostoma komt tot stand door het proximale deel van de trachea zorgvuldig aan de halshuid te hechten met afzonderlijk geknoopte oplosbare USP 0 of 2-0 met een halfronde scherpe naald. Na hyperoxygenatie kan hiervoor de tracheacanule tijdelijk worden verwijderd.

Na myotomie van de m. cricopharyngeus wordt de stemprothese met een bijbehorend (disposable) inbrengsetje in de wand tussen de trachea en de oesophagus geplaatst.

Voor het sluiten van de hypopharynx wordt het defect dat door de larynxextirpatie tussen de mondholte en de oesophagusvoorwand is ontstaan, hersteld door de beide zijwanden van de pharynx naar voren toe in lagen in een horizontale, verticale dan wel T-vormige structuur buisvormig te sluiten. Daarbij kan gebruik worden gemaakt van een oplosbare USP 4-0 atraumatisch voor de mucosa en een oplosbare USP 3-0 atraumatisch voor de submucosa, de spierlaag (de m. constrictor pharyngis) en de oppervlakkige halsfascie (de fascia cervicalis superficialis).

Na het verrichten van hemostase, het aanbrengen van twee Redon-drains Ch 10 (aan weerszijden van de hals onder het platysma van de huidlap) en het tellen van de gazen en het instrumentarium kan de incisie worden gesloten. Het platysma en de subcutis kunnen worden gehecht met oplosbare USP 3-0 atraumatisch en de huid kan worden gesloten met onoplosbare USP 4-0 atraumatisch of huidstaplers.

15.3.3 Postoperatieve fase

▪ **Verbinden**

Om drukplekken te voorkomen, wordt er onder het halsplaatje van de tracheacanule een metalinekompres geplaatst. Een veter- of klittenbandje aan het halsplaatje en rond de hals zorgt voor de fixatie van de tracheacanule. Voor het eventueel aanbrengen van een verband om de hals kunnen gaaskompressen, synthetische watten en een zwachtel worden gebruikt of Tegaderm, een zeer dun doorzichtig zelfklevend wondverband.

▪ **De zorg voor het preparaat**

De operateur zal het preparaat direct na uitname *zonder* fixatievloeistof naar de afdeling Pathologie willen sturen. Het voordeel daarvan is dat het preparaat niet door celveranderingen wordt aangetast. Een met fysiologisch zout (NaCl 0,9 %) bevochtigd gaasje over het preparaat voorkomt uitdroging tijdens het transport en tast het weefsel niet aan dankzij de gelijke osmotische waarde van het fysiologisch zout en het weefsel. Eventueel op het preparaat aangebrachte markeringen kunnen in opdracht van de operateur op een begeleidend formulier voor de patholoog worden verduidelijkt en door de omloop met het preparaat worden meegestuurd.

▪ **Toestand van de patiënt bij vertrek**

De patiënt zal met een waakinfuus, een blaaskatheter, twee Redon-drains, een neus-maagsonde en een tracheostoma met gecuffte tracheacanule voor de postoperatieve zorg naar de intensive care worden gebracht. De specifieke verpleegkundige zorg op een intensive-care- en/of een verpleegafdeling is intensief en bestaat voornamelijk uit een goede pijnbestrijding, een goede verzorging van de tracheostoma en een goede psychosociale begeleiding. De patiënt is voor de communicatie aangewezen op pen en papier of een tablet.

Om complicaties van de peroperatief ingebrachte tracheacanule te voorkomen, wordt deze al enkele uren tot één dag na de operatie verwijderd en vervangen door een tracheostomapleister met een speciaal luchtfilter. Dit filter neemt de functie van de neus over en zorgt voor het filteren, verwarmen en bevochtigen van de inademingslucht. Op deze wijze beschermt het filter de lagere luchtwegen tegen overmatige irritatie door droge, koude lucht met stofdeeltjes en een daarmee samenhangende verhoogde slijmproductie in de longen. Als het wondherstel van de tracheostoma naar wens verloopt, kunnen rond de tiende of twaalfde dag na de ingreep de huidhechtingen rond de stoma worden verwijderd.

Gedurende de eerste tien postoperatieve dagen moeten de wondranden van het gehechte pharynxdefect worden ontzien: dus niets per os (om slikbewegingen zo veel mogelijk te voorkomen) en sondevoeding via de preoperatief aangebrachte maagsonde. Als de patiënt na ongeveer de achtste tot de tiende postoperatieve dag met proefslokjes goed kan slikken, dan kan de maagsonde worden verwijderd en kan worden gestart met orale voeding (eerst vloeibaar, al vrij snel opbouwend tot normaal). De vacuümwonddrains worden verwijderd als er bijna geen wondvocht meer uit de wond komt (minder dan 10 tot 20 ml per 24 uur).

- **Kortetermijncomplicaties**

Oedeem, hematoomvorming en een nabloeding zijn complicaties die zich tot enkele dagen na de laryngectomie kunnen voordoen. Als de pharynxwand door wondgenezingsproblemen maar deels herstelt of onvoldoende sluit (naadlekkage), dan is het mogelijk dat een pharyngo-cutane fistel ontstaat. Soms kan dan vocht of voedsel in de longen terechtkomen. Om complicaties rondom de wondgenezing te voorkomen, wordt er perioperatief antibiotica gegeven.

- **Langetermijncomplicaties**

Strictuurvorming van de neopharynx kan de doorgang naar de oesophagus op den duur nauw maken. Het kan dan nodig zijn de pharynx met sondes in verschillende diktes of met een ballon op te rekken (te bougisseren) of over te gaan op een vloeibaar of gemalen dieet.

Een deels verwijderde schildklier kan op lange termijn een onvoldoende werking van de schildklier veroorzaken (hypothyreoïdie), zeker in combinatie met eerdere en/of postoperatieve radiotherapie, hetgeen een toediening van medicijnen noodzakelijk maakt.

Een tracheostoma kan de neiging hebben te krimpen. Het gebruik van een zachte silicone laryngectomie tube (een larytube) kan ervoor zorgen dat de tracheostoma open blijft. Een enkele keer is een stomaplastiek noodzakelijk.

- **Het verdere verloop voor de patiënt**

Een patiënt die een totale laryngectomie heeft ondergaan, zal door het verwijderen van de larynx (en dus ook de stembanden) postoperatief de confrontatie moeten aangaan met het verlies van de eigen spraak. Daarnaast zijn door de definitieve scheiding van de onderste en bovenste luchtwegen bijvoorbeeld blazen, fluiten, spugen, persen en de neus snuiten niet meer mogelijk en zijn het smaak- en reukvermogen verminderd. Hoesten (via de tracheostoma) moet opnieuw worden aangeleerd.

Dit alles, maar met name het verlies van de eigen spraak als middel tot communicatie, heeft een enorme impact op de psyche van de patiënt. Direct postoperatief zal de patiënt zich dat pas werkelijk realiseren. Daarnaast wordt de patiënt geconfronteerd met een soms opvallend ingevallen hals, die niet altijd even goed te camoufleren is. Ondanks de preoperatieve voorlichting zal om al die redenen naast een professionele medische nazorg van de arts en de verpleegkundigen ook psychische, sociale en maatschappelijke zorg voor de patiënt en zijn directe omgeving onontbeerlijk zijn voor een goede revalidatie. Gespecialiseerde hulpverleners op het gebied van gelaryngectomeerde patiënten, zoals verpleegkundigen, een logopedist en een maatschappelijk werker, kunnen daaraan samen met ex-patiënten van de patiëntenvereniging voor gelaryngectomeerden een waardevolle bijdrage leveren.

In dezelfde postoperatieve periode als waarin de maagsonde wordt verwijderd, kan een start worden gemaakt met het aanleren van een nieuwe spreekmethode. Tot die tijd heeft de patiënt met pen en papier of een tablet moeten communiceren. De nieuwe spreekmethode kan bestaan uit het aanleren van:

- fistelspraak: deze vorm van slokdarmspraak vindt plaats met behulp van een kunststof stemprothese die tegenwoordig standaard tijdens de totale laryngectomie wordt geplaatst in een chirurgisch aangebrachte fistelopening tussen de trachea en oesophagusvoorwand. De prothese is als mechanisch hulpmiddel ontwikkeld om het spraak- en expressievermogen van gelaryngectomeerde patiënten te verbeteren. Door tijdens de expiratie met een vinger de klep van de tracheostoma af te sluiten, komt er via een éénrichtingsklep in de stemprothese lucht in de neopharynx. De in trilling gebrachte mucosa van de neopharynx produceert daardoor geluid dat in combinatie met articulatiebewegingen tot spraak kan leiden. Het voordeel van deze methode is dat het voortbrengen van het stemgeluid iets eenvoudiger is om aan te leren en dat het geluid luider en meer constant is. Het nadeel van een met een vinger af te sluiten klep is dat de patiënt altijd één hand vrij moet hebben om te kunnen spreken (mits er gebruik wordt gemaakt van een automatische tracheostomaklep). Als na vier tot zes maanden de klepfunctie van de stemprothese afneemt en lekkage vanuit de oesophagus naar de trachea vertoont (door aantasting van dagelijks taai slijm en mogelijk schimmelgroei – candida albicans –, waarvoor de prothese gevoelig is), dan zal de prothese poliklinisch door een logopedist, een verpleegkundige of een arts worden vervangen;
- slokdarmspraak (oesophagusspraak): hierbij kan een logopedist de patiënt binnen een periode van drie maanden leren zich zonder mechanische hulpmiddelen redelijk goed verstaanbaar te maken. Door lucht tot in de neopharynx te brengen en deze vervolgens gedoseerd te laten ontsnappen, kan de patiënt in combinatie met articulatiebewegingen een lage, schor aandoende en wat stotende spraak voortbrengen.

Het vervangen van een stemprothese die lekt, gaat rechtstreeks met een inbrengpen vanaf de voorzijde, dus via de tracheostoma (zie ◘ fig. 15.10a). Eerdere modellen kennen een minder prettige, retrograde manier van vervangen, namelijk met een via de tracheostoma en de fistel opgevoerde geleidedraad tot in de mond die na het aanbrengen van de nieuwe stemprothese werd teruggetrokken en geplaatst (zie ◘ fig. 15.10b).

In het geval beide spreekmethoden niet het gewenste resultaat van een verstaanbare spraak opleveren, is er nog de mogelijkheid van het gebruik van een elektrolarynx. Deze los in de hand te gebruiken toongenerator in de vorm van een microfoontje

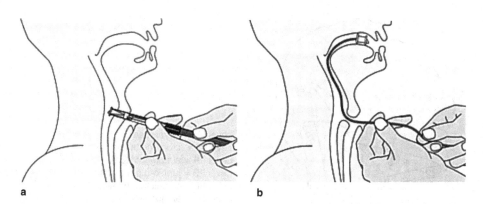

☑ Figuur 15.10   Het vervangen van een stemprothese: rechtstreeks met een inbrengpen (**a**) en retrograde, met een opgevoerde geleidedraad (**b**)

kan als de patiënt wil spreken worden geactiveerd. Door de elektrolarynx bij het afgeven van een toon ter hoogte van de pharynx tegen de huid te plaatsen, kan in combinatie met articulatiebewegingen monotoon (robotachtig) doch redelijk verstaanbaar worden gesproken.

Ondanks de huidige mogelijkheden van spraakrevalidatie, die met betrekking tot de communicatie en het functioneren van de patiënt in de maatschappij van groot belang zijn, blijven fluisteren, zingen, hoorbaar lachen, gillen, schreeuwen en een variatie in de klank van de stem aanbrengen na een laryngectomie definitief onmogelijk. Met dit stemverlies gaat toch een deel van het expressievermogen van gedachten en gevoelens verloren.

De prognose van een gelaryngectomeerde patiënt is afhankelijk van de lokalisatie van de primaire tumor, het stadium waarin de tumor wordt ontdekt en behandeld en de aanwezigheid van lymfekliermetastasen of metastasen elders in het lichaam. Dat de prognose veelal gunstig uitvalt, heeft behalve met een goede ontwikkeling in behandelingsmethoden ook te maken met het feit dat ongeveer 65 % van alle larynxcarcinomen glottiscarcinomen zijn zonder (lymfeklier)metastasen.

Indien nodig zal postoperatieve (her-)bestraling plaatsvinden.

15.4 Partiële laryngectomie

Voor een partiële laryngectomie kan de peroperatieve beschrijving van een totale laryngectomie als referentie dienen. Het op geleide van de tumor gedeeltelijk (partieel) verwijderen van de larynx heeft als voordeel dat een permanente tracheostoma kan worden vermeden en de eigen stem kan worden behouden. Doordat bij een partiële laryngectomie door oedeem of hematoomvorming een obstructie van de luchtweg kan ontstaan, wordt er, voor de garantie van een vrije ademweg en voorafgaand aan het vrijleggen en openen van de larynx, wel een tijdelijk trachestoma aangelegd. Voor het openen van de larynx en het creëren van kleine gaatjes in het schildkraakbeen voor het doorvoeren van hechtingen om de larynx te sluiten, kan gebruik worden gemaakt van respectievelijk een sagittaal zaagje en een microboor.

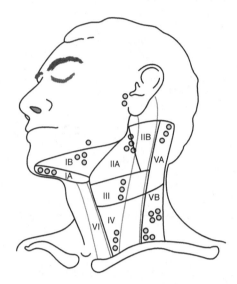

Level IA = submentaal
Level IB = submandibulair
Level IIA = subdigastrisch
Level IIB = jugulo-digastrisch
Level III = middelste jugulair
Level IV = laagjugulair
Level VA = craniaal achterste halsdriehoek
Level VB = caudaal achterste halsdriehoek
level VI = voorste compartiment/tracheo-
          oesofageaal

◘ **Figuur 15.11**   Regio's van lymfeklieren in de hals (naar: Stegenga et al. 2000)

15.5 Halsklierdissectie

Een halsklierdissectie is het operatief verwijderen van lymfeklieren in de hals bij bewezen lymfklieruitzaaiingen. Indien sprake is van een primair maligne tumor die uitgaat van de lymfeklier zelf, zoals bij de ziekte van (non-)Hodgkin, vindt er alleen een diagnostische klierextirpatie plaats. In veruit de meeste gevallen gaat het om lymfekliermetastasen van een plaveiselcelcarcinoom (epitheliale tumoren), waarbij de primaire tumor zich in de bovenste lucht- of spijsverteringsweg van het hoofd-halsgebied bevindt. De lokalisatie van de primaire tumor (bijvoorbeeld supra- of subglottisch, of van de glandula parotis) speelt niet alleen een rol bij de frequentie, maar ook bij het patroon van de lymfekliermetastasering. Organen en structuren in het hoofd-halsgebied (waaronder niet alleen de pharynx, de larynx, de schildklier en de speekselklieren, maar ook de mond- en neusbijholten en het gelaat) kennen immers eigen routes waarlangs ze volgens een vast patroon hun lymfe draineren en dus lymfogeen kunnen metastaseren. De chirurgische techniek van de halsklierdissectie, waarvan de basisprincipes al in 1906 door Crile zijn opgetekend, is om die reden gebaseerd op het anatomisch verloop van het lymfedrainagesysteem in de hals.

15.5.1 Het lymfedrainagesysteem in de hals

- **Halsregio's of 'levels'**

De hals wordt in relatie tot oncologische aandoeningen in het hoofd-halsgebied onderverdeeld in zes halsregio's of 'levels' van lymfeklieren (zie ◘ fig. 15.11):
- regio IA: submentaal;
- regio IB: submandibulair;
- regio IIA: subdigastrisch;
- regio IIB: jugulo-digastrisch;

- regio III: middelste jugulair;
- regio IV: laagjugulair;
- regio VA: craniaal van de achterste halsdriehoek;
- regio VB: caudaal van de achterste halsdriehoek;
- regio VI: voorste compartiment/tracheo-oesofageaal.

Op basis van het verloop van de m. sternocleidomastoideus, die de beide zijden van de hals in twee halsdriehoeken verdeeld, wordt ook nog wel gesproken van bepaalde regio's of halsdriehoeken, zoals de voorste en achterste halsdriehoek.

De achterste halsdriehoek wordt begrensd door de achterrand van de m. sterno-cleidomastoideus, de voorrand van de m. trapezius en het sleutelbeen (de clavicula). Met de supraclaviculaire regio wordt het deel van de achterste halsdriehoek bedoeld dat juist boven de clavicula is gelegen.

In de voorste halsdriehoek bevinden zich opnieuw enkele regio's die gerelateerd zijn aan de anatomische structuren in de omgeving: de submandibulaire regio, de submentale regio en de parajugulaire regio. De laatste omvat de bovengenoemde regio's II, III en IV.

De submandibulaire driehoek vindt zijn begrenzing in de horizontale tak van de onderkaak (de ramus horizontalis mandibula) en de m. digastricus (verlopend van het mastoïd naar de binnenkant van de onderkaak met een aanhechting op het tongbeen – hyoïd) en komt overeen met regio I.

De submentale regio wordt aan beide zijden begrensd door de voorste spierbuik (venter anterior) van de m. digastricus, het tongbeen aan de onderzijde en het midden van de mandibula aan de bovenzijde.

Deze halsdriehoeken, halsregio's of lymfeklierloges bevatten elk naast bloedvaten, zenuwen, spieren en vet een uitgebreid systeem van lymfevaten met daarin in serie geschakelde regionale lymfeklieren. Dit diep gelegen stelsel van lymfedrainage in de hals, dat parallel loopt met de veneuze bloedsomloop, bevindt zich (in tegenstelling tot het oppervlakkig lymfedrainagesysteem in de hals) samen met de pharynx, de larynx, de oesophagus, de trachea, de schildklier en de grote vaten en zenuwen in het viscerale deel van de hals, tussen de middelste en achterste halsfascie (respectievelijk de fascia cervicalis media en profunda, zie ❑ fig. 15.1).

Van het slijmvlies van het hoofd-halsgebied ontvangt het diepe lymfedrainagesysteem alle lymfe om vervolgens uit te komen met de lymfe uit de rechter okselholte, de rechterarm, de rechterlong en de rechterhelft van het voorste en achterste mediastinum in de ductus lymphaticus dexter.

De verzamelde lymfe uit de linker hoofd-halshelft verzamelt zich uiteindelijk samen met de lymfe uit de linker okselholte, de linkerarm, de linkerhelft van het achterste mediastinum, de linkerlong en alle lymfe uit de buikholte in de ductus thoracicus. De ductus lymphaticus dexter en de ductus thoracicus monden vervolgens beide aan hun kant uit in de 'venenhoek' (angulus venosus), de plaats waar de v. jugularis interna en de v. subclavia samenkomen en de lymfe vlakbij het hart terugstroomt in het veneuze bloed.

Ondanks de route die de lymfe vanaf de hals naar de venenhoek aflegt, zullen lymfogene metastasen van tumoren van het slijmvlies van het hoofd-halsgebied zich in het algemeen beperken tot metastasen in de dichtstbijzijnde regionale lymfeklieren. Deze regionale lymfeklieren fungeren als een soort biologische filters en zijn in staat om metastasen lange tijd bij zich te houden.

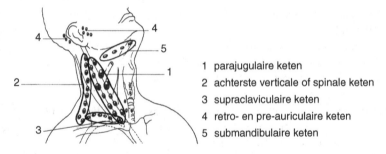

1 parajugulaire keten
2 achterste verticale of spinale keten
3 supraclaviculaire keten
4 retro- en pre-auriculaire keten
5 submandibulaire keten

■ **Figuur 15.12**   Verschillende lymfeklierketens van het diepe lymfedrainagesysteem in de rechter halshelft

■ **Lymfeklierketens**

Per halshelft wordt met betrekking tot de in serie geschakelde lymfeklieren van het diepe lymfedrainagesysteem een onderverdeling gemaakt in verschillende lymfeklierketens (zie ■ fig. 15.12).

— De lymfeklieren langs de vaatzenuwstreng (bestaande uit de a. carotis, de v. jugularis interna en de n. vagus) die deels verborgen liggen achter de m. sternocleidomastoideus, behoren tot de parajugulaire lymfeklierketen. Van craniaal naar caudaal bestaat deze belangrijkste lymfeklierketen uit hoogcervicale (subdigastrische/hoogjugulaire), midcervicale (midjugulaire) en laagcervicale (laagjugulaire) lymfeklieren, respectievelijk regio II, III en IV.

— De lymfeklieren die in de achterste halsdriehoek langs de n. accessorius en aan de voorzijde van de m. trapezius lopen, vormen de achterste verticale of spinale lymfeklierketen, regio V. Deze wordt laag in de hals verbonden met de jugulaire lymfeklierketen door de eveneens in de achterste halsdriehoek gelegen supraclaviculaire lymfeklieren van de onderste horizontale of supraclaviculaire lymfeklierketen (klieren van Virchow), waarlangs ook de ductus thoracicus draineert.

— Ten slotte vormen de retroauriculaire, de pre-auriculaire, de parotideale, de submandibulaire en de submentale lymfeklieren de submandibulaire lymfeklierketen.

— De overige lymfeklieren die in groeven in de hals liggen en niet tot een van de genoemde lymfeklierketens behoren, zijn de retroharyngeale, de prelaryngeale en de tracheo-oesofageale klieren.

Het belang van de voorgaande indeling in lymfeklierketens ligt in het feit dat de regionale lymfeklierketens het eerste opvangstation zijn bij een lymfogene metastasering van een tumor in het hoofd-halsgebied. Het patroon van die lymfekliermetastasering is daarbij sterk gerelateerd aan de lokalisatie van de primaire tumor. Zo zal bijvoorbeeld een supraglottische tumor via zijn eigen lymfebanen naar de jugulaire lymfeklierketen langs de v. jugularis interna metastaseren en zal een subglottische tumor naar prelaryngeale en paratracheale klieren metastaseren.

■ **Het opsporen van metastasen in de hals**

Of in de hals sprake is van lymfkliermetastasen of niet bepaalt samen met het stadiëren van de hals middels het TNM-classificatiesysteem de keuze tot een behandelplan ten aanzien van de hals.

Om bij een kleine tumor in de mond het risico van metastasen te voorkomen, kan voor een chirurgische behandeling van de hals voor twee opties worden gekozen:

1. een electieve halsklierdissectie regio I-III: voorheen was dit na het verwijderen van de tumor de standaardbehandeling met als doel het uit voorzorg verwijderen van occulte (klinisch niet detecteerbare) lymfkliermetastasen. Dit is een effectieve behandeling voor de patiënten die in de pathologie toch lymfekliermetastasen blijken te hebben (pN+). Echter, uit de histopathologie blijkt ook dat een groot deel van de patiënten (60-70 %) onnodig een halsklierdissectie, met bijbehorende iatrogene schade, heeft ondergaan;

2. een schildwachtklierprocedure of sentinelnodeprocedure: het voordeel van deze procedure is het beter opsporen van patiënten met lymfekliermetastase(n) (pN+) en het beperken van iatrogene schade bij patiënten zonder lymfekliermetastasen (pN0(sn)).

■ **Schildwachtklierprocedure of sentinelnodeprocedure**

Een nieuwe ontwikkeling is de schildwachtklier/poortwachterklierprocedure of sentinelnodeprocedure plaveiselcelcarcinomen (PCC) in de mondholte. De procedure wordt toegepast bij kleine (cT1-T2) mondholtecarcinomen waarbij klinisch geen aanwijzingen zijn voor lymfekliermetastasen (cN0) en er geen indicatie is voor reconstructie middels vrije lap. Circa 20-40 % van de patiënten met een klinisch cT1-2N0 mondholtecarcinoom blijkt toch lymfekliermetastasen te hebben als deze lymfeklieren verwijderd zijn en onderzocht voor pathologisch onderzoek (pN+/1-3), hoewel dit bij de diagnostische onderzoeken (MRI en/of CT-scan en echo met punctie) preoperatief niet is vastgesteld. Het niet behandelen van de hals is niet wenselijk, gezien de hoge kans op lymfekliermetastasen in de definitieve stadiëring/pathologie (pN+).

Het opsporen van deze sentinel nodes vindt plaats op de afdeling Nucleaire Geneeskunde voorafgaand aan de operatieve ingreep via een sentinelnodescintigrafie. Hierbij wordt een tracer gekoppeld aan een fluorescerende stof ingespoten rondom de mondholtetumor. Deze tracer gaat via de lymfebanen naar de halsklieren die het tumorgebied draineren en het meeste risico hebben om als eerste metastasen te bevatten. Uit onderzoek is gebleken dat sommige soorten kanker zich volgens een vast patroon eerst naar enkele lymfklieren metastaseren en van daaruit verder metastaseren. Dit is een voorwaarde voor het succesvol zijn van de sentinelnodeprocedure.

De schildwachtklier(en) word(en) voorafgaand aan de operatieve ingreep gemarkeerd met één of enkele kruisjes op de hals. De chirurg bekijkt voorafgaand aan de operatie, vaak samen met de nucleair geneeskundige, waar de schildwachtklier(en) precies gelokaliseerd zijn. Tijdens de operatie worden de schildwachtklier(en) opgespoord, verwijderd en verzonden voor pathologisch onderzoek. In de aankomende dagen worden deze klieren nagekeken door de patholoog op metastasen. Zo wordt voorkomen dat een halsklierdissectie regio I-III uni- of soms bilateraal moet plaatsvinden bij patiënten zonder lymfekliermetastasen (pN0), wat voor de patiënt belastend kan zijn.

Indien de schildwachtklier(en) wel uitzaaiingen tonen (pN+), dient in principe alsnog een halsklierdissectie plaats te vinden. Dit gebeurt momenteel op de korte termijn (één tot enkele weken na OK). Het streven is dat in de toekomst de schildwachtklieren peroperatief betrouwbaar beoordeeld kunnen worden, waarbij alleen in geval van lymfekliermetastase(n) (pN+) meteen een halsklierdissectie kan worden verricht.

De radioactieve stof die gebruikt wordt, is technetium-99 m-nanocolloïd gekoppeld aan een fluorescerende stof (indocyaninegroen – ICG). De lymfebanen transporteren deze stof en de schildwachtklier houdt deze vast. Vanwege de minimale hoeveelheid die gebruikt wordt, levert dit geen gevaar op. De meting voor radioactiviteit wordt uitgevoerd met de gammaprobe. De gammaprobe kan tijdens de operatie helpen met het opsporen van een schildwachtklier. Echter, rondom de tumor in de mond, de injectieplaats, bevindt zich ook nog radioactieve stof die het opsporen van schildwachtklieren kan verstoren. Dit is eveneens de reden waarom er bij mondholtecarcinomen uitgaand van de mondbodem een klierpakket van regio Ia en gedeeltelijk Ib (tot anterieure rand glandula submandibularis) wordt verwijderd.

Fluorescentiecamera

De fluorescentiebeeldvorming is gebaseerd op het aanstralen van het fluorescente contrastmiddel (ICG), dat vervolgens licht van een langere golflengte afgeeft. Deze beeldvorming gebeurt met een fluorescentiecamera, die het contrastmiddel (*tracer*) tijdens een operatie zichtbaar maakt. Nabij-infrarood (NIR) licht, met een golflengte van 700–900 nanometer, heeft voor deze toepassing een aantal voordelen: het licht is voor het menselijk oog onzichtbaar en de weefselabsorptie is laag. Hierdoor is de penetratiediepte groter dan die van zichtbaar licht. Op dit moment zijn er twee niet-specifieke nabij-infraroodfluorescente tracers: indocyaninegroen (ICG) en methyleenblauw. Daarnaast wordt gebruik gemaakt van fluoresceïne-isothiocyanaat (FITC), waarvan de golflengte buiten het nabij-infraroodspectrum valt.

Na subcutane of intraveneuze injectie van de tracer kunnen bijvoorbeeld lymfeklieren en bloedvaten tot 1 cm diep door overliggend weefsel heen gevisualiseerd worden. Wanneer men de fluorescente tracer aan een tumorspecifieke stof koppelt, zijn intraoperatief metastasen te detecteren.

De nieuwe generatie camera's (QMI® Spectrum fluorescentiecamera) combineert het fluorescentiebeeld met het standaard kleurenbeeld van het operatiegebied. De camera corrigeert voor lichtabsorptie en weerkaatsing van het weefsel om zo respectievelijk vals-negatieve als vals-positieve signalen te voorkomen. Op deze manier ziet de chirurg de fluorescerende weefselstructuur in relatie tot het omliggende weefsel op het beeldscherm en kan hij of zij op geleide van dit beeld opereren.

15.5.2 Soorten halsklierdissecties

Een halsklierdissectie kan als een zelfstandige operatie worden uitgevoerd. Bijvoorbeeld als halskliermetastasen manifest worden nadat de primaire tumor met goed resultaat is behandeld. Of in combinatie met de chirurgische benadering van de primaire tumor (bijvoorbeeld in combinatie met een laryngectomie of een commandoresectie) of na een schildwachtklierprocedure.

Mogelijk uit te voeren halsklierdissecties zijn:

- een schildwacht/poortwachterklierprocedure of sentinelnodeprocedure;
- een radicale halsklierdissectie (enkelzijdig of dubbelzijdig);
- een selectieve halsklierdissectie (supra-omohyoïdaal/lateraal/anterolateraal/posterolateraal);

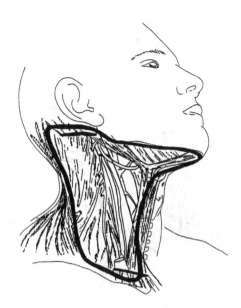

◘ Figuur 15.13   Een enkelzijdige radicale halsklierdissectie

— een gemodificeerde radicale halsklierdissectie;
— een uitgebreide radicale halsklierdissectie.

▪ Enkelzijdige radicale halsklierdissectie

Als alle halsklieren uitsluitend aan de homolaterale zijde van de primaire tumor verwijderd worden, dan is er sprake van een enkelzijdige radicale halsklierdissectie (zie ◘ fig. 15.13). Daarbij worden de lymfeklierregio's I tot en met V verwijderd (met uitzondering van de retro- en pre-auriculaire klieren van de bovenste horizontale lymfeklierketen, zie ◘ fig. 15.11 en 15.12), evenals de glandula submandibularis, een deel van de glandula parotis en de inhoud van alle halsfasciecompartimenten. De m. omohyoideus, de m. sternocleidomastoideus, de v. jugularis interna en externa, de n. accessorius en enkele takken van de plexus cervicalis worden hierbij meegenomen. De plexus cervicalis wordt gevormd door de bovenste vier ventrale takken van de eerste vier cervicale ruggenmergszenuwen (van C1-C4) en is verantwoordelijk voor de sensibiliteit van de huid en de motorische innervatie van enkele spieren in de hals. Afhankelijk van het soort halsklierdissectie (functioneel of radicaal) kunnen takken van de plexus cervicalis peroperatief door hun verloop niet altijd gespaard worden. Het peroperatief kunnen sparen van een groot deel van de plexus cervicalis brengt minder sensibiliteitsstoornissen met zich mee.

▪ Dubbelzijdige radicale halsklierdissectie

Bij een bilaterale lymfogene metastasering van de primaire tumor wordt vaak een dubbelzijdige radicale halsklierdissectie uitgevoerd. Om complicaties van stagnatie van de bloedafvoer (van met name de hersenen en het aangezicht) bij een tevens noodzakelijke bilaterale resectie van de v. jugularis te voorkomen, moet de dubbelzijdige radicale halsklierdissectie met een interval van ongeveer vier tot zes weken in twee tempi worden uitgevoerd. Dit geeft de v. vertebralis en andere collateralen, die normaal

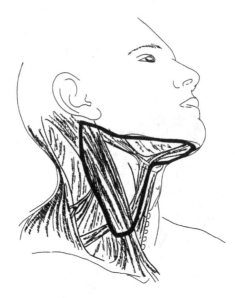

□ Figuur 15.14   Een halsklierdissectie regio 1 tot en met 3. Was supra-omohyoidale halsklierdissectie

gesproken maar een klein deel van de veneuze afvloed verzorgen, de gelegenheid om uiteindelijk de totale bloedafvoer over te nemen. Toch zullen complicaties als stuwing in de schedel en het aangezicht zeker in de eerste postoperatieve periode moeilijk te ondervangen zijn. Om die reden wordt de tweede ingreep voorafgegaan door een electieve tracheotomie. Preoperatieve stagering van de beide halshelften bepaalt welke halshelft als eerste wordt geopereerd.

- **Selectieve halsklierdissecties en gemodificeerde radicale halsklierdissecties**

De negatieve gevolgen van een radicale halsklierdissectie hebben geleid tot functiebesparende halsklierdissecties.

Daarbij kan een onderscheid worden gemaakt tussen selectieve halsklierdissecties en gemodificeerde radicale halsklierdissecties.

— Bij de selectieve halsklierdissectie worden niet alle lymfeklierregio's van de hals verwijderd. Voor deze benadering kan worden gekozen bij de aanwezigheid van een kleine palpabele lymfeklier in het hoofd-halsgebied of bij een primaire tumor zonder aantoonbare halskliermetastasen (een klinisch negatieve hals), maar met een zeer grote kans op niet direct waarneembare (occulte) metastasen. Deze (preventieve/ profylactische/electieve) halsklierdissectie zal zo conservatief mogelijk worden uitgevoerd, dat wil zeggen, in tegenstelling tot de radicale halsklierdissectie met behoud van de m. sternocleidomastoideus, de v. jugularis interna, de n. accessorius en de plexus cervicalis. Door het vet tussen de fascia colli superficialis, media en profunda zo goed mogelijk weg te halen, kunnen de lymfeklieren in het stroomgebied van de primaire tumor aan de homolaterale zijde worden verwijderd. De halsklierdissectie regio I tot en met III is de meest uitgevoerde selectieve halsklierdissectie (zie □ fig. 15.14). Wanneer de hals volgens het TNM-systeem als N0 wordt gestadieerd maar de kans op een verhoogd risico op occulte metastasen waarschijnlijk is, dan is

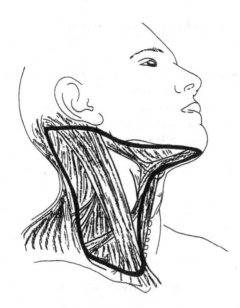

◘ Figuur 15.15   Een gemodificeerde radicale halsklierdissectie

een halsklierdissectie regio I tot en met III op zijn plaats, afhankelijk van de locatie van de tumor. Hierbij worden de lymfeklierregio's I tot en met III verwijderd (zie ◘ fig. 15.11). Dit geldt voor plaveiselcelcarcinoom in de mondholte. Voor parotistumoren worden regio IIa en soms III verwijderd.

— Bij een gemodificeerde radicale halsklierdissectie (zie ◘ fig. 15.15) worden alle lymfeklierregio's aan de homolaterale zijde van de primaire tumor uitgenomen. In tegenstelling tot bij de radicale halsklierdissectie worden daarbij, indien oncologisch verantwoord, de m. sternocleidomastoideus en/of de v. jugularis interna, de n. accessorius, de plexus cervicalis en de glandula submandibularis gespaard. Kort gezegd, als een of meer niet-lymfehoudende structuren worden gespaard, is sprake van een gemodificeerde radicale halsklierdissectie. Naast het feit dat de operatietechniek moeilijker is en meer tijd in beslag neemt, is er het nadeel dat occulte halskliermetastasen laagjugulair en langs de n. accessorius onontdekt kunnen blijven. Afhankelijk van de mogelijk te behouden structuren kent de gemodificeerde radicale halsklierdissectie tegenover de radicale halsklierdissectie enkele voordelen, zoals het uitblijven van het postoperatief schoudersyndroom (bij behoud van de plexus cervicalis, zie hierna: Postoperatieve fase en Langetermijncomplicaties), geen stuwing in de schedel en het aangezicht en de mogelijkheid tot een bilaterale resectie (bij behoud van de v. jugularis interna). Wanneer bij een gemodificeerde radicale halsklierdissectie niet-lymfatische structuren gespaard blijven, dan dient dat uitdrukkelijk te worden aangegeven.

■ **Uitgebreide radicale halsklierdissectie**

Bij deze halsklierdissectie wordt de procedure van de radicale halsklierdissectie uitgebreid met het uitnemen van nog extra omliggende lymfeklieren en/of structuren.

15.6   Uitvoering van de halsklierdissectie

De besluitvorming omtrent de chirurgische benadering van de lymfekliermetastasen in de hals is niet alleen afhankelijk van de lokalisatie van de lymfekliermetastasen, de grootte van de lymfeklier en de fixatie ervan met omliggende structuren (bijvoorbeeld de v. jugularis, de n. accessorius en de m. sternocleidomastoideus), maar ook van de lokalisatie, de grootte en de behandeling van de primaire tumor.

Tot een halsklierdissectie wordt besloten als één of meerdere metastasen in de hals met zekerheid zijn aangetoond of als, zoals eerder vermeld, er geen halskliermetastasen worden gevonden, maar vanwege de primaire tumor de kans op occulte metastasen groot wordt ingeschat.

- **Operatie-indicatie**

Metastasen in de lymfeklieren van de hals of een hoog risico op occulte metastasen.

- **Doel van de operatie**

Het radicaal verwijderen van lymfekliermetastasen in de hals.

15.6.1   Preoperatieve fase

Randapparatuur: diathermie (bipolair), zuigunit, zenuwmonitor.

- **Specifiek instrumentarium**
- chirurgisch basisinstrumentarium

- **Specifieke benodigdheden**
- bipolair
- subdermale naaldelektroden (bij gebruik van de zenuwmonitor)
- steriele monopolaire stimulatieprobe (bij gebruik van de zenuwmonitor)
- steriele markeringsstift
- warme spoelvloeistof (NaCl 0,9 %)
- ballonkatheter type Folley Ch 16
- Redon-drain Ch 10
- vacuümfles van 400 ml

- **Hechtmateriaal**
- onderbinden: oplosbare USP 3-0 en 0
- doorsteking: oplosbare USP 0 atraumatisch
- platysma en subcutis: oplosbare USP 3-0 atraumatisch
- halshuid: onoplosbare USP 4-0 of huidstaplers

- **Toestand van de patiënt bij ontvangst**

Een halsklierdissectie valt onder de geplande ingrepen en wordt als zodanig ingeroosterd in het reguliere operatieprogramma. De patiënt wordt op de dag zelf opgenomen, waarbij de algemene preoperatieve voorbereidingen gelden. De ingreep wordt onder algehele anesthesie uitgevoerd.

Soms is onzeker of er metastasen in de hals aanwezig zijn. Het is dan mogelijk om eerst een peroperatief vriescoupeonderzoek te verrichten van één of meerdere verdachte klieren. Indien de uitslag positief is (tenzij de uitslag lymfoom is), wordt de ingreep uitgebreid door een halsklierdissectie te verrichten. Het is echter gebruikelijk om in de preoperatieve fase met behulp van een echogeleide cytologische punctie of CT- of MRI-onderzoek dan wel met een schildwachtklierprocedure meer zekerheid over de hals te verkrijgen.

Voorafgaand aan de komst van de patiënt op de operatieafdeling is het goed om op de hoogte te zijn van de situatie waarin de patiënt zich bevindt, bijvoorbeeld of vanuit de primaire tumor sprake is van een reeds bewezen of nog te bewijzen metastasering van lymfeklieren in de hals. Daarmee kan begrip worden getoond voor de mogelijke angst en onzekerheid bij de patiënt over de vraag of de ingreep met betrekking tot de maligniteit wel voldoende radicaal kan worden uitgevoerd.

In verband met de duur van de ingreep wordt op de daarvoor gebruikelijke wijze door de omloop een ballonkatheter type Folley Ch 16 in de blaas aangebracht.

15.6.2 Peroperatieve fase

De hier beschreven halsklierdissectie betreft een enkelzijdige radicale halsklierdissectie met een Y-vormige incisie en wordt in de beschrijving van craniaal naar caudaal uitgevoerd (omgekeerd kan ook).

- **Incideren en vrijprepareren van de huidlap**

Met een steriele markeringsstift kan de plaats van de Y-incisie op de huid worden afgetekend. Met een mesje 10 worden vervolgens de huid, de subcutis en de platysma geïncideerd. Na hemostase met een bipolair pincet worden de wondranden met kleine scherpe haakjes type Senn-Miller opzijgehouden. Met een mesje 10 of met een prepareerschaar type Metzenbaum in combinatie met een atraumatisch pincet type De Bakey worden nu de wondranden in het verloop van de incisie verder vrijgeprepareerd. Dat wil zeggen: craniaalwaarts tot iets voorbij de rand van de mandibula, naar caudaal tot de clavicula, naar mediaal tot aan de larynx en naar lateraal tot aan de voorrand van de m. trapezius.

- **Het verwijderen van lymfeklieren uit de submandibulaire en submentale regio**

Om de submandibulaire en de submentale lymfeklieren met het omliggende vet en de glandula submandibularis te verwijderen, moet dat deel van de dissectie binnen de begrenzing liggen van het horizontale deel van de onderkaak (de ramus horizontalis mandibula) en de m. digastricus. Daarbij wordt op de rand van de mandibula de ramus marginalis mandibulae (een tak van de n. facialis) gelokaliseerd (eventueel met de zenuwstimulator) en vrijgelegd. De a. en v. facialis die haaks op de rand van de mandibula en door de glandula submandibularis lopen, worden vlak op de kaakrand op beide plaatsen onderbonden met USP 3-0 en doorgenomen. Indien oncologisch verantwoord worden de ramus marginalis mandibulae en de n. lingualis die zich achter de m. mylohyoideus in de bovenste-voorste halsdriehoek bevinden gespaard (zie ◘ fig. 12.5). De daar vlakbij gelegen n. hypoglossus (de XIIe hersenzenuw) wordt alvast gelokaliseerd.

- **Het vrijprepareren van lymfeklieren uit de jugulaire en achterste regio**

Door de voorrand van de m. trapezius en de diepe halsspieren te lokaliseren en de onderpool van de glandula parotis met de v. facialis posterior door te nemen met USP 3-0 (of naar craniaal weg te schuiven), kan de aanhechting van de m. sternocleidomastoideus bij het mastoïd worden bereikt en gekliefd. Op deze wijze is het mogelijk om het daarachter gelegen vet- en klierweefsel tot aan de achterste spierbuik (venter posterior) van de m. digastricus met een prepareerschaar af te prepareren. Door de v. jugularis interna en de n. accessorius (na identificatie van de n. vagus en de n. hypoglossus) beide ter hoogte van de schedelbasis respectievelijk te onderbinden met USP 0 en door te nemen, kunnen de jugulaire en achterste lymfeklierregio's met het vetweefsel langs de vaatzenuwstreng en de diepe halsspieren verder naar caudaal worden afgeprepareerd. Eenmaal ter hoogte van de clavicula worden de v. jugularis interna en externa onderbonden met USP 0 en doorgenomen en worden de m. omohyoideus en de m. sternocleidomastoideus vlak boven de clavicula diathermisch gekliefd.

Als de halsklierdissectie wordt gecombineerd met een totale laryngectomie, dan kan indien mogelijk door alleen de sternale aanhechting van de m. sternocleidomastoideus diathermisch door te nemen en de claviculaire lymfeklieren intact te laten, een postoperatief erg diep liggende, permanente tracheostoma mogelijk worden voorkomen.

- **Het vrijprepareren van de supraclaviculaire lymfeklieren**

Vervolgens kunnen de supraclaviculaire lymfeklieren van de onderste lymfeklierregio's samen met het vetweefsel van lateraal naar mediaal tot op de gelokaliseerde vaatzenuwstreng worden afgeprepareerd met een prepareerschaar type Metzenbaum in combinatie met een atraumatisch pincet type De Bakey. Door lateraal de fascia colli profunda te verwijderen, kunnen structuren zoals de n. phrenicus, de plexus brachialis en de relevante diepe halsspieren (de m. scalenus anterior en medius) beter zichtbaar worden gemaakt. In deze laatste fase van de halsklierdissectie dienen de n. phrenicus (als tak van de plexus cervicalis met zijn schuine verloop over de m. scalenus anterior), de plexus brachialis en (bij een dissectie links) de ductus thoracicus gelokaliseerd en gespaard te worden. De plexus brachialis (die wordt gevormd door de ventrale takken van de ruggenmergszenuwen C5 – Th1) loopt samen met de a. subclavia tussen de m. scalenus anterior en m. scalenus medius (de scalenuspoort) naar de onderste achterste halsdriehoek. Bij het uitruimen van die achterste halsdriehoek worden de a. en v. transversa colli als takken van de a. en v. subclavia onderbonden met USP 3-0 en doorgenomen. Voor het kunnen verwijderen van het gehele preparaat wordt de laatste dissectie langs de a. carotis interna tot aan de processus transversus van de atlas verricht. Het preparaat kan nu in zijn geheel worden verwijderd.

Het wondgebied wordt vervolgens gespoeld en gesloten.

- **Het sluiten**

Na een zorgvuldige hemostase met een bipolair pincet, het eventueel spoelen van het wondgebied met warme spoelvloeistof (NaCl 0,9 %) en het aanbrengen van een Redon-drain Ch 10 (onder het platysma van de huidlap) kan de incisie worden gesloten door het platysma en de subcutis te hechten met oplosbare USP 3-0 atraumatisch en de huid te sluiten met onoplosbare USP 4-0 atraumatisch of huidstaplers.

15.6.3 Postoperatieve fase

▪ **Verbinden**

Het wondgebied kan worden afgedekt met gaaskompressen, synthetische watten en een zwachtel of met Tegaderm, een zeer dun doorzichtig zelfklevend wondverband.

▪ **Toestand van de patiënt bij vertrek**

De patiënt zal met een waakinfuus, een blaaskatheter en een Redon-drain voor de postoperatieve zorg via de verkoeverkamer naar de verpleegafdeling worden gebracht, waar de algemene postoperatieve zorg wordt voortgezet. De opnameduur is ongeveer twee tot zeven dagen, afhankelijk van de drainproductie. De vacuümwonddrain wordt verwijderd als er bijna geen wondvocht meer uit de wond komt (minder dan 10 ml per 24 uur). Als het wondherstel naar wens verloopt, kunnen op de zevende dag na de operatie de huidhechtingen worden verwijderd bij de huisarts.

Ondanks de uitgebreidheid van een halsklierdissectie is de postoperatieve prognose voor de patiënt alleen dan gunstig als de regionale lymfeklieren in de hals werkelijk als een soort biologische filters hebben gefungeerd en in staat zijn geweest om metastasen lange tijd bij zich te houden. De prognose is ook afhankelijk van:

— het type maligniteit en de histologische gradering (maligniteitsgraad) van de metastatische halsklier;
— het aantal lymfekliermetastasen (solitair of multipel);
— de lokalisatie, de grootte en de mogelijke fixatie van de primaire tumor aan omliggende structuren.

Afhankelijk van de uitslag van het weefselonderzoek kan een aanvullende (chemo) radiotherapeutische behandeling nog noodzakelijk zijn. Het effect van de behandeling op de controle van de ziekte is pas na enige tijd te beoordelen, vandaar dat de patiënt tot minimaal vijf jaar na de operatie onder poliklinische controle blijft.

▪ **Kortetermijncomplicaties**

Hematoomvorming en een nabloeding zijn door het wegnemen van grote hoeveelheden weefsel in de hals complicaties die zich in de eerste postoperatieve periode kunnen voordoen. Door met de onderdruk van de Redon-drain de huid tegen het onderliggende weefsel aan te zuigen, wordt getracht die complicaties te voorkomen.

Ondanks de peroperatief genomen maatregelen (bijvoorbeeld de keuze van de incisie) is een matige tot slechte postoperatieve vascularisatie van de huid met het risico van wonddehiscentie niet geheel uit te sluiten. Het peroperatief spoelen kan voorkomen dat achtergebleven bloedstolsels een postoperatieve ontstekingsreactie veroorzaken.

Een andere, gelukkig zeldzame, complicatie is het ontstaan van een chyluslek. Dit komt met name aan de linkerzijde voor en ontstaat door een beschadiging van de ductus thoracicus. Het is belangrijk hier peroperatief reeds op te controleren. Bij chyluslekkage kan meestal volstaan worden met het verlagen van de chylproductie door dieetmaatregelen (het *medium-chain triglycerides*-dieet – MCT-dieet). Bij aanhoudende, hevige chyluslekkage moet de patiënt een exploratie van de hals ondergaan om het lek te herstellen.

■ **Langetermijncomplicaties**

Het wegnemen van de n. accessorius brengt een blijvende postoperatieve bewegingsbeperking van de schoudergordel met zich mee waarbij de arm veelal niet verder dan
horizontaal kan worden opgetild. Ook een krachtsvermindering van de arm en pijn
komen bij dit schoudersyndroom voor. Om dit te voorkomen, zal de meeste patiënten
worden geadviseerd om dagelijks een aantal specifieke oefeningen te doen, al of niet
begeleid door een fysiotherapeut van de Nederlandse Fysiotherapie Halsklierdissectie
Studiegroep (NFHSG). Wanneer het wegnemen van lymfeklieren en lymfebanen de
afvoer van lymfe van de wang en de kin belemmert, kan de fysiotherapeut lymfedrai-
nagetherapie toepassen.

15.7 Commandoresectie

De *COMbined MANDibular Operation* of commandoresectie is een oncologische operatie
in het hoofd-halsgebied die wordt verricht bij een maligne proces van de mondbodem-,
de tongbasis- of de tonsilregio. De operatie kan (afhankelijk van de lokalisatie van de
tumor) aan de kant van de tumor een resectie omvatten van halsklieren, een deel van de
tong en de tongbasis, de mondbodem, de tonsilregio en een deel van de mandibula.

15.7.1 Maligne tumoren van de mondholte

Maligne tumoren van de mondholte gaan in de meeste gevallen uit van het mondslijm-
vlies en betreffen dan een plaveiselcelcarcinoom. Deze worden mede door chronische
irritatie van langdurige en overmatige consumptie van tabak en alcohol veroorzaakt.
Het humane papillomavirus (HPV) speelt geen rol bij het mondholtecarcinoom,
maar speelt wel een rol bij oropharynxcarcinomen. Een voorkeursplaats (predilectie-
plaats) van een kwaadaardige tumor in de mondholte is de zijkant van de tong en de
mondbodem. Soms gaat dit type tumor uit van het wangslijmvlies, het tandvlees of het
harde en zachte gehemelte (palatum durum en palatum molle). Locaties in het achter
de mondholte gelegen deel van de keelholte (de oropharynx) kunnen de tongbasis, de
tonsil, het palatum molle en de oropharynxachterwand zijn. Deze tumoren komen met
name voor bij oudere patiënten met een gemiddelde leeftijd tussen de 55 en 65 jaar.
In geval van het oropharynxcarcinoom kan naast het roken en alcoholgebruik ook het
humaan papillomavirus een rol spelen. HPV-gerelateerde tumoren komen vaker op
jongere leeftijd voor en presenteren zich frequent met lymfekliermetastasen in de hals.

Een schrijnend feit is dat een beginnend en een zich in eerste instantie oppervlakkig
uitbreidend mondslijmvliescarcinoom (in de vorm van een zweertje of een submukeuze
zwelling) vrijwel geen klachten geeft. Daardoor kan een plekje op of een knobbeltje
onder het slijmvlies door de patiënt worden beschouwd als iets wat wel weer overgaat.
Op het moment dat klachten zoals pijn ontstaan en de patiënt zich meldt bij een arts,
kan het stadium van een ulcererende tumor met diepte-infiltratie in de omliggende
structuren en lymfatogene metastasering al zijn bereikt. Vandaar dat een niet binnen
twee weken genezend zweertje van het slijmvlies (een ulcus) of een submukeuze zwelling in de mondholte die zonder duidelijk aanwijsbare reden is ontstaan als maligne
moet worden beschouwd totdat het tegendeel is bewezen. Hierbij dient wel in ogen-
schouw te worden genomen of de patiënt tot de bovenomschreven risicogroep behoort.

Bij verwijzing naar een KNO-arts of een mond-, kaak- en aangezichtschirurg zal poliklinische diagnostiek bij verdenking van een tumor in de mond(-keel)holte bestaan uit een anamnese en een systematische en zeer nauwkeurige inspectie van de mond-keelholte met palpatie van de mondbodem, de tong, de wangen en de hals in verband met de mogelijk aanwezige metastasen.

Aanvullend onderzoek omtrent de lokalisatie en de uitbreiding van een tumor kan worden verkregen in de vorm van een overzichtsfoto van de gehele kaak (een orthopantomogram), een CT-scan en/of een MRI. Voor het lokaliseren van vergrote lymfeklieren kan een echo van de hals worden verricht met zo nodig een echogeleide punctie van verdachte halsklieren.

Uiteindelijk kunnen de zo verzamelde gegevens met betrekking tot de aard, de grootte, de lokalisatie en het stadium van de tumor en het al of niet aanwezig zijn van lymfekliermetastasen voldoende informatie opleveren voor het stellen van een definitieve diagnose en leiden tot een operatief behandelplan, mogelijk in de vorm van een commandoresectie. De oncologisch geschoolde KNO-arts en/of mond-, keel- en aangezichtschirurg zal bij het opstellen van het chirurgisch behandelplan streven naar een zo eenvoudig mogelijke reconstructie van het ontstane defect met een zo goed mogelijk herstel van de oorspronkelijke vorm en functie van de mondholte, het aangezicht en de kaken.

In het behandelplan wordt ook gestreefd naar het verkrijgen van een postoperatief goed herstel van de donorplaats en een goede kwaliteit van leven voor de patiënt. Wanneer één of meer gebitselementen bij een resectie verloren gaan, dan zal voor het eventueel plaatsen van een gebitsprothese of orale permucosale implantaten in een later stadium ook een prothetisch behandelplan moeten worden opgesteld. Dit prothetisch behandelplan kan mede bepalend zijn voor de wijze waarop een reconstructie wordt uitgevoerd.

Het opstellen van het behandelplan vindt plaats binnen een multidisciplinair team van specialisten en paramedici.

15.7.2 Fasen van een commandoresectie

Een commandoresectie kent in het operatief verloop verschillende fasen:
- een tracheotomie;
- een enkel- of dubbelzijdige halsklierdissectie;
- een mandibulaire split;
- eventueel een continuïteitsresectie van de mandibula of een marginale mandibularesectie;
- de resectie van de orale of pharyngeale tumor;
- het primair sluiten of reconstrueren van het intra-orale of pharyngeale defect;
- het overbruggen van het mandibuladefect;
- het sluiten van de huid.

Het team van verschillende snijdend specialisten uit de Werkgroep Hoofd-Hals Tumoren dat verantwoordelijk is voor het uitvoeren van een commandoresectie bestaat uit:
- een KNO-arts, voor het verrichten van de halsklierdissectie en de tracheotomie: het verwijderen van de primaire tumor kan in samenwerking met een plastische chirurg en/of een kaakchirurg worden verricht;
- een MKA-chirurg, voor het creëren van een goede toegankelijkheid voor het verwijderen van de tumor door middel van een kaaksplijting (kinsplit), de (partiële) resectie van de mandibula en de overbrugging van het mandibuladefect;
- een plastisch chirurg, voor het vrijprepareren van het transplantaat, de reconstructie en het sluiten van het intra-orale defect.

Bij een operatieve behandeling van een mondbodemtumor, die veelal gepaard gaat met tonginvasie en soms met mandibula-invasie, spelen voor het al dan niet sparen van een deel van de mandibula de lokalisatie en de uitbreiding van de mondbodemtumor ten opzichte van de mandibula een grote rol.
- Bij een afstand groter dan 1 cm tussen de tumor en de mandibula kan een mandibula sparende ingreep worden verricht in de vorm van een partiële mondbodemresectie. Voor een reconstructie van de mondbodem wordt vaak gebruikgemaakt van een vrije gevasculariseerde huidlap.
- Wanneer de afstand van de mondbodemtumor kleiner is en aantasting van de mandibula niet is aan te tonen, dan zal de tumor samen met periost van de mandibula met een ruime marge rond de geschatte begrenzing worden afgeschoven. Een peroperatief uitgevoerde vriescoupe van het resectiepreparaat bepaalt of de resectie voldoende radicaal is uitgevoerd. Heeft ingroei in de mandibula al plaatsgevonden, dan zal de tumor in combinatie met een deel van de mandibula moeten worden verwijderd (vandaar de benaming *combined mandibular operation*).

15.8 Uitvoering van een commandoresectie

- **Operatie-indicatie**

Een maligne tumor van de mondholte of oropharynx.

- **Doel van de operatie**

Het curatief verwijderen van een maligniteit in de mondholte.

15.8.1 Preoperatieve fase

- **Voorbereiding van de operatie**

Randapparatuur: diathermie, zuigunit, boorstandaard, zenuwmonitor.

- **Specifieke benodigdheden**
- gecuffde tracheacanules maat 6, 8 en 10
- steriele markeringsstift
- steriele beademingsslang met een y-stuk, een microbieel filter met een capnoslangetje voor de capnografie, een swivelconnector (een flexibel harmonicatussenstukje) en een 90° gehoekt opzetstukje voor op de tracheacanule

- bipolaire diathermie
- subdermale naaldelektroden (bij gebruik van de zenuwmonitor)
- steriele stimulatieprobe (bij gebruik van de zenuwmonitor)
- warme spoelvloeistof (NaCl 0,9 %)
- 20 ml spuit
- zuigslang
- ballonkatheter type Folley Ch 16
- Redon-drains Ch 10
- vacuümflessen van 400 ml

■ **Specifiek instrumentarium**
- chirurgisch basisinstrumentarium, soms aangeduid als halsbloknet of commandonet
- MKA-instrumentarium
- plastisch chirurgisch basisinstrumentarium
- boor- en zaaghandvat (oscillerend)
- oscillerende zaagbladen
- osteosynthese instrumentarium en implantaten (bij een kaakresectie)
- Brånemark®-implantaten op indicatie

■ **Hechtmateriaal**
- mucosa: oplosbare USP 4-0, atraumatisch
- subcutis: oplosbare USP 3-0, atraumatisch
- huid: onoplosbare USP 4-0, atraumatisch of huidstaplers
- huid (voor de kin): onoplosbare USP 5-0, atraumatisch
- lip: onoplosbare USP 6-0, atraumatisch
- fixeren van de tracheacanule: onoplosbare USP 3-0, atraumatisch

■ **Toestand van de patiënt bij ontvangst**
Een commandoresectie valt onder de geplande ingrepen en wordt als zodanig inge-roosterd in het reguliere operatieprogramma. De patiënt wordt op de dag voor de ingreep opgenomen, waarbij de algemene preoperatieve voorbereidingen gel-den en uitgebreide voorlichting wordt gegeven door een ervaren verpleegkundige. De ingreep wordt onder algehele anesthesie uitgevoerd, waarbij de patiënt in eerste instantie nasaal dan wel oraal wordt geïntubeerd en peroperatief na een tracheotomie via een trachacanule wordt beademd. De patiënt bevindt zich in een zeer moeilijke situatie en het is dan ook van groot belang om begrip te tonen voor zijn emoties.

Voorafgaand aan de ontvangst van de patiënt, maar ook peroperatief en kort post-operatief worden op de operatieafdeling in verband met de reconstructie enkele maat-regelen getroffen die ervoor zorgen dat de vascularisatie van een transplantaat of een weefseltranspositie niet door vasoconstrictie in gevaar komt:
- de kamertemperatuur verhogen naar 21 °C;
- de operatietafel voorzien van een siliconen warmtematras;
- uitsluitend warme (infuus)vloeistoffen toedienen;
- een vrijgeprepareerde lap zo veel mogelijk afdekken met warme vochtige gazen uit een warme fysiologische zoutoplossing;
- het per infuus goed blijven vullen van de patiënt: door de intraveneuze toediening van een hyperoncotische vloeistof zoals Rheomacrodex® wordt het plasmavolume ver-groot, wordt de microcirculatie verbeterd en wordt de bloeddruk op peil gehouden.

In verband met de postoperatieve sondevoeding brengt de anesthesioloog direct na de intubatie een neus-maagsonde in. Ook wordt in verband met de duur van de ingreep op de daarvoor gebruikelijke wijze door de omloop een ballonkatheter type Folley Ch 16 in de blaas aangebracht.

15.8.2 Peroperatieve fase

Deze beschrijving hierna gaat uit van een mondbodemtumor die zich heeft uitgebreid in de tong en de mandibula en waarbij de operatieve behandeling bestaat uit een commandoresectie met een enkelzijdige halsklierdissectie, een tracheotomie, een laterale continuïteitsresectie van de mandibula en het primair sluiten van het intra-orale defect.

Voor de reconstructie van een niet primair te sluiten intra-oraal defect volgt een peroperatieve beschrijving van een reconstructie met een vrij gevasculariseerd radialistransplantaat, een vrij gevasculariseerd dijbeentransplantaat, een vrij gevasculariseerd fibulatransplantaat en een vrij gevasculariseerd crista iliacatransplantaat.

De eerste fase van de commandoresectie die door de KNO-arts wordt verricht, kan worden begonnen met een halsklierdissectie en worden vervolgd door een tracheotomie of indien gewenst in een omgekeerde volgorde.

De halsklierdissectie bestaat uit het verwijderen van de glandula submandibularis en de aan de zijde van de tumor gelegen halsregio's regio I-III, op indicatie uit te breiden met regio IV of regio IV en V.

Indien pre- of peroperatief geen metastasen zijn aangetoond, wordt de halsklierdissectie beperkt tot een halsklierdissectie van regio I-III, een supra-omohyoïdale halsklierdissectie (zie ◙ fig. 15.14).

Indien er wel metastasen aanwezig zijn, zal doorgaans een (gemodificeerde) radicale halsklierdissectie worden verricht, vaak in continuïteit ('en bloc') met de primaire tumor (zie ◙ fig. 15.15).

Na het verrichten van de tracheotomie kan de patiënt via de tracheacanule op de steriele beademingsslang worden aangesloten, waarbij de nasale dan wel orale tube door de anesthesioloog kan worden verwijderd.

Voorafgaand aan de volgende fase van de commandoresectie (het vrijleggen en doornemen van de mandibula) wordt het extra afdekdoekje over de mond verwijderd en kan de mond-keelholte eventueel worden gedesinfecteerd met povidonjood of chloorhexidine kaakspoeling 0,2 %, afhankelijk van de voorkeur van de operateur.

De chirurg tekent vervolgens een zigzagincisie op de kin af. De zigzagincisie wordt, in het verlengde van de incisie van de halsklierdissectie, met een mesje 11 voor de huid, via de kin doorgetrokken naar de onderlip. Met een mesje 10 wordt de onderlip vervolgens tot op de mandibula gekliefd. Het periost van de kin wordt afgeschoven met een raspatorium type Williger of Joseph. Na een intra-orale slijmvliesincisie met een mesje 15 wordt het periost van de mandibula verder met een raspatorium afgeschoven. Ter voorbereiding van het later te overbruggen mandibuladefect (als gevolg van de laterale continuïteitsresectie van de mandibula, zie ◙ fig. 14.5b) kan de osteosyntheseplaat met behulp van een pasplaat (een mal) voorafgaand aan de mandibularesectie al op maat worden gemaakt en in de gewenste vorm worden gebogen. Na de voorbereiding van de schroefgaatjes en het bepalen van de juiste schroefjes (met boren en meten) worden na een proefplaatsing de plaat en de schroefjes tot aan de reconstructie zorgvuldig bewaard.

Met een oscillerende zaag met geïntegreerd irrigatiesysteem wordt nu onder voortdurend koelen met fysiologisch zout de laterale continuïteitsresectie van de mandibula uitgevoerd. Het verwijderen van de tumor (door de KNO-arts en/of MKA-chirurg) wordt zo door de resectie vergemakkelijkt.

Door nu met middellang instrumentarium de mondbodem te klieven en de mondbodemtumor met een ruime marge te omsnijden (soms met een deel van de tonsilregio, de tongbasis en de laterale tong), kan de intra-orale tumor 'en bloc' met het halsklierresectieblok worden verwijderd. Na een zorgvuldige hemostase, het spoelen van de mond-keelholte met warme spoelvloeistof (NaCl 0,9 %) en het tellen van de gazen en het instrumentarium kan de plastisch chirurg, de KNO-arts en/of MKA-chirurg voor de laatste fase van de ingreep overgaan tot de reconstructie van het defect.

Deze laatste fase van de ingreep, waarbij het intra-oraal defect primair wordt gesloten, bestaat uit:
- het primair subcutaan sluiten van het intra-orale defect, zo nodig met behulp van een vrije lap;
- het door de MKA-chirurg overbruggen van het mandibuladefect: hierbij wordt de eerder tijdens de ingreep voorbereide osteosynthese plaat definitief geplaatst en wordt de mucosa gesloten;
- het aanbrengen en fixeren van twee Redon-drains Ch 10 in de hals en het sluiten van de incisies, te weten van de kin en van het platysma, de subcutis en de huid van de hals;
- het fixeren van de tracheacanule aan de huid.

Voor de reconstructie van een niet primair te sluiten intra-oraal defect volgt een korte peroperatieve beschrijving van de excisie en reconstructie met enkele vrij gevasculariseerde autologe transplantaten. Voordat een transplantaat wordt afgenomen, dient, ten behoeve van een toekomstige microvasculaire anastomose met het transplantaat in het hoofd-halsgebied, de v. jugularis externa samen met de a. en v. facialis, de a. thyroidea superior en de a. carotis externa tijdens de eerste fase van de commandoresectie (de halsklierdissectie) te zijn geïdentificeerd, vrijgelegd en geteugeld.

- **Een radialistransplantaat**
De excisie
Voor het reconstrueren van weefseldefecten van de mondbodem, wang en delen van de tong kan er gebruik worden gemaakt van een vrij gevasculariseerd radialistransplantaat. In overeenstemming met de grootte van het weefseldefect wordt daarvoor een huideiland afgetekend aan de binnenzijde van de onderarm (de volaire zijde). Na het distaal incideren van de huid met een mesje 10 of 15 wordt in de subcutane laag aan de radiale zijde de v. cephalica antebrachii aangetroffen. Met een arterieklem type Crile wordt de vena afgeklemd, doorgenomen en onderbonden met oplosbare USP 3-0. Met het vervolgens incideren van de fascia antebrachii wordt de distale radiale vaatbundel zichtbaar. Deze vaatbundel, met de subfasciaal gelegen a. radialis en de begeleidende vv. radiales, kan met een arterieklem type Crile of een prepareerklem type Mixter worden afgeklemd, doorgenomen en onderbonden met oplosbare USP 3-0. De fasciocutane lap wordt vervolgens beginnend bij distaal en van ulnair naar radiaal verder vrijgeprepareerd met een prepareerschaar type Metzenbaum en een atraumatisch pincet type De Bakey. Afhankelijk van de voorkeur van de operateur

kan er ook voor worden gekozen de distale radiale vaatbundel en v. cephalica antebrachii eerst te teugelen, dan het transplantaat langs het verloop van de a. radialis richting proximaal vrij te prepareren en daarna de distale vaatsteel en v. cephalica antebrachii door te nemen. Om uitdroging van het transplantaat te voorkomen wordt het weefsel bedekt met vochtige gazen van fysiologisch zout (NaCl 0,9 %). Kleine veneuze bloedinkjes kunnen met microvasculaire clipjes worden geclipt, met bipolaire diathermie worden gecoaguleerd en/of met arterieklemmetjes type Halstead-Mosquito worden afgeklemd en met oplosbare USP 3-0 worden onderbonden. Zodra het radialistransplantaat naar wens is vrijgeprepareerd en de tumor is verwijderd kan de proximale vaatsteel op gelijke wijze als de distale vaatsteel worden afgeklemd, doorgenomen en onderbonden. Daarmee is het transplantaat los van de donorplaats. Om de kans op thrombusvorming te verkleinen wordt via een spoelnaald met olijftip de a. radialis met een heparine-oplossing gespoeld (1000 IE heparine op 500 ml NaCl 0,9 %).

Het sluiten van de donorplaats
De donorplaats kan, afhankelijk van de grootte van het defect in de onderarm, primair in lagen worden gesloten met oplosbare USP 3-0 atraumatisch en onoplosbare USP 5-0 atraumatisch voor de huid. Een niet primair te sluiten defect kan met een split-skin graft van het bovenbeen worden afgedekt.

De microvasculaire anastomosen
Met behulp van een operatiemicroscoop of een loep bril wordt een micro vasculaire anastomose gemaakt tussen de vaten in het transplantaat en de vaten in het defect van het hoofd-hals gebied. Op de receptorplaats betekent dat een microvasculaire anastomose tussen de v. cephalica antebrachii en de v. jugularis interna (end-to-side) of takken daarvan en daarnaast tussen enerzijds de a. en v. radialis en anderzijds de a. en v. facialis of de a. thyroidea superior. Daarbij kan er gebruik worden gemaakt van een onoplosbare USP 9-0 atraumatisch op een micronaaldvoerder type Reill met een microchirurgisch pincet.

Na controle van de vaatsteel op eventuele lekkage en controle op de capillaire refill van het transplantaat kan de mondbodem worden gereconstrueerd met oplosbare USP 3-0 atraumatisch. Met het achterlaten van twee Redon-drains in de hals kan er worden gesloten met oplosbare USP 3-0 atraumatisch en onoplosbare USP 4-0 atraumatisch voor de huid.

▪ Een anterolateraal dijbeentransplantaat
Voor het herstel van met name een groot wekedelendefecten in het hoofd-halsgebied (zoals bij een hemiglossectomie) kan het gebruik van een gevasculariseerd anterolateraal dijbeentransplantaat (*Anterolateral Thigh Flap* – ALT-flap) de voorkeur hebben boven een radialis lap. In overeenstemming met de grootte van het weefseldefect wordt daarvoor een huideiland op het bovenbeen afgetekend, op de lijn tussen de spina iliaca anterior superior en de laterale patella. Een goed gevasculariseerd transplantaat bevindt zich in het middelste een derde deel, ter hoogte van de afdalende tak

(ramus descendens) van de a. circumflexa femoris lateralis die door een opening in de fascia lata (de bindweefselplaat die de spieren van het bovenbeen omhult) vanuit de a. profunda femoris naar de oppervlakte komt. Deze fasciocutane lap met septocutane of musculocutane perforanten wordt van anterieur naar posterieur op gelijke wijze als de radialis lap geïncideerd en vrijgeprepareerd. Een operatiemicroscoop of een loepbril ondersteunt het secuur vrijprepareren van de perforanten die essentieel zijn voor de vascularisatie van de huidlap van het transplantaat. De perforanten bevinden zich ter hoogte van het bindweefselschot tussen twee laterale bovenbeensspieren, de m. vastus lateralis en de m. rectus femoris.

De uitvoering van het (zo mogelijk) primair sluiten van de donorplaats, het transplanteren van de perforatorlap, het aanleggen van de microvasculaire anastomosen en het sluiten van het hoofd-halsdefect is gelijk aan die van het radialistransplantaat.

- **Een vrij gevasculariseerd fibulatransplantaat**

Na een anterieure of laterale continuïteitsresectie van de onderkaak kan voor de reconstructie gebruik worden gemaakt van een bottransplantaat in de vorm van een vrij gevasculariseerd transplantaat van het kuitbeen, een fibulatransplantaat. Afhankelijk van de gewenste reconstructie (alleen bot of ook weke delen) kan een fibulatransplantaat uitsluitend uit bot bestaan (osseus) of een samengesteld bottransplantaat zijn van bot (spier) en huid (osteo(myo)cutaan).

Virtuele chirurgische planning met 3D geprinte mallen

Een huidige ontwikkeling op chirurgisch gebied voor de reconstructie bij kaaktumoren is een 3D-techniek waarbij de preoperatieve beeldvorming van CT-scan, MRI en eventueel een PET-scan worden gefuseerd. Daarna wordt op deze combinatie van beelden de tumor met speciale software ingetekend door een technisch geneeskundige. Vervolgens wordt in specifieke 3D-planningsoftware een 3D-model vervaardigd van zowel het kaakbot als de tumor. Op basis van deze 3D-informatie wordt in het hoofd-halsbehandelteam beslist waar de resectie moet plaatsvinden, inclusief voldoende vrije marge van kaakbot tot de tumor. Vervolgens wordt de virtuele resectie van de kaak uitgevoerd door de technisch geneeskundige. Op basis van de 3D-modellen van de geplande kaakresectie alsook de kaakreconstructie met fibulabot worden daarna zaag- en boormallen ontworpen. Deze mallen worden met een 3D-printer gemaakt uit een nylon kunststof. De kunststof zaagmallen worden vervolgens gesteriliseerd en op de operatiekamer door de hoofd-hals-/oncologisch chirurg toegepast bij de resectie van de tumor. Deze manier van werken heeft ertoe geleid dat dergelijke ingrepen sneller verlopen en dat de hoofd-hals/oncologisch chirurg met een grotere zekerheid de tumor uit/van het kaakbot kan wegnemen. Tevens kan bij de reconstructies de tijd dat het donorbot niet doorbloed wordt (ischemietijd) worden verkort. Dit kan de overlevingskansen van het transplantaat ten goede komen.

Het aftekenen van het transplantaat
Voor de afname van een vrij gevasculariseerd samengesteld fibulatransplantaat wordt in de lengte een ongeveer 8 tot 12 cm breed ellipsvormig huideiland op het onderbeen afgetekend. De locatie van het huideiland bevindt zich voor twee derde iets posterieur van de lijn tussen de fibulakop en de malleolus lateralis. Dit is ongeveer ter hoogte van de achterste rand van een te palperen en oppervlakkig gelegen laterale spier van het onderbeen (de m. peroneus longus) en ter hoogte van een posterolateraal bindweefselschot (het intermusculair septum of septum intermusculare posterius cruris). Daarmee komt het huideiland voor twee derde posterieur en voor een derde anterieur van het betreffende intermusculair septum te liggen, van waaruit perforerende vaattakjes richting de huidlap peroperatief goed zichtbaar zijn. Daarnaast worden op de huid de maximale grenzen van de beide osteotomieën aangegeven: proximaal tot 5 cm onder de fibulakop (in verband met de aanhechting van de kniebanden) en distaal tot 8 cm voor de laterale malleolus (voor de stabiliteit van de enkel).

Het vrijprepareren van het huidtransplantaat en de perforanten
Beginnend aan de dorsale zijde gaat de incisie van de huidlap met een mesje 10 of 15 door de huid, de subcutis en de fascia cruris tot op het posterolateraal bindweefselschot (het posterieur intermusculair septum of septum intermusculare posterius cruris). Dit posterieur intermusculair septum ligt tussen een oppervlakkig gelegen dorsale spier van het onderbeen (de scholspier of m. soleus) en een oppervlakkig gelegen laterale kuitspier van het onderbeen (de m. peroneus longus). Met het incideren van de fascia cruris komt de m. soleus vrij te liggen, die in een later stadium van de ingreep nog verder wordt benaderd.

Voor het spreiden van de wondranden kan gebruik worden gemaakt van stompe wondhaken type Middeldorf. Vaattakjes (perforanten) die vanuit een spier via het posterieur gelegen intermusculair septum tot in de huid doordringen (septocutane, musculocutane dan wel septomusculocutane perforanten), zijn nu goed zichtbaar en van belang voor de vitaliteit van het huidtransplantaat. Deze perforanten, afkomstig van de peroneale vaatsteel, lopen via de m. flexor hallucis longus (caudaal) en/of via de m. soleus (craniaal). Bij gemis aan caudale musculocutane perforanten van de m. flexor hallucis longus zijn de craniale musculocutane perforanten van de m. soleus soms de enige perforanten in het huideiland. Deze perforanten lopen veelal rechtstreeks via de m. soleus naar de a. peronea (a. fibularis), een aftakking van de a. tibialis posterior. Het komt ook voor dat die perforanten samen met andere perforanten via de m. soleus hoog in het onderbeen uitkomen, soms ter hoogte van de a. poplitea. Daarom moeten alle perforanten aan de posterieure zijde secuur en zo nodig door een spier heen tot aan de oorsprong gevolgd en vrijgeprepareerd worden om de huidlap vitaal te houden. Daarbij kan gebruik worden gemaakt van een prepareerschaar type Metzenbaum en een atraumatisch pincet type De Bakey. Kleine intramusculaire zijtakjes van de perforanten kunnen worden geclipt met microvasculaire clips of geligeerd met oplosbare USP 3-0. Aan de craniaal zijde van het te reseceren deel wordt het al eerder geïdentificeerde posterolateraal intermusculair septum met een mesje 10 doorgenomen. Vervolgens kan met een prepareerschaar type Metzenbaum de eerder vrijgelegde m. soleus samen met de m. flexor hallucis longus over het te reseceren deel van de fibula worden vrijgeprepareerd, waarbij de vaatsteel (a. en v. peronea) in acht wordt genomen. Voor de bloedvoorziening van het te reseceren deel van het bottransplantaat is het belangrijk dat daarbij het periost intact blijft.

De incisie van de huid, de subcutis en de fascia cruris kan nu aan de anterieure zijde van het huidtransplantaat worden voortgezet tot op het anterolateraal bindweefselschot (het anterieur intermusculair septum of septum intermusculare anterius cruris). Met het incideren van de fascia cruris komt de m. peroneus vrij te liggen. Eventueel aanwezige anterieure zijtakken van de al vrijgeprepareerde dorsale perforanten worden zorgvuldig geclipt of geligeerd.

Met een mesje 10 wordt het anterieur intermusculair septum doorgenomen. Vervolgens kunnen enkele voorste onderbeenspieren (waaronder de m. peroneus samen met de m. extensor hallucis longus en digitorum longus) met een prepareerschaar type Metzenbaum over het te reseceren deel van de fibula worden vrijgeprepareerd, waarbij de nabijgelegen vaat-zenuwsteel (bestaande uit de a. en v. tibialis anterior en de n. peroneus profundus) in acht wordt genomen. Ook hier is het van belang dat het periost van de fibula intact blijft.

Het vrijprepareren van het bottransplantaat
Zodra het bindweefselvlies tussen de tibia en de fibula wordt bereikt (het membrana interossa cruris), kan de osteotomie van de fibula plaatsvinden. Voor het beperkt afschuiven van het periost op de plaats van de twee uit te voeren osteotomieën kan een licht gebogen raspatorium worden gebruikt. Om een nabijgelegen vaatsteel tijdens het zagen te beschermen, kunnen de wondhaken type Middeldorf worden vervangen door wondhaken type Langenbeck. Met het in situ laten van de fibulakop (voor de aanhechting van de kniebanden) en de malleolus lateralis (voor de stabiliteit van de enkel) wordt het gewenste deel van de fibulaschacht zowel proximaal als distaal met een oscillerende zaag doorgenomen. Het nu vrije bottransplantaat kan vanuit het distale resectievlak met een eentandshaak in exorotatie worden gebracht, zodat het mediaan gelegen membrana interossa cruris met een mesje 10 kan worden doorgenomen voor het verder vrijleggen van het transplantaat.

De nu bereikte fascie van het diepe posterieure compartiment van het onderbeen wordt met een mesje 10 aan de posterieure zijde geopend, aan de kant van de m. flexor hallucis longus. Deze distale benadering geeft met behulp van een prepareerschaar type Metzenbaum een goede toegang tot het verder vrijprepareren van de m. flexor hallucis longus, de vaatsteel van de a. en v. peronea en de m. tibialis posterior. Om de kwaliteit van de vascularisatie van het periost van de fibula te verhogen kan van de m. tibialis posterior een soort spiermanchet van 0,5–1 cm om het distale deel van de fibula worden achtergelaten. De m. flexor hallucis longus kan voor een weke delen reconstructie in het transplantaat over de gehele afstand van het fibulatransplantaat worden meegenomen.

De vaatsteel kan, afhankelijk van de gewenste lengte van de a. en vena peronea, op twee verschillende locaties worden doorgenomen: daar in het craniale deel van het onderbeen waar de a. peronea vanaf de fibula naar mediaan wijkt of verderop op de bifurcatie met de a. tibialis posterior. Intramusculaire zijtakjes die op weg naar de bifurcatie worden aangetroffen, kunnen worden geclipt met microvasculaire clips of geligeerd met oplosbare USP 3-0. De a. en v. peronea worden uiteindelijk met arterieklemmetjes type Halstead-Mosquito afgeklemd, met oplosbare USP 3-0 onderbonden en vervolgens doorgenomen. Het gehele transplantaat kan nu worden uitgenomen.

Het sluiten van de donorplaats
Het primair sluiten van de donorplaats kan worden uitgevoerd met oplosbare USP 2-0 atraumatisch voor de subcutis en onoplosbare USP 3-0 atraumatisch voor de huid. Een niet primair te sluiten huiddefect van de donorplaats kan op zijn beurt worden afgedekt met een split-skingraft van het bovenbeen.

De microvasculaire anastomosen
De microvasculaire anastomosen tussen enerzijds de a. en v. peronea in het transplantaat en anderzijds de a. thyroidea superior en de takken van de v. jugularis interna in het hoofd-halsdefect zorgen voor directe vascularisatie van het transplantaat. Met osteosynthesemateriaal wordt het bottransplantaat op de receptorplaats geïmplanteerd. Voor de reconstructie van weke delen en huid kan respectievelijk gebruik worden gemaakt van oplosbare USP 3-0 atraumatisch en onoplosbare USP 4-0 atraumatisch.

Zie voor het sluiten van de donorplaats en de microvasculaire anastomosen ook de beschrijving van het radialistransplantaat.

- **Een vrij gevasculariseerd crista iliacatransplantaat (DCIA-lap)**

Het aftekenen van het transplantaat
Voor de afname van een vrij gevasculariseerd osteomyocutaan transplantaat van de darmbeenkam (crista iliaca) wordt eerst de plaats van de incisie afgetekend. De af te tekenen lijn loopt ongeveer een vingerbreedte boven en parallel aan de vaste bindweefselstrook van de lies (het ligamentum inguinale) en strekt zich uit van de beenknobbel van het schaambeen (het tuberculum pubicum ossis pubis) tot aan het uitsteeksel aan het voorste eind van de crista iliaca (de spina iliaca anterior superior). Vanaf de spina zet de lijn zich voort met een afstand van 2–2,5 cm langs de mediane zijde van de crista iliaca tot aan de onderste rib. Voor het verkrijgen van een huideiland wordt in overeenstemming met de grootte van het weefseldefect over de crista iliaca een ellipsvormig huideiland afgetekend over zowel een deel van de buikspieren (musculi abdominis) als een deel van de grote bilspier (m. gluteus maximus). Het huideiland kan daarbij een afmeting hebben van 10 × 25 cm, waarbij de donorplaats nog steeds primair kan worden gesloten.

De incisie
De incisie van de huid en de subcutis met een mesje 10 volgt de reeds afgetekende incisielijn langs de mediane zijde van de crista iliaca. Voor het spreiden van de wondranden kan gebruik worden gemaakt van een vier- of zestands scherpe wondhaak type Volkmann.

Het vrijprepareren van de donorplaats
Na het vervolgens inciseren van de fascie van de buitenste schuine buikspier (de m. obliquus externus abdominis) worden de verschillende spierlagen van de buikwand tot aan de onderliggende bindweefselplaat (de fascia tranversalis) stomp gekliefd met een prepareerschaar type Metzenbaum en een atraumatisch pincet type De Bakey. De scherpe wondhaken type Volkmann worden daarbij vervangen door bijvoorbeeld stompe wondhaken type Middeldorf of Langenbeck en/of een wondspreider type Adson. Ten behoeve van het transplantaat wordt vervolgens de binnenste schuine buikspier (de m. obliquus internus abdominis) samen met het ligamentum inguinale aan de kant van de crista iliaca vrijgeprepareerd en doorgenomen, evenals de a. circumflexa iliaca profunda ter

hoogte van de a. iliaca externa. De stijgende tak in de m. obliquus internus abdominis van de a. circumflexa iliaca profunda wordt tot de oorsprong vervolgd en eveneens in het transplantaat betrokken. Na het doornemen van de dwarse buikspier (de m. transversus abdominis) kunnen de nabijgelegen a. en vv. iliolumbalis (zijtakken van de a. en vv. iliaca externa) tijdens de dissectie zonder extra moeite worden meegenomen en als een alternatieve vaatsteel dienen.

De osteotomie

Wanneer vervolgens het os ilium eveneens van de heupbeenspier (m. iliacus) is vrijgelegd, kan de osteotomie worden uitgevoerd met een licht gebogen osteotoom en/of een oscillerende zaag, posterieur van de crista iliaca anterior superior. Afhankelijk van de wens kan het bottransplantaat, met een lengte tot ongeveer 15 cm, bestaan uit de crista iliaca met naar beneden toe zowel een laterale als een mediane cortex (tricorticaal, *full thickness*) of uit de beenkam met naar beneden toe alleen de mediane cortex (bicorticaal). In het belang van de vitaliteit van het transplantaat wordt met het definitief losmaken van het bottransplantaat gewacht tot de acceptorplaats in het hoofd-halsgebied klaar is voor ontvangst.

Het sluiten van de donorplaats

Na de uitname van het transplantaat kunnen de osteotomievlakken worden afgedekt met een wond afsluitend materiaal in de vorm van beenwas of gelatinesponsjes. Een niet resorbeerbare kunststofmat van gebreide monofyle polypropyleendraden kan preperitoneaal ter versteviging van de achterwand met een onoplosbare USP 2-0 atraumatisch worden ingehecht. Na het achterlaten van een wonddrain wordt de spierlaag van m. transversus abdominis en m. obliquus externus abdominis voortlopend gesloten met oplosbare USP 1 atraumatisch. De huid kan met huidstaplers worden gehecht.

Het sluiten van het defect en de microvasculaire anastomosen

Met osteosynthesemateriaal wordt het op maat gezaagde bottransplantaat in het defect van de maxilla of de mandibula gefixeerd. Voor de intra-orale reconstructie van weke delen wordt de m. obliquus abdominus ingehecht met oplosbare USP 4-0 of 3-0 atraumatisch. Een onoplosbare USP 9-0 atraumatisch kan worden gebruikt voor de microvasculaire *end-to-end* anastomose tussen enerzijds de a. circumflexa iliaca profunda uit het transplantaat en anderzijds de a. facialis in het hoofd-halsdefect. Een microvasculaire end-to-side anastomose tussen de v. circumflexa iliaca profunda en de v. facialis zorgt voor de veneuze afvloed. Zie voor verdere details ook de beschrijving van het radialistransplantaat.

15.8.3 Postoperatieve fase

- **Verbinden**

Om drukplekken te voorkomen, wordt onder de tracheacanule een metaline gaaskompres geplaatst. Hechtingen zorgen voor de fixatie van de tracheacanule (en/of een veter- of klittenbandje rond de hals). Voor het aanbrengen van een licht drukkend verband om de hals kunnen gaaskompressen of synthetische watten en een licht elastische zwachtel worden gebruikt.

Indien een groot intra-oraal defect niet primair kan worden gesloten, dient de donorplaats (thorax, arm, been of heup) ook afgedekt te worden met gazen, synthetische watten en een crêpe- of tricotzwachtel. De donorplaats van een Thiersch-graft wordt eerst ruim bedekt met Kaltostat®. Een donorarm of -been zal gespalkt worden.

▪ Toestand van de patiënt bij vertrek

De patiënt zal met een waakinfuus, een blaaskatheter, twee Redon-drains, een neus-maagsonde en een tracheacanule voor de postoperatieve zorg voor één of meer dagen naar de intensive care worden gebracht. Na het verblijf op de intensive care wordt de postoperatieve zorg op de verpleegafdeling voortgezet. Deze zorg bestaat voornamelijk uit een goede verzorging van de tracheostoma. Totdat na 1–2 weken de tracheocutane fistel gesloten kan worden, is de patiënt voor de communicatie aangewezen op pen en papier of tablet. De opnameduur op de verpleegafdeling is ongeveer twintig dagen. Afhankelijk van de uitgebreidheid van de operatie, de wondgenezing en de mate van revalidatie kan na een periode van 5–10 dagen de maagsonde worden verwijderd en kan er worden gestart met orale voeding (eerst vloeibaar, al vrij snel opbouwend tot normaal). De Redon-drains worden verwijderd als er bijna geen wondvocht meer uit de wond komt (minder dan 10–20 ml per 24 uur). Rond de tiende dag na de operatie kunnen de hechtingen worden verwijderd.

Naast een professionele medische nazorg van de arts en de verpleegkundige zijn ook psychische, sociale en maatschappelijke zorg voor de patiënt en zijn familie van groot belang voor een goede revalidatie.

▪ Kortetermijncomplicaties

Een nabloeding en hematoomvorming zijn door het wegnemen van grote hoeveelheden weefsel in het hoofd-halsgebied mogelijke complicaties die zich in de eerste postoperatieve periode kunnen voordoen. Door met de onderdruk van de Redon-drains de huid tegen het onderliggende weefsel aan te zuigen, wordt samen met de lichte druk van buitenaf door het verband getracht die complicaties te voorkomen. Een hematoom kan immers te veel spanning op de wond veroorzaken, waardoor de vascularisatie van het wondgebied in gevaar kan komen. Daarnaast kan een wondinfectie necrose tot gevolg hebben. De postoperatieve oedeemvorming in de mond-keelholte die benauwdheid tot gevolg kan hebben, wordt ondervangen door de peroperatief aangebrachte (tijdelijke) tracheostoma.

Een te groot intra-oraal defect van de mondbodem dat niet primair maar met bijvoorbeeld een PM-lap of een vrij gevasculariseerd transplantaat moet worden gesloten, kent eigen complicaties zoals necrose van de huidlap door trombose of vaatspasmen, veneuze stuwing door een getordeerde vaatsteel of te veel spanning op de huidlap door het te strak inhechten.

▪ Langetermijncomplicaties

De laterale continuïteitsresectie van de mandibula kan enige tijd kauwproblemen geven. Daarnaast kan de verminderde mobiliteit van de tong spraak en/of slikproblemen geven. Een goede postoperatieve begeleiding door een logopedist is ten aanzien van deze problemen zeer belangrijk voor een goede revalidatie.

Endoscopieën bij de KNO

Inhoud

Inleiding

© Bohn Stafleu van Loghum is een imprint van Springer Media B.V., onderdeel van Springer Nature 2020
H. Mulder en E. Albers, *Keel-, neus- en oorchirurgie*, Operatieve zorg en technieken,
https://doi.org/10.1007/978-90-368-2297-8_16

In dit deel worden zowel de diagnostische als de therapeutische endoscopische verrichtingen van het strottenhoofd (de larynx), de onderste luchtwegen (de trachea en bronchusboom) en de slokdarm (de oesophagus) behandeld.

Naast de in dit deel beschreven endoscopieën betreft het specialisme van de KNO onder meer de otoscopie (het poliklinisch bekijken van de uitwendige gehoorgang en het trommelvlies), de nasopharyngoscopie (het bekijken van de neus-keelholte), de laryngotracheobronchoscopie (het bekijken van het strottenhoofd, de luchtpijp en de twee hoofdvertakkingen van de luchtpijp), de antro- of sinusscopie (het bekijken van de neusbijholten), de totoscopie of panendoscopie (het bekijken van de nasopharynx, de oropharynx, de hypopharynx, de larynx, de trachea, de bronchus, de proximale oesophagus, de neusholten en de neusbijholten).

Met de huidige video-endoscopie zijn poliklinisch (op indicatie) de trachea en de hoofdbronchi goed te zien, evenals de oesophagus (met beduidend minder risico op perforatie). Daarnaast is er dankzij de meer gedetailleerde beeldvorming geen indicatie meer voor het uitvoeren van een (sub)totoscopie.

Tevens kan weefsel voor histopathologisch onderzoek worden afgenomen.

Zoals voor elk diagnostisch onderzoek geldt ook voor endoscopisch onderzoek dat de uitvoering systematisch en met een goede kennis van de normale anatomische structuren moet worden verricht.

In het dagelijks spraakgebruik worden de termen 'scopie' en 'scoop' op de operatieafdeling regelmatig door elkaar gebruikt. Eigenlijk zijn beide termen in de medische terminologie achtervoegsels in een woordsamenstelling. Daarbij heeft 'scopie' betrekking op het bekijken (het inspecteren) en 'scoop' op het instrument waarmee iets kan worden bekeken.

16.1 Algemene richtlijnen voor endoscopieën bij de KNO

Een endoscopie is het inwendig bekijken (inspecteren) van een hol orgaan.

De daarbij gebruikte endoscoop is het instrument waarmee in een holte of een hol orgaan kan worden gekeken, bijvoorbeeld een starre holle buis of een starre of flexibele optiek. Een externe lichtbron (een lichtkastje) zorgt daarbij via een lichtkabel die ook op de endoscoop is aangesloten voor voldoende licht, waardoor een helder beeld wordt verkregen. De verlichting bij starre endoscopen wordt niet meer zoals voorheen door weerkaatsing van de lichtbron op een prisma naar het proximale uiteinde van de endoscoop getransporteerd (bijvoorbeeld bij de vroegere laryngoscoop type Hasslinger), maar met een lichtdrager op de endoscoop naar het distale uiteinde getransporteerd (bijvoorbeeld bij een laryngoscoop type Chevalier-Jackson). De tegenwoordig gebruikte distale belichting vereenvoudigt het gebruik van instrumentarium en optieken.

De camera/videotoren, samengesteld uit een camera, camera-unit, lichtbron, beeldscherm en opnameapparatuur, is onmisbaar voor deze ingrepen. Via de camera/videotoren met opnameapparatuur kunnen de beelden via een centraal systeem, bijvoorbeeld Clinical Assistant®, in het EPD van de patiënt opgeslagen worden.

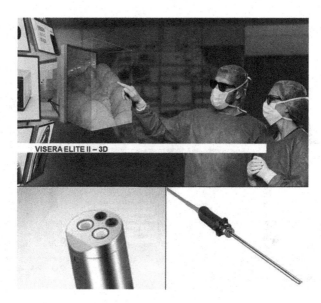

▣ Figuur 16.1   Olympus®-monitor en 3D EndoEye 30°-optiek

De 3D-camera (Olympus®, Pentax®) kan worden gebruikt om goede beeldvorming te verkrijgen.

3D-camera
Het begrip 3D of driedimensionaal duidt aan dat iets drie meetkundige dimensies heeft: diepte, breedte en hoogte. Wij gebruiken deze drie dimensies om afstand in te schatten.
De aanduiding 3D wordt meestal gebruikt om aan te geven dat iets als ruimtelijk kan worden waargenomen, zoals op een 3D-foto of in een 3D-film. Hierbij wordt van 2D-beeld een 3D-interpretatie gemaakt.
De 3D-techniek die in medische apparatuur van Olympus® wordt toegepast, maakt altijd gebruik van twee verschillende beelden. In de tip bevinden zich twee lenzen die twee net iets van elkaar verschillende beelden doorsturen (zie ▣ fig. 16.1). Deze twee verschillende beelden worden om en om, *line-by-line*, weergegeven op een monitor. Met behulp van een trucje, een 3D-bril, kan daarmee de indruk worden gewekt dat het beeld dat we op de monitor zien driedimensionaal is.

Ook zijn er tegenwoordig veel mogelijkheden voor andere technieken om diagnostiek te plegen, bijvoorbeeld met chromo-endoscopie (NBI van Olympus® of I-scan van Pentax®).

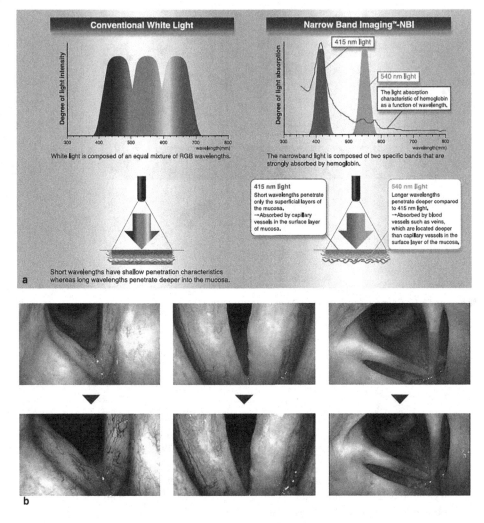

Figuur 16.2   NBI-grafiek en -beelden

Chromo-endoscopie

Chromo-endoscopie is het kleuren van weefsel tijdens een endoscopische procedure (zie ◼ fig. 16.3). Het doel hiervan is om vlakke, minder opvallende laesies beter zichtbaar te maken. Hierbij wordt gebruikgemaakt van kleuring. Naast de originele kleuring wordt tegenwoordig meer en meer gebruikgemaakt van digitale chromo-endoscopie, waarbij kleurenfilters optisch en virtueel worden toegepast:

- optisch (bijvoorbeeld NBI – *Narrow Band Imaging* – van Olympus®): NBI is een technologie waarmee bloedvaatjes en andere structuren in het mucosa beter zichtbaar worden (zie ◼ fig. 16.2). Daarbij wordt uitsluitend gebruikgemaakt van blauw en groen licht met een korte golflengte. Zowel blauw als groen licht wordt sterk geabsorbeerd door hemoglobine in het bloed en dringt maar voor een klein gedeelte door in het weefsel. Het vasculaire patroon wordt hierdoor met groter

contrast in kaart gebracht. Het NBI-licht geeft vaten als donkere structuren weer, terwijl normaal mucosa heel licht weergegeven wordt. Direct onder de mucosa (korte golflengte, 415 nm) kleurt een bloedvat bruinig, iets dieper in het weefsel (540 nm) kleurt het groen-turkoois.
Door deze heldere visualisatie van de vatenstructuur is het mogelijk om een onderscheid te maken tussen een ontsteking en pathologische vascularisatie (doorbloeding). Deze optische lichttechniek heeft een duidelijke meerwaarde laten zien in de diagnostiek en behandeling van het larynxcarcinoom. Daarnaast zijn en komen er steeds meer studies naar de meerwaarde van NBI bij benigne afwijkingen;

- virtueel (bijvoorbeeld I-scan van Pentax®): de I-scan is gebaseerd op het bewerken van de endoscopische beelden om zodoende het contrast in die beelden sterk te verbeteren. Er zijn drie digitale technieken (algoritmes) in de I-scan verwerkt, waardoor laesies, vasculaire structuren en mucosa beter zichtbaar zijn:
  - *surface enhancement*: maakt het beeld scherper;
  - *contrast enhancement*: maakt het contrast groter;
  - *tone enhancement*: versterkt de kleurschakering (◘ fig. 16.3).

Afhankelijk van het endoscopisch te inspecteren orgaan, bijvoorbeeld de larynx, de bronchus of de oesophagus, is respectievelijk sprake van een laryngoscopie, een bronchoscopie of een oesofagoscopie. Voor deze benaderingen wordt respectievelijk gebruikgemaakt van een speciaal ontwikkelde laryngoscoop, bronchoscoop of oesofagoscoop met daaraan gerelateerd speciaal ontwikkeld instrumentarium.

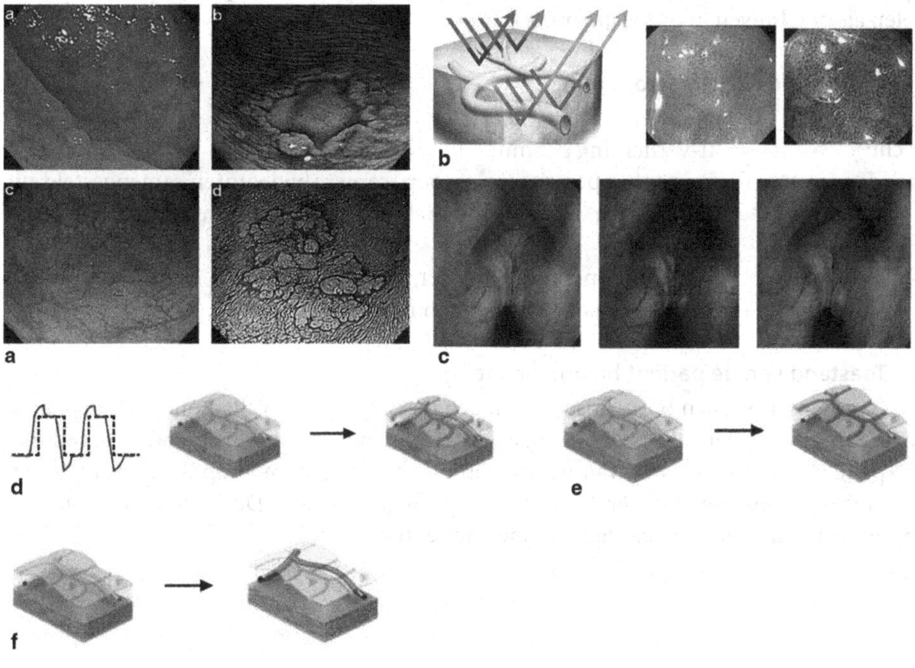

◘ **Figuur 16.3** (a–f) Chromo-endoscopiebeelden

Het voordeel van een endoscopische benadering is de minimaal invasieve techniek die met de ingreep gepaard gaat. De holle organen worden immers via een reeds bestaande lichaamsopening bereikt (de mond), waarbij de huid of het slijmvlies niet hoeft te worden gepasseerd. Daarnaast kan de KNO-arts verder en gedetailleerder kijken dan met het blote oog en de kijkrichting variëren van 0° tot 180° (afhankelijk van het soort endoscoop en het soort optiek).

Bij endoscopieën wordt onderscheid gemaakt tussen:

- een diagnostische scopie;
- een therapeutische scopie.

Een *diagnostische scopie* wordt uitgevoerd om aan de hand van een systematische inspectie de oorzaak van de klacht te achterhalen en zo nodig met lokale verdoving kleine stukjes weefsel uit te nemen voor histopathologisch onderzoek (proefexcisies/biopten). Een diagnostische scopie kan zowel poliklinisch als klinisch worden uitgevoerd en met een starre en/of een flexibele scoop.

Een *therapeutische scopie* is vooral gericht op het endoscopisch verrichten van kleine ingrepen, zoals het verwijderen van een stembandknobbeltje of een poliep, waarbij het primaire doel het verhelpen van de klacht is. Een therapeutische scopie wordt voornamelijk op de operatieafdeling onder algehele anesthesie verricht, maar kan ook poliklinisch onder lokale anesthesie plaatsvinden.

16.1.1 Preoperatieve aandachtspunten

Voor de laryngo-, broncho- en oesofagoscopieën die ten behoeve van de KNO op de operatieafdeling worden verricht, gelden in het algemeen dezelfde preoperatieve maatregelen als beschreven in deze paragraaf.

▪ Voorbereiding van de operatie

Temperatuur: ongeveer 18 °C.
Licht: tl-verlichting gedimd.
Randapparatuur: zuigunit, operatiemicroscoop, camera/videotoren samengesteld uit een camera, camera-unit, lichtbron, beeldscherm en opname apparatuur.
Operatietafel: standaardoperatietafel met, indien gewenst, een komvormige hoofdsteun of een siliconen ringkussen.

▪ Toestand van de patiënt bij ontvangst

Een laryngoscopie, een bronchoscopie en een oesofagoscopie vallen onder de geplande ingrepen en worden als zodanig ingeroosterd in het reguliere operatieprogramma. De patiënt wordt op de dag van de ingreep nuchter opgenomen op de dagverpleging, waarbij de algemene preoperatieve voorbereidingen gelden. De klinisch uitgevoerde ingrepen worden alle onder algehele anesthesie uitgevoerd.

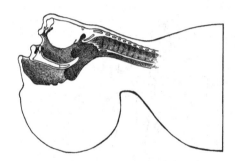

❑ **Figuur 16.4**   De positionering van het hoofd van de patiënt bij een laryngoscopie, een bronchoscopie en een oesofagoscopie

▪ Ligging van de patiënt

Voor de laryngoscopie, de bronchoscopie en de oesofagoscopie geldt dat de patiënt in rugligging wordt gepositioneerd met beide armen langs het lichaam of met één arm langs het lichaam en één arm uitgezwaaid op een armsteun (voor het makkelijker per-operatief toedienen van anesthetica). De schouders moeten daarbij vlak op de opera-tietafel liggen (zie ❑ fig. 16.4). Het hoofd komt in een siliconen ringkussen of in een apart geplaatste komvormige hoofdsteun, waarbij het hoofd hoger dan de schouders komt te liggen. Pas op het moment dat de operateur een endoscoop inbrengt, wordt het hoofd door de operateur zelf naar achteren gekanteld. Voor het goed opvoeren van een endoscoop moet de kanteling van het hoofd plaatsvinden in het atlanto-occipitale gewricht (tussen het achterhoofd en de bovenste halswervel – de atlas), dus niet van-uit de halswervelkolom. Het achterhoofd wordt daarbij als het ware in de nek gelegd, waarbij de hals een gestrekte houding aanneemt (deflexie).

Bij een oesofagoscopie met een starre oesofagoscoop moet eveneens, voor het strekken van de slokdarm, de natuurlijke kromming van de thoracale wervelkolom zo veel mogelijk worden opgeheven.

▪ Desinfectie en afdekken van het operatieterrein

Het desinfecteren en het afdekken bij een laryngo-, broncho- en oesofagoscopie zijn als aseptische maatregel niet per se nodig. Er wordt immers gewerkt in een per definitie gecontamineerd gebied, waarbij de huid of het slijmvlies niet hoeft te worden gepasseerd en er geen wondsluiting plaatsvindt. Om het overbrengen van ziektekie-men (contaminatie) te vermijden, wordt vanzelfsprekend met gesteriliseerd instru-mentarium en steriele disposables gewerkt.

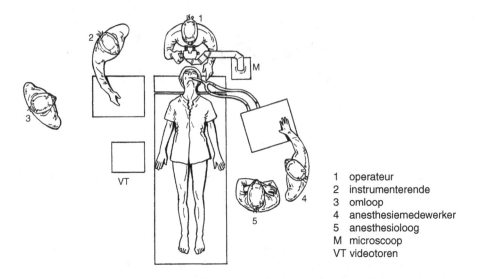

◙ Figuur 16.5   De opstelling van het team bij een laryngoscopie, een bronchoscopie en een oesofagoscopie

■ **Opstelling van het team**

Voor het verrichten van een laryngo-, broncho- of oesofagoscopie geldt telkens dezelfde opstelling van het operatieteam (zie ◙ fig. 16.5). Daarbij zit de operateur aan het hoofdeinde. Voor het op correcte wijze aangeven van het instrumentarium staat de operatieassistent (afhankelijk van het links- of rechtshandig zijn van de operateur) aan de linker- of rechterzijde van de operateur, met de instrumententafel voor zich. De anesthesiemedewerker zit met het beademingstoestel ter hoogte van het hoofdeinde aan de contralaterale zijde, waar ook een eventueel te gebruiken operatiemicroscoop kan worden geplaatst. Door de camera op de operatiemicroscoop of een optiek te plaatsen is het voor het gehele operatieteam mogelijk om de ingreep op het beeldscherm van de videotoren te volgen. De videotoren kan daarbij tegenover de instrumententafel worden geplaatst, waardoor zowel de operateur als de instrumenterende goed zicht heeft op het beeldscherm.

De zuigunit kan aan het voeteneinde worden geplaatst.

Endoscopieën bij de KNO

© Bohn Stafleu van Loghum is een imprint van Springer Media B.V., onderdeel van Springer Nature 2020
H. Mulder en E. Albers, *Keel-, neus- en oorchirurgie,* Operatieve zorg en technieken,
https://doi.org/10.1007/978-90-368-2297-8_17

▸ Paragraaf 17.1 geeft een beschrijving van een directe laryngoscopie. Deze is eveneens van toepassing bij een diagnostische en een therapeutische microlaryngoscopie (zie ▸ par. 17.3 en 17.4).

Het endoscopisch onderzoek van de onderste luchtwegen wordt behandeld in ▸ par. 17.5. Hoewel tegenwoordig voornamelijk longartsen zich ten behoeve van een goede diagnostiek bezighouden met de uitvoering van een bronchoscopie, wordt de oorspronkelijk door KNO-artsen ontwikkelde starre bronchoscopische techniek nog steeds binnen het specialisme van de KNO uitgevoerd.

Ook voor de in ▸ par. 17.7 beschreven diagnostische en therapeutische oesofagoscopie geldt dat deze verrichting tegenwoordig meer door de gastro-enteroloog wordt uitgevoerd dan door een KNO-arts. Toch hoort een starre oesofagoscopie oorspronkelijk thuis binnen het vakgebied van de KNO, hetgeen de beschrijving in dit boek verklaart. Daarnaast is de transnasale oesofagoscopie in opkomst, die in lokale verdoving eveneens door een KNO-arts kan worden verricht.

▸ Paragraaf 17.10 beschrijft naast de uitvoering van de slaapendoscopie ook de diagnostische waarde van de verrichting en de niet-chirurgische en chirurgische behandelingsmethoden. Deze paragraaf is alleen bedoeld om de diagnostiek en de behandeling van snurken en het slaapapneusyndroom enigszins te belichten.

17.1 Laryngoscopie

Een laryngoscopie is het inwendig bekijken van het strottenhoofd (de endolarynx). Bij een langer dan drie weken bestaande dysfonie (stemafwijking) zoals heesheid en/of slikklachten is inspectie van de larynx geïndiceerd om een eventuele maligniteit uit te sluiten. Dit gebeurt poliklinisch met behulp van een indirecte laryngoscopie (een spiegeltje) of met behulp van een flexibele laryngoscoop. Als er verdachte afwijkingen worden gezien, bestaat er een indicatie voor een flexibele endoscopische bioptname of behandeling of een directe laryngoscopie in narcose.

Voor een endolaryngeaal onderzoek wordt onderscheid gemaakt tussen:
- een indirecte laryngoscopie;
- een directe laryngoscopie.

▪ Indirecte laryngoscopie

Bij een *indirecte laryngoscopie* wordt poliklinisch de larynx bekeken met een via de mond opgevoerd keelspiegeltje (zie ◘ fig. 17.1), een starre optiek met een kijkrichting van 90° (een Stuckrath-optiek) of een flexibele laryngoscoop. Zo kan via systematisch onderzoek de larynx worden beoordeeld op eventuele slijmvliesveranderingen en veranderingen in het lumen van de hypopharynx en de larynx, waarbij ook de beweeglijkheid van de stembanden wordt beoordeeld. Een indirecte laryngoscopie kan zonder verdoving worden uitgevoerd. Een enkele keer is wegens een hoge wurgreflex (een hoge gevoeligheid van de achterste pharynxwand en/of de tongbasis) het spiegelen pas mogelijk na verstuiving met een oppervlakteanestheticum over de pharynxwand (Xylocaïne®-spray 10 %), waardoor de reflex gedurende twintig tot dertig minuten onderdrukt wordt. Om verslikking te voorkomen, mag de patiënt tot die tijd na het onderzoek niets eten of drinken.

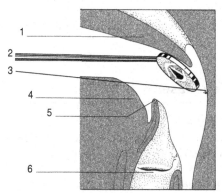

1 huig – uvula
2 via de mond opgevoerd gesteeld spiegeltje
3 pharynxwand
4 tongbasis
5 vrije rand van het strotklepje – epiglottis
6 stembanden

◘ Figuur 17.1   Een indirecte laryngoscopie met een gesteeld spiegeltje

Het is niet altijd goed mogelijk om op deze manier een goed zicht op de larynx te krijgen. Zo kan bijvoorbeeld een aangedane of te ver naar achter hellende epiglottis het zicht op de voorste verbinding van de ware stembanden belemmeren (de voorste commissuur of commissura anterior). Met behulp van een flexibele laryngoscoop is het meestal mogelijk een goed beeld van de larynx te krijgen. Bij verdenking op pathologie zal besloten worden tot het nemen van biopten via het werkkanaal in de flexibele laryngoscoop onder lokale verdoving. Indien nodig kan er besloten worden tot een directe laryngoscopie in narcose en het nemen van biopten.

- **Directe laryngoscopie**
Een directe laryngoscopie is een verrichting die onder algehele anesthesie wordt uitgevoerd. Bij een directe laryngoscopie kan een onderscheid worden gemaakt tussen:
- een *diagnostische directe laryngoscopie*: hierbij wordt de larynx met een laryngoscoop met het blote oog en rechtstreeks bekeken, zo nodig aangevuld met het nemen van een biopt;
- een *therapeutische directe laryngoscopie*: hierbij wordt met een laryngoscoop en speciaal ontwikkeld instrumentarium een chirurgische ingreep aan de larynx verricht;
- een *suspensielaryngoscopie*: hierbij kan de laryngoscoop (geschikt voor suspensie = ophanging) bij een goed ingesteld zicht op de larynx met een verlengstuk (een rail) en een borststeun worden gefixeerd, zodat de operateur ten behoeve van een diagnostische of therapeutische (micro)laryngoscopie beide handen vrij heeft;
- een *microlaryngoscopie*: hierbij vindt de diagnostische en/of therapeutische directe laryngoscopie plaats met behulp van een operatiemicroscoop met een objectief (een lens) met een brandpuntsafstand van 400 mm. Het handvat van de laryngoscoop moet daarbij geschikt zijn voor suspensie.

- **Operatie-indicatie**
Verdenking van pathologie van de larynx.

- **Doel van de operatie**

Een inspectie van laryngeale structuren met zo nodig het verrichten van een diagnostische of therapeutische ingreep.

17.1.1 Preoperatieve fase

- **Voorbereiding van de operatie**

Randapparatuur: zuigunit, camera/videotoren samengesteld uit een camera, camera-unit, lichtbron, beeldscherm en opnameapparatuur

- **Specifieke benodigdheden**
- gebitsbeschermer (kunststof; vaak op maat gemaakt bij de tandarts)
- borststeun
- lichtkabel
- zuigslang

- **Specifiek instrumentarium**
- laryngoscoop
- laryngoscopienet

17.1.2 Peroperatieve fase

De nu volgende peroperatieve beschrijving van een directe laryngoscopie is zowel van toepassing bij een diagnostische als een therapeutische laryngoscopie.

Bij een directe laryngoscopie onder algehele anesthesie wordt de patiënt vrijwel altijd geïntubeerd. Om daarbij voor de operateur een zo goed mogelijk zicht op de stembanden te houden, wordt voor de beademing gebruikgemaakt van een zo klein mogelijke maat endotracheale tube met cuff. De algehele anesthesie met endotracheale intubatie heeft als voordeel dat deze de patiënt een vrije ademweg garandeert. Daarom vindt een laryngoscopie onder algehele anesthesie zonder intubatie (van maximaal twee minuten) alleen op indicatie plaats, ook in verband met het risico van hypoxie en een laryngospasme.

Na het positioneren van de patiënt en het plaatsen van een gebitsbeschermer over de boventanden kan de gewenste laryngoscoop (bijvoorbeeld type Bouchayer, Lindholm, Kleinsasser, Weerda of Portmann) in de juiste maat via de mondholte worden ingebracht. Om meer ruimte te verkrijgen, wordt de tong door de operateur naar opzij geplaatst.

Het voor de laryngoscopie benodigde licht wordt, via een lichtkastje, een fiberglaslichtkabel en een lichtdrager op de laryngoscoop, naar het distale deel van de laryngoscoop getransporteerd. Bij het onder direct zicht inbrengen van de laryngoscoop kan de vallecula epiglottica worden geïnspecteerd. Vervolgens wordt met de punt van de laryngoscoop de achterover liggende epiglottis opgetild en tegen de tongbasis gedrukt. Op deze wijze is het mogelijk de dorsaal gelegen slijmvliesinkeping tussen de beide bekerkraakbeentjes direct in het zicht te krijgen (de incisura interarytenoidea). De twee knobbeltjes (tubercula) die aan beide zijden van de inkeping liggen, zijn van mediaal naar lateraal de met slijmvlies overdekte spitskraakbeentjes en wigkraakbeentjes.

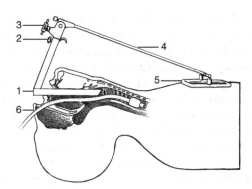

1　laryngoscoop
2　fixatieschroef voor op het handvat van de
　　laryngoscoop
3　stelschroef
4　geleidestang
5　beugel van borststeun
6　endotracheale tube met cuff

❑ **Figuur 17.2**　Een directe suspensielaryngoscopie

Door de tip van de laryngoscoop wat verder naar ventraal te bewegen, kunnen de twee valse en ware stembanden worden geïnspecteerd (respectievelijk de plica vestibularis en de plica vocalis), met zo mogelijk de voorste verbinding van de ware stembanden (de voorste commissuur of commissura anterior). Een lichte uitwendige druk die de operateur of de assistent desgewenst met enkele vingers op het schildkraakbeen geeft, kan het zicht op de voorste commissuur vergemakkelijken. Voor de inspectie van de beide recessus piriformis en de beide sinus van Morgagni moet de laryngoscoop in zijn geheel nog wat verder worden opgetild en enigszins worden gekanteld. Om te voorkomen dat het zicht op de larynx tijdens de inspectie wordt belemmerd door slijmvorming, moet de zuigbuis regelmatig aan de operateur worden aangereikt. Daarbij is het de taak van de instrumenterende om de distale tip van de zuigbuis tot in de opening van de laryngoscoop te geleiden. Op deze wijze kan de KNO-arts zonder onderbreking van de kijkrichting de inspectie van de larynx voortzetten.

De diagnostische directe laryngoscopie kan ten behoeve van de diagnostiek na een grondige en systematische inspectie van de endolaryngeale structuren worden uitgebreid met het nemen van een biopt voor histopathologisch onderzoek. Via de camera/videotoren met opnameapparatuur kunnen de beelden via een centraal systeem, bijvoorbeeld Clinical Assistant®, in het EPD van de patiënt opgeslagen worden.

Wanneer de laryngoscoop voor goed zicht op de larynx moeilijk is in te stellen en regelmatig om de juiste manipulatie vraagt, dan zal de operateur met de ene hand de biopsietang afgewisseld met een zuigbuis hanteren en met de andere hand de laryngoscoop.

Bij een goed ingesteld zicht op de larynx wordt de laryngoscoop veelal gefixeerd met behulp van een geleidestang met een borststeun (zie ❑ fig. 17.2). Met een stelschroef die zich op de geleidestang bevindt, kan de laryngoscoop nauwkeurig in de juiste positie worden afgesteld. Deze zogenoemde suspensielaryngoscopie (suspensie = ophanging) heeft als voordeel dat de operateur tijdens het nemen van een biopt beide handen vrij heeft voor het hanteren van instrumentarium. Net als bij het aanreiken van de zuigbuis zorgt de instrumenterende ervoor dat het instrumentarium met de distale tip in de opening van de laryngoscoop wordt geplaatst. Het aannemen van een biopt uit de biopsietang kan vrij eenvoudig met de punt van een injectienaald. Het verkregen weefsel kan afhankelijk van het gewenste onderzoek (wel of geen vriescoupeonderzoek) zonder of met fixatievloeistof aan de patholoog worden aangeboden. Alleen het histopathologisch onderzoek van het biopt kan een maligniteit van de larynx uitsluiten of bevestigen.

Zodra alle verrichtingen voltooid zijn, zoals de inspectie, het nemen van een biopt en het voor de laatste keer onder goed zicht uitzuigen van slijm en bloed, kan de stelschroef van de borststeun worden ontspannen. Nadat de borststeun van de laryngoscoop via het fixatieschroefje is losgemaakt, kan de laryngoscoop voorzichtig worden uitgenomen en kan de gebitsbeschermer worden verwijderd. Het gebit en de lippen worden geïnspecteerd op eventuele beschadigingen.

17.1.3 Postoperatieve fase

— **De zorg voor het preparaat**
  Het preparaat dient volgens de aanwijzingen van de operateur op de juiste wijze te worden benoemd en te worden verstuurd naar de patholoog, eventueel in fixatievloeistof.
— **Toestand van de patiënt bij vertrek**
  De patiënt zal met een waakinfuus voor de postoperatieve zorg via de verkoeverkamer naar de dagverpleging worden gebracht, waar de algemene postoperatieve zorg wordt voortgezet. Na een operatie aan de stembanden geldt in het algemeen een spreekverbod van één tot drie dagen. Daarbij is het belangrijk dat de patiënt te allen tijde over pen en papier en/of een tablet beschikt, zodat de communicatie door middel van schrijven kan plaatsvinden.

17.2 Microlaryngoscopie

Een microlaryngoscopie is een directe diagnostische of therapeutische laryngoscopie waarbij met behulp van een operatiemicroscoop een uitvergroot beeld wordt verkregen van laryngeale (en pharyngeale) structuren. Deze in de jaren zestig door Kleinsasser ontwikkelde techniek is, in combinatie met de suspensielaryngoscopie, speciaal ontwikkelde laryngoscopen en specifiek instrumentarium, een veel toegepaste onderzoeks- en behandelingsmethode voor diagnostische en therapeutische laryngoscopieën.

17.3 Diagnostische microlaryngoscopie

■ **Operatie-indicatie**
Onbegrepen heesheid.
  Verdenking op larynxpathologie.

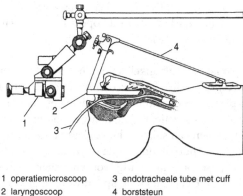

1 operatiemicroscoop   3 endotracheale tube met cuff
2 laryngoscoop   4 borststeun

◻ Figuur 17.3   Een directe microlaryngoscopie

- **Doel van de operatie**

Een inspectie van de larynx met het nemen van biopten voor diagnostiek.

17.3.1 Preoperatieve fase

- **Voorbereiding van de operatie**

Randapparatuur: zuigunit, operatiemicroscoop, camera/videotoren samengesteld uit een camera, camera-unit, lichtbron, beeldscherm en opnameapparatuur

- **Specifieke benodigdheden**
- gebitsbeschermer
- verlengstuk met borststeun voor suspensie
- lichtkabel
- zuigslang

- **Specifiek instrumentarium**
- (suspensie)laryngoscoop ten behoeve van een microlaryngoscopie
- specifiek microlaryngoscopie-instrumentarium (zoals pincet- en biopsietangetjes, schaartjes en zuigbuizen)

17.3.2 Peroperatieve fase

Bij een goed ingesteld zicht op de larynx wordt de laryngoscoop voor suspensie gefixeerd met behulp van een borststeun. Met de stelschroef wordt de laryngoscoop nauwkeurig in de juiste positie afgesteld (zie ◻ fig. 17.2). Door vervolgens de operatiemicroscoop tussen de operateur en de laryngoscoop te plaatsen, kan de endolarynx systematisch en meer gedetailleerd dan met het blote oog worden onderzocht (zie ◻ fig. 17.3).

Zo nodig kunnen bij afwijkingen aan het slijmvlies biopten worden genomen voor histopathologisch onderzoek. Daarbij wordt het slijmvlies nabij het aangedane deel met een pincettangetje gefixeerd en met een recht en/of gebogen schaartje uitgeprepareerd of met een biopsietangetje uitgenomen. Daarbij is het de taak van de instrumenterende om de distale tip van het instrumentarium tot in de opening van de laryngoscoop te geleiden. Op deze wijze kan de KNO-arts zonder onderbreking van de kijkrichting de inspectie van de larynx voortzetten.

Het verkregen preparaat kan afhankelijk van het soort onderzoek (wel of geen vriescoupeonderzoek) respectievelijk zonder of met weefselfixatievloeistof onder vermelding van de biopsieplaats aan de patholoog worden aangeboden. Zodra alle verrichtingen voltooid zijn, zoals de inspectie, het nemen van een biopt en het voor de laatste keer onder goed zicht uitzuigen van slijm en bloed, kan de stelschroef van de borststeun worden ontspannen. Nadat de borststeun van de laryngoscoop via het fixatieschroefje is losgemaakt, kan de laryngoscoop voorzichtig worden uitgenomen en kan de gebitsbeschermer worden verwijderd. Het gebit en de lippen worden geïnspecteerd op eventuele beschadigingen.

17.4 Therapeutische microlaryngoscopie

Van een therapeutische (directe) microlaryngoscopie is sprake als een inspectie van de endolaryngeale structuren wordt gevolgd door een endolaryngeale microchirurgische ingreep. Met behulp van de operatiemicroscoop en specifiek microchirurgisch instrumentarium (net als bij een diagnostische microlaryngoscopie) kan de KNO-arts via directe laryngoscopie lokale stembandafwijkingen verwijderen, zoals epitheelhyperplasie, papillomen, poliepen, cysten of knobbeltjes, of chronisch oedeem van de stembanden behandelen (Reinke-oedeem).

Ondanks het veelal goedaardige karakter van al deze stembandafwijkingen zal een histopathologisch onderzoek dit altijd moeten bevestigen en daarmee een maligniteit uitsluiten. Zeker epitheelhyperplasie van het larynxslijmvlies (leukoplakie, een door verhoorning wit verkleurd en wat verheven epitheel) kan bij forse rokers een voorstadium van kanker zijn en moet na verwijdering door de patholoog worden beoordeeld.

Het reikt te ver om in deze paragraaf alle voorkomende endolaryngeale microchirurgische ingrepen te beschrijven (zoals endolaryngeale superolateralisatie van de stembanden en endolaryngeale arytenoïdectomie). De basistechniek voor een endolaryngeale inspectie met een eventuele chirurgische verrichting geldt echter voor vrijwel alle zich voordoende aandoeningen in de larynx.

- **Stembandpoliep**

Een stembandpoliep is een bij volwassenen meestal eenzijdig en solitair voorkomende goedaardige slijmvliestumor die uitgaat van het losmazig subepitheliale weefsel in de ware stembanden (laag van Reinke). Aanhoudende heesheid en een geringe kans op het spontaan verdwijnen van de poliep zijn redenen voor een poliklinische verwijdering van de poliep in lokale anesthesie of een therapeutische microlaryngoscopie onder narcose.

- **Stembandknobbeltjes**

Tot een therapeutische microlaryngoscopie met excisie van stembandknobbeltjes (zangknobbeltjes) wordt alleen overgegaan in hardnekkige gevallen als de epitheelhypertrofieën (volumevermeerdering zonder vermeerdering van het aantal cellen) na enige weken goede spraaktechniek en logopedie niet verdwijnen. Ook bij ernstige heesheid wordt, in combinatie met logopedie, operatief ingegrepen. Stembandknobbeltjes (noduli vocalis) komen in tegenstelling tot stembandpoliepen altijd dubbelzijdig voor. Stemmisbruik of verkeerd stemgebruik kan, meestal bij kinderen of jongvolwassenen, de vrij karakteristieke kleine witte uitstulpinkjes op de mediale stembandrand doen ontstaan.

■ **Stembandcysten**

Stembandcysten worden afhankelijk van hun lokalisatie (meestal vlak onder het slijmvlies van de stembanden) en grootte eveneens met een therapeutische micro-laryngoscopische ingreep verwijderd.

■ **Reinke-oedeem**

Deze dubbelzijdige, symmetrische, oedemateuze zwelling van het slijmvlies van de ware stembanden is het gevolg van een vochtophoping in de subepitheliale ruimte met losmazig subepitheliaal weefsel (de ruimte van Reinke). De chronische irritatie komt voornamelijk voor bij patiënten die zeer veel roken. Wanneer het oedeem en dus de heesheid door het stoppen met roken niet afnemen, kan tot een behandeling worden besloten die bestaat uit het leegzuigen van de ruimte van Reinke.

■ **Operatie-indicatie**

Aanhoudende heesheid met verdenking op een slijm-vliesafwijking.
Larynxobstructie.

■ **Doel van de operatie**

Een inspectie van laryngeale structuren met het verrichten van therapeutische maatregelen.

17.4.1 Preoperatieve fase

■ **Voorbereiding van de operatie**

Randapparatuur: zuigunit, operatiemicroscoop, CO_2-laserapparaat (indien gewenst), camera/videotoren samengesteld uit een camera, camera-unit, lichtbron, beeldscherm en opnameapparatuur

■ **Specifieke benodigdheden**
— gebitsbeschermer
— verlengstuk met borststeun voor suspensie
— lichtkabel
— zuigslang

■ **Specifiek instrumentarium**
— (suspensie)laryngoscoop ten behoeve van een microlaryngoscopie
— specifiek microlaryngoscopie-instrumentarium (zoals pincet- en biopsietangetjes, schaartjes en zuigbuizen)

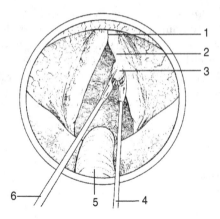

1   voorste commissuur
2   rechter ware stemband
3   tumortje van de rechterstemband
4   schaartje
5   endotracheale tube
6   pincettang

◘ **Figuur 17.4**   Excisie van een stembandtumortje

17.4.2 Peroperatieve fase

Na het nauwkeurig in positie brengen van de laryngoscoop met een borststeun (zie ◘ fig. 17.2) kan de operateur na inspectie van de endolarynx met behulp van een operatiemicroscoop en speciaal ontwikkeld micro-instrumentarium een endolaryngeale microchirurgische ingreep verrichten.

■ **Excisie van een stembandtumortje (stembandpoliep, stembandcyste of stembandknobbeltje)**

De instrumenterende geeft de pincettang zodanig aan dat de operateur zijn blik niet van het operatiegebied hoeft af te wenden en dat de distale tip van het instrumentarium in de opening van de laryngoscoop wordt geplaatst. Door de poliep, de cyste of het knobbeltje met de pincettang van de stemband af iets aan te spannen, kan deze met een sikkelmesje of een licht gebogen schaartje worden verwijderd (een schaartje naar links bij een tumortje op de rechterstemband, een schaartje naar rechts bij een tumortje op de linkerstemband, zie ◘ fig. 17.4). Om beschadiging van de vezels van het ligamentum vocale te voorkomen, moet de excisie zo oppervlakkig mogelijk plaatsvinden (1–2 mm in het slijmvlies).

■ **Behandeling van de stembanden bij oedeem**

Met een via de laryngoscoop ingebrachte pincettang wordt de kwetsbare oedemateuze epitheellaag van de stemband voorzichtig gepakt en iets naar mediaal aangespannen (zie ◘ fig. 17.5). Met een recht en/of licht gebogen schaartje of een sikkelmesje wordt het hyperplastisch stembandepitheel geopend tot in de subepitheliale ruimte van Reinke, waar het opgehoopte vocht met een zuigbuis wordt afgezogen.

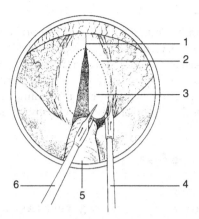

1   voorste commissuur
2   rechter ware stemband
3   oedeem van de rechterstemband
4   schaartje
5   endotracheale tube
6   pincettang

◘ Figuur 17.5   Behandeling van de stemband bij oedeem

■ Excisie van het larynxpapilloom en stembandgranuloom

Het larynxpapilloom is een voornamelijk bij jonge kinderen voorkomend rood-gekleurd, trosvormig epitheelgezwel dat, in geval van lokalisatie op de stemban-den, gepaard kan gaan met ernstige heesheid en/of laryngeale stridor (een hoorbare ademhaling bij een gedeeltelijke ademwegobstructie). Dit juveniele type van het larynxpapilloom heeft door zijn infectieuze karakter, veroorzaakt door het humaan papillomavirus (HPV), sterk de neiging zich door de larynx en pharynx te versprei-den en na endolaryngeale excisie hardnekkig te recidiveren. Naast de niet zo suc-cesvolle behandelingen als excisie, cryochirurgie en elektrocoagulatie is de meest effectieve behandelingsmethode het gebruik van CO_2-laserapparatuur (zie ▶ par. 7.3) in de vorm van een therapeutische microlaryngoscopie gebleken. Door met laser de papillomen te verdampen, veroorzaakt de behandeling geen bloedingen. Hierdoor wordt verspreiding voorkomen en is de kans op een recidief kleiner. In hardnekkige gevallen wordt een chirurgische benadering met laser gecombineerd met een medi-camenteuze behandeling in de vorm van het toedienen van een virostaticum (een geneesmiddel met een groeiremmende werking op een virus). Het zo mogelijk ver-mijden van een tracheotomie bij een ademwegobstructie (bij snel in aantal en omvang toenemende papillomen) voorkomt verspreiding van het virus naar de lagere luchtwe-gen. Larynxpapillomen komen een enkele keer voor bij volwassenen (het volwassen type) en tonen dan een trage en solitaire groei met kans op recidief. Zorgvuldige endo-laryngeale microchirurgische excisie is van belang wegens een kans op een maligniteit.

- **Stembandgranuloom**

Een stembandgranuloom bevindt zich typisch op de processus vocalis van het beker-vormig kraakbeentje (het arytenoïd). Het granuloom kan bij de processus vocalis ontstaan door een ter plekke aanhoudende irritatie van het kraakbeenvlies (perichondrium) als reactie op een trauma (een te harde en/of verkeerde steminzet; contact-granuloom) of door langdurige druk van een beademingstube (intubatiegranuloom). Behandeling vindt plaats door endolaryngeale microchirurgie of CO_2-laser.

17.4.3 Postoperatieve fase

- **Kortetermijncomplicaties**

Schade aan de mucosa van de lippen, tong, tandvlees en dentitie. Bloed, slijm en oedeem kunnen ervoor zorgen dat de patiënt dyspneu krijgt.

- **Langetermijncomplicatie**

Tijdens endolaryngeale (micro)chirurgische ingrepen aan de stembanden is het van belang dat structuren als het ligamentum vocale en het slijmvlies in de voorste commissuur intact blijven. Dubbelzijdige slijmvlieslaesies in de voorste commissuur kunnen leiden tot webvorming en in het ergste geval tot een stenose van de larynx. Om dit te voorkomen, moet hiermee bij een dubbelzijdige ingreep rekening worden gehouden. Soms zal een ingreep om die reden in twee tempi moeten plaatsvinden.

17.5 Bronchoscopie

17.5.1 Anatomie van de onderste luchtwegen

De anatomische structuren die bij een tracheo-bronchoscopie worden geïnspecteerd behoren tot de zogeheten bronchusboom.

De *bronchusboom* is het geheel van vertakkingen van de luchtpijp (de trachea) en vormt de lagere luchtwegen.

De *luchtpijp* bevindt zich met 16 tot 20 onder elkaar gerangschikte hoefijzer-vormige hyaliene kraakbeenstukken (aan de ventrale zijde) en een diameter van 13–18 mm in het midden van de thorax (het mediastinum), direct onder het ring-kraakbeen (cricoïd) van het strottenhoofd. Met een achterwand bestaande uit de musculus trachealis en bindweefsel wordt de trachea tot een buis gevormd.

Na ongeveer 13 cm splitst de trachea zich in een rechter en linker hoofdbronchus (respectievelijk bronchus principalis dexter en sinister, zie ◘ fig. 17.6). Vanaf deze beide hoofdbronchi treedt de bronchusboom via de longpoort (longhilus/hilus pulmonalis) de longen in. In het midden van deze eerste splitsing (bifurcatie/bifurcatio trachea) bevindt zich endotracheaal de carina trachealis, een in voor-achterwaarts verlopende en naar boven gerichte plooi die tijdens een bronchoscopie duidelijk zichtbaar is (zie ◘ fig. 17.7).

Beide hoofdbronchi splitsen zich in kwabbronchiën (bronchi lobares) waarbij, overeenkomstig de longkwabben, de rechter hoofdbronchus zich in drie kwabbronchiën splitst (bronchus lobaris superior, medius en inferior dexter) en de linker hoofdbronchus zich in twee splitst (bronchus lobaris superior en inferior sinister).

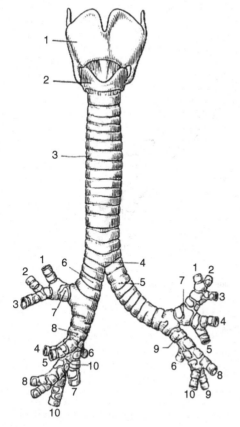

1	schildkraakbeen – thyroïd
2	ringkraakbeen – cricoïd
3	luchtpijp – trachea
4	splitsing (bifurcatie) van de trachea
5	linker hoofdbronchus
6	rechter hoofdbronchus
7, 8 en 9	kwabbronchiën

de cijfers zonder lijnen geven de segmentbronchiën aan

◘ **Figuur 17.6** Een vooraanzicht van het strottenhoofd (de larynx), de luchtpijp (de trachea) en de bronchusboom

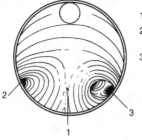

1	carina trachealis
2	linker hoofd-bronchus
3	rechter hoofd-bronchus

◘ **Figuur 17.7** Endotracheaal beeld van bovenaf gezien op de splitsing van de trachea met het begin van de linker en rechter hoofdbronchus

Vervolgens splitsen deze vijf kwabbronchiën zich in totaal in twintig segmentbronchiën (bronchi segmentales), waarbij elke long tien segmentbronchiën heeft. In plaats van met hoefijzervormige kraakbeenringen worden vanaf de segmentbronchiën de vertakkingen met kraakbeenschilfers opengehouden.

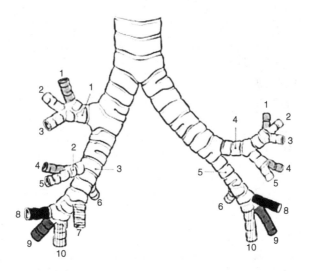

1   bovenste rechter kwabbronchus
2   middelste kwabbronchus
3   onderste rechter kwabbronchus
4   bovenste linker kwabbronchus
5   onderste linker kwabbronchus
De cijfers zonder lijn geven de
nummering volgens Boyden aan.

◘ **Figuur 17.8**   De nummering volgens Boyden

Met de nummering volgens Boyden (zie ◘ fig. 17.8) en een links-rechtsvermelding wordt duidelijk om welke segmentale bronchus het tijdens een onderzoek gaat en kan worden aangegeven van welke vertakking een biopt afkomstig is.

- De bovenste rechter kwabbronchus (de bronchus lobaris superior dexter) splitst zich in de segmentbronchiën 1–3 (respectievelijk bronchus segmentalis apicalis/superior, posterior en anterior).
- De middelste kwabbronchus (de bronchus lobaris medius dexter) splitst zich in de segmentbronchiën 4 en 5 (respectievelijk bronchus segmentalis lateralis en medialis).
- De onderste rechter kwabbronchus (de bronchus lobaris inferior dexter) splitst zich in de segmentbronchiën 6–10 (respectievelijk bronchus segmentalis apicalis/superior, basalis medialis/cardiacus, anterior, lateralis en posterior). Daarvan is de basalis medialis/cardiacus een vertakking die nogal eens ontbreekt.
- De bovenste linker kwabbronchus (de bronchus lobaris superior sinister) splitst zich in de segmentbronchiën 1–5 (respectievelijk bronchus segmentalis apicoposterior, anterior, superior en inferior).
- De onderste linker kwabbronchus (de bronchus lobaris inferior sinister) splitst zich in de segmentbronchiën 6–10 (respectievelijk bronchus segmentalis apicalis/superior, basalis medialis/cardiacus, anterior, lateralis en posterior).

Uiteindelijk vertakken de segmentale bronchi zich in kleinere kraakbeenloze bronchioli (die overigens met een bronchoscoop niet meer zichtbaar zijn), om vervolgens over te gaan in de fijnste vertakkingen van de bronchusboom (de bronchioli respiratorii), waarvan de wand ten dele reeds uit longblaasjes – alveoli – bestaat.

De gehele bronchusboom is tot in de segmentbronchiën bekleed met trilhaarepitheel, dat via volgende vertakkingen en kubisch epitheel uiteindelijk overgaat in plaveiselepitheel voor de bekleding van de alveoli.

17.6 Uitvoering van een bronchoscopie

Een *bronchoscopie* (ook wel een *tracheo-bronchoscopie* genoemd) is een endoscopische verrichting. De uitvoering vindt plaats met behulp van een starre of flexibele bronchoscoop. De starre bronchoscoop wordt via de mond-keelholte en de trachea ingebracht. De flexibele bronchoscoop wordt, na het verdoven van het neusslijmvlies, bij voorkeur via een neusholte ingebracht. De bronchoscopie is door KNO-artsen ontwikkeld. Door de komst van de flexibele scopen en de reeds vergaande kennis van de pathologie van de lagere luchtwegen binnen het specialisme van longartsen vindt onderzoek meestal plaats door longartsen (poliklinisch en onder lokale anesthesie). Toch is de bronchoscopie niet volledig weg te denken uit het specialisme van de KNO.

Met een bronchoscopie kunnen de binnenzijde van de luchtpijp (de trachea), de linker- en rechtervertakking van de trachea (de hoofdbronchi) en de kwabbronchiën worden bekeken (zie ◖ fig. 17.6). Bij een bronchoscopie kan er een onderscheid worden gemaakt tussen:

- een *diagnostische bronchoscopie*: hierbij wordt het bronchusslijmvlies systematisch beoordeeld op afwijkingen. Daarbij kan de diagnostiek worden uitgebreid met het afnemen van bronchussecreet of biopten voor verder bacteriologisch, cytologisch en/ of histologisch onderzoek;
- een *therapeutische bronchoscopie*: hierbij wordt afhankelijk van de oorzaak gericht een behandeling verricht, bijvoorbeeld het met laser verwijderen van een kleine tumor, het afzuigen van obstruerend bronchussecreet of het verwijderen van een vreemd voorwerp (een corpus alienum).

Een bronchoscopie kan klinisch of poliklinisch worden uitgevoerd, respectievelijk onder algehele of lokale anesthesie. Zo kan poliklinisch en onder lokale anesthesie van het slijmvlies een diagnostische bronchoscopie worden verricht met een flexibele bronchoscoop. Een starre bronchoscopie, therapeutisch of diagnostisch, vindt meestal klinisch plaats onder algehele anesthesie. Het voordeel van het gebruik van een flexibele bronchoscoop is dat de diagnostiek echt tot in de segmentale bronchi kan worden verricht. Dat is net iets verder dan mogelijk is met een starre bronchoscoop, die net tot de toegang van de segmentale bronchi reikt. Een externe lichtbron (een lichtkastje) zorgt via een glasvezelkabel (een lichtkabel) en een aansluiting op de bronchoscoop voor voldoende licht aan het distale uiteinde van de bronchoscoop.

Voorafgaand aan een geplande bronchoscopie ondergaat de patiënt een preoperatief onderzoek. Na het afnemen van een anamnese en een lichamelijk onderzoek kan dat bestaan uit een poliklinische bronchoscopie, een longfunctieonderzoek en röntgenonderzoek (röntgenfoto's en/of een CT-scan, zo nodig aangevuld met een onderzoek onder doorlichting). De daardoor verkregen informatie kan iets zeggen over de lokalisatie en de omvang van de aandoening. Zo kan een verkleind gesluierd longgedeelte op een röntgenfoto duiden op een afwezige ontplooiing van de longblaasjes achter een vernauwing (een atelectase achter een bronchusstenose). Met deze informatie kan de patiënt met een bronchoscopie gericht op afwijkingen onderzocht worden.

Een preoperatieve *bronchografie* is een vorm van röntgenfotografie waarbij de bronchusboom met röntgencontraststof in beeld wordt gebracht. Voor het aanbrengen van de contraststof wordt na een toegediende premedicatie en een lokaal anestheticum een bronchussonde type Métras tot in de gewenste vertakking doorgevoerd. Het zo verkregen bronchogram kan afwijkingen van de bronchusboom laten zien, zoals een afsluiting, een vernauwing of een verplaatsing van een vertakking. De bronchografie is door de toepassing van de CT-scan op de achtergrond geraakt en wordt alleen nog bij specifieke indicaties toegepast.

- ▪ **Operatie-indicatie**
Deze kan diagnostisch zijn voor het ontdekken, herkennen of lokaliseren van processen of therapeutisch voor het plaatselijk behandelen van het slijmvlies of het verwijderen van een geaspireerd vreemd voorwerp.

- ▪ **Doel van de operatie**
Het inspecteren en beoordelen van de trachea en de bronchusboom voor diagnostiek en/of behandeling.

17.6.1   Preoperatieve fase

- ▪ **Voorbereiding van de operatie**
Randapparatuur: zuigunit, camera/videotoren samengesteld uit een camera, camera-unit, lichtbron, beeldscherm en opnameapparatuur

- ▪ **Specifieke benodigdheden**
  - koppelstukken voor enerzijds een aansluiting op de starre bronchoscoop en anderzijds de beademing
  - Lenhardt-schuifje (een afsluitschuifje met een glasvenster bij het gebruik van een starre bronchoscoop)
  - lichtkabel
  - huls met batterij (als lichtbron bij het gebruik van de flexibele bronchoscoop)
  - zuigslang
  - gebitsbeschermer
  - anticondens

- ▪ **Specifiek instrumentarium**
  - laryngoscoop type MacIntosh (met een gebogen blad) of type Magill (met een recht blad)
  - starre en/of flexibele bronchoscoop
  - starre optieken (variërend van 0° tot 120°)
  - star en flexibel bronchusinstrumentarium (eventueel type Maassen)
  - starre optische corpus-alienumtang (indien gewenst)

- **Toestand van de patiënt bij ontvangst**

De omgang met de patiënt is afhankelijk van de leeftijd (kind of volwassene) en het feit of de ingreep gepland is of met spoed moet worden verricht. Ook bij een benauwde patiënt die met spoed geholpen dient te worden, moet de operatieassistent zorgen dat de handelingen in korte tijd vriendelijk, adequaat en met aandacht voor de patiënt worden verricht. Dit werkt veelal vertrouwenwekkend, hetgeen een gevoel van angst voor mogelijke verstikking (al dan niet reëel) misschien een beetje kan wegnemen.

- **Anesthesie bij een bronchoscopie**

Een inspectie van de lagere luchtwegen zal bij voorkeur met een flexibele bronchoscoop gebeuren en zo veel mogelijk poliklinisch. Een premedicatie van een kalmerend middel (sedativum) in combinatie met Atropine® en het sprayen van een oppervlakteanestheticum (lidocaïne) voor de plaatselijke ongevoeligheid van de slijmvliezen van de neus, pharynx, larynx en trachea, zorgen dat de patiënt de inspectie zonder al te veel bezwaar kan doorstaan.

Een starre bronchoscopie vindt op de operatieafdeling en onder algehele anesthesie plaats. Omdat de ademhalingsweg niet tegelijkertijd beschikbaar is voor zowel een beademingstube als de bronchoscoop, wordt na het passeren van de stembanden en het bereiken van de trachea, de bronchoscoop via een koppelstuk op de beademing aangesloten. Om de bronchoscoop luchtdicht af te sluiten en beademingsdruk te kunnen opbouwen, wordt op de proximale opening van de bronchoscoop een afsluitschuifje met een glasvenster geplaatst (een Lenhardt-schuifje). Om een verrichting te kunnen uitvoeren, kan het glasvenster tijdelijk naar opzij worden weggeschoven. Het moment waarop een KNO-arts een starre bronchoscoop wil doorvoeren is, in verband met een mogelijk laryngospasme, vergelijkbaar en net zo van belang als het moment waarop een anesthesioloog een endotracheale tube inbrengt. Om die reden moet het anesthesieniveau van de patiënt bij het inbrengen van de starre bronchoscoop voldoende diep zijn (in het chirurgisch stadium).

17.6.2 Peroperatieve fase

De nu volgende peroperatieve beschrijving heeft betrekking op een klinisch uit te voeren diagnostische bronchoscopie met een starre bronchoscoop en onder algehele anesthesie. De beschrijving kan ook worden toegepast voor de klinische uitvoering van een therapeutische bronchoscopie of een poliklinische diagnostische bronchoscopie met lokale verdoving.

Na het positioneren van de patiënt en het plaatsen van een gebitsbeschermer over de boventanden zal de operateur de starre bronchoscoop pas na toestemming van de anesthesioloog in het chirurgisch stadium van de anesthesie inbrengen (in verband met het risico van een laryngospasme). Daartoe wordt de op een lichtbron aangesloten bronchoscoop via de rechter mondhoek langs en voorbij de tong geschoven, waarna de operateur onder zicht met het distale deel van de starre scoop de achterover liggende epiglottis kan optillen en de stembanden zichtbaar kan maken. Deze handeling kan ook met de laryngoscoop van de anesthesioloog worden uitgevoerd (met een gebogen blad type MacIntosh of met een recht blad type Magill), om vervolgens langszij de bronchoscoop door te voeren. Er moet worden voorkomen dat de bronchoscoop door verkeerd invoeren via de sinus piriformis in de oesophagus belandt. Na het passeren van de stembanden en het bereiken van de trachea wordt de starre bronchoscoop met speciale koppelstukken op de beademing aangesloten en wordt het Lenhardt-schuifje op de proximale opening van de bronchoscoop geplaatst.

De eigenlijke bronchoscopie vindt plaats nadat de operateur na inspectie van de tracheawand en de carina trachealis de beide hoofdbronchi heeft bereikt (zie ◘ fig. 17.7).

■ **Diagnostische bronchoscopie**

Voor een diagnostische bronchoscopie worden de hoofdbronchi en de diverse kwabbronchiën tot aan de toegang van de segmentale bronchiën (het bereik van de starre bronchoscoop) aan de te onderzoeken zijde systematisch en nauwkeurig geïnspecteerd. Daartoe worden verschillende starre vergrotingsoptieken met diverse kijkrichtingen via de bronchoscoop opgevoerd, zoals een 90° optiek voor het inspecteren van een bovenkwab. Zichtbelemmerend bronchussecreet (slijm) wordt regelmatig afgezogen. Bij het aanreiken van een zuigbuis zorgt de instrumenterende ervoor dat de distale tip van de zuigbuis in de toegang van de bronchoscoop wordt geplaatst. Zodoende kan de operateur zich zonder op te kijken blijven concentreren op de desbetreffende bronchus.

Na het uitvoeren van de inspectie kan de operateur besluiten tot een aanvullende diagnostische handeling (het afnemen van bronchussecreet of het nemen van biopten) of een behandeling (een therapeutische bronchoscopie).

■ **Diagnostische bronchoscopie met biopsie**

Voor het vaststellen van de juiste diagnose kan het nemen van een stukje weefsel (een biopt) voor histopathologisch onderzoek noodzakelijk zijn. Bij het gebruik van een flexibele bronchoscoop die beschikt over een speciaal werkkanaaltje van 1,5 tot 1,9 mm kan een fijn flexibel biopsietangetje worden doorgevoerd. Een nadeel van een biopt uit een flexibel biopsietangetje is dat het vrij klein is en voor de patholoog soms onvoldoende materiaal oplevert voor een goede diagnostiek. Om dit te ondervangen, kan onder algehele anesthesie via de holle, starre bronchoscoop (met een binnendiameter van 6-8 mm bij volwassenen) met behulp van starre optische biopsietangen een groter biopt worden genomen. De starre bronchoscoop heeft niet alleen als voordeel dat onder zicht van een starre vergrotingsoptiek een biopt kan worden genomen (met kijkrichtingen variërend van 0°-120°), maar ook dat de starre biopsietang ruime excisies neemt die de patholoog voldoende weefsel bieden voor onderzoek. De tevens te gebruiken starre optische biopsietang type Maassen kan dankzij een flexibel en stuurbaar distaal uiteinde van de schacht als het ware 'om een hoekje' een biopt nemen (zie ◘ fig. 17.9).

Afgezogen bronchussecreet kan gebruikt worden voor bacteriologisch en cytologisch onderzoek. Andere methoden om materiaal voor onderzoek te verkrijgen, zijn door middel van:

- een transtracheale of transbronchiale punctie: hierbij wordt rond de longhilus aan de buitenzijde gelegen weefsel gepuncteerd (vooral lymfeklieren) met een speciaal hiervoor ontwikkelde punctienaald. Door na het aanprikken de mandrin uit de lange punctienaald te verwijderen, kan met een 20 ml-spuit negatieve druk worden opgewekt en door het gelijktijdig op en neer bewegen van de naald weefsel worden verkregen;

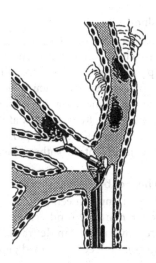

⬡ Figuur 17.9 Het 'om een hoekje' nemen van een biopt met een starre optische biopsietang type Maassen uit een segmentbronchus

— borstelen: hierbij wordt een klein borsteltje in de betreffende bronchus heen en weer gehaald en gedraaid. Het opvoeren van het borsteltje kan door het werkkanaal van een flexibele bronchoscoop of door een starre bronchoscoop met gebruik van een stuurbaar borsteltje type Maassen;
— spoelen: hierbij wordt een isotone zoutoplossing via een in een bronchus geplaatste tweewegkatheter ingebracht. Het in de vloeistof opgevangen materiaal kan weer via de tweewegkatheter worden terug gezogen voor cytologisch onderzoek.

Om het risico van een bloeding door vaatwandbeschadiging te beperken, wordt het nemen van een biopt met een proefexcisietang een enkele keer voorafgegaan door een punctie. Een vaatrijke intrabronchiale tumor met uitgezette bloedvaten, zoals een bronchusadenoom, kan namelijk verward worden met vaatafwijkingen die eenzelfde aspect hebben. Als de punctie geen bloed bevat, kan de biopsie veilig worden uitgevoerd.

■ **Therapeutische bronchoscopie**
Het gebruik van een starre bronchoscoop heeft als voordeel boven dat van een flexibele bronchoscoop dat door de grotere diameter ruimere behandelingsmogelijkheden bestaan. Taai slijm en bloed kunnen met een dikkere zuigbuis worden afgezogen, een vreemd voorwerp (een corpus alienum) kan makkelijker worden verwijderd en kleine tumoren kunnen met een door de starre bronchoscoop opgevoerde laser worden behandeld.

Tot de behandelingsmogelijkheden (een therapeutische bronchoscopie) kunnen onder andere behoren:
— het verwijderen van taai slijm;
— het opheffen van een trachea- of bronchostenose;
— het verwijderen van een vreemd voorwerp (corpus alienum) na aspiratie;
— het verwijderen van een hechting.

- **Het verwijderen van taai slijm**

Een mogelijke complicatie na longoperaties is de ophoping van taai bronchussecreet. De afvoer van het secreet via de bronchusboom kan postoperatief soms moeizaam verlopen of zelfs stagneren. Een door pijn postoperatief slechte ontplooiing van de longblaasjes (atelectase) en angst bij het ademhalen en ophoesten spelen daarbij een rol. Om ademnood (dyspneu) en atelectase te voorkomen, kan het taaie slijm zo nodig dagelijks met een bronchiale tweewegkatheter type De Kock worden afgezogen. Een via de buitenkatheter ingebrachte spoelvloeistof van een bicarbonaatoplossing maakt het taaie bronchussecreet meer vloeibaar, zodat het via de centrale katheter beter kan worden afgezogen.

- **Het opheffen van een trachea- of bronchostenose**

Een langdurige intubatie en beademing van een patiënt kunnen, zeker bij een te hoge druk van de cuff (een afsluitende manchet rond een endotracheale beademingsbuis), leiden tot beschadiging en littekenvorming van de trachea met als gevolg een vernauwing van de trachea (een stenose). Ook een niet goed geplaatste tracheacanule na een tracheotomie kan door beschadiging en littekenvorming op den duur een tracheastenose tot gevolg hebben. Daarnaast kan de ziekte van Wegener (idiopathisch) en een overigens weinig voorkomende en vaak goedaardige tumor in de trachea een obstructie veroorzaken, evenals een tumor in het mediastinum door druk van buitenaf. Afhankelijk van de vernauwing kan dit uiteindelijk leiden tot een hoorbare ademhaling (stridor) en/of ademnood. Een stenose van een hoofd-, kwab- of segmentbronchus kan worden veroorzaakt door een intra bronchiale tumor.

Afhankelijk van de oorzaak, de uitgebreidheid en de lokalisatie wordt een trachea- of bronchostenose zo mogelijk met een therapeutische bronchoscopie behandeld. Daarbij kan via de starre bronchoscoop divers instrumentarium of een CO_2-laser worden doorgevoerd voor respectievelijk de resectie of vaporisatie van granulatieweefsel of kleine gesteelde of bloemkoolachtige endotracheale en intrabronchiale goedaardige tumoren. Stenose door littekenretractie is niet zo eenvoudig te behandelen en vergt een multidisciplinaire aanpak voor het afwegen van de behandelopties: laser, en/of dilatatie dan wel trachearesectie.

- **Het verwijderen van een vreemd voorwerp na aspiratie**

Een vreemd voorwerp (een corpus alienum) kan zich afhankelijk van de vorm en de grootte door verslikking (aspiratie) tot in de verst mogelijke vertakking van de bronchusboom verplaatsen. De symptomen zijn:
- *benauwdheid*: de benauwdheid wordt veroorzaakt op het moment van de aspiratie waarbij de stembanden worden gepasseerd. Wanneer het voorwerp direct verder in de bronchusboom terechtkomt, is de benauwdheid van korte duur. Bij een voorwerp dat ter plekke blijft steken en een afsluiting van de luchtweg veroorzaakt, bestaat er kans op verstikking en kan in een uiterste noodzaak een tracheotomie noodzakelijk zijn;
- *heftig hoesten*: een voorwerp dat iets verderop in de trachea blijft steken, veroorzaakt een blijvende prikkel tot heftig hoesten om het voorwerp kwijt te raken en kan afhankelijk van de mate van afsluiting enige benauwdheid geven;
- *segmentale of lobulaire pneumonie*: een voorwerp dat tot in een hoofdbronchus of verder schiet (door zijn steile verloop en grootste diameter meestal in de rechter hoofdbronchus en een rechter onderkwab), kan daar afhankelijk van de aard van het voorwerp en de mate van afsluiting enige tijd zonder symptomen verblijven. Een

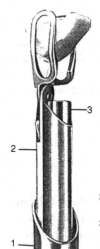

1 distaal uiteinde van de bronchoscoop
2 starre optische corpus-alienumtang
3 optiek

◘ Figuur 17.10   Het distale uiteinde van een starre optische corpus-alienumtang voor zachte voorwerpen

lokale slijmvliesreactie op een vreemd voorwerp kan hoesten en opgave van etterig sputum veroorzaken (dit laatste met name bij een organisch voorwerp, bijvoorbeeld een pinda of een stukje wortel). Raakt een vertakking van de hoofdbronchus volledig afgesloten, dan kan dat een steeds terugkerende segmentale of lobulaire pneumonie veroorzaken als gevolg van resorptieatelectase. Daarbij valt het achter de afsluiting gelegen longgedeelte samen door een afwezige ontplooiing van de longblaasjes (een atelectase) en de opname (resorptie) van de aanwezige lucht in dat longgedeelte.

Een starre optische corpus-alienumtang of een starre paktang met een stuurbare distale schacht type Maassen is in combinatie met een starre bronchoscoop het middel waarmee een vreemd voorwerp het best kan worden verwijderd (zie ◘ fig. 17.9 en 17.10). Het verwijderen kan lastig zijn door de aard, de vorm, de grootte, de verblijfsduur en de lokalisatie van het voorwerp, dat kan verbrokkelen, te groot kan zijn en/of scherpe randen of uitsteeksels kan hebben. De aantasting van het bronchusslijmvlies kan op den duur zwelling, granulatie en bij aanraken makkelijk bloedend slijmvlies doen ontstaan, waardoor het verwijderen nog meer bemoeilijkt wordt. Daarnaast moet de operateur er op bedacht zijn dat een voorwerp zich door een hoestbui tot kort voor aanvang van de ingreep kan verplaatsen. Als extra hulpmiddel en indien toepasbaar kan het gebruik van een embolectomiekatheter type Fogarty voorkomen dat het voorwerp zich tijdens de ingreep verder naar distaal verplaatst. Daarbij wordt het voorwerp tegengehouden door de katheter tot voorbij het voorwerp op te voeren en vervolgens het ballonnetje rond de tip te insuffleren. Een enkele keer kan voor het verwijderen van een voorwerp het korfje van een Dormia-katheter uitkomst bieden. Als het verwijderen van het voorwerp via de bronchoscoop niet lukt of bij voorbaat onmogelijk blijkt, dan zal een chirurgische verwijdering door een bronchotomie noodzakelijk zijn (het operatief openen van de bronchus).

■ **Het verwijderen van een hechting**

Tot soms nog een halfjaar na een longoperatie kan een hechting van bijvoorbeeld een bronchusstomp nog irritatie geven die zich uit in de vorm van een prikkelhoest en het opgeven van bloedig bronchussecreet. Rondom de hechting kan enig granulatieweefsel zijn ontstaan. Met een starre bronchoscoop en star optisch instrumentarium in de vorm van een schaartje en een paktang kan de hechting worden doorgenomen en verwijderd, waarna de klachten snel verdwijnen.

17.6.3 Postoperatieve fase

■ **De zorg voor het preparaat**

Een tijdens een bronchoscopie verkregen biopt dient volgens de aanwijzingen van de operateur op de juiste wijze benoemd te worden (met de nummering volgens Boyden) en met een begeleidend formulier verstuurd te worden naar de afdeling Pathologie, al dan niet met fixatievloeistof.

Eventueel afgezogen bronchussecreet dat voor cytologisch onderzoek bestemd is, gaat in opdracht van de operateur met een begeleidend formulier direct naar de afdeling Pathologie. Afgezogen bronchussecreet voor bacteriologisch onderzoek gaat met een begeleidend formulier direct naar de afdeling Medische microbiologie.

■ **Toestand van de patiënt bij vertrek**

De patiënt zal met een waakinfuus voor de postoperatieve zorg via de verkoeverkamer naar de verpleegafdeling worden gebracht, waar de algemene postoperatieve zorg veelal in dagverpleging en met soms één dag stemrust wordt voortgezet.

■ **Kortetermijncomplicaties**

Door de peroperatieve manipulatie bij een tracheo-bronchoscopie kan subglottisch oedeem met mogelijk ademwegobstructie optreden. Zeker jonge kinderen met een kleine diameter van de trachea en nog losmazig submukeus weefsel vlak onder de stembanden lopen dit risico. Slijmvlieszwelling geeft relatief sterke vernauwing. Ook kan schade optreden aan het gebit, de lippen en de tong.

17.7 Oesofagoscopie

Een oesofagoscopie is een endoscopische verrichting waarbij de inwendige slokdarm door middel van een flexibele of starre oesofagoscoop rechtstreeks kan worden bekeken.

Daar de kennis van de pathologie van de oesophagus ook buiten het specialisme van de KNO reeds vergevorderd is, is het voornamelijk de gastro-enteroloog die een oesofagoscopie uitvoert. Toch is de oesofagoscopie, die door KNO-artsen is ontwikkeld en verbeterd, ter ondersteuning of aanvulling niet volledig weg te denken uit het specialisme van de KNO en wordt de oesofagoscopie, zij het weinig frequent, ook door KNO-artsen uitgevoerd. Door de ontwikkeling van de transnasale oesofagoscopie wordt in toenemende mate ook door KNO-artsen poliklinisch een oesofagoscopie verricht.

De oesophagus vormt de verbinding tussen de hypopharynx en de maag en zorgt voor de passage van voedsel.

Endoscopisch onderzoek van de oesophagus vindt evenals laryngo- en bronchoscopisch onderzoek plaats via de neus en mond. Het is daardoor weinig invasief, maar kan toch lastig zijn vanwege meerdere afbuigingen, fysiologische vernauwingen ter hoogte van het ringkraakbeen, de aortaboog en de doorgang door het middenrif en een aandoening in direct aangrenzende mediastinale structuren (zoals een aneurysma van de aorta).

▪ **Het gebruik van een flexibele en een starre oesofagoscoop**

Voor de uitvoering van de oesofagoscopie heeft het gebruik van de *flexibele oesofagoscoop* met een diameter van ongeveer 5,1 mm als voordeel dat het de aan de wervelkolom gerelateerde krommingen in het verloop van de slokdarm soepel volgt en de vernauwingen zonder al te veel moeite passeert. De oesofagoscopie met een flexibele oesofagoscoop kan veelal poliklinisch worden uitgevoerd onder lokale anesthesie met lidocaïneverdoving van de achterste pharynxwand. Meestal wordt een oesofagoscopie gecombineerd met een gastroscopie door de flexibele oesofagoscoop tot in de maag op te voeren.

Voor het geleidelijk aan opvoeren van de *starre oesofagoscoop* moet de slokdarm als het ware om de rechte, holle en ongeveer 1,5 cm dikke metalen buis worden gestrekt, waarbij de slokdarm én de wervelkolom met name door een goede positionering in rugligging in dezelfde rechte lijn moeten worden gebracht als de starre oesofagoscoop. Om deze verrichting voorspoedig en voor de patiënt aangenaam te laten verlopen, vindt het opvoeren van de starre oesofagoscoop klinisch en onder algehele anesthesie plaats.

Om een duidelijke indicatie te verkrijgen voor het uitvoeren van een oesofagoscopie, wat niet geheel zonder risico is, moet de verrichting vooraf worden gegaan door het afnemen van een anamnese en een klinisch en radiologisch onderzoek. Röntgenonderzoek zal meestal plaatsvinden bij verdenking op een lokale obstructie/vernauwing, de aanwezigheid van een vreemd voorwerp of een Zenker-divertikel, en in geen geval bij etsing door chemische vloeistoffen (bijvoorbeeld zuren of logen).

Afhankelijk van de indicatie kan een oesofagoscopie diagnostisch of therapeutisch zijn:

▪ **Diagnostische oesofagoscopie**

Een *diagnostische oesofagoscopie* wordt voornamelijk verricht om na een anamnese en een radiologisch onderzoek meer gegevens te verkrijgen omtrent symptomen als (ver)slikklachten (dysfagie), het opgeven van maagzuur, slijm of onverteerd voedsel, (soms hevig branderige) retrosternale pijn of een stoornis in de peristaltiek. De diagnostische oesofagoscopie bestaat uit een nauwkeurige inspectie van de slokdarmwand waarbij wordt gekeken naar:
— het aspect van het slijmvlies (bijvoorbeeld normaal, rood, wit geëtst, oedemateus, met ulceraties, tumorgroei, fistelvorming of necrotisch);
— het lumen van de oesophagus (gedilateerd of stenotisch);
— de lokalisatie en de uitbreiding van de aandoening.

Een diagnostische oesofagoscopie is eigenlijk altijd geïndiceerd als uit de anamnese blijkt dat de patiënt al of niet met opzet een loog- of zuuroplossing heeft geslikt. De reden is dat de ernst en de omvang van de schade in de oesofagus niet altijd in verhouding hoeven te staan tot de schade die kan worden geconstateerd bij inspectie van de lippen, de tong, het slijmvlies van de wangen en de pharynx tijdens het klinisch onderzoek.

Een diagnostische oesofagoscopie kan ten behoeve van de diagnostiek worden uitgebreid met het uitnemen van een klein stukje weefsel voor histopathologisch onderzoek (een proefexcisie of biopt). Op grond van de anamnese, het radiologisch onderzoek en de diagnostische oesofagoscopie kan de KNO-arts veelal een definitieve diagnose stellen. De voornaamste aandoeningen die aanleiding kunnen geven voor een diagnostische oesofagoscopie zijn:

- een oesofagitis;
- een thermische of chemische verbranding;
- de aanwezigheid van een vreemd voorwerp;
- een tumor;
- een stenose of dilatatie;
- varices;
- een divertikel;
- fistelvorming;
- een mega-oesophagus (bij achalasie).

De buitenwand van de oesophagus is niet bekleed met serosa. Dit brengt met zich mee dat een ontsteking of een maligniteit van de oesophagus of de direct omringende structuren zich door perforatie of doorgroei van de wand van de oesophagus relatief snel naar beide kanten kan uitbreiden. De wervelkolom, de trachea, het mediastinum, het hart, de longen en de aorta vormen de direct omringende structuren van de oesophagus.

- **Therapeutische oesofagoscopie**

Een therapeutische oesofagoscopie wordt na het stellen van een diagnose voornamelijk verricht voor het verwijderen van een vreemd voorwerp of de behandeling van een stenose of slokdarmvarices.

17.8 Uitvoering van een oesofagoscopie

- **Operatie-indicatie**

Slikklachten (dysfagie), een globusgevoel, regurgitatie, retrosternale pijn en/of verdenking van de aanwezigheid van een vreemd voorwerp.

- **Doel van de operatie**

Het definitief stellen van een diagnose en het zo mogelijk behandelen van de aandoening.

17.8.1 Preoperatieve fase

Randapparatuur: camera/videotoren met lichtbron en opnameapparatuur, zuigunit.

- **Specifieke benodigdheden**
- lichtkabel
- zuigslang
- gebitsbeschermer

- **Specifiek instrumentarium**
- — starre oesofagoscoop van minimaal 45 cm lengte
- — zuigbuis (ongeveer 2,5 cm langer dan de starre oesofagoscoop)
- — biopsietang

17.8.2 Peroperatieve fase

Het peroperatieve verslag geeft een beschrijving van een diagnostische oesofagoscopie die met een starre scoop wordt verricht (tenzij anders vermeld) en in principe ook van toepassing is voor de uitvoering van een therapeutische oesofagoscopie.

Na positionering van de patiënt en het plaatsen van een gebitsbeschermer over de bovenste tandenrij kan de gewenste oesofagoscoop met het iets naar buiten trekken van de tong via de mondholte worden ingebracht. Voor de daarbij noodzakelijke verlichting is de oesofagoscoop via een lichtgeleider en een fiberglas lichtkabel aangesloten op een lichtbron (een lichtkastje). De oesofagoscoop wordt vervolgens onder voortdurend direct zicht geleidelijk aan opgevoerd langs de achterste pharynxwand, totdat de beide arytenoidea zichtbaar worden die zich beiderzijds en dorsaal op de bovenrand van het cricoïd bevinden. Zicht ontnemend slijm kan via het lumen van de oesofagoscoop met een zuigbuis worden afgezogen, waarbij de distale tip van de zuigbuis met hulp van de instrumenterende in de opening van de oesofagoscoop wordt gebracht. Voor het in het zicht krijgen van de oesophagusmond, waarbij zeker in deze fase de juiste positionering van de patiënt een grote rol speelt, worden nu de beide arytenoidea met de distale tip van de oesofagoscoop opgelicht en enigszins naar ventraal gebracht. Het vervolgens doorvoeren van de oesofagoscoop in de dan zichtbare oesophagusmond zal door de natuurlijke vernauwing altijd gepaard gaan met een lichte vorm van weerstand. Zodra de oesophagusmond zonder al te veel moeite is gepasseerd, kan de oesofagoscoop, met het in acht nemen van de aortavernauwing, onder nauwkeurige inspectie verder in het lumen van de oesophagus worden opgevoerd. Na de onderste fysiologische vernauwingen van de oesophagus te zijn gepasseerd (de doorgang door het middenrif), kan de oesofagoscoop in het korte abdominale deel van de oesophagus tot aan de cardia van de maag worden opgevoerd. Ook bij het langzaam terugtrekken van de oesofagoscoop zal de mucosa van distaal naar proximaal nauwkeurig worden geïnspecteerd. Na voltooiing van de verrichting kan de oesofagoscoop voorzichtig worden uitgenomen en kan de gebitsbeschermer worden verwijderd.

- **Endo-oesofageale biopsie**

Bij het aantreffen van een onduidelijke endo-oesofageale slijmvliesverandering of een tumor van de oesophagus zullen biopten worden genomen voor histopathologisch onderzoek. Daarbij wordt een biopt van het aangedane slijmvlies onder direct zicht via de oesofagoscoop met een biopsietangetje uitgenomen.

Daar een starre oesofagoscoop een stenose niet kan passeren, zal voor het vaststellen van de aard van een stenose een infrastenotisch biopt met een flexibele oesofagoscoop worden verricht.

Een tumor van de oesophagus is veelal een maligniteit in de vorm van een plaveiselcelcarcinoom. Het plaveiselcelcarcinoom van de oesophagus geeft laat klachten (in de vorm van dysfagie). Daardoor kan de tumor zich al in een vergevorderd stadium van de groei bevinden en de tijd hebben gehad zich aanzienlijk uit te breiden. De metastasering van een oesophaguscarcinoom verloopt voornamelijk via de longitudinaal in de wand van de oesophagus verlopende lymfebanen en door directe ingroei in de omgeving (per continuitatum).

■ Oesofagoscopische controle bij verbranding

Een oesofagoscopische controle van verbrandingseffecten (van chemische of thermische aard) vindt of binnen 24 uur na het incident plaats of, meer gebruikelijk, pas na ongeveer vier dagen. De aantasting van de oesophagus heeft zich dan ten volle ontwikkeld, waardoor een vergelijking bij latere controles zinvoller is. In de tussenliggende periode is in verband met mogelijk verzwakte plekken in de wand van de oesophagus de kans op het maken van een perforatie met de endoscoop (en dus een *fausse route*) niet ondenkbaar. De schade aan de oesophaguswand kan zich uiten in de vorm van oedeem, ulceraties, fibrinebeslag of wit geëtste plekken.

Bij een oesofagoscopie is alleen de oppervlakkige afwijking in de mucosa zichtbaar. Deze zegt niets over de diepte van het letsel. Een aantasting van de diepe spierlaag (de muscularis) kan door verlittekening aanleiding geven tot stenosering door bindweefselvorming, zeker wanneer sprake is van circulaire verbranding ter hoogte van een fysiologische vernauwing.

De behandeling van een verbranding van de oesophagus moet daarom naast de zorg voor de algemene toestand van de patiënt (shock/ademwegobstructie door larynxoedeem) en het voorkomen van een mediastinitis (met antibiotica) al in een vroeg stadium gericht zijn op het voorkomen van stenosen. Hiertoe kan het direct plaatsen en het ongeveer zes weken in situ laten van een (neus)voedingssonde met de juiste verpleegkundige zorg ter voorkoming van drukplekken de kans op de vorming van stenosen aanzienlijk verminderen.

■ Bougisseren

Het oprekken (bougisseren/dilateren) van de oesophagus, wat veelal door de gastro-enteroloog wordt uitgevoerd, mag alleen worden verricht als de aard van de vernauwing (de stenose) aan de hand van een biopt is vastgesteld. Strictuurstenosen die het gevolg zijn van verbrandingseffecten of een te late of niet goed behandelde oesofagitis tonen in het biopt tot in de submucosa en de muscularis bindweefselformaties. Bij het bougisseren wordt de stenose in meerdere behandelingen en onder direct zicht met een starre oesofagoscoop en het gewenste type dilatator in het passeren opgerekt met half-vaste of slappe sondes of half-vaste bougies van oplopende dikte (graduele dilatatie). Het bougisseren kan worden gestaakt als na de behandelingen de verkregen en gewenste diameter van het lumen behouden blijft. Een eenmalige pneumatische dilatatie door een plotselinge insufflatie van een ballonsonde blijkt effectief bij het oprekken van de cardia in het geval verslapping uitblijft door een neuromusculaire disfunctie (achalasie).

■ Verwijderen van een vreemd voorwerp

Om te voorkomen dat het opvoeren van een oesofagoscoop een ingeslikt vreemd voorwerp (een corpus alienum) onbedoeld verder vooruit duwt en daardoor de wand van de oesophagus ter plaatse perforeert, zijn een preoperatieve anamnese en een radiologisch onderzoek van belang om informatie te verkrijgen over de vorm, de grootte en de lokalisatie van het ingeslikte voorwerp alsook over een mogelijke perforatie van de wand. Een nauwkeurige inspectie van de mondholte, de larynx en de hypopharynx, met name van de sinus piriformis, is voorafgaand aan de oesofagoscopie van belang. Aangezien de fysiologisch nauwste plaats van de oesophagus (de oesophagusmond) zich achter het zegelvormige ringkraakbeen van de larynx bevindt en vlak daaronder, zal een vreemd voorwerp van een bepaalde vorm en/of grootte vooral in het cervicale deel van de oesophagus blijven steken. Een voorwerp dat dit punt eenmaal gepasseerd is en zich op thoracaal niveau bevindt, kan (bij geen gevaar voor perforatie) zijn weg door de rest van het spijsverteringskanaal veelal moeiteloos afleggen en behoeft geen verdere behandeling. Voor het verwijderen van een vastgelopen voorwerp wordt vrijwel altijd een starre oesofagoscoop gebruikt. Door via de oesofagoscoop een corpus-alienumpaktang, een lis of een Dormia-katheter op te voeren, kan het voorwerp (al naar gelang de grootte) via het lumen of samen met het terugtrekken van de oesofagoscoop worden uitgenomen. Bij een puntig, scherp voorwerp dat bij het terugtrekken voor een extractie een te groot risico voor perforatie vormt (omdat het puntige deel omhoogsteekt), kan worden besloten het voorwerp naar de maag te verplaatsen, zodat het operatief kan worden verwijderd.

- **Sclerosering van oesophagusvarices**

Verwijde kronkelende venen in de submucosa van voornamelijk het distale derde deel van de oesophagus (oesophagusvarices) kunnen ontstaan bij patiënten met een verhoogde druk in de vena portae (portale hypertensie) als gevolg van een levercirrose. Een ruptuur van de wand van de varices als gevolg van een oplopende portale hypertensie, medicijngebruik, herhaalde reflux van maagzuur of een trauma kan ernstige en niet zelden fatale bloedingen tot gevolg hebben. Een niet-uitvoerbare shuntoperatie van de vena portae (die de portale hypertensie kan verlagen) kan daarom een indicatie zijn om de al dan niet bloedende varices oesofagoscopisch te benaderen. Daarbij wordt met een speciaal daarvoor uitgevoerde flexibele of starre optische oesofagoscoop (met afzuigkanaal en scleroseringsnaald) een scleroserende vloeistof (1 % aethoxysclerol) snel in of rondom één of meerdere varices gespoten (respectievelijk intraveneus of submukeus-perivasculair en maximaal 50 ml per behandeling). Na een intraveneuze injectie wordt een varix tijdelijk gecomprimeerd met de geïnsuffleerde ballon van de flexibele oesofagoscoop of met de omvang van de dikkere starre oesofagoscoop. De scleroserende vloeistof veroorzaakt een plaatselijke aderontsteking, waarna de varices ineenschrompelen.

17.8.3 Postoperatieve fase

- **De zorg voor het preparaat**

De herkomst van een biopt uit de oesophagus dient door de operateur te worden benoemd en met een begeleidend formulier door de omloop naar de patholoog te worden verstuurd, al dan niet in fixatievloeistof. Bij een biopt dat niet in fixatievloeistof verstuurd wordt, kan een met fysiologisch zout (NaCl 0,9 %) bevochtigd gaasje over het preparaat uitdroging tijdens het transport voorkomen.

- **Toestand van de patiënt bij vertrek**

De patiënt zal met een waakinfuus voor de postoperatieve zorg via de verkoeverkamer naar de verpleegafdeling worden gebracht, waar de algemene postoperatieve zorg wordt voortgezet. In de eerste 24 uur na de oesofagoscopie is monitoring van de lichaamstemperatuur van belang. Een verhoogde lichaamstemperatuur kan namelijk, evenals pijn tussen de schouderbladen, de eerste aanwijzing zijn van een beginnende mediastinitis als gevolg van een perforatie van de oesophagus. Bij verdenking op een (beginnende) mediastinitis wordt gestart met de toediening van antibiotica, intraveneuze voeding (dus niets per os) en een maagsonde (ter voorkoming van stenosen).

- **Kortetermijncomplicaties**

Een gevreesde complicatie van een oesofagoscopie is een mediastinitis als gevolg van een perforatie van de oesophagus. Een perforatie kan peroperatief door de oesofagoscoop zelf of door het verwijderen van een vreemd voorwerp worden veroorzaakt. Ook als de oesofagoscopie zelf zonder problemen is verlopen, moet er rekening mee worden gehouden dat een beschadiging of perforatie van de oesophagus ook als gevolg van de aandoening zelf kan ontstaan. Wanneer de behandeling ontoereikend is of de situatie al direct te ernstig, dan wordt ook een chirurgische behandeling ingezet (bijvoorbeeld mediastinale drainage of, wanneer het ontstoken gebied tot rust is gekomen, zelfs een partiële oesophagusresectie). Ook kan schade optreden aan het gebit, de lippen en/of de tong.

17.9 Slaapendoscopie

Een slaapendoscopie (of dynamisch slaaponderzoek) is een diagnostische methode die sinds het begin van de jaren negentig van de vorige eeuw (poli-)klinisch wordt uitgevoerd bij patiënten met klachten van habitueel snurken. *Snurken* wordt omschreven als een voornamelijk inspiratoir ademgeluid van 40 decibel of meer dat tijdens de slaap wordt voortgebracht. Als gevolg van een lokale vernauwing van de bovenste luchtweg ontstaat tijdens de slaap turbulentie van de ingeademde lucht, waardoor structuren zoals het zachte gehemelte (palatum molle), de huig (uvula), de keelamandelen (tonsillen) en/of het strotklepje (epiglottis) kunnen gaan vibreren. Dit kan gepaard gaan met perioden van hypopneu, dat wil zeggen een ademhalingsstoornis met een vermindering van de ademflow met 50 % die langer dan 10 seconden aanhoudt. Een eveneens slaapgerelateerde ademhalingsstoornis is een totale collaps van de bovenste luchtweg, veelal op oro- en hypopharynxniveau (zie ◘ fig. 17.11). Daarbij is sprake van een obstructief slaapapneusyndroom (OSAS) als die meerdere malen per nacht gepaard gaat met een minimaal 10 seconden durende volledige ademstilstand (apneu) en een dalende zuurstofsaturatie. Als gevolg van de slechte nachtrust die met een OSAS gepaard gaat, vertonen deze patiënten overdag een niet te onderdrukken en uitgesproken slaperigheid waarbij zij in allerlei situaties in slaap vallen. Bij verdenking op een OSAS vindt een slaaponderzoek/registratie plaats, thuis of in een speciaal waak-slaapcentrum.

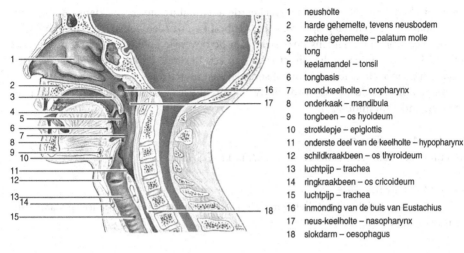

1	neusholte
2	harde gehemelte, tevens neusbodem
3	zachte gehemelte – palatum molle
4	tong
5	keelamandel – tonsil
6	tongbasis
7	mond-keelholte – oropharynx
8	onderkaak – mandibula
9	tongbeen – os hyoideum
10	strotklepje – epiglottis
11	onderste deel van de keelholte – hypopharynx
12	schildkraakbeen – os thyroideum
13	luchtpijp – trachea
14	ringkraakbeen – os cricoideum
15	luchtpijp – trachea
16	inmonding van de buis van Eustachius
17	neus-keelholte – nasopharynx
18	slokdarm – oesophagus

◧ **Figuur 17.11**   Zijaanzicht van de rechter hoofdhelft

Als conventionele maatregelen niet helpen tegen snurken, kan een patiënt worden doorverwezen naar een KNO-arts die zich bezighoudt met de diagnostiek en behandeling van slaapgerelateerde ademhalingsstoornissen. Een anamnese maakt duidelijk of het snurken ergens aan te koppelen is zoals:

— medicijn- en/of alcoholgebruik;
— pulmonale aandoeningen;
— een gestoorde neuspassage (zoals door een collaps van een neusvleugel, een scheefstand van de columella en/of het neusseptum, neuspoliepen, een conchahypertrofie of tumoren in de neus en/of de nasopharynx).

Naast het onderzoek van de neus richt het lichamelijk onderzoek zich op de oropharynx, de hypopharynx en de larynx. Obstructies bij een OSAS vinden vaak plaats op deze niveaus.

Ondanks de weinig voorspellende waarde met betrekking tot verder onderzoek of een behandeling, kan de KNO-arts aan de hand van een preoperatief poliklinisch onderzoek (de Müllerse-manoeuvre) toch alvast beoordelen of en in welke mate een collaps van de bovenste luchtweg zich voordoet. Door bij een wakkere patiënt tijdens een diepe inspiratie de neus en mond af te sluiten, kan door de daardoor veroorzaakte onderdruk een collaps op velopharyngeaal en/of tongbasisniveau optreden die met een flexibele endoscoop kan worden waargenomen. Een nadeel is dat structuren als de m. levator veli palatini en de m. tensor veli palatini die het zachte gehemelte (palatum molle) omhoogtrekken zich bij een wakkere patiënt tijdens het onderzoek toch nog steeds enigszins kunnen aanspannen en zo een licht vertekend beeld kunnen geven ten opzichte van de situatie tijdens de slaap.

Wanneer er meer informatie moet worden verkregen omtrent de mate en lokalisatie van vibraties en/of een collaps in de bovenste luchtweg, dan zal de patiënt voor een slaapendoscopie in aanmerking komen. Het voordeel van de slaapendoscopie is dat de fysiologische situatie van de slaapgerelateerde ademhalingsstoornis tijdens de kunstmatig tot stand gekomen slaap op deze wijze het best kan worden benaderd (ook al blijft het een momentopname). Tijdens deze slaap kan de bovenste ademweg van de neusingang tot aan de stembanden onder direct zicht van een flexibele endoscoop worden geobserveerd om de mogelijke locatie van het snurken vast te stellen.

Bij een slaapendoscopie wordt de fysiologische slaap nagebootst met een snel- en kortwerkend slaapmiddel.

- **Operatie-indicatie**

Klachten van habitueel snurken en mild/matige OSAS.

- **Doel van de operatie**

Het onder direct zicht vaststellen van de plaats(en) in de bovenste luchtweg waar snurken/de obstructie optreedt.

17.9.1 Preoperatieve fase

Randapparatuur: lichtbron.

- **Specifiek instrumentarium**
- flexibele endoscoop met een diameter van 3,5 mm

- **Toestand van de patiënt bij ontvangst**

Een slaapendoscopie valt onder de geplande ingrepen en wordt als zodanig ingeroosterd in het reguliere operatieprogramma. De patiënt wordt op de dag van de ingreep nuchter opgenomen op de dagverpleging, waarbij de algemene preoperatieve voorbereidingen gelden. De ingreep wordt zonder intubatie met een snel- en kortwerkend anestheticum uitgevoerd.

- **Ligging van de patiënt**

Behalve in rugligging (met het hoofd op een klein kussentje) als meest gebruikelijke ligging voor het opwekken van het snurken kan een slaapendoscopie, zeker bij het gebruik van een flexibele endoscoop, desgewenst ook in zijligging worden uitgevoerd.

- **Opstelling van het team**

Voor het via een neusholte inbrengen van de flexibele endoscoop voor de inspectie van de bovenste luchtweg plaatst de operateur zich afhankelijk van het links- of rechtshandig zijn links of rechts van de patiënt. Voor eventuele assistentie kan de operatieassistent aan het hoofdeinde gaan staan. De anesthesiemedewerker bevindt zich aan de contralaterale zijde.

- **Anesthesie**

Voor het intraveneus toedienen van het hypnoticum kan een keuze worden gemaakt tussen propofol (Diprivan®) en midazolam (Dormicum®) als snelwerkend anestheticum. Om voor het doorvoeren van de fiberscoop voldoende ruimte in de neusholte te creëren met een gevoelloos, droog neusslijmvlies, kan voorafgaand aan of na het toedienen van het hypnoticum het neusslijmvlies worden afgeslonken en verdoofd of uitsluitend worden afgeslonken met een decongestivum als xylometazoline (Otrivin®). Met een oppervlakteanestheticum als tetracaïnespray kan indien gewenst de nasopharynx plaatselijk worden verdoofd. Deze handelingen kunnen zowel poliklinisch als klinisch worden uitgevoerd.

17.9.2 Peroperatieve fase

Vanaf het moment dat de patiënt tijdens de kunstmatig opgewekte slaap een snurkgeluid maakt, zal de KNO-arts stap voor stap het traject van de bovenste luchtweg zorgvuldig inspecteren op vibraties en/of een collaps van weke delen. Daarbij wordt veelal gebruikgemaakt van een flexibele endoscoop (een fiberscoop) met een diameter van 4 mm die via de neusholte, de nasopharynx en de oropharynx uiteindelijk wordt opgevoerd tot aan de *larynx* (zie ◘ fig. 17.11).

Tijdens de inspectie met de flexibele endoscoop wordt geregistreerd:
— op welk(e) niveau(s) de collaps of de vibraties zich voordoen, bijvoorbeeld op oropharyngeaal niveau (uvula-palatum-tonsilniveau) en/of op een lagere locatie, zoals van de tongbasis, de epiglottis en/of de laterale pharynxwanden;
— de mate van de obstructie door een collaps, bijvoorbeeld enigszins vernauwd, uitgesproken vernauwd of volledig geobstrueerd.

Door de onderkaak (mandibula) tijdens de slaapendoscopie onder direct zicht van de fiberscoop naar anterieur te bewegen en daarmee de tong naar voren te trekken, kan worden beoordeeld in welke mate het terugvallen van de onderkaak meespeelt bij het ontstaan van snurken. In dat geval zou behandeling met een mandibulair repositieapparaat (MRA) een optie zijn.

Doordat feitelijke richtlijnen voor de beoordeling van al deze waarnemingen ontbreken, is het oordeel dat de KNO-arts van de bevindingen geeft toch enigszins onderworpen aan de persoonlijke interpretatie. Daarom wordt begonnen met de behandeling die het meest effect kan hebben en het minst belastend is.

▪ Mogelijke behandelingsmethoden na een slaapendoscopie
De resultaten van de slaapendoscopie vormen samen met de ernst van de klachten en de resultaten van de overige onderzoeken de basis voor een mogelijke behandelingsmethode. Ter verruiming van de luchtweg op het niveau van de meest uitgesproken obstructie kan de behandelingsmethode bestaan uit:
— niet-chirurgische behandelingsmethoden;
— chirurgische behandelingsmethoden.

▪▪ Niet-chirurgische behandelingsmethoden
Een niet-chirurgische behandelingsmethode die bij snurkers met problemen op oro- en hypopharynxniveau het meest effectief is en het minst belastend, is het gebruik van een mandibulair repositieapparaat (MRA). Deze prothese (een met elkaar in verbinding staande onder- en bovenbeugel van kunststof), wordt door de patiënt voor het slapen gaan intra-oraal over beide kaken geplaatst en zodanig ingesteld dat de onderkaak ten opzichte van de bovenkaak naar anterieur wordt verplaatst. Door die verplaatsing en

de onderlinge verbinding van de onderkaak met de tong, maar met name door de verbindingen en verhoogde spierspanning van palatoglossusspieren en palatopharyngusspieren met de tong en de onderkaak, wordt de ademhalingsweg niet alleen op oro- en hypopharynxniveau verruimd, maar ook op het niveau van de velopharynx (de ruimte achter het velum, het achterste deel van het zachte gehemelte). Dit in tegenstelling tot de werking van twee typen tongrepositieapparaten (TRA) die door zuig- of trekkracht (afhankelijk van het type) uitsluitend de tong naar voren halen en daardoor vermoedelijk alleen de ademhalingsweg op oro- en hypopharynxniveau verruimen. Daar komt bij dat van al deze intra-orale apparaten (IOA) de MRA tijdens de slaap het best wordt verdragen, het snurken aanzienlijk vermindert en het apparaat ook kan worden toegepast bij patiënten met uitsluitend problemen op velopharyngeaal niveau, of (afhankelijk van ernst van de OSAS) bij OSAS-patiënten.

Een niet-chirurgische behandelingsmethode die bij OSAS-patiënten na een intensieve begeleiding en gewenning goede resultaten geeft, is het gebruik van een nCPAP-apparaat (*nasal Continuous Positive Airway Pressure*). Dit apparaat zorgt ervoor dat tijdens de slaap enigszins warme, vochtige lucht met overdruk via een neusmasker aan de patiënt wordt toegediend om een totale collaps van de bovenste luchtweg te voorkomen.

▪▪ Chirurgische behandelingsmethoden

Afhankelijk van de oorzaak van de slaapgerelateerde stoornis zijn diverse chirurgische behandelingsmethoden mogelijk.

Bij een obstructie op neusniveau:

- een septumcorrectie;
- een septorinoplastiek;
- een conchareductie;
- het verwijderen van neuspoliepen.

Alhoewel een neusverstopping een verstoring van de slaap kan geven, blijkt er niet direct een verband te bestaan tussen de mate van een neusverstopping en de ernst van het snurken of een OSAS. Slijmvlies- en/of anatomische afwijkingen van de neus worden in relatie tot snurken daarom niet per definitie operatief benaderd. Hier staat tegenover dat OSAS-patiënten voor een goede neusdoorgankelijkheid voorafgaand aan een CPAP-behandeling bij een slijmvlies- en/of anatomische afwijkingen wel een van de bovengenoemde neusoperaties ondergaan.

Bij een obstructie op velo- en oropharyngeaal niveau:

- uvulopalatopharyngoplastiek (UPPP);
- laser-uvulo-pharyngoplastiek;
- radiofrequente interstitiële coagulatie (RF-ablatie);
- trekhechtingen palatum molle (bijvoorbeeld V-loc®).

Ondanks de nog beperkte studies, toepassingen en onderzoeksresultaten lijkt een behandelingsmethode als de RF-ablatie voor de reductie van het palatum molle bij snurkers en patiënten met een milde vorm van OSAS een mogelijke uitbreiding op de UPPP en LUPP. Het snurken lijkt na een RF-ablatie aanzienlijk af te nemen, evenals de overdreven slaperigheid overdag (hypersomnolentie). De procedure omvat de stolling (coagulatie) van tussenliggend (interstitieel) weefsel van het palatum molle door middel van een naaldelektrode die een wisselstroom per tijdseenheid afgeeft (radiofrequente energie). De verbindweefseling (fibrosering) die daardoor ontstaat, maakt het palatum molle stugger en laat het krimpen, waardoor er meer ruimte ontstaat in het velo- en oropharyngeaal gebied. Een voordeel van de RF-ablatie is dat de methode minimaal invasief is en onder lokale anesthesie kan worden uitgevoerd, het oppervlakkig slijmvlies in principe onaangetast blijft en de postoperatieve pijn zeker ten opzichte van de UPPP/LUPP een stuk minder is.

Een trekhechting wordt toegepast bij palatumtechnieken zoals de laterale pharyngoplastiek, *expansion sphincter* pharyngoplastiek en repositiepharyngoplastiek. Hierbij wordt de achterste pijler (palatopharyngeale spier) in een meer laterale en voorste positie geplaatst om de oropharyngeale inlaat en de retropalatale ruimte te vergroten. Door gebruik te maken van V-loc™-hechtmateriaal met tweevoudig gehoekte weerhaakjes worden de wondoppervlakken bij elkaar gehouden en wordt de spanning over de gehele lengte van de hechting verdeeld. De weerhaakjes laten de hechting soepel door weefsel in één richting gaan maar voorkomen dat het terugglijdt, wat knopen overbodig maakt.

Bij een obstructie op naso- of oropharynxniveau als gevolg van een onderontwikkeling van respectievelijk de boven- of onderkaak:

— een Le Fort-I-osteotomie;
— een bilaterale sagittale splijtingsosteotomie (BSSO);
— een kinplastiek.

OSAS-patiënten die met een door onderzoek bewezen retrognathie van de boven- of onderkaak of een onderontwikkelde kin onvoldoende baat hebben bij de behandeling met CPAP of een MRA, kunnen overwegen een chirurgische kaakcorrectie te ondergaan. Het gemeenschappelijk doel van de diverse vormen van kaakcorrecties is een ventraalwaartse verplaatsing van het betreffende benige deel met verplaatsing van de daaraan verbonden weke delen. Het resultaat is een verruiming van de bovenste luchtweg op het niveau van de obstructie.
— Een ventraalwaartse verplaatsing van de mandibula (een BSSO, een bilaterale sagittale splijtingsosteotomie) zorgt voor het naar ventraal meenemen van de aangehechte musculi mylohyoideus, genioglossus, geniohyoideus en digastricus, het naar voren verplaatsen van de tong en daardoor het verruimen van de oropharynx.
— Een ventraalwaartse verplaatsing van de kin (kinplastiek) zorgt voor het enigszins naar ventraal meenemen van de aangehechte musculi genioglossus, geniohyoideus en digastricus en het in enige mate naar voren halen van de tong bij een obstructie ter hoogte van de tongbasis.
— Een ventraalwaartse verplaatsing van de maxilla, die bij OSAS-patiënten zelden als zelfstandige ingreep wordt verricht maar vrijwel altijd samengaat met een gelijktijdige verplaatsing van de mandibula (BSSO), zorgt daardoor voor een verruiming van de pharynx over meerdere niveaus en een ongewijzigde afsluiting (occlusie) van de gebitselementen in de onder- en bovenkaak.

Het ingrijpende karakter van de kaakcorrecties met betrekking tot de veelal noodzakelijke uitgebreide pre- en postoperatieve tandheelkundige correcties voor een goede afsluiting (occlusie) van de gebitselementen plus een vaak aanzienlijke verandering van het profiel van het aangezicht, maakt dat deze behandelingsmethode bij OSAS-patiënten in combinatie met de te verwachten resultaten zeer goed overwogen moet worden.

Bij een obstructie op tongbasisniveau:

— een partiële resectie van de tongbasis;
— een tongbasis-mandibulasuspensie;
— nervus hypoglossusimplantaat.

Voor het uitvoeren van de twee eerstgenoemde technieken geldt nog een zekere mate van terughoudendheid.

Voor de partiële resectie van de tongbasis (een midline glossectomie met laser of RF-ablatie, zie de beschrijving bij obstructie op velo- en oropharyngeaal niveau), heeft dat te maken met het feit dat er geen duidelijke richtlijnen zijn aan te geven voor de mate waarin gereseceerd moet worden en met het daardoor moeilijk in te schatten effect op het verruimen van de bovenste luchtweg op tongbasisniveau.

Bij de tongbasis-mandibulasuspensie (waarbij een speciale hechting die door de tongbasis gaat aan een schroef in de mandibula wordt bevestigd) lijken door de beperkte kennis en ervaring een ernstige bloeding en vaatzenuwbeschadiging lateraal van de tongbasis een mogelijk risico. Daar staat tegenover dat deze laatstgenoemde techniek goed uitvoerbaar is en de hechting bij onvoldoende resultaat, pijn of infectie kan worden verwijderd.

Voor stimulatie van de nervus hypoglossus wordt met behulp van een operatieve ingreep een pacemaker onderhuids geplaatst. Deze is enerzijds verbonden met een elektrode die op een tak van de n. hypoglossus aan de ipsilaterale zijde is bevestigd. Anderzijds is de pacemaker verbonden met een sensor op een intercostaalzenuw. Als de patiënt de pacemaker activeert wanneer hij gaat slapen, wordt de tongzenuw bij elke ademhaling van de patiënt gestimuleerd door de pacemaker. De gestimuleerde tongzenuw duwt de tong op het moment dat de inademing start in voorwaartse richting. Daarmee ontstaat ruimte, waardoor een obstructie op tongbasisniveau kan worden voorkomen. Bij een zeer streng geselecteerde groep patiënten lijkt deze behandeling succesvol.

Bij een obstructie op hypopharyngeaal niveau:

— een hyoïdthyroïdpexie (HTP).

Het onder algehele anesthesie permanent aanhechten of ook wel ophangen (-pexie of -suspensie) van het tongbeen (het hyoïd) aan het schildkraakbeen (het thyroïd) met verplaatsing van het tongbeen in antero-caudale richting, is een operatieve behandelingsmethode bij matig ernstige OSAS voor het verruimen van de bovenste luchtweg ter hoogte van de hypopharynx (retrolinguaal). Het tongbeen wordt via een horizontale incisie bereikt door de korte halsspieren onder het tongbeen (infrahyoïdaal) te klieven. Voor de verplaatsing van het tongbeen wordt het ligamentum stylohyoideus ter hoogte van het tongbeen beiderzijds doorgenomen en wordt het tongbeen in antero-caudale richting gemobiliseerd en permanent gefixeerd aan het schildkraakbeen.

Bijlagen

© Bohn Stafleu van Loghum is een imprint van Springer Media B.V., onderdeel van Springer Nature 2020
H. Mulder en E. Albers, *Keel-, neus- en oorchirurgie*, Operatieve zorg en technieken,
https://doi.org/10.1007/978-90-368-2297-8_18

18.1   Bijlage Specifiek instrumentarium

In deze bijlage is een selectie opgenomen van instrumentarium dat specifiek in de keel-, neus- en oorchirurgie wordt gebruikt. In de beschrijving van het instrumentarium komen de catalogusnaam (eventueel de veelgehoorde bijnaam), het gebruiksdoel en de relatie tussen de vorm en de functie van het instrument aan bod.

Het doorgronden van de relatie tussen de vorm en de functie van het instrument maakt het mogelijk om een variant, die op de eigen operatieafdeling misschien onder een andere naam wordt gebruikt, te herkennen, toe te passen en te hanteren. Het is deze vaardigheid die de operatieassistent in staat stelt om zijn naamkennis uit te breiden met werkelijke kennis van het KNO-instrumentarium. Dit levert een positieve bijdrage aan een professionele peroperatieve ondersteuning.

Voor de basisprincipes van de instrumentenleer kan worden verwezen naar het *Basisboek OZT* en de *Instrumentenatlas* uit de OZT-serie. Daarin wordt onder andere uitleg gegeven over de specifieke onderdeelnamen van een instrument, het gebruiksdoel en de relatie tussen de vorm en de functie van het instrument.

- **A Instrumentarium bij oorchirurgie**
Wondspreiders

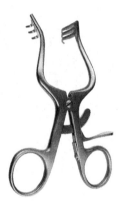

— **Naam: Wondspreider type Weitlaner**
Gebruiksdoel: Het spreiden van de wondranden bij een retroauriculaire incisie.

Relatie vorm/functie: Bij deze spreider wordt aan de kant van het handvat gebruik-gemaakt van een veeltandig spreidingsmechanisme en een fixatiepal. Hierdoor is het mogelijk om deze kleine handzame spreider in veel standen te fixeren, aangepast aan de situatie van de wond. De lichte neerwaartse knik aan het begin van de benen zorgt bij de plaatsing in het wondgebied voor een ongehinderd gebruik. Door het parallelslot (waar-bij de instrumentenhelften ten opzichte van het slot elk aan hun eigen kant blijven) is het mogelijk om, bij het naar elkaar bewegen van de ogen, de bladen verder te spreiden. De bladen kunnen variëren van beiderzijds getand (twee- of drietands, scherp of stomp) tot bijvoorbeeld aan één zijde getand en aan de andere zijde een gesloten blad (wondsprei-der type Plester of Belluci). Om een retroauriculaire incisie in twee richtingen te open-houden, kunnen twee wondspreiders loodrecht ten opzichte van elkaar worden geplaatst.

Oortrechters

— **Naam: Oortrechter type Hartmann**
Gebruiksdoel: De inspectie van de uitwendige gehoorgang en het trommelvlies.

Relatie vorm/functie: Een oortrechter is een hol trompetvormig instrument met een wijde bovenste opening die geleidelijk aan uitloopt in een tuitje met een veel kleinere diameter. Het tuitje (rond of ovaal) wordt bij onderzoek in de toegang tot de uitwendige gehoorgang geplaatst. Daarbij houdt het de tragus en de haartjes in de gehoorgang opzij en wordt het kraakbenig deel van de gehoorgang gestrekt. De wijde bovenste opening biedt voldoende werkruimte voor het hanteren van instrumentarium (bijvoorbeeld een cerumenlisje of een paracentesenaald).

Oortrechters zijn er in diverse diameters, variërend van 3,5 mm tot 7 mm. De diameter wordt aangepast aan de wijdte van de gehoorgang. Een te kleine oortrechter biedt te weinig licht en overzicht en brengt het risico met zich mee dat deze te ver in de gehoorgang wordt opgevoerd, waardoorde trechter tegen het uiterst gevoelige deel van de benige gehoorgang komt. Een te wijde oortrechter kan echter niet voldoende ver worden opgevoerd om alle haartjes in de gehoorgang opzij te houden en heeft de neiging cerumen van de wand te schrapen, waardoor het lumen verstopt raakt en het zicht wordt belemmerd.

Beitels

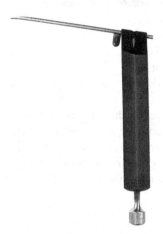

— **Naam: Endauraalbeiteltje type Heermann met handvat**
Ook bekend onder de naam: Heermann-beiteltje.

Gebruiksdoel: Het afvlakken van bot bij oorchirurgie of het verkrijgen van een klein bottransplantaat.

Relatie vorm/functie: Het smalle, holle beiteltje (een guts) is er in diverse breedtes, bijvoorbeeld 1,0 mm, 1,5 mm en 3 mm. Het binnenblad van het holle beiteltje is scherp en zal bij het inslaan rechtuit gaan. Holle beiteltjes zijn zeer geschikt om krommingen van het te bewerken bot te volgen.

Om het beiteltje te kunnen gebruiken, wordt het voor de fixatie in een handvat met stelschroef geplaatst. Daarbij kan het beiteltje in iedere gewenste richting worden geplaatst en biedt het zeshoekig handvat voldoende grip. Een endauraalbeiteltje kan net als een dubbelcurette type House worden gebruikt om de benige achterbovenwand van de gehoorgang af te vlakken (om het incus-stapesgewricht bij een stapedotomie goed te kunnen overzien) of om een klein bottransplantaat te verkrijgen voor bijvoorbeeld het afdichten van een duralek.

Pincetten

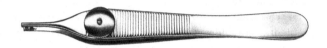

— **Naam: Fixatiepincet type Derlacki**
Ook bekend onder de naam: Gehoorbeentjespincet.

Gebruiksdoel: Het fixeren van een gereseceerd gehoorbeentje tijdens een modificatie.

Relatie vorm/functie: De relatief grove tanding in de bek van het pincet biedt veel grip. Daardoor, maar ook door de schroef die de stand van de benen fixeert, is dit pincet bijzonder geschikt voor het vasthouden van een gereseceerd gehoorbeentje tijdens een modificatie met een klein diamantboortje. De grote verscheidenheid aan middenoorprotheses heeft het zelf modificeren van een gehoorbeentje voor een ketenreconstructie (en dus het gebruik van het fixatiepincet) sterk teruggedrongen.

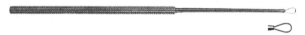

— **Naam: Cerumenlis type Billeau**
Ook bekend onder de naam: Lisje.

Gebruiksdoel: Het verwijderen van oorsmeer (cerumen) uit de uitwendige gehoorgang.

Relatie vorm/functie: De lus van het cerumenlisje is het gedeelte waarmee het oorsmeer uit de uitwendige gehoorgang kan worden gehaald. Om de hanteerbaarheid en de grip voor de operateur te vergroten, is er een raster (een kruisend lijnenspel) op de greep van het smalle, slanke cerumenlisje toegepast. Het cerumenlisje wordt door zijn slanke vorm als een pen ter hand genomen.

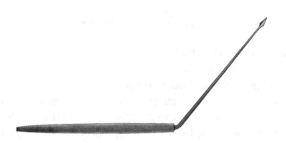

— **Naam: Paracentesenaald type Troeltsch**

Gebruiksdoel: Het maken van een snede in het trommelvlies.

Relatie vorm/functie: Een paracentesenaald heeft over het algemeen een uiteinde in de vorm van een speerpunt met een dubbelzijdig snijvlak op een zeer slanke steel. Een paracentesenaald dient altijd scherp te zijn om de paracentese in één keer goed te kunnen uitvoeren. Bij de paracentesenaald type Troeltsch staat het handvat ten opzichte van de steel in een hoek (kniegebogen), zodat het zicht op het trommelvlies tijdens het gebruik niet wordt belemmerd. Dit kan ook bereikt worden met een handvat dat met een dubbele knik aan de steel verbonden is (bajonetvormig, zoals bij de paracentesenaald type Lucae).

Micro-oorinstrumentarium

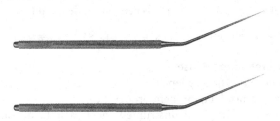

— **Naam: Interpositienaald type Schuknecht**

Gebruiksdoel: Het gebruik bij middenooroperaties.

Relatie vorm/functie: De uiterste punt van de interpositienaald kan recht in het verlengde van de steel staan en stomp of scherp zijn, maar kan ook in een hoek van 45° of 90° en in diverse lengtes naar links of rechts wijzen. Door de lange, zeer slanke naaldvormige steel is de interpositienaald in al zijn varianten zeer geschikt voor bijvoorbeeld de inspectie van het middenoor. Een interpositienaald met een punt recht in het verlengde van de steel kan ook worden gebruikt voor het aanprikken van kleine stukjes van een resorbeerbaar gelatinesponsje (zie ▶ par. 4.13.2: Peroperatief) of voor het aangeven van een ventilatiebuisje (zie ▶ par. 4.5.2: Peroperatief). Door de kniegebogen hoek tussen het handvat en de steel wordt het zicht op het middenoor niet belemmerd.

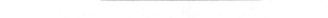

— **Naam: Raspatorium type Duckbill, ovaal**

Ook bekend onder de naam: Duckbill.

   Gebruiksdoel: Het gebruik bij middenooroperaties.

   Relatie vorm/functie: Het platte, enigszins druppelvormige uiteinde van het raspatorium is afgerond. Hierdoor is het makkelijk onder weefsel te plaatsen. Binnen de
oorchirurgie wordt de Duckbill gebruikt voor bijvoorbeeld het afschuiven van de huid
van de posterieure gehoorgangwand, het uit de sulcus lichten van de annulus en het
terugplaatsen van de tympano-meatale lap (zie ▶ par. 4.1.1 en 4.13.2: Peroperatief). De
lange, slanke steel en het slanke ronde handvat zorgen dat de Duckbill makkelijk te
hanteren is. Het instrument wordt net als een pen vastgehouden.

— **Naam: Rondsnedemesje type Rosen**

Ook bekend onder de naam: Rosenmesje.

   Gebruiksdoel: Het gebruik bij middenooroperaties.

   Relatie vorm/functie: Aan het uiteinde van het instrument bevindt zich, in een
hoek van 45° of 90°, een cirkelvormig mesje. De stand van het mesje en het feit dat
het rondom snijdend is, maakt het geschikt om de annulus uit de sulcus te lichten (zie
▶ par. 4.13.2: Peroperatief). Door de lange, slanke steel en het slanke ronde handvat is
het instrument makkelijk te hanteren en als een pen in de hand te nemen.

— **Naam: Dubbelcurette type House**

Ook bekend onder de naam: Scherp lepeltje.

   Gebruiksdoel: Het gebruik bij middenooroperaties.

   Relatie vorm/functie: Dit dubbelinstrument heeft aan beide uiteinden van een
centraal geplaatst handvat een scherp komvormig lepeltje. De lepeltjes zijn verschillend van grootte (bijvoorbeeld met een diameter van 1,0 mm en 1,2 mm of 1,5 mm
en 1,8 mm). De scherpe rand is zeer geschikt voor het wegschrapen van bot dat direct
in het kommetje van de lepel wordt opgevangen. Om bij een stapedotomie het incus-
stapesgewricht goed te kunnen overzien, kan het soms nodig zijn om de benige achterbovenwand van de gehoorgang af te vlakken, bijvoorbeeld met behulp van een scherp
lepeltje.

- **B Instrumentarium bij neus(bijholte)chirurgie**

Neusspecula

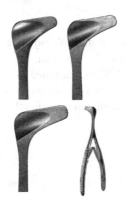

— **Naam: Neusspeculum type Hartmann**
Gebruiksdoel: Het uitvoeren van intranasale inspecties en verrichtingen.

Relatie vorm/functie: Door het parallelslot ontstaat bij het naar elkaar toebrengen van de greep een tegengestelde beweging in de bladen van het speculum. De beide bladen zullen daardoor verder uit elkaar komen te staan, waardoor bij plaatsing in de neus de toegang tot de neusholte ruimer wordt gemaakt. Bij het loslaten van de greep zorgt de veer aan de binnenzijde van de benen van de greep ervoor dat de bladen van het speculum gelijkmatig tegen elkaar terugvallen. De korte, brede bladen van het Hartmann-speculum maken het mogelijk om onder goed zicht de neusholte te inspecteren, een intranasale verdoving toe te dienen en eventueel een hemitransfixie-incisie te plaatsen.

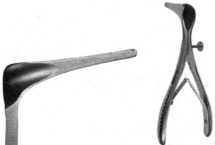

— **Naam: Neusspeculum type Cottle**
Gebruiksdoel: Het uitvoeren van intranasale inspecties en verrichtingen.

Relatie vorm/functie: De middellange, smalle bladen van het Cottle-speculum zijn door hun vorm zeer geschikt om bij een septumcorrectie via de hemitransfixie-incisie in de septumtunnel te plaatsen. Door de bladen te spreiden, wordt de septumtunnel verwijd en ontstaat voldoende ruimte om de gewenste correcties uit te voeren (zie ook neusspeculum type Hartmann).

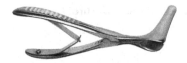

— **Naam: Neusspeculum type Killian, middellang en lang**
Ook bekend onder de naam: Halve en hele Killian.

Relatie vorm/functie: De middellange en lange, maar ook vrij brede bladen van de Killian maken het speculum met name geschikt voor posterieure neuschirurgie bij septumcorrecties. De brede bladen bieden meer bescherming aan de septumtunnel.

Retractors en haken

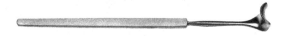

— **Naam: Neusvleugelhaak type Cottle**
Ook bekend onder de naam: Alaretractor of alaprotector.

Gebruiksdoel: Het terugtrekken en beschermen van de neusvleugel.

Relatie vorm/functie: Het zadelvormige haakje kan door de vorm met gemak over de laterale wand van de neusopening worden geplaatst (de neusvleugel – ala nasi). Het dunne steeltje van de neusvleugelhaak biedt de mogelijkheid om de retractor tussen duim en wijsvinger vast te houden. Door het haakje enigszins terug te trekken, ontstaat iets meer ruimte voor bijvoorbeeld het plaatsen van een hemitransfixie-incisie. De afgeronde vorm stelt de gebruiker in staat om moeiteloos over de rand van de neusvleugel 'mee te lopen' en zodoende de neusvleugel bij het plaatsen van de hemitransfixie-incisie tegen het mesje te beschermen.

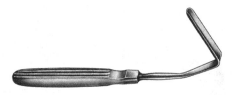

— **Naam: Retractor type Aufricht**
Ook bekend onder de naam: Neusrughaak of 'Aufricht'.

Gebruiksdoel: Het creëren van de ruimte tussen de huid en de kraakbenige en benige neusrug, door terugtrekking (retractie) van de neusrughaak.

Relatie vorm/functie: De Aufricht wordt bij de in- en uitwendige neuscorrectie onder de huid van de neusrug geplaatst. De haak kan geplaatst worden nadat de huid boven de neusrug via een hemitransfixie-incisie of een intercartilaginaire (IC) incisie met een schaartje is ondermijnd. De hoek in de steel (tussen het blad en de greep) maakt het makkelijker het blad wat op te tillen en ruimte te creëren voor het uitvoeren van een intranasale inspectie en een reconstructie van de benige neusrug.

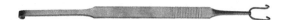

— **Naam: Dubbelretractor type Cottle-Neivert**

Ook bekend onder de naam: Cottle-Neivert-retractor.

Gebruiksdoel: Het openhouden van het vestibulum door terugtrekking van de retractor.

Relatie vorm/functie: Dit dubbelinstrument heeft twee verschillende uiteinden. Het uiteinde in de vorm van een tweetands stompe haak is geschikt voor het aanhaken van de rand van een neusvleugel voor de inspectie van het vestibulum, maar kan ook worden gebruikt voor het presenteren van de binnenzijde van een neusvleugel voor het plaatsen van een intercartilaginaire (IC) incisie. Het andere uiteinde is afgebogen in de vorm van een klein stomp haakje en door terugtrekking geschikt voor de inspectie van het vestibulum. De platte centraal geplaatste greep met de dwars geplaatste strepen zorgt voor voldoende grip en houvast.

Elevatoria en raspatoria

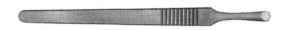

▬ Naam: Septummes type Cottle
Ook bekend onder de naam: Cottle-mes.

Gebruiksdoel: Het afschuiven van het mucoperichondrium van het kraakbenig septum.

Relatie vorm/functie: Na het plaatsen van de hemitransfixie-incisie met een mesje 15 zorgt het eindstandig snijvlak van het Cottle-mes ervoor dat het mucoperichondrium alleen in voorwaartse richting van het kraakbenig septum wordt vrijgeprepareerd. Het vrij korte heft wordt alleen voor de eerste aanzet naar een septumtunnel gebruikt en in het verlengde van de wijsvinger gehanteerd. De dwarse strepen op het heft vergroten de grip.

▬ Naam: Dubbelelevatorium type Cottle
Ook bekend onder de naam: Feeler.

Gebruiksdoel: Het afschuiven van het mucoperichondrium van het kraakbenig septum en het afschuiven van het mucoperiost van het benig septum. De Feeler is ook geschikt ter ondersteuning bij het mobiliseren en reponeren van bijvoorbeeld het neustussenschot.

Relatie vorm/functie: Het stompe uiteinde van dit dubbelinstrument is geschikt voor het afschuiven van het mucoperichondrium van het kraakbenig septum zonder een al te groot risico van weefselbeschadiging. Voor het afschuiven van eventueel gevormd stug littekenweefsel van het kraakbenig septum en/of het mucoperiost van het benig septum is het scherpe uiteinde meer geschikt. Het lange, slanke en centraal geplaatste handvat wordt als een pen gehanteerd. Door de afgeplatte vorm is het handvat tijdens het gebruik makkelijk te manipuleren.

▬ Naam: Gebogen elevatorium type McKenty
Ook bekend onder de naam: Gebogen McKenty.

Gebruiksdoel: Het afschuiven van het slijmvlies over de apertura piriformis en het maken van een onderste septumtunnel.

Relatie vorm/functie: Het sterk gebogen uiteinde van dit dubbelinstrument is geschikt om het slijmvlies van de onderste rand (een soort drempel) van de apertura piriformis los te maken (de uitwendige, peervormige benige opening in de aangezichtsschedel) om daarna met het andere, minder gebogen uiteinde een onderste septumtunnel te kunnen maken. Het centraal gelegen platte handvat met de dwars geplaatste strepen bevordert de hanteerbaarheid en de grip.

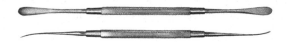

— **Naam: Dubbelelevatorium type Freer**

Ook bekend onder de naam: Freer of septumafschuiver.

Gebruiksdoel: Het afschuiven van het mucoperichondrium van het kraakbenig septum.

Relatie vorm/functie: Dit dubbelinstrument heeft een centrale greep met aan weerskanten een scherp en een stomp uiteinde. De stompe kant wordt gebruikt om tijdens het afschuiven van het mucoperichondrium weefselschade te voorkomen. De scherpe kant is met name geschikt voor het afschuiven van mucoperichondrium dat verkleefd is of stug door littekenvorming (bij een her-septumcorrectie).

Het lange, slanke ronde handvat wordt als een pen gehanteerd.

Forcepses (tangen) en pincetten

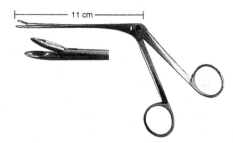

— **Naam: Neustang type Blakesley, recht**

Ook bekend onder de naam: Blakesley.

Gebruiksdoel: Het beetpakken en/of weghappen van (losse) stukjes kraakbeen, bot of weke delen (bijvoorbeeld poliepen) bij neus- en neusbijholteoperaties.

Relatie vorm/functie: Deze lange, gesteelde tang maakt het mogelijk om bij een neusoperatie tot ver in de neusholte (losse) stukjes kraakbeen of bot te verwijderen. De Blakesley is eveneens geschikt voor het uitruimen van bijvoorbeeld het etmoïd en het verwijderen van neuspoliepen bij een neusbijholteoperatie. Het holle bekje met de ovaalvormige openingen heeft als voordeel dat het weefsel de open ruimte kan opvullen, waardoor de grip op het weefsel wordt verbeterd. Het bekje is recht of voor een beter bereik van het operatiegebied in een hoek van 45° of 90° op de lange, gesteelde tang geplaatst.

Doordat het handvat ten opzichte van de steel in een hoek is geplaatst, vormt het handvat geen belemmering voor het zicht.

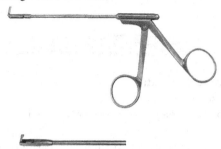

▬ Naam: Antrumstans, terugwaarts snijdend

Gebruiksdoel: Het naar anterieur verruimen van het ostium van de sinus maxillaris.

Relatie vorm/functie: Deze lange gesteelde antrumstans heeft aan het einde een smal langwerpig snijdend bekje dat zich naar achter toe opent. Op deze wijze kan een structuur zoals het ostium van de sinus maxillaris naar anterieur worden verruimd. Doordat het handvat ten opzichte van de steel in een hoek is geplaatst, vormt het handvat geen belemmering voor het zicht.

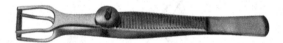

▬ Naam: Columellaklem type Cottle

Ook bekend onder de naam: Columellaklem.

Gebruiksdoel: Het beetpakken en presenteren van de columella bij septumcorrecties.

Relatie vorm/functie: Een columellaklem heeft het uiterlijk van een pincet met aan het uiteinde van de beide benen een venster; beide vensters vormen ten opzichte van elkaar een lichte ronding. Hierdoor is de klem zeer geschikt voor het beetpakken van de columella. De beide benen van de klem zijn na plaatsing met een schroef te fixeren. Dit zorgt ervoor dat de columella bij het maken van een hemitransfixie-incisie makkelijk naar opzij is aan te spannen.

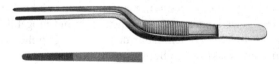

▬ Naam: Neuspincet type Lucae, bajonetgebogen

Ook bekend onder de naam: Bajonetpincet.

Gebruiksdoel: Het plaatsen van bijvoorbeeld geplet kraakbeen voor de reconstructie van het neustussenschot en het aanbrengen van een inwendig neusverband.

Relatie vorm/functie: De dubbele horizontale knik in de beide benen van het pincet (de bajonetvorm) stelt de operateur in staat om bij het gebruik van een bajonetpincet in een smalle neusholte het zicht op het operatiegebied tot ver achterin te behouden. Het pincet wordt onderhands aangegeven en wel zodanig dat de kromming in de benen van het pincet naar boven wijst en de basis van het pincet in de richting van de operateur. Een alternatief voor het bajonetgebogen pincet type Lucae is het kniegebogen pincet type Troeltsch. Beide pincetten kennen een anatomische en een chirurgische variant. De anatomische variant heeft in relatie tot het gebruiksdoel de voorkeur.

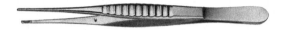

— **Naam: Kraakbeenpincet type Cottle**

Ook bekend onder de naam: Inbrengpincet.

Gebruiksdoel: Het plaatsen van geplet kraakbeen voor de reconstructie van het neustussenschot.

Relatie vorm/functie: De smalle ellipsvormige uitsparingen en de strepen aan de binnenzijde van het pincet garanderen een goede grip op het geplette kraakbeen. De lange, slanke vorm van het pincet maakt het mogelijk tot ver achterin een septumtunnel te komen.

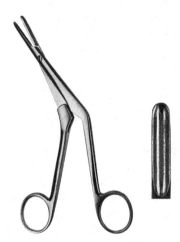

— **Naam: Septumtang type Craig**

Ook bekend onder de naam: Beentang.

Gebruiksdoel: Het beetpakken en verwijderen van delen van het kraakbenig of benig septum en het beetpakken, fractureren en reponeren van het benig septum.

Relatie vorm/functie: De lange, gesteelde tang maakt het mogelijk om bij neusoperaties tot ver in de neusholte te komen. Door de langwerpige holle bek met de scherpe randen wordt de grip op kraakbeen en bot vergroot.

Doordat het handvat ten opzichte van de steel in een hoek is geplaatst, vormt het handvat geen belemmering voor het zicht.

Scharen

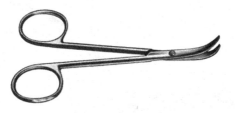

— **Naam: Neusvleugelschaartje type Cottle, sterk gebogen, stomp-stomp**
Ook bekend onder de naam: Upper-lateral schaartje.
> *Gebruiksdoel*: Het ondermijnen van de huid van de neuspunt en de neusvleugels.
> *Relatie vorm/functie*: De korte, sterk gebogen bladen van het schaartje met een stomp uiteinde zijn geschikt om via een intercartilaginaire (IC) incisie de huid van de neuspunt en de alaire kraakbeentjes vrij te leggen zonder de huid daarbij te beschadigen.

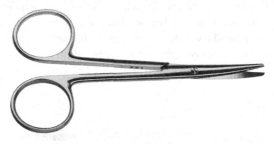

— **Naam: Schaartje type Lexer-Baby, licht gebogen, stomp-stomp**
Ook bekend onder de naam: Knapp-schaartje.
> *Gebruiksdoel*: Het ondermijnen van de huid van de gehele neusrug.
> *Relatie vorm/functie*: Dit korte dubbel-stomp, licht gebogen schaartje type Knapp maakt het mogelijk om via een endonasale incisie de huid van de gehele neusrug vrij te leggen zonder de huid daarbij te beschadigen.

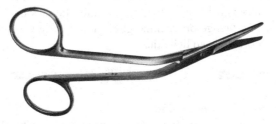

— **Naam: Neusschaar type Fomon, kniegebogen**
Ook bekend onder de naam: Septumschaar.
> *Gebruiksdoel*: De resectie van een horizontale basale strip van het kraakbenig septum.
> *Relatie vorm/functie*: De septumschaar type Fomon biedt met zijn slanke kniege-bogen model voldoende zicht en ruimte bij de resectie van een horizontale basale strip van het kraakbenig septum. Een alternatief is het wat stevigere en bredere model in de vorm van de kniegebogen neusschaar type Cottle.

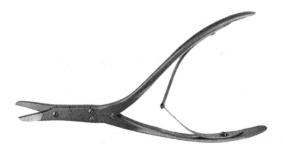

— **Naam: Beenschaar type Cottle-Kazanjan**

Gebruiksdoel: Het verwijderen van kleine onregelmatigheden van het benig septum (zoals een spina).

Relatie vorm/functie: De schaar is voor het vergroten van de hefboomwerking uitgerust met een dubbelslot, waardoor de schaar dubbel scharniert. Doordat op die manier minder kracht nodig is om bijvoorbeeld een spina te verwijderen, kan de schaar met één hand gebruikt worden. Een aan de binnenzijde getand blad aan één kant zorgt ervoor dat de kraakbeenschaar tijdens het sluiten niet over de spina af kan glijden.

Raspen en vijlen

— **Naam: Dubbelrasp type Cottle-Masing**

Gebruiksdoel: Het zo nodig afvlakken van de benige piramide bij een uitwendige neuscorrectie.

Relatie vorm/functie: Dit dubbelinstrument is aan beide zijden te gebruiken. Het platte, rechte model van het centraal geplaatste handvat geeft voldoende grip en de mogelijkheid om met de duim lichte druk op de rasp uit te oefenen. De grove structuur van deze rasp met zijn kleine scherpe opstaande tandjes biedt de operateur de mogelijkheid om kleine benige onregelmatigheden vlot af te vlakken, al dan niet na een resectie met bijvoorbeeld een beiteltje.

— **Naam: Dubbelvijl type Cottle-Masing**

Gebruiksdoel: Het glad maken van de benige piramide na het gebruik van een rasp bij een uitwendige neuscorrectie.

Relatie vorm/functie: Dit dubbelinstrument is in veel opzichten gelijk aan de dubbelrasp type Cottle-Masing. De fijne rasterachtige structuur van de vijl maakt het echter mogelijk om de benige piramide mooi glad af te werken.

Beitels

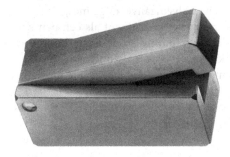

— **Naam: Beitel type Cottle**

Gebruiksdoel: Het afbeitelen van botaanwas van het benig septum, het plaatsen van een correctieosteotomie bij een uitwendige neuscorrectie en het maken van een botluikje bij neusbijholtechirurgie.

Relatie vorm/functie: Een (blad)beitel type Cottle heeft een plat, recht model zonder handvat en is in verschillende breedtes verkrijgbaar (4, 7, 9 en 12 mm). Doordat het bladeinde van een beitel slechts aan één zijkant is geslepen (afgevlakt), gaat de beitel bij het inslaan altijd naar de van het schuine vlak afgekeerde zijde. Door de schuin geslepen kant van de beitel op het bot te houden, blijft de beitel dus tijdens het gebruik aan de oppervlakte. Daardoor is een beitel met name geschikt om langs het oppervlak uitstekend bot weg te hakken (bijvoorbeeld een spina of crista van het neustussenschot). Het vlakke proximale uiteinde van de beitel maakt de beitel geschikt om met een hamer op te slaan.

Overig instrumentarium bij neus(bijholte)chirurgie

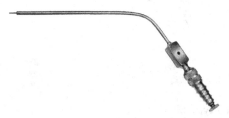

— **Naam: Kraakbeenpletter type Cottle**

Gebruiksdoel: Het pletten van stukjes gereseceerd kraakbeen bij neusoperaties.

Relatie vorm/functie: Het aambeeld van de pletter is bedoeld om een stukje kraakbeen op te leggen (bijvoorbeeld een gereseceerde crista of spina van het neustussenschot). Door de pletter vervolgens te sluiten en er met een hamer een paar keer op te slaan, ontstaan platte kraakbeenplaatjes die geschikt zijn voor het reconstrueren van bijvoorbeeld het neustussenschot en/of de neusrug.

— **Naam: Zuigbuis type Frazier**

Gebruiksdoel: Het afzuigen van bloed en slijm bij neusoperaties.

Relatie vorm/functie: Door de lange, slanke vorm en de kniegebogen knik aan het begin is deze zuigbuis zeer geschikt voor het gebruik in een neusholte. Een vingerplaat zorgt voor het goed kunnen hanteren van de zuigbuis. Door het gaatje in de greep niet met een vinger af te sluiten (en dus valse lucht aan te zuigen), kan de zuigkracht handmatig worden gehalveerd. Op dezelfde wijze kan daarmee worden voorkomen dat slijmvlies zich door een te grote zuigkracht in de tip van de zuigbuis vastzet. Het even aanzuigen van valse lucht zorgt ervoor dat slijmvlies dat toch in de tip van de zuigbuis vastzit, weer loskomt.

De zuigbuis is er in Ch 6 tot en met Ch 12.

Opmerking: De recente ontwikkelingen in de medische-ingreeptechnologie leveren hogere hygiënenormen. Nieuw is daardoor het gebruiken van disposable zuigers.

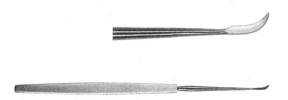

— **Naam: Sikkelmesje**

Gebruiksdoel: Het incideren van de processus uncinatus bij endoscopische neusbijholtechirurgie.

Relatie vorm/functie: Het halvemaanvormige mesje is geplaatst op het uiteinde van een zeer slank handvat, zodat het instrument als een pen kan worden vastgehouden. Door de stand van het scherpe puntje en de lichte kromming van het lemmet is het sikkelmesje zeer geschikt om de processus uncinatus in de laterale neuswand aan te prikken en met een heen en weer gaande beweging te incideren.

- **C Instrumentarium bij mond-keelchirurgie**

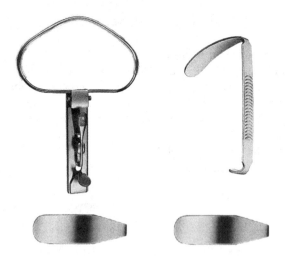

— **Naam: Mondspreider type McIvor**

Gebruiksdoel: Het presenteren van de mondholte.

Relatie vorm/functie: De mondspreider type McIvor bestaat uit een spreider (een frame) met een geleidestaaf en losse tongbladen in drie maten (kort, middel en lang).

De spreider is een frame in de vorm van een driehoek met afgeronde hoeken. Daaraan verbonden is een geleidestaaf met een fixatiepal. Het tongblad wordt met zijn steel van achter af en aan de onderzijde in de geleidestaaf geschoven. De mondspreider type McIvor wordt altijd gesloten aangegeven, dat wil zeggen dat het tongblad zo ver mogelijk naar het open deel van het frame wordt uitgeschoven. Bij het plaatsen van de spreider komt een deel van het frame achter de voortanden. Het tongblad komt over de tong om de tongbasis naar beneden te brengen.

Door de steel van het tongblad over de geleidestaaf naar achter te trekken, zorgen de diverse achter elkaar geplaatste inkepingen in de steel samen met de fixatiepal van de geleidestaaf voor een fixatie van het tongblad in de gewenste stand. Het goed kunnen presenteren van de mondholte wordt mede bepaald door een tongblad van voldoende lengte om de tongbasis naar beneden te brengen. De mondspreider type McIvor wordt veel gebruikt bij een klassieke tonsillectomie.

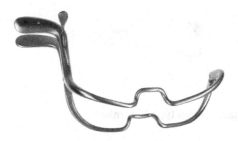

▬ **Naam: Mondspreider type Jennings**
Gebruiksdoel: Het presenteren van de mondholte.

Relatie vorm/functie: Door de fixatiepal van de crémaillère te halen, kunnen de benen van het frame naar elkaar toe worden gebracht. Op deze wijze wordt de spreider gesloten aangegeven. Door gebruik te maken van de crémaillère tussen de benen van de spreider blijft het frame van de mondspreider in de gewenste stand gefixeerd. De licht naar achter gebogen vorm van de spreider zorgt ervoor dat de operateur tijdens de verrichting niet wordt gehinderd. De mondspreider type Jennings wordt veel gebruikt bij een adenotomie.

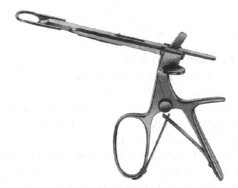

▬ **Naam: Tonsillotoom type Sluder-Ballenger, handvat met opzet**
Bijnaam: Sluder-mes.
Gebruiksdoel: Instrument om de tonsillen volgens de Sluder-methode te verwijderen.

Relatie vorm/functie: De tonsillotoom bestaat uit een handvat en een daarop te plaatsen guillotinemes (in diverse maten). Het guillotinemes bestaat uit twee delen: een geleidestang met aan het uiteinde een enigszins rond venster voor het doorvoeren van de tonsil en het eigenlijke guillotinemes dat zich over de geleidestang laat verplaatsen. Beide onderdelen van het guillotinemes hebben in hun heft aan de proximale zijde een rechthoekige uitsparing die over een verticale pal van het handvat wordt geplaatst. Een vleugelmoer op het handvat zorgt daarbij voor de fixatie van het guillotinemes op het handvat.

Door het handvat te sluiten, wordt de verticale pal naar voren verplaatst en wordt het eigenlijke guillotinemes over de geleidestang richting het venster bewogen. Het guillotinemes is niet bedoeld om te snijden, maar om de tonsil stevig beet te pakken en met een draaiende en tegelijkertijd trekkende beweging te verwijderen.

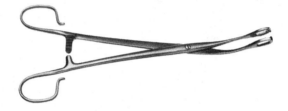

— **Naam: Weefselvattende klem type Blohmke**
Bijnaam: Tonsilpaktang.

Gebruiksdoel: Het vastpakken en naar mediaan in de oropharynx verplaatsen van een tonsil.

Relatie vorm/functie: De open bek met de in elkaar grijpende driehoekig geslepen tanden en de strepen aan de binnenzijde garanderen een goede grip op een tonsil. De crémaillère tussen de ogen van de tonsilpaktang zorgt voor een fixatie van de tang in de gewenste stand. De mediaan geplaatste opening in de beide ogen van de tonsilpaktang biedt de operateur de mogelijkheid om de lis van de tonsilsnoerder type Brünings via een van die openingen over de tonsilpaktang richting de vaatsteel op te voeren.

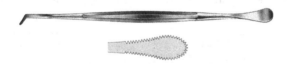

— **Naam: Tonsillenraspatorium type Henke**
Gebruiksdoel: Het afschuiven van de omslagplooi van de voorste gehemelteboog en het vrijleggen van de vaatsteel van de tonsil.

Relatie vorm/functie: Het tonsillenraspatorium type Henke heeft twee verschillende uiteinden met elk een eigen gebruiksdoel: een plat, enigszins gebogen ovaalvormig uiteinde met een getande rand en aan de andere kant van de greep een haaks daarop staand stomp uitsteeksel (voetje) en een ovaalvormig uiteinde dat (tot aan de vaatsteel) geschikt is voor het afschuiven van de omslagplooi van de voorste gehemelteboog. Het stompe voetje is zodanig ten opzichte van de greep geplaatst dat het zonder risico van weefselschade kan worden gebruikt voor het vrijleggen van de vaatsteel van de tonsil.

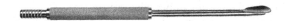

— **Naam: Zuigelevatorium type Stierlen**

Gebruiksdoel: Het afschuiven van de omslagplooi van de voorste gehemelteboog bij een tonsillectomie (tot aan de vaatsteel) en het gelijktijdig afzuigen van bloed.

Relatie vorm/functie: Het uiteinde van de zuigbuis heeft hetzelfde platte, enigszins gebogen en ovaalvormig uiteinde met een getande rand als het tonsillenraspatorium type Henke. De combinatie van de zuigbuis en dit uiteinde maakt dat het zuigelevatorium geschikt is voor het tot aan de vaatsteel afschuiven van de omslagplooi van de voorste gehemelteboog en het gelijktijdig afzuigen van bloed.

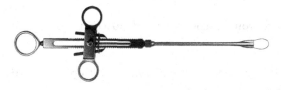

— **Naam: Tonsilsnoerder type Brünings**

Gebruiksdoel: Het afsnoeren van de vaatsteel van de tonsil.

Relatie vorm/functie: Aan het uiteinde van de staafvormige tonsilsnoerder kan een lisje van dun metaaldraad worden aangehaakt. Door aan weerszijden van de getande geleidestang de ogen samen met de fixatiepalletjes terug te trekken, kan de lis aan het haakje worden gefixeerd. Wanneer vervolgens de lis via de tonsilpaktang (de weefselvattende klem type Blohmke) tot aan de vaatsteel van de tonsil is opgeschoven, kunnen de ogen van de tonsilsnoerder (en daarmee de lis) maximaal worden teruggetrokken, zodat de vaatsteel wordt afgesnoerd.

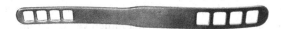

— **Naam: Tongspatel type Brünings, gevensterd**

Gebruiksdoel: Het naar beneden brengen van de tong(basis).

Relatie vorm/functie: De tongspatel heeft aan beide kanten een viertal venstervormige openingen en een lichte kromming, waardoor de spatel aan beide zijden is te gebruiken. De openingen zijn bedoeld om te zorgen dat de tong niet verdrukt wordt. Het weefsel dat zich door de druk in de openingen bevindt, voorkomt eveneens dat de tong zijdelings kan afglijden. Het is altijd de holle kant van de spatel die op de tong komt te liggen om te voorkomen dat de tijdelijke druk van de spatel de zwelling verergert.

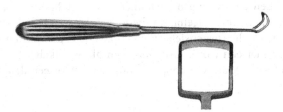

— **Naam: Adenotoom type Beckmann**

Ook bekend onder de naam: Ringmes.

Gebruiksdoel: Het verwijderen van het adenoïd.

Relatie vorm/functie: Het werkgedeelte van een adenotoom (de lus) is om het adenoïd in de nasopharynx te kunnen bereiken in een hoek op een lange, slanke steel geplaatst. Het is de slijping aan de binnenzijde van het distale deel van de lus die het adenoïd van het dak en de achterwand van de nasopharynx curetteert. Met een te kleine lus blijft er te veel adenoïdweefsel staan, een te grote lus kan schade veroorzaken aan omliggende structuren. Het is daarom de operateur die de maat van de te gebruiken lus bepaalt.

Een greep met in de lengte geplaatste groeven en een uitsparing voor de duim zorgt voor voldoende grip op het moment dat het adenoïd met lichte druk van het dak en de achterwand van de nasopharynx wordt verwijderd.

- ■ D Laryngoscoop, bronchoscoop en oesofagoscoop

Laryngoscoop

Voor het inwendig bezichtigen van de larynx wordt op de operatieafdeling gebruikgemaakt van een starre laryngoscoop.

Van deze speciale endoscoop bestaan veel typen, zoals de laryngoscoop type Bouchayer, Kleinsasser, Weerda, Portmann, Chevalier-Jackson, Stange en Lindholm. Het basisprincipe van de uitvoering van de meeste laryngoscopen is echter gelijk en berust op een ronde of ovale buisvormige spatel die in diverse diameters verkrijgbaar is. Een voorwaarde is dat de vorm van de laryngoscoop voldoende zicht en werkruimte op het operatiegebied verschaft (bijvoorbeeld een proximale en distale verwijding ten opzichte van het midden, zoals bij de Lindholm en de Stange).

De distale rand van de ronde laryngoscoop loopt vanaf de bovenkant een stukje schuin naar achter af. Deze schuine distale rand stelt de operateur in staat om de achterover liggende epiglottis op te tillen en tegen de tongbasis te leggen. Op deze wijze ontstaat vrij zicht in de endolarynx. De ronde laryngoscoop is vooral geschikt voor de inspectie van de plooien en inzinkingen in het lumen van de larynx (zie ► par. 15.1).

De distale rand van de ovale laryngoscoop, die eveneens vanaf de bovenkant een stukje schuin naar achter afloopt, heeft voor hetzelfde doel een licht opgeheven lip aan de bovenkant. Via het lumen van de laryngoscoop kan zo, met behoud van zicht, instrumentarium worden opgevoerd voor de uitvoering van een diagnostische en een therapeutische laryngoscopie (zie deel 6). De laryngoscoop met een ovale vorm is vooral geschikt voor de inspectie en een goed bereik van de stembanden.

Het handvat van een laryngoscoop staat in opwaartse richting vrijwel haaks op de buisvormige spatel om de laryngoscoop met voldoende grip met één hand te kunnen hanteren. De andere hand van de operateur blijft daarbij vrij voor het gebruik van instrumentarium. Een aansluitingsmogelijkheid van het handvat op een borststeun maakt het voor de operateur mogelijk om beide handen vrij te hebben voor een diagnostische of therapeutische suspensielaryngoscopie (zie ► par. 17.1 en 17.2).

Een lichtdrager met een aansluiting voor een glasvezelkabel (een lichtkabel), die zich aan de zijkant van de laryngoscoop bevindt, zorgt voor een distale belichting van het operatiegebied.

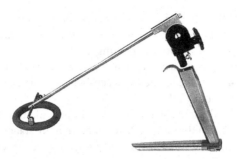

— **Naam: Laryngoscoop type Kleinsasser**
Gebruiksdoel: Het inspecteren van de larynx.

Relatie vorm/functie: De laryngoscoop type Kleinsasser geeft goed zicht bij patiënten met een korte, stevige en/of starre nek die daardoor moeilijk te positioneren zijn. Ook bij patiënten bij wie de mond slecht kan worden geopend, is de Kleinsasser geschikt. De afgeplatte onderzijde van de laryngoscoop zorgt voor een gelijkmatig verdeelde druk tegen de boventanden. De kans op beschadiging aan de gebitselementen wordt daarmee verminderd. Met een verschil in diameter kent de laryngoscoop type Kleinsasser vier maten.

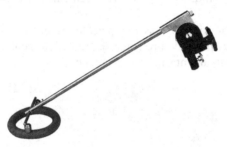

— **Naam: Borststeun type Kleinsasser**
Gebruiksdoel: Het fixeren van een nauwkeurig ingestelde laryngoscoop.

Relatie vorm/functie: De borststeun bestaat uit een smalle staaf met aan het ene uiteinde een stelschroef en aan het andere uiteinde een stevige rubberen ring. Door de stelschroef op het handvat van de laryngoscoop te fixeren, kan de laryngoscoop nauwkeurig in de juiste positie worden afgesteld. De borststeun is zodanig ontworpen dat het direct plaatsen van de ring op de thorax geen invloed heeft op de ademhaling. Er kan ook voor worden gekozen om afsteuning te vinden op een metalen plateau, dat zich met een bevestiging aan de rail van de operatietafel net iets boven de thorax bevindt.

Bronchoscoop

Voor het inwendig bezichtigen van de onderste luchtwegen (de trachea en de bronchusboom, zie ▶ par. 17.5.1) maakt de KNO-arts of de longarts gebruik van een bronchoscoop.

Een bronchoscoop kan star zijn of flexibel. Via het lumen van een starre bronchoscoop of via een klein werkkanaaltje van een flexibele bronchoscoop kan met behoud van zicht instrumentarium worden opgevoerd voor de uitvoering van een diagnostische en een therapeutische bronchoscopie (zie deel 6).

Een starre bronchoscoop bestaat voornamelijk uit een starre schacht, een buisvormig deel. De diverse openingen of vensters die zich in de zijkant van het distale deel van de schacht bevinden, zijn ventilatieopeningen.

De binnendiameter van de schacht kan variëren van 3,0 mm tot 8,5 mm en de lengte van 30 cm tot 43 cm. De keuze voor een bepaald formaat is afhankelijk van de leeftijd en het geslacht van de patiënt.

De distale rand van de schacht loopt vanaf de bovenkant een stukje schuin naar achter af. Deze schuine distale rand stelt de operateur in staat om de achterover liggende epiglottis op te tillen, de stembanden te passeren en de trachea te bereiken.

Het proximale uiteinde van de starre schacht heeft via een koppelstuk een aansluitingsmogelijkheid voor de beademing. De ademhalingsweg is immers niet tegelijkertijd beschikbaar voor zowel een bronchoscoop als een beademingstube. Om de bronchoscoop peroperatief luchtdicht af te sluiten en beademingsdruk te kunnen opbouwen, wordt op de proximale opening van de bronchoscoop een afsluitschuifje met een glasvenster geplaatst (een Lenhardt-schuifje). Om een verrichting te kunnen uitvoeren, kan het glasvenster tijdelijk naar opzij worden weggeschoven.

Een proximale aansluitingsmogelijkheid voor een glasvezelkabel (een lichtkabel) zorgt via een lichtdrager voor een distale belichting van het operatiegebied. Tegenover en ter hoogte van de lichtdrager bevindt zich een aansluitingsmogelijkheid voor een handvat.

Met dit handvat, dat vrijwel haaks ten opzichte van de bronchoscoop staat, heeft de operateur voldoende grip om de bronchoscoop met één hand te kunnen hanteren en met de andere hand instrumentarium op te voeren.

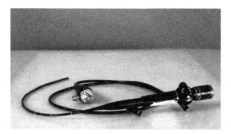

De flexibele bronchoscoop

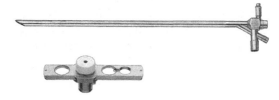

De starre bronchoscoop met Lenhardt-schuifje

Via het lumen van een starre bronchoscoop kan een starre vergrotingsoptiek worden opgevoerd die ook zicht op de bronchi kan geven onder een hoek variërend van 0° tot 120° (afhankelijk van de gebruikte optiek). Voor de verrichting van een diagnostische en/of therapeutische bronchoscopie kan via het lumen van de starre schacht met behoud van zicht divers star instrumentarium worden opgevoerd (zie in deze paragraaf: Instrumentarium bij (micro)laryngo-, broncho- en oesofagoscopie).

Een flexibele bronchoscoop heeft een lange, soepele schacht met een kleine diameter. De distale tip bestaat uit een objectief (een lens), lichtgeleiders en het uiteinde van werkkanaaltjes.

Honderden in de schacht ingebouwde glasvezels zorgen in deze zogenoemde glasvezelendoscoop voor een distale belichting. Het licht dat via dezelfde route wordt teruggekaatst, maakt het inwendige van de bronchusboom via een proximaal geplaatst oculair zichtbaar. Tussen het oculair en de flexibele schacht bevinden zich een zogenoemd bedieningshuis en een lichtaansluiting voor op een externe lichtbron. Via het bedieningshuis kan onder andere de distale tip van de flexibele schacht mechanisch in diverse richtingen worden aangestuurd (bewogen). Ook bestaat er de mogelijkheid om via het bedieningshuis te spoelen en te zuigen. Fijn flexibel instrumentarium kan via een werkkanaaltje (met een diameter van 1,5 mm tot 1,9 mm) worden opgevoerd.

Het voordeel van het gebruik van een flexibele bronchoscoop is dat de diagnostiek en een eventuele verrichting echt tot in de segmentale bronchi kunnen worden verricht. Dat is net iets verder dan mogelijk is met een starre bronchoscoop, die net tot de toegang van de segmentale bronchi reikt. Beide bronchoscopen kunnen elkaar in het gebruik bij een diagnostische en/of therapeutische bronchoscopie aanvullen.

Oesofagoscoop

Voor het rechtstreeks inwendig bezichtigen van de slokdarm (de oesophagus) wordt gebruikgemaakt van een oesofagoscoop. Een oesofagoscoop kan net als een bronchoscoop star of flexibel zijn.

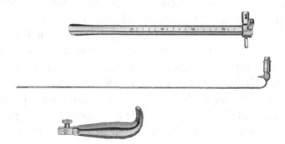

De starre oesofagoscoop

Een *starre oesofagoscoop* bestaat voornamelijk uit een starre schacht met een diameter van 1,5 cm en een lengte die kan oplopen tot 50 cm. Om de slijmvliesplooien van de slokdarm tijdens het opvoeren van de oesofagoscoop enigszins te effenen en de wand beter te kunnen beoordelen, is het meest distale deel van de oesofagoscoop iets wijder dan de rest van de schacht.

Door deze vorm en het ontbreken van distaal geplaatste ventilatieopeningen is een onderscheid mogelijk met de bronchoscoop. Verder heeft een starre oesofagoscoop eenzelfde aansluiting voor een handvat en eenzelfde aansluitingsmogelijkheid voor een distale belichting als een starre bronchoscoop. Evenals via een starre bronchoscoop kunnen via het lumen van een starre oesofagoscoop een vergrotingsoptiek en divers star instrumentarium worden opgevoerd. Door bij de uitvoering van een diagnostische en/of therapeutische oesofagoscopie een flexibele oesofagoscoop via de starre op te voeren, kunnen de oesofagoscopen elkaar in gebruik aanvullen (zie ► par. 17.7).

Een *flexibele oesofagoscoop* is net als de flexibele bronchoscoop een glasvezelendoscoop met een lange soepele schacht met een distale belichting en een bedieningshuis voor het aansturen van de tip en om te kunnen spoelen en zuigen. Werkkanaaltjes maken het mogelijk om flexibel instrumentarium op te voeren en spoelvloeistof toe te dienen en weer af te zuigen.

Om de slijmvliesplooien van de oesophagus voor een goede beoordeling enigszins te effenen en zicht en ruimte te creëren, kan het lumen van de oesophagus met het inblazen van lucht (met een ballonpompje) nog iets verder worden verruimd. Zowel de starre als de flexibele oesofagoscoop kent deze toepassingsmogelijkheid. Bij de starre oesofagoscoop wordt daarbij het proximale uiteinde luchtdicht afgedekt met een glasvenster in een schuifje (zie hierboven in deze paragraaf: Bronchoscoop). Op die manier wordt de oesofagoscoop tijdelijk afgesloten, zodat met het inblazen van lucht druk kan worden opgebouwd.

- **E Instrumentarium bij (micro)laryngo-, broncho- en oesofagoscopie**

Voor het verrichten van een diagnostische of therapeutische endoscopische ingreep ten behoeve van de larynx, de bronchusboom en de oesophagus is speciaal star en flexibel (micro-)instrumentarium ontwikkeld, onder andere paktangetjes, biopsie- en extractietangetjes, schaartjes, punctienaalden, wattendragers en (al dan niet geïsoleerde) zuigbuizen, met een schachtlengte variërend van minimaal 25 cm tot ongeveer 60 cm.

Onder dit endoscopisch instrumentarium is er een enorme diversiteit met betrekking tot de uitvoering van de tangetjes en schaartjes. Ook de hoek waarin die ten opzichte van de steel zijn geplaatst, kan verschillen. Zo zijn er cuptangetjes, getande paktangetjes en pincettangetjes met een dwarsgestreept profiel aan de binnenzijde van een bekje waarvan één of beide helften beweegbaar zijn. Net als de bladen van de schaartjes kunnen de bekjes van deze tangetjes verschillend geplaatst zijn, zoals rechtuit, opwaarts of naar links of rechts gebogen. De keuze voor bepaald endoscopisch instrumentarium is niet alleen afhankelijk van de peroperatieve bevindingen, maar ook van de voorkeur van de KNO-arts. Mede daardoor zal de samenstelling van een instrumentenset voor een laryngo-, broncho- en oesofagoscopie per ziekenhuis kunnen verschillen.

Kenmerkend voor al het endoscopisch instrumentarium ten behoeve van de larynx, de bronchusboom en de oesophagus zijn de kleine diameter van de bekjes en de steel en de hoek waarin het handvat ten opzichte van de steel is geplaatst, waardoor het zicht op het operatiegebied niet wordt belemmerd.

Een voorbeeld van een combinatie van een starre schacht met een flexibel uiteinde in de vorm van bijvoorbeeld een cuptangetje, een getand paktangetje of een schaartje is de starre optische biopsietang type Maassen met een stuurbare tip. Hiermee kan in combinatie met een starre optiek onder zicht als het ware 'om een hoekje' een biopt worden genomen.

Een starre optische biopsietang en bijvoorbeeld een starre optische scleroseringsnaald hebben een schacht die geschikt is voor het opvoeren van een optiek. Met het biopsietangetje of de scleroseringsnaald, die zich star aan het distale uiteinde van de schacht bevindt, kan zo in combinatie met een via de schacht opgevoerd optiek onder zicht een verrichting worden uitgevoerd. Zo kan een starre optische corpus-alienumtang bijvoorbeeld van pas komen bij het verwijderen van een vreemd voorwerp uit een bronchus (de optische tang wordt daarbij via de starre bronchoscoop opgevoerd).

18.2 Bijlage Enkele instrumentennetten

In deze bijlage wordt de inhoud weergegeven van enkele instrumentennetten die vermeld worden in de operatiebeschrijvingen onder de noemer Specifiek instrumentarium. De bijlage geeft een opsomming van het basisinstrumentarium waarmee bijvoorbeeld diverse keel-, neus- of ooroperaties kunnen worden uitgevoerd. De opsomming kan als richtlijn dienen voor de samenstelling van een instrumentennet.

De wijze waarop een instrumentennet wordt samengesteld, is mede afhankelijk van de voorkeur en de werkwijze van de operatieafdeling alsook van de voorkeur van KNO-artsen voor bepaald instrumentarium. Daardoor zal de inhoud van de instrumenten-netten per ziekenhuis verschillen. Ook de benaming van de netten zal per ziekenhuis verschillend zijn.

I Algemeen instrumentennet

Verdovingssetje
- carpulehouder
- neusspeculum type Hartmann
- bajonetpincet type Lucae, anatomisch
- zes wattendragers
- oortrechter type Hartmann (2 maten)
- cerumenlisje type Billeau
- rvs nierbekkentje met een rvs kommetje

II Specifieke instrumentennetten

- **A Instrumentennetten bij oorchirurgie**

Basis-oorinstrumentarium
- mesheft nr. 3
- anatomisch pincet, standaard, grof en fijn
- fijn chirurgisch pincet type Gillies
- pincet type Lucae, anatomisch (bajonetpincet)
- pincet type Delacki
- prepareerschaar type Metzenbaum
- draadschaar type Mayo
- schaar, chirurgische, standaard, spits-stomp
- prepareerschaartje type Knapp, licht gebogen, stomp-stomp, klein
- dubbelelevatorium type Freer
- raspatorium type Williger
- handgreep type Heermann met diverse gutsjes (bijvoorbeeld 1, 1,5 en 3 mm)
- hamer type Hajek
- weefselpers
- spoel/zuigbuisjes type Rosen, gehoekt, in diverse diameters (bijvoorbeeld 2, 3 en 4 mm)
- adaptor voor een spoel/zuigbuisje type Rosen
- wondspreider type Weitlaner
- wondhaakje type Senn-Miller, 4-tands
- wondhaakje type Joseph, 2-tands
- naaldvoerder type Hegar

Micro-oorinstrumentarium
- raspatorium type Duckbill (Antoli-Candela)
- sikkelmesje type Tabb of Wullstein
- rondsnedemesje type Rosen, 45°
- paktangetje type Hartmann
- schaartje type Bellucci
- antrumhaakje
- scherp lepeltje type House
- hamerkopstans type Dieter
- spoel/zuigbuisjes type Rosen, gehoekt, met diverse diameters (bijvoorbeeld 0,9, 1,25 en 1,5 mm)
- oortrechter type Zoellner in diverse maten (bijvoorbeeld maat 1 tot en met 6)

Set met interpositienaalden
- interpositienaald type Schuknecht, scherp
- interpositienaald type Schuknecht, stomp
- interpositienaald type Schuknecht, 90° naar links, in diverse maten (bijvoorbeeld 0,2, 0,4, 0,8 en 1,0 mm)
- interpositienaald type Schuknecht, 90° naar rechts, in diverse maten (bijvoorbeeld 0,2, 0,4, 0,8 en 1,0 mm)

Boortjesset
- boormotor
- boorkop
- boorrekje
- diverse maten snijdende boortjes (bijvoorbeeld met een diameter van 0,6 mm oplopend naar 7,0 mm)
- diverse maten diamantboortjes (bijvoorbeeld met een diameter van 0,6 mm oplopend naar 7,0 mm)
  Opmerking: De recente ontwikkelingen in de medische-ingreeptechnologie leveren hogere hygiënenormen. Hierbij is door de DSMH (Deskundige Steriele Medische Hulpmiddelen) aangegeven dat vooral diamantboren niet goed gereinigd kunnen worden en daardoor nog patiëntmateriaal kunnen bevatten van de vorige operatie. Nieuw is daardoor het (duurdere) gebruik van disposable boortjes.
- boorborsteltje

Stapedotomieset
- stapesboormotor
- diamantboortje, micro
- endauraalspreider type Plester
- incus-stapesmesje, 20° gehoekt
- handpenetrator type Buckingham
- stapesmetertje, bijvoorbeeld type Schuknecht, Ronis, Richards of Jordan
- stapessnijblokje met een maatverdeling
- draadsluittang type McGee (*wire closure forceps*)
- zuigbuisje type McGee

Paracentesesetje
- oortrechter type Hartmann
- cerumenlisje type Billeau
- paracentesenaald type Politzer of Lucae
- zuigbuis type Frazier, bijvoorbeeld Ch 6 en 8
- interpositienaald, scherp
- micropaktangetje type Hartmann

Cochleaire implantatieset (voor de Clarion®)
- BTE-sjabloon (*Behind the Ear*)
- recess marking template – sjabloon voor de ontvangstspoel en de elektrode
- coil gauge – pasvorm voor de diameter van de ontvangstspoel
- recess gauge – pasvorm voor de dieptemeting van de ontvangstspoel
- cochleostomy sizing gauge – instrument voor de controle van de juiste afmeting van de cochleostomie
- elektrode insertion tool – handvat voor het plaatsen van de insertion tube en het kunnen introduceren van de elektrode
- insertion tube – huls van plastic of metaal voor het herbergen van de elektrode en plaatsing op de elektrode insertion tool

BCD instrumentenset
- BCD indicator – mal voor het markeren van de huid
- raspatorium – voor het afschuiven van het pericranium
- dissector, stomp – voor de controle van de bodem van het boorgat
- pincet van titanium, anatomisch – voor het zo nodig hanteren van titanium onderdelen
- drill indicator – hulpmiddel voor op de boorkop voor de oriëntatie van de positie bij het gebruik van de guide drill en de drill countersink en het plaatsen van het implantaat
- abutment inserter – een op de boor aan te brengen koppelstuk voor het aannemen en plaatsen van een BCD-implantaat met een vooraf geplaatste abutment
- connection to handpiece – een op de boor aan te brengen koppelstuk voor het aannemen en plaatsen van een Baha-implantaat met een vooraf geplaatste fixture mount
- screwdriver unigrip – rvs schroevendraaier (ook als koppelstuk voor op de boor) met een zeskantig en een afgeplat uiteinde dat dienstdoet als hulpmiddel bij het verwijderen van de fixture mount, het plaatsen en later verwijderen van een cover screw en het fixeren van het abutment in een tweede operatiesessie
- cylinder wrench – cilindrische sleutel die dienstdoet als hulpmiddel bij het verwijderen van de fixture mount
- counter torque wrench – hulpmiddel bij het oppakken en fixeren van het abutment in een tweede operatiesessie
- surgical organizer – titanium tray

Instrumentarium zoals (verzink)boortjes wordt per stuk apart geleverd in steriele disposable verpakkingen en is bedoeld voor eenmalig gebruik. In het assortiment bevinden zich:

- guide drill – rvs boortje met een schroefdraad van 4 mm lengte die met een spacer te gebruiken is als een 3 mm lengte boortje
- drill countersink – rvs verzinkboortje voor het verbreden van het boorgat, verkrijgbaar in 3 en 4 mm lengte

BCD-dermatoom (zie ▶ par. 5.4)

- Het steriele disposable dermatoomblad voor eenmalig gebruik wordt los geleverd.

■ **B Instrumentennetten bij neus(bijholte)chirurgie**

Basisneusinstrumentarium
- mesheft nr. 3
- mesje type Cottle
- Beaver-handvat, voor een 60° gehoekt Beaver-mesje
- fijn chirurgisch pincet type Gillies
- pincet type Adson-Brown
- pincet type Lucae, anatomisch (bajonetpincet)
- inbrengpincet type Cottle (met smalle ellipsvormige uitsparingen aan de binnenzijde van het pincet)
- draadschaar type Mayo
- chirurgische schaar, standaard, spits-stomp
- prepareerschaartje type Knapp, licht gebogen, stomp-stomp, klein
- prepareerschaartje (upper lateral), sterk gebogen, stomp-stomp, klein
- septumschaar type Fomon, gehoekt, smal
- septumschaar type Cottle, gehoekt, breed
- septumschaar type Caplan, getand
- elevatorium type Joseph-Cottle (feeler)
- elevatorium type McKenty, recht-recht
- elevatorium type McKenty, licht-sterk gebogen
- dubbelelevatorium type Freer
- neusspeculum type Hartmann
- neusspeculum type Cottle
- neusspeculum type Killian, middel en lang
- beitel type Cottle, 4 en 7 mm
- hamer type Hajek
- neusseptumtangen type Blakesley, rechtuit en 45° opwaarts gebogen
- neusseptumtang type Craig (vomer forceps)
- neusseptumtang type Blakesley, getand (Black-Smith)
- zuigbuis type Frazier (Fergusson), Ch 8
- prepareerzuigbuis type Guillen
- kraakbeenpletter type Cottle
- columellaklem type Cottle
- neusvleugelhaak type Cottle (alaprotector)
- retractor type Cottle Neivert
- wondhaakje type Joseph, 2-tands
- naaldvoerder type Hegar

In- en uitwendig neusinstrumentarium (te gebruiken naast het basisneusinstrumentarium)
- retractor type Aufricht
- beitel type Cottle, 6 mm, licht gebogen
- osteotoom type Tardy, 2 en 3 mm
- osteotoom type Rubin, 10 en 14 mm
- osteotoom type Silver
- knabbeltang type Stille-Bone
- botrasp type Masing
- botvijl type Masing
- slijpsteentje

Neusbijholteset
- mesheft nr. 3 en nr. 7
- fijn chirurgisch pincet type Gillies
- pincet type Lucae, anatomisch (bajonetpincet)
- draadschaar type Mayo
- dubbelelevatorium type Freer
- raspatorium type Williger
- raspatorium type Watson-Williams
- neusspeculum type Hartmann
- neusspeculum type Cottle
- beitel type Cottle, 4 en 7 mm
- beitel type Partsch, hol, 6 mm
- hamer type Hajek
- neusseptumtangen type Blakesley, rechtuit en 45° opwaarts gebogen
- zuigbuis type Frazier (Fergusson), Ch 8 en 10
- spoelcanule type Douglas, Ch 8
- antrumstans type Hajek en Citelli
- knabbeltang type Beyer
- scherpe lepel type Volkmann
- sonde type Ritter-Halle, 2,5, 3,0 en 4,0 mm
- retractor type Langenbeck
- wanghaak
- naaldvoerder type Hegar

Endoscopische neusbijholteset
- sikkelmesje type House
- pincet type Lucae, anatomisch (bajonetpincet)
- chirurgische schaar, standaard, spits-stomp
- dubbelelevatorium type Freer
- neusspeculum type Hartmann
- neusseptumtangen type Blakesley, rechtuit en 45° opwaarts gebogen
- antrumstans type Stammberger, opwaarts en zijwaarts gericht
- zuigbuis ten behoeve van antroscopie
- carpulehouder
- lichtkabel

■ **C Instrumentennetten bij mond- en keelchirurgie**

Adenotomieset (kan gecombineerd worden met het instrumentarium van de Sluder-set)
- mondspreider type Jennings
- adenotoom type Beckmann, in diverse maten (0 tot en met 6)
- zeefspatel type Brünings
- nasopharyngeale paktang type Hartmann

Sluder-set (kan gecombineerd worden met het instrumentarium van de adenotomieset)
- mondspreider type Jennings
- handvat van de tonsillotoom volgens Sluder-Ballenger
- bladen model Simal (ringmes) in diverse maten (0 tot en met 2) voor op het handvat van de tonsillotoom volgens Sluder-Ballenger

Klassieke tonsillectomieset
- lang mesheft nr. 3 L
- pincet type De Bakey, lang (minimaal 18 cm)
- coagulatiepincet, lang, bipolair en/of een lang geïsoleerd monopolair coagulatiepincet en/of een coagulatiezuigbuis
- prepareerschaar type Metzenbaum, lang
- mondspreider type McIvor
- tongbladen ten behoeve van de mondspreider type McIvor (klein, midden, groot)
- tonsilpaktang type Blohmke
- tamponpaktang type Hartmann
- raspatorium type Henke of Hurd
- zuigraspatorium type Stierlen
- tonsilsnoerder type Brünings
- draadlissen ten behoeve van de tonsilsnoerder type Brünings
- naaldvoerder type Hegar, lang en slank

Tracheotomieset
- mesheft nr. 7
- tracheotoom type Denker
- chirurgisch pincet type Gillies
- pincet type De Bakey
- prepareerschaar type Metzenbaum
- draadschaar type Mayo
- arterieklemmetjes type Mosquito
- tweetands haakjes type Freer
- stompe wondhaken type Langenbeck
- wondspreider type Weitlaner
- tracheahaakjes type Bose
- naaldvoerder type Hegar

■ **D Instrumentennetten bij laryngoscopie**

(Micro)laryngoscopienet

— laryngoscoop, bijvoorbeeld type Kleinsasser, Weerda, Chevalier-Jackson of Portmann
— zuigbuizen, minimaal 28 cm in lengte, in de maten 2,5, 3,0 en 3,5 mm
— divers laryngoscopie-instrumentarium: rechtuit, opwaarts en naar links en naar rechts gebogen, slank (doorsnede 2–4 mm) en minimaal 28 cm in lengte, zoals pincettangetjes (paktangetjes), biopsietangetjes, schaartjes en naaldvoerders
— divers microlaryngoscopie-instrumentarium, zoals pincet- en biopsietangetjes, schaartjes en zuigbuizen

Bijlagen

© Bohn Stafleu van Loghum is een imprint van Springer Media B.V., onderdeel van Springer Nature 2020
H. Mulder en E. Albers, *Keel-, neus- en oorchirurgie*, Operatieve zorg en technieken,
https://doi.org/10.1007/978-90-368-2297-8

Illustratieverantwoording

◘ fig. 2.3, 2.4, 8.7, 8.8, 8.9, 15.10	Atos Medical, Zoetermeer
◘ fig. 2.5, 6.10, 12.3	Gyrus Medical GmbH, Tuttlingen
◘ fig. 2.6	Medtronic Trading NL BV, Heerlen
◘ fig. 2.7, 6.6	Scientific Publishing Services (P) Ltd., Chennai, India
◘ fig. 3.1, 4.1, 5.1, 8.1, 8.2, 11.1, 11.2, 11.6, 12.1, 12.2, 13.1, 15.1, 15.2, 17.6, 17.8	Kahle, W., Leonhardt, H., & Platzer, W. (Red.). (1975). *Sesam Atlas van de anatomie. Delen 1, 2 en 3*. Stuttgart: Georg Thieme Verlag.
◘ fig. 3.2, 4.2, 4.9, 4.11, 4.12, 4.13, 7.2, 9.2, 11.3, 11.4, 12.7, 15.4, 15.6, 15.10, 15.12, 17.1	De Vries, N., Van de Heijning, P. H., & Leemans, C. R. (2019). *Leerboek KNO en hoofd-halschirurgie*. Houten: Bohn Stafleu van Loghum.
◘ fig. 4.4, 4.5, 9.4 ◘ fig. 4.20	Gerlings, P. G., & Hammelburg, E. (Red.). (1971). *Keel-, neus- en oorheelkunde*. Haarlem: Erven F. Bohn; BlooMEDical Nederland, Breda
◘ fig. 8.4, 8.11, 8.12	Brenkman, C. J., & De Vries, N. (Red.). (2002). *Neus- bijholtechirurgie: goedaardige aandoeningen*. Den Haag: Kugler Publications.
◘ fig. 11.11, 11.12	Adriaansen, F. C. P. M. (Red.). (1999). *Snurken & obstructieve slaap-apneu*. Amsterdam: Nederlandse Vereniging voor Keel-neus-oorheelkunde en Heelkunde van het Hoofd-halsgebied.
◘ fig. 12.5, 12.6	Staubesand, J. (Red.). (1989). *Sobotta: Atlas of the human anatomy*. München/Wenen/Baltimore: Urban & Schwarzenberg.
◘ fig. 15.13, 15.14, 15.15	Banerjee, A. R., & Alun-Jones, T. (1995). Neck dissection. In *Clin Otolaryngol, 20*, 286–290.
◘ fig. 6.1a, 6.1b, ► H. 18	Karl Storz GmbH & Co. KG, Tuttlingen
◘ fig. 6.1c, 2.4, 2.6, 4.16, 4.19	Medtronic Xomed, Heerlen
◘ fig. 2.5, 4.21, 4.8, 6.10, ► H. 18	Catalogus Entermed 2001 – Gyrus Medical GmbH, Tuttlingen
◘ fig. 5.3	Brochure Advanced Bionics
◘ fig. 5.9, 5.13 en 5.14, 5.8, 5.19, 5.21	Handleiding Entific Medical Systems, *Operating Theatre Manual* – Entific Medical Systems (a Cochlear Group Company), Zoetermeer
◘ fig. 13.2	Tyco Healthcare Nederland BV
◘ fig. 4.22a, 4.22b	Brochure *Middenoor Implantaten*, Smith and Nephew
◘ fig. 5.5, 5.6, 5.7, 5.8	Brochure *HiRes 90K Surgeon's Manual*

◘ fig. 5.9	Oticon BV, Amstelveen (► www.oticon.nl)
◘ fig. 5.10, 5.12, 5.13, 5.14, 5.15a, 5.15b, 5.16, 5.17, 5.18, 5.20, 5.22, 5.23, 5.24, 5.25	Cochlear Benelux, Mechelen (► https://tinyurl.com/for-professionals)
◘ fig. 16.1	Olympus Nederland BV, Leiderdorp

De meeste tekeningen zijn gemaakt door John Rabou, 's-Hertogenbosch. De ◘ fig. 2.11, 2.12, 5.2, 9.1, 11.5, 15.3, 15.5, 17.7 en 17.11 zijn getekend door Ad van Horssen, Laren.

Literatuur

Literatuur – geraadpleegd bij de eerste druk

Adriaansen, F. C. P. M. (1999). *Snurken en obstructieve slaap-apneu.* Amsterdam: Nederlandse Vereniging voor Keel-Neus-Oorheelkunde en Heelkunde van het Hoofd-Halsgebied.

Afdeling Keel-, Neus- en Oorheelkunde, Patiënteninformatiefolders met betrekking tot keel-, neus- en ooroperaties, Diaconessenhuis Leiden (2003).

Albers, E. (2004). *Werkinstructie Operatieverslagen OK voor CI (2004), BAHA (2004), Laryngectomie (2003) en Commandoresectie (2003).* Nijmegen: UMC St. Radboud.

BAHA Operating Theatre Manual (2003). Entific Medical Systems (a Cochlear Group Company).

Bank, C. (1995). *Kaakchirurgie.* Utrecht: Lemma.

Brenkman, C. J. & De Vries, N. (2002). *Neusbijholtechirurgie: goedaardige aandoeningen.* Rapport van de Nederlandse Vereniging voor Keel-Neus-Oorheelkunde en Heelkunde van het Hoofd-Halsgebied. Den Haag: Kugler Publications.

Buiter, C. T., et al. (1993). *Honderd jaar kopzorg: gedenkboek bij het eerste eeuwfeest van de Nederlandse Vereniging voor Keel-Neus-Oorheelkunde en Heelkunde van het Hoofd-Halsgebied.* Amsterdam: Nederlandse Vereniging voor Keel-Neus-Oorheelkunde en Heelkunde van het Hoofd-Halsgebied.

Dankbaar, W. A. (1982). *Keel-, neus- en oorheelkunde.* Reeks In goede handen: leergang voor de verpleegkunde. Leiden: Spruyt, Van Mantgem & De Does.

De Boer, J., et al. (1988). *Leerboek chirurgie* (3e herziene druk). Utrecht/Antwerpen: Bohn, Scheltema & Holkema.

Den Blanken, E., & Snouck Hurgronje, D. (2003). *Zorgprotocollen met betrekking tot pre- en postoperatieve zorg rondom keel-, neus- en ooroperaties.* Leiden: LUMC, Afdeling KNOK.

Engbers, S. (2002). *De BAHA: 15 vragen én de antwoorden.* Oorspronkelijk gepubliceerd in het tweemaandelijks tijdschrift *HOREN,* mei/juni 2002. Houten: Nederlandse Vereniging voor Slechthorenden (NVVS).

Entific Medical Systems (a Cochlear Group Company) (2002). *Nurse/Surgical Assistant Quickguide for BAHA FAST Surgery.*

Erasmus MC, Keel-, Neus- en Oorheelkunde, *Patiëntenzorg Oncologie: verwijdering van het strottenhoofd (laryngectomie).* ▶ https://www.erasmusmc.nl/nl-nl/patientenzorg/aandoeningen/larynxcarcinoom-strottenhoofdkanker.

Erasmus MC, Keel-, Neus- en Oorheelkunde, *Patiëntenzorg Cochleair Implantaat (Binnenoorprothese),* ErasmusMC. ▶ https://www.erasmusmc.nl/nl-nl/patientenzorg/operaties/cochleaire-implantatie.

Gebruikshandleiding voor de BAHA Compact (2004).

Gerlings, P. G. (1971). *Keel-, neus- en oorheelkunde.* Haarlem: De Erven F. Bohn.

Gerritsen, E. (2004). *Plastische en reconstructieve chirurgie* (2e herziene druk). Maarssen: Elsevier Gezondheidszorg.

Groot, J. J. (1986). *Handleiding Operatie-assistenten Keel-Neus-Oorheelkundige Operaties.* manuscript, Deventer.

HiRes 90K Surgeon's Manuel. Advanced Bionics® Corporation (2003).

Huizing, E. H. (1994). *Instruments for Corrective Nasal Surgery* (12th ed.). Utrecht: UMC Utrecht, afdeling Keel-, Neus- en Oorheelkunde.

Huizing, E. H., & Snow, G. B. (1994). *Leerboek keel-, neus- en oorheelkunde.* Houten/Zaventem: Bohn Stafleu van Loghum.

Informatie BAHA (2004). ▶ https://www.asz.nl/specialismen/kno/aandoeningen_en_behandelingen/gehoorverbetering/baha/.

Kahle, W., Leonhardt, H., & Platzer, W. (1990). *Sesam Atlas van de anatomie: deel 1, 2 en 3.* Baarn: Bosch en Keuning.

Krans, N. (2002). *Richtlijnen voor Keel-Neus-Oorheelkunde op de operatieafdeling.* UMC Utrecht: Manuscript.

LUMC Patiëntenzorg Keel- Neus- Oorheelkunde, *Cochleaire Implantatie.* Leiden: LUMC. ▶ https://www.lumc.nl/patientenzorg/praktisch/patientenfolders/cochleaire-implant-bij-volwassenen.

Nederlands Kanker Instituut/Antoni van Leeuwenhoek Ziekenhuis (NKI/AvL), Werkgroep Hoofd-Hals Oncologie, *Patiëntenvoorlichting larynxkanker (strottenhoofd en stembandkanker en laryngectomie), NKI/AvL.* ▶ https://www.hoofdhalskanker.info/patientenvoorlichting/laryngectomie/.

Nederlands Kanker Instituut/Antoni van Leeuwenhoek Ziekenhuis (NKI/AvL), Werkgroep Hoofd-Hals Oncologie, *Patiëntenvoorlichting Mond en Keelkanker (mondkanker en Keelkanker in het AvL), NKI/AvL.* ▶ https://www.hoofdhalskanker.info/patientenvoorlichting/keel-en-mondkanker/.

Diverse artikelen over het Obstructief Slaap Apneu Syndroom (2004). *Nederlands Tijdschrift voor Keel-, Neus- en Oorheelkunde, 10*(1), 7–28.

Peeters, J. (1995). *Basisboek anesthesiologische zorg en technieken.* Utrecht: LEMMA.

Reader Bijscholing KNO voor operatieassistenten (1998). Linschoten: Entermed BV.

Reader Operatieve Zorg en Technieken (1993). *Keel-Neus-Oorheelkunde* . Utrecht: Afdeling Opleidingen, Academisch Ziekenhuis Utrecht.

Schuil, C. (2004). *Cochleaire Implantatie: Derdejaars verslag voor de opleiding tot operatieassistent aan het LUMC*. Leiden: LUMC.

Soeterbroek, A. M., & Stapper, L. F. (1996). *Het geneesmiddel en zijn toepassing* (9ᵉ herziene druk). Houten/Diegem: Bohn Stafleu van Loghum.

Staubesand, J. (1989). *Sobotta: atlas of human anatomy. Volume 1: head, neck, upper limbs, skin* (11ᵉ Engelse ed.). München/Wenen/Baltimore: Urban & Schwarzenberg.

Ten Have, F. Th. M. (1995). *Kliniekboek Anesthesie: Een praktisch naslagwerk*. Utrecht: De Tijdstroom.

Van den Broek, P., & Feenstra, L. (1977). *Zakboek Keel-, Neus- en Oorheelkunde*. Leuven/Amersfoort: Acco.

Van Everdingen, J. J. E. et al. (1998). *Pinkhof Geneeskundig woordenboek* (10ᵉ, herziene en uitgebreide druk). Houten/Diegem: Bohn Stafleu van Loghum.

Van Son, N. (2001). *De mogelijkheden van CI*. Oorspronkelijk gepubliceerd in het tweemaandelijks tijdschrift *HOREN*, november 1998 (jubileumnummer). Houten: Nederlandse Vereniging voor Slechthorenden (NVVS).

Vermeulen, A. M. et al. (2001a). *Cochleaire implantatie bij volwassenen: Selectie- en revalidatie-procedure*. Haps: UMC St. Radboud, druk Weemen.

Vermeulen, A. M. et al. (2001b). *Cochleaire implantatie bij kinderen: Selectie- en revalidatie-procedure*. **Haps: UMC St. Radboud, druk Weemen.Literatuur – geraadpleegd bij de tweede druk**

Anderson, J. R., & Ries, R. (1986). *Rhinoplasty: Emphasizing the external approach*. New York: Thieme.

Atos Medical, Zoetermeer. Gebruikershandleiding Systeem DigiPointeur® voor endonasale chirurgie, otoneurochirurgie en chirurgie van de schedelbasis, Collin (2007). NU8008-NL-REV1. ▶ http://www.collinmedical.fr/. Website bezocht 2018.

Bien-Air surgery product catalogus.

Bien-Air on the internet: ▶ www.bienairsurgery.com.

Groene golf: 'Groene golf' stopmomenten, document 0 t/m 7 versie 2.2, 1 juni 2017 Q-portaal. Nijmegen: Radboudumc.

Gelfoam®: firma Olympus. ▶ https://www.researchgate.net/publication/325059239_Gelfoam_haemostatic_agent_ with_or_without_autologous_bone_marrow-derived_stem_cells_for_the_regeneration_of_critical-size_ mandibular_defects_in_the_rabbit. Website bezocht 17-07-2019.

Gelfilm®. ▶ https://www.pfizer.com/products/product-detail/gelfilm. Website bezocht 17-07-2019.

Hol, M. K. S. (2019). Radboudumc Nijmegen BCD tekst en links: ▶ http://www.kno.nl/index.php/patienten-informatie/oor/bcd/. Richtlijn BCD d.d. 04-06-2019. ▶ https://www.ned-ver-audiologie.nl/wp-content/uploads/2018/11/richtlijn-BCD.pdf. Websites bezocht 17-07-2019.

Jong, M. (2018). *Medtronic. NIM 3.0 zenuwmonitor klinische les*. ▶ https://www.medtronic.com/us-en/healthcare-professionals/products/ear-nose-throat/nerve-monitoring/nim-nerve-monitoring-systems.html. Website bezocht 25-07-2019.

Laser KTP en CO_2: ▶ http://www.laservision.nl/laserveiligheid/#1462871913353-a01c2a02-4c98. Website bezocht: 10-07-2019.

Laser: Veilig werken met lasers. ▶ http://www.mtintegraal.nl/artikelen/214/veilig-werken-met-medische-lasers. Website bezocht: 10-07-2019.

Mylanus, E. A. M. (2018). *Tekst Cochleaire implant*. Nijmegen: Radboudumc.

Oticon handleiding: ▶ https://www.oticonmedical.com/for-professionals. Website bezocht 17-07-2019.

OtoMimix®. Bone replacement system for ENT Olympus ▶ https://www.olympus.nl/medical/rmt/media/Content/Content-MSD/Documents/Brochures/ENT_otomimix__manual_EN_20000101.pdf. Website bezocht: 10-07-2019.

Schutte, H. W. (2018). *Schildwachtklier procedure of sentinel node procedure*. Nijmegen: Radboudumc.

Sloot, O. *Olympus: Chromo-endoscopie 3D of Driedimensionaal*. Olympus: Leiderdorp

Stuart, J. *Diabolo techniek*: ▶ https://www.youtube.com/watch?v=eO9iSIkeBJY. Website bezocht 17-07-2019.

Teirlinck, C. J. P. M., Vaartjes, S. R., & Van Ardenne, E. M. (2011). *Risicoprofiel laserveiligheid in de gezondheidszorg. Kwaliteitsdocument van de Stichting Laserveiligheid in de Gezondheidszorg*. Stichting Laserveiligheid in de Gezondheidszorg. ▶ https://www.yumpu.com/nl/document/view/20275697/risicoprofiel-laserveiligheid-in-de-gezondheidszorg-stichting-.

TISSEEL®: ▶ https://db.cbg-meb.nl/Bijsluiters/h35050.pdf. Website bezocht: 10-07-2019.

Extra informatie hoofdstuk 4

Informatie over *gelfoam®* en *gelfilm®*: ► https://tinyurl.com/Olympus-Medische-Systemen
Informatie over *OtoMimix®*: ► https://tinyurl.com/OtoMimix (met dank aan de firma Olympus)
Informatie over *TISSEEL®*: ► https://tinyurl.com/TISSEEL-BIJSLUITER
Informatie over laser: ► https://tinyurl.com/Laserveiligheid (firma Laservision: met dank aan Rob Michels en
    Armand Erenstein) en ► https://tinyurl.com/medische-lasers
► http://www.laservision.nl/laserveiligheid/#1462871913353-a01c2a02-4c98
► https://mtintegraal.nl/artikelen/214/veilig-werken-met-medische-lasers%20d.d.%2004-06-2019
Kwaliteitsdocument van de Stichting Laserveiligheid in de Gezondheidszorg: ► https://nvkf.nl/resources/2015%20
    module%20laserveiligheid.pdf
► http://www.laserveiligheidindegezondheidszorg.nl
Informatie over Gebruik van lasers binnen ziekenhuizen: Rijksinstituut voor Volksgezondheid en Milieu
    (2011). *Gebruik van lasers binnen ziekenhuizen. Veiligheidsaspecten bij medische handelingen* (RIVM Rapport
    300080009/2011)
Informatie over Diabolo-techniek: ► https://tinyurl.com/Diabolo-Myringoplasty

Extra informatie hoofdstuk 5

Informatie over BCD: ► https://tinyurl.com/Bone-conduction-devices en richtlijn BCD: ► https://tinyurl.com/BCD-
    richtlijn
Bron: Myrthe Hol, Radboudumc

Register

E

endauraal 28
endoscopic sinus surgery (ESS) 173
– belangrijke bevindingen 173
– Peroperatieve complicaties 175
endoscopie 318, 322
– chromo 319
– diagnostische 318, 322
– therapeutische 318, 322
epistaxis. *Zie ook* neusbloeding
epitheelhyperplasie 332
epitympanectomie 62
epitympanotomie 55, 60
epitympanum 45
ESS. *Zie* endoscopic sinus surgery
ethmoïd 164
– achterste 165
– endoscopisch 171
ethmoïdectomie 183
– transantrale 164, 168
– uitwendige 164
ethmoïdectomie, endoscopisch 168

F

((F)ESS). *Zie* (functional) endoscopic
   sinus surgery
fibrineweefsellijm 68, 76
fistel
– pre-auriculaire 40
(functional) endoscopic sinus surgery
   ((F)ESS) 164

G

gehoorbeenketen 43
– onderbreking van 77
– reconstructie 77
gehoorgang. *Zie ook* meatus acusticus
   externus
– tamponneren 30
– uitwendig, 'M' meatusplastiek 35
gehoorverbeterende operaties. *Zie
   ook* tympanoplastiek
gehoorverlies 94, 96, 97
– cochleair 97
– geleidingsslechthorendheid 69
– geleidingssysteem 96
– geleidingtype. *Zie ook* geleidingsslechthorendheid
– gemengd 97
– perceptief 84
– perceptietype 96
gehoorzenuw. *Zie ook* nervus cochlearis

gelatinesponsje 72, 162
geleidingsanesthesie 137, 179
geleidingsslechthorendheid 45, 78
geleidingssysteem 45
geleidingstype 84
Gelfilm® 63
gemengde slechthorendheid 97
gesloten neusplastiek 144, 158
glandula parotis 226
– anatomie van 226
– tumor 227
glandula sublingualis 226
glandula submandibularis 235
– aandoeningen van 237
– anatomie van 235
– verwijderen van 237
groen licht 19

H

hals 226, 272
– driehoek 235
– lymfedrainagesysteem 272
– lymfeklierketens 292
– regio's I tot en met VI 290
halscyste 226
– mediane 240
halsdriehoeken 291
halsklierdissectie 290, 294
– dubbelzijdige radicale 294, 295
– enkelzijdige radicale 294, 295
– gemodificeerde radicale 295–297
– incisie, hockeystickincisie 263
– incisie, horizontale incisie volgens
   McFee 262
– incisie, y-vormige incisie volgens
   Schobinger 263
– radicale 294
– regio I tot en met III 296
– regio I-II 293
– schildwacht/poortwachterklierpro-
   cedure of sentinelnodeprocedure 293
– selectieve 294, 296
– uitgebreide radicale 295, 297
– uitvoering 298
– Y vormige incisie 299
hemitransfixie-incisie 139, 141, 142
hoofd 4
hoofdverband 62, 83
hoorrevalidatie 110
hoorsysteem
– beengeleidend 111
– botverankerd 111
hoorsystemen 94
hoortoestel

– beengeleidend 111
– geleidingsverlies 111
– luchtgeleidend 111
horen 96
hydrodissectie 36
hydroxylapatietcement 90
hypopharynx. *Zie ook* onderste deel
   van de pharynx
hypotympanum 45

I

IC-incisie. *Zie* intercartilaginaire incisie
implantaat
– locatie 104
in- en uitwendige neuscorrectie 157
incisie 141, 262
– columella 141, 143, 157
– endaurale 30
– endonasale 157
– hemitransfixie 139, 141, 155
– hockeystick 263
– intercartilaginaire 139, 141
– lineaire 121
– marginale 141, 143, 157
– retroauriculaire 28, 30, 63
– vestibulaire 139, 141, 143, 146
– volgens McFee 262
– volgens Schobinger 263
– Y-vormige incisie volgens Schobinger 262
incisie neus 157
– columella 157
– endonasaal 157
– hemitransfixie 142
– intercartilaginaire 139
– marginaal 157
– vestibulaire 158
incisie oor 27
– endauraal 28
– retroauriculair 28
– transmeataal 27
infectie 104
infiltratie
– anesthesie 179
infundibulotomie 166, 181
– endoscopisch 171
intercartilaginaire incisie
   (IC-incisie) 139, 141, 142
intraveneuze
– anesthesie 206
intubatie 206
inwendige neus. *Zie* neus
irrigatie 175
irrigatiesysteem 15, 117

Printed in the United States
By Bookmasters